질병의 **예방**과 **치료**를 위한

건강한 생활

데이비드 워너 지음
기본건강학실천회 옮김

한국장로교출판사

질병의 예방과 치료를 위한
건강한 생활

발간사

예수께서는 "한 생명의 값어치는 온 세상을 주고도 바꿀 수 없다."고 말씀하셨다. 오늘날의 발달된 과학과 문명, 그리고 의학기술은 이전에 상상으로만 생각되던 일들을 실현시키고 있다. 이런 가운데 가슴 아픈 일은 인간 생명의 경시풍조가 만연되고 있다는 사실이다. 하지만 한 사람 한 사람의 건강은 작게는 가정의 행복에 영향을 끼치고, 크게는 사회와 국가의 발전에 직결되어 있다.

우리 대한예수교장로회총회는 이 땅에 근대 서구 의학기술을 첫 번째로 도입하여 선교 초기부터 이미 실시하여 왔다. 특별히 1890년대는 육아상담, 모자보건, 모성건강 등을 계몽, 교육하고 수많은 선교병원을 설립, 운영하여 왔다. 그동안 정부와 민간단체에서 마을 건강요원의 필요성을 인식하고, 그 요원을 선발하여 교육하던 중 적당한 교육용 교재가 불충분하였으므로 애로 사항이 많았었다. 이에 한국장로교출판사는 마을 건강요원을 위한 알맞은 교재를 연구하던 중 우선 데이비드 워너의 *Where There Is No Doctor*를 「건강한 생활」이라는 제목으로 번역하여 출간하게 되었다.

이 책은 기본적으로 마을 건강요원들이 습득하고 준비해야 할 의학의 기본 지식과 기술을 쉽고 간략하게 담고 있어서, 건강요원들의 능력을 개발하고 향상시키는 데 크게 도움이 될 것으로 확신한다. 뿐만 아니라 이 책은 사람들이 일상생활을 해 나가는 데 있어서 꼭 알아두어야 할 건강관리에 대한 자세하고도 구체적인 사항, 즉 예방과 간단한 처치방법, 그리고 약품과 민간요법에 관한 모든 것이 다 포함되어 있어서 가정마다 한 권씩 반드시 상비해 두어야 할 책으로 추천하면서 이 책을 번역, 출판하게 되었다.

본 서가 나오기까지 수고와 도움을 아끼지 않은 분들이 있었기에 오늘 이 책이 여러분 앞에 나올 수 있었다. 이 책의 번역을 위해 채영애 박사님이 수고하셨고, 송용호 전도사님과 이숙재 간호사 선생님의 수고도 기억되어야 한다. 특별히 뒤에서 많은 기도와 후원을 해 주신 이재풍 목사님(Rev. Jefferson I. Ritchie, 선교사)의 수고가 없이는 불가능한 일이었을 것이다. 또한 개정판 출간을 위해 수고해 주신 한국장로교출판사 이현주 편집과장과 정현선 대리에게 진심으로 감사드린다. 아울러 이 책을 이용하시는 마을 건강요원 여러분에게 하나님의 축복과 사랑이 함께하길 기원한다.

2005년 9월 일
한국장로교출판사 사장 박노원 목사

감사의 글 1

*Where There Is No Doctor*는 채영애 교수님의 노력으로 「건강한 생활」이라는 제목으로 한국에 소개된 후 전문적 의료지원을 받을 수 없는 농어촌과 오지, 해외 선교사들에게 질병의 예방과 치료를 위한 유용한 지침서로 사용되어 왔다. 물론 수술이 필요하거나 암과 같은 심각한 질병들은 전문 의사와 고가의 비용이 드는 의료장비가 필요한 경우도 있다.

하지만 「건강한 생활」에 소개된 것같이 기본적인 건강을 관리할 수 있는 방법을 잘 알고 또한 이것을 실생활에 적용할 수 있다면 많은 질병을 예방할 수 있으며, 질병이 발생한 초기에 간단하고 적절한 치료를 할 수 있으므로 소중한 생명을 지킬 수 있을 것이다. 특히 의료상황이 어려운 선교 지역이나 오지에서 의료 전문인의 도움을 받기가 힘든 경우 책을 통해 올바른 정보를 알려 줄 수 있을 것이다.

채영애 교수님을 중심으로 기본 건강 돌보기를 위한 모임을 가지면서 원서의 개정판이 나온 것을 알게 되었고, 몇 가지 새로운 부분과 새롭게 바뀐 내용을 번역하여 소개하는 것이 필요하다고 의견을 모았다. 그 후 기본건강학실천회에서 내용을 분담하여 번역하기로 하고, 각자 도움을 줄 수 있는 사람들을 접촉하여 작업을 진행했다. 먼저 책을 번역하기 전에 본서의 출판사인 헤스페리안 파운데이션에 연락을 해서 개정판 번역에 대한 허락을 받았다. 책의 개정판 번역 출간을 허락해 준 저자 데이비드 워너 박사와 출판사에 감사를 드린다.

그리고 번역은 기본건강학실천회 회원은 물론 누가회에 소속된 의사들과 의사 친구들의 도움을 받아 진행되었다. 기쁜 마음으로 번역에 참여하고 궂은 일을 열심히 해 준 김정아, 조본경 선생님에게 진심으로 감사를 드리고, 의사로서 자신의 지식을 기꺼이 나누고자 애써 주신 신희영, 황선진, 최영심, 박승호, 그리고 이승문 선생님에게 진심으로 감사를 드린다. 또한 책의 마무리 단계에서 부족한 부분을 채우고 정리해 주시느라 애써 주신 채형기 목사님과 박해월 사회복지사님에게도 감사를 드린다.

이 자리를 빌어 그동안 함께 모여 기본 건강에 대한 의견을 나누어 주고 힘이 되어 준 김완호, 심선주, 김창오, 강문호 선생님들에게도 고마움을 전한다. 무엇보다도 이 모든 번역 과정을 이끄시고 번역과 감수를 위해 마지막까지 온갖 수고와 시간을 아끼지 않으신 채영애 교수님께 깊이 감사드리며, 본 서를 출판해 주신 한국장로교출판사 사장 박노원 목사님과 직원 여러분들에게도 감사를 드린다.

2005년 9월 일
최 충 호

감사의 글 2

　모든 사람이 기본 건강에 많은 관심을 가지고 있는 오늘날 데이비드 워너의 「건강한 생활」 개정판이 나오게 됨을 기쁘게 생각한다. 데이비드 워너는 생물 교사로서 지역과 국적을 초월하여 모든 사람이 건강하기를 간절히 소망하여 섬김의 정신으로 처음에 멕시코 산간 지방에서 스페인어로 이 책을 썼다. 그는 모든 사람이 실질적으로 건강을 증진하고 질병을 예방하고 치료할 수 있는 자신의 건강 돌보기를 가능하게 했다.

　본 서는 모든 의료적 영역들인 내과, 외과, 소아과, 산부인과, 안과, 피부과, 응급의학과 분야의 지식을 담고 있으며, 개인과 지역사회의 건강 증진과 예방을 위해 영양, 청결, 환경, 가족계획, 사회적인 과제들까지 포함하고 있다.

　이 책이 각 가정의 건강 필독서가 되고, 어려운 분들을 섬기기 위해 세계로 나가는 모든 분들에게 도움이 되길 바라며, 본 서의 출판을 위해 수고하신 모든 분들에게 감사를 드린다.

2005년 9월 일

채 형 기

감사의 글 3

건강한 생활, 원명으로 "의사가 없는 곳에"(Where There Is No Doctor)는 지역사회 건강 분야에서는 고전이며 교과서다. 지난 20여 년 동안 이 분야에서는 가장 효율적이고 유일한 책으로서 대치할 책의 필요성이 없다. 이 책은 지역 주민들의 건강을 위해 애쓰는 모든 사람들에게는 너무나 고맙고 소중한 책이다. 이 책의 저자 데이비드 워너는 멕시코 산간 지방에서 17년 동안 가난하며, 건강 지식의 부족으로 병들고 죽어 가는 주민들의 비참함을 보면서 그들을 사랑하기 때문에 그들이 앞으로 스스로 자신들의 건강과 삶을 선택할 수 있도록 돕기 위해서 주민들과 함께 살며 쓴 책이다. 그러므로 이 책은 삶에 변화를 준다.

이 책의 초판이 출간되던 1970년대 초에 지역사회 건강 분야에서는 축제 분위기였고, 세계보건기구와 유니세프를 위시하여 여러 국제기구들 및 정부의 지원으로 곧장 100여 개의 언어로 번역이 되고 분배되었다. 당시 나는 존스홉킨스 공중보건대학원 국제 건강학 학생이었는데 가장 많이 언급되고 토의되던 책 중에 하나가 이 책이었다. 그 후 내가 콜롬비아 대학원에 입학을 했을 때 당시 영국 런던 대학교 열대 소아학 과장이셨던 데이비드 몰리 교수께서 번역을 의뢰해 오셨는데, 여건이 전혀 아니었으나 이 책은 내가 번역을 해야 한다고 믿게 되었다.

그 이유는 미국 의료선교사셨던 존 시브리(John R. Sibley) 외과 의사께서 현재 대구 계명대학교 의과대학 동산의료원, 당시 동산기독병원에서 장티푸스, 천공 같은 예방 가능한 수술을 많이 하시면서 왜 이런 병들이 한 지역에 이렇게 많은가 의문을 가졌다. 환자들의 가정을 방문하면서 그 원인들을 발견했는데, 이는 주민들의 생활양식, 환경, 의료인의 부족과 의료자원의 불공평한 분배, 사회 경제적인 원인들에서 기인이 된다는 것이었다. 그분은 많이 고심했다. 이러한 문제를 어떻게 해결할 수 있는가?

그 당시 세계 도처의 의료선교사들도 병원에서 환자들을 치료하면서 동일한 문제들을 발견하고 고민을 하다가 이에 대한 해결책을 찾기 위해 제네바에 CMC(Christian Medical Commission)를 구성하고 몇 나라에서 실험적인 연구를 시작했다. 우리 나라에서는 시브리 의사께서 거제도에서 이 실험적인 연구를 시작했다. 거제도는 당시 전기도, 쾌속정 선박도 없었다. 인구 14만 명에 한지의사(의과대학 교육은 없으나 제한된 지역에서 의료시혜를 할 수 있는 면허증을 가진 분) 1명뿐이던 그 곳에서 '모든 사람이 건강 돌보기를 받도록' 하려는 연구사업인 지역사회기독건강원을 1969년에 설립했다. 거제도 북단의 3개 면에 3만 명의 주민들, 약 70개의 마을을 1차 지역으로 섬기게 되었다.

이 곳에서 나도 5~6년 동안 살면서 마을 건강 돌보기를 배우게 되었다. 그러나 내가 간호대학에서 배우고 또 안전한 종합병원에서 환자를 돌보는 간호기술로는 마을 주민들의 건강을 유지, 증진하고 흔하고 중하고 급한 병을 돌보기에는 극히 부족함을 절감했다. 의사들도 동일한 고백을 했다. 우리 팀들은 여러 가지 방법으로 배우면서 거의 밤낮으로 열심히 일을 했다. 매주 모든 마을을 방문할 뿐 아니라 건강 섬기미들은 집집마다 숟가락 수를 안다고 할 정도로 주민들과 가까운 친구가 되었다. 수년 후에 드디어 우리는 성공을 했다. 쉽고도 값싸게 많은 병을 예방하고 치료하여 생명을 구하는 방법을 찾게 되었다. 주민들의 질병률과 사망률이 급격히 떨어지면서 당시 우리 나라의 19개의 의과대학 전체에서 지역사회 건강시범사업이 시작되었다. 한편 기술지원을 한 제네바의 CMC 평가 팀에서는 거제기독건강원의 마을건강사업(Village Health Service)이 세계에서 가장 좋은 기본건강사업이라고 보고했다.

그 후 우리 나라에는 현 보건진료원, 공중보건의사 제도를 거제도의 실험결과에 따라 전국적인 제도로 도입했다. 물론 이 제도가 처음 거제도의 마을 건강 돌보기의 인력과 제도와는 매우 달라졌다. 현재 우리 나라의 건강보험도 1970년대 덴마크에서 이를 배워 오신 채규철 선생님의 제의로 장기려 박사님께서 부산에서 처음으로 청십자 의료보험을 시작하신 후 거제도 기독건강원에서도 2차로 실험을 하여 성공함에 따라 오늘날에 이르게 되었다.

이렇게 생명을 사랑하고 귀중하게 여기는 건강 돌보기에는 좋은 밀알들의 썩어짐, 주민들의 삶을 정확히 아는 것과 기본 건강기술이 있어야 되는데, 이를 배우며 씨름하며 실천하는 의료선교사들의 삶과 섬김의 현장에 내가 있었다. 그리고 활기차고 생생하고 아름다운 삶의 결실들을 보았다. 그러므로 이 책 Where There Is No Doctor의 초판 번역을 어떻게 하든지 나는 해야 된다고 믿게 되었다. 그 당시 번역 팀으로 채형기 목사님과 뉴욕에서 내가 출석하던 교회 성도님들이 함께했다. 한국장로교출판사에서 기꺼이 출간을 맡았고, 캐나다 선교사 리치 목사님께서 물심양면으로 지원하시고, 당시 대한예수교장로회총회 농어촌부 부장이셨던 박노원 목사님께서 적극적으로 추진하셔서 1980년대 후반에 초판이 「건강한 생활」로 나왔다. 이 책의 효과는 몹시 컸다. 아쉽게도 널리 홍보가 된 편은 아니었으나 해외에서 돌아온 선교사님들로부터 이 책을 소개한 일로 감사의 인사를 많이 받았다.

본 개정판이 좀 늦게 나온 편이지만 이번에는 모든 가정이 보유할 수 있기를 바란다. '건강', '질병' 하면 신비한 이야기 같고 때로 두려운 느낌까지 드는데, 알면 쉽다. 그리고 실천만 하면 개인적으로 또 가정이 80% 이상의 건강유지와 치료를 할 수 있다. 이 책은 이러한 자신 건강 돌보기(Self-care)를 위한 책이다.

이 개정판 번역과 편집을 위해서 기본건강학실천회 회장 최충호 교수님을 비롯하여 기본건강학실천회의 김정아, 조본경 치과의사 선생님들, 함께 번역하신 여러 의사 선생님들이 수년 동안 정말 수고를 많이 하셨다. 또 초판 번역 팀이셨던 채형기 목사님이 매우 힘든 마지막 세부적인 편집을 맡아 주셨다. 이 책은 일반 책들과 달리 전문적이고, 수많은 그림과 도표, 약명, 병명의 정확성이 확인되어야만 했다. 이 책이 나오기까지 동역하신 모든 분들의 오직 한 가지 동기, 공통적인 동기에서 이것이 가능했다고 생각한다. 사람을 사랑하고

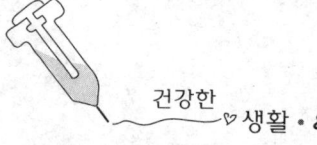

돕고 싶은 마음.

또 이 개정판의 출간을 가능케 한 다른 이유는 바로 초판을 가능케 하신 박노원 목사님께서 현 한국장로교출판사 사장님이시기 때문이다. 채형욱 부장님, 이현주 과장님, 정현선 대리님 모두 최선을 다하셨다. 수고하신 모든 분들께서 이 책을 통해 많은 분들이 건강한 삶을 사시는 것을 보면서 만족하실 것으로 믿으며, 그 긴 세월을 한마음 한뜻으로 전심전력하신 수고에 깊은 감사와 존경을 드린다.

2005년 9월 일
이 책을 읽는 모든 분들이 건강하고 활기찬 삶을 사시길 기원하며
기본건강학실천회 채영애

차 례

발간사 / 4
감사의 글 1 – 최충호 / 5
감사의 글 2 – 채형기 / 6
감사의 글 3 – 채영애 / 7
들어가는 글 / 19
개정판의 특징 / 21

마을 건강 섬기미께 드리는 글 23

1. 마을 건강 섬기미는 누구인가? / 23
2. 많은 것이 건강과 관련되어 있다 / 30
3. 자신의 마을을 잘 살펴본다 / 30
4. 지역 자원을 이용하여 필요를 채우는 법 / 35
5. 언제, 무엇을 할 것인가를 결정하는 법 / 36
6. 창의적인 생각의 실험 / 37
7. 땅과 사람의 수가 균형에 맞도록 / 38
8. 예방과 치료의 균형 / 39
9. 약은 올바르게 제한해서 사용한다 / 41
10. 결과가 어떤지 알아본다(평가) / 42
11. 함께 배우고 가르치기 / 44
12. 교육자료 / 45
13. 이 책을 효과적으로 사용하기 위해서 / 50

1장 민간요법과 흔한 신념 53

1. 도움이 되는 민간요법 / 53
2. 나을 수 있다는 믿음 / 55
3. 병을 생기게 하는 믿음 / 56
4. 굿, 점, 저주 / 57
5. 민간신앙과 요법에 대한 질문과 해답 / 58
6. 쑥 들어간 정수리 / 60
7. 민간요법의 효과를 구별하는 법 / 61
8. 약초 / 64
9. 집에서 캐스트(석고붕대) 만들기 / 66
10. 관장, 완하제, 설사약 / 67

2장 혼동되기 쉬운 병들 71

1. 왜 아프게 되는가? / 71
2. 여러 가지의 병과 그 원인 / 72
3. 비전염성 병 / 73
4. 전염성 병 / 74

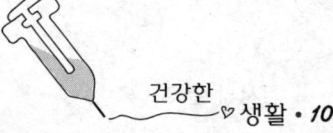

Where There Is No Doctor

  5. 구별하기 힘든 병들 / 75   6. 증상에 따라 지방에서 부르는 병 이름들 / 77
  7. 병 이름의 혼동 때문에 생기는 오해 / 80   8. 혼동되는 열병들 / 81

3장 환자를 진찰하는 법 ·· 85

  1. 질문할 것 / 85   2. 전반적인 건강상태 / 86
  3. 체온 / 87   4. 체온계 사용법 / 87
  5. 숨 쉬기(호흡) / 88   6. 맥박(심장이 뛰는 것) / 89
  7. 눈 / 90   8. 귀, 코, 목 / 90
  9. 피부 / 91   10. 배(복부) / 92
  11. 근육과 신경 / 94

4장 환자를 돌보는 법 ·· 97

  1. 중환자를 돌보는 법 / 99   2. 위험증상 / 100
  3. 의료인의 도움을 언제, 어떻게 청해야 하는가? / 101
  4. 의료인이나 건강 섬기미에게 알릴 것들 / 102

5장 약을 안 써도 되는 치료 ·· 105

  1. 물로 치료하는 법 / 106   2. 물을 잘 쓰는 것이 약보다 나은 경우 / 107

6장 약물의 바른 사용과 잘못된 사용 ·· 109

  1. 약 사용의 원칙 / 110   2. 약을 잘못 써서 흔히 매우 위험해지는 경우 / 110
  3. 언제 약을 쓰면 안 되는가? / 114

7장 항생제는 무슨 약이며 어떻게 쓰는가? ·· 117

  1. 항생제 약이 효과가 없어 보이면 어떻게 할까? / 119

차 례

  2. 항생제를 제한해야 하는 중요한 이유들 / 120

8장 약의 용량 계산법과 주는 방법 123

1. 물약 / 125
2. 어린이들에게 약을 주는 법 / 126
3. 약 먹는 법 / 127
4. 약을 줄 때에는 / 128

9장 주사 놓는 법과 주의할 것 131

1. 주사를 놓을 때와 놓지 않을 때 / 131
2. 주사를 놓아야 하는 응급 상태일 때 / 132
3. 주사하지 않는 약들 / 133
4. 주사의 위험성과 조심할 것 / 134
5. 주사약으로 생기는 위험한 반응 / 135
6. 페니실린 주사 후 위험한 쇼크를 피하려면 / 137
7. 주사기를 준비하는 법 / 138
8. 주사 놓는 곳 / 138
9. 주사가 왜 아이들을 불구자로 만드는가? / 140
10. 기구 소독하는 법 / 140

10장 응급치료 141

1. 열 / 141
2. 쇼크 / 143
3. 의식불명 / 144
4. 목에 무엇이 걸렸을 때 / 145
5. 물에 빠졌을 때 / 146
6. 숨을 안 쉴 때 : 인공호흡을 한다 / 147
7. 더위로 생긴 응급문제 / 148
8. 상처의 출혈을 지혈하는 법 / 149
9. 코피를 지혈하는 법 / 150
10. 벤 상처, 긁힌 상처, 작은 상처 / 151
11. 큰 상처 : 봉합하는 방법 / 152
12. 붕대 / 153
13. 감염된 상처 : 감염을 아는 법과 치료하는 법 / 155
14. 총, 칼 등의 심한 상처 / 156
15. 급성 내장병(급성 복부질환) / 159
16. 충수염, 복막염 / 161
17. 화상 / 162
18. 뼈가 부러졌을 때(골절) / 164
19. 몹시 다친 사람을 움직이는 법 / 166
20. 탈구(관절에서 뼈가 빠져 나온 것) / 166
21. 관절을 삐었거나 멍이 들었을 때 / 167
22. 독약 / 168
23. 뱀에 물렸을 때 / 169
24. 구슬도마뱀(큰도마독사뱀) / 171
25. 전갈에 찔림 / 171
26. 독거미에게 물렸을 때(흑과부거미) / 172

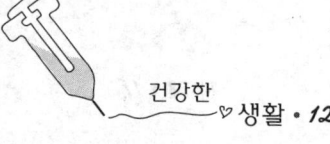

Where There Is No Doctor

11장 영양 : 건강을 위한 음식 173

1. 잘 먹지 못해서 생기는 병 / 173
2. 잘 먹는 것이 왜 중요한가? / 175
3. 영양실조의 예방 / 176
4. 주식품과 협력식품 / 176
5. 건강한 식사법 / 177
6. 영양실조를 아는 법 / 179
7. 돈과 땅이 부족해도 잘 먹을 수 있는 법 / 181
8. 비타민은 어떻게 섭취하나 : 알약, 주사, 시럽으로? 혹은 음식으로? / 184
9. 먹지 않아야 할 음식들 / 185
10. 아이들에게 가장 좋은 식사 / 186
11. 음식에 대한 해로운 생각들 / 190
12. 빈혈 / 191
13. 구루병 / 192
14. 고혈압 / 192
15. 비만인(살찐 사람들) / 193
16. 변비 / 194
17. 당뇨병 / 195
18. 위궤양, 속쓰림, 위산과다 / 196
19. 갑상선종(목이 붓거나 멍울이 있는 증상) / 198

12장 예방 : 많은 병을 피하는 법 201

1. 깨끗이 하는 것-깨끗하지 않아서 생기는 문제들 / 201
2. 깨끗이의 지침 / 203
3. 기생충과 내장의 여러 기생충들 / 208
4. 회충 / 208
5. 요충 / 209
6. 편충 / 210
7. 십이지장충 / 210
8. 촌충 / 211
9. 선모충 / 212
10. 아메바 / 213
11. 지알디아증 / 214
12. 주혈흡충 / 215
13. 예방접종(백신)-간단하고 확실한 예방 / 216
14. 그 외의 병과 상처의 예방법 / 217
15. 건강에 영향을 주는 습관 / 217

13장 흔한 병들 221

1. 탈수 / 221
2. 설사와 이질 / 223
3. 갑자기 설사하는 환자를 돌보는 법 / 231
4. 구토 / 232
5. 두통과 편두통 / 233
6. 감기와 독감 / 234
7. 코가 막히고 콧물이 흐를 때 / 235
8. 축농증 / 236

차 례

   9. 건초열(알레르기성 비염) / 236
 10. 알르레기 반응 / 237
 11. 천식 / 238
 12. 기침 / 239
 13. 기관지염 / 241
 14. 폐렴 / 242
 15. 간염 / 243
 16. 관절염 / 244
 17. 등, 허리의 아픔 / 245
 18. 정맥류 / 246
 19. 치질 / 247
 20. 발이나 몸의 어떤 부분이 부을 때 / 247
 21. 탈장 / 248
 22. 발작(경련) / 249

14장 의료인이 도와야 할 중병 251

 1. 결핵(소모성 중병) / 251
 2. 광견병 / 254
 3. 파상풍 / 255
 4. 뇌막염 / 258
 5. 말라리아(학질) / 259
 6. 뎅기열 / 261
 7. 브루셀라(파상열, 몰타열) / 261
 8. 장티푸스 / 262
 9. 발진티푸스 / 264
 10. 나병(한센병) / 265

15장 피부병 269

 1. 피부병 치료의 원칙들 / 269
 2. 뜨거운 물 찜질을 하는 법 / 271
 3. 피부병-진단 지침 / 271
 4. 옴(7년 가려움) / 274
 5. 이 / 275
 6. 빈대 / 276
 7. 벼룩과 진드기 / 276
 8. 고름이 생긴 작은 종기 / 277
 9. 부스럼 / 277
 10. 종기와 농양 / 278
 11. 가려운 발진, 두드러기(피부의 알레르기 반응) / 278
 12. 피부를 가렵게 하거나 욱신거리게 하는 식물과 물질들 / 279
 13. 대상포진 / 280
 14. 백선(곰팡이 감염) / 280
 15. 얼굴과 몸의 흰 점 / 281
 16. 임신 기미 / 282
 17. 펠라그라와 영양실조로 오는 피부병들 / 282
 18. 사마귀 / 284
 19. 티눈 / 285
 20. 여드름 / 285
 21. 피부암 / 286
 22. 피부 결핵과 임파선 결핵 / 286
 23. 단독과 봉와직염 / 287
 24. 괴저 / 287

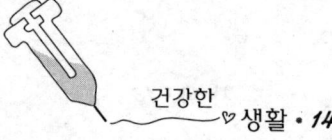

25. 혈액순환 문제 때문에 생긴 피부 궤양 / 288
26. 욕창 / 289
27. 아기의 피부 문제 / 289
28. 습진(작은 물집의 붉은 반점들) / 291
29. 건선 / 291

16장 눈 293

1. 위험증상 / 293
2. 눈의 상처 / 294
3. 눈에서 먼지나 이물질을 없애는 법 / 294
4. 화학 물질에 화상을 입었을 때 / 295
5. 충혈되고 아픈 눈 / 295
6. 결막염 / 295
7. 트라코마 / 296
8. 갓난이에게 생기는 눈의 감염(갓난이 결막염) / 297
9. 홍채염(홍채에 생기는 염증) / 298
10. 녹내장 / 298
11. 눈물샘의 감염 / 299
12. 잘 보이지 않을 때 / 300
13. 사시(사팔뜨기) / 300
14. 다래끼 / 300
15. 익상편 / 300
16. 긁힘, 궤양, 각막의 흉터 / 301
17. 흰 눈자위의 출혈 / 301
18. 각막 뒤의 출혈(전방출혈) / 301
19. 각막 뒤의 고름(전방축농) / 302
20. 백내장 / 302
21. 야맹증과 안구 건조증(비타민 A 부족) / 302
22. 눈앞에 점이나 파리 같은 것이 보일 때 / 303
23. 두 개로 보일 때 / 304
24. 강변장님(회선사상충) / 304

17장 이, 잇몸, 입 307

1. 이와 잇몸 돌보기 / 307
2. 이 아픔과 고름집 / 309
3. 잇몸 감염(농루 : 고름이 흘러내리는 것) / 309
4. 입가가 헐거나 갈라짐 / 310
5. 입 안의 백태나 흰 점 / 310
6. 찬 궤양과 더운 물집 / 311

18장 비뇨기와 생식기 313

1. 비뇨기 계통의 장애 / 314
2. 신장이나 방광의 돌 / 315
3. 양성 전립선의 비대 / 316
4. 성관계를 통해서 전염되는 병(성병) / 316

차 례

5. 임질과 클라미디아 감염 / 316
6. 매독 / 318
7. 사타구니의 임파선 파열 / 319
8. 도뇨관을 쓸 때와 방법 / 320
9. 질분비(냉, 질에서 나오는 끈끈하며 고름 같은 분비물) / 322
10. 여성병의 감염 예방 / 324
11. 여성의 아랫배 가운데가 아프거나 불편함 / 324
12. 불임의 남성과 여성 / 325

19장 어머니와 조산원을 위하여 327

1. 생리 주기 / 327
2. 폐경기(월경이 끝나는 때) / 328
3. 임신 / 328
4. 임신 중에 어떻게 하면 건강할 수 있을까? / 329
5. 임신 중의 작은 불편들 / 330
6. 임신 중의 위험한 증상들 / 331
7. 산전 진찰 / 332
8. 산전 진찰에서 중요한 것들 / 332
9. 분만 전에 임산부가 준비할 것들 / 337
10. 분만 준비 / 338
11. 분만이 가까운 증상 / 340
12. 분만의 단계 / 341
13. 출산할 때 갓난이 돌보기 / 344
14. 자른 탯줄의 관리 / 345
15. 태반이 나옴 / 346
16. 심한 출혈 / 347
17. 옥시토신계 약의 바른 사용법 : 에르고노빈, 옥시토신, 피토신 등 / 348
18. 난산(이상 분만) / 349
19. 산도가 찢어짐(산도 파열) / 351
20. 갓난이 돌보기 / 352
21. 갓난이의 병들 / 354
22. 산후 어머니의 건강 돌보기 / 358
23. 산욕열(출산 후 감염) / 358
24. 엄마 젖 먹이기와 젖가슴 돌보기 / 359
25. 아랫배의 멍울이나 종양 / 362
26. 유산 / 363
27. 위험성이 높은 산모와 아기 / 364

20장 가족계획 : 원하는 자녀 수대로 가지기 365

1. 가족계획과 피임법 / 366
2. 피임법은 효과가 있고 안전한가? / 366
3. 피임법의 선택 / 367
4. 먹는 피임약 / 368
5. 여러 가지 피임법들 / 372
6. 종합 피임법 / 374
7. 더 이상 아이를 낳지 않으려는 피임법 / 375
8. 가정에서 할 수 있는 피임법 / 375

21장 어린이의 건강과 병 377

1. 어린이의 건강을 위해서 무엇을 할까? / 377
2. 아이의 성장-그리고 '건강의 길' / 379
3. 건강기록부를 어떻게 이용할 것인가? / 383
4. 아이들의 병 : 다른 장에서 배운 것들 / 387
5. 아이들의 병 : 다른 장에 없는 것들 / 392
6. 아이들의 전염병들 / 394
7. 선천성 질병 : 태어날 때부터 있는 병 / 399
8. 생후 몇 개월간 발육이 안 좋을 때 / 403
9. 낫 같은 세포 빈혈(겸상적혈구 빈혈) / 403

22장 노인의 건강과 병 405

1. 다른 장에서 배운 건강 문제들을 요약 / 405
2. 노인들의 중병 / 407
3. 젊은이들이 나이가 들어도 건강하도록 / 408
4. 뇌졸중(졸도) / 409
5. 귀머거리 / 409
6. 불면증 / 410
7. 40대 이후 어른들에게 잘 생기는 병들 / 410
8. 죽음에 대한 준비 / 412

23장 약품 꾸러미 415

1. 약품 꾸러미의 관리 / 416
2. 약품 꾸러미에 넣을 물품들 / 417
3. 가정 약품 꾸러미 / 417
4. 마을 약품 꾸러미 / 419
5. 마을 약사들께 드리는 말씀 / 420

부록 1 이 책에 나오는 약의 사용법, 용량과 주의점 423

부록 2 새로운 지식 433

1. 에이즈 / 433
2. 생식기에 생긴 궤양 / 437
3. 포경 수술(생식기의 피부를 잘라 버림) / 438
4. 작은 아이, 조산아, 저체중아를 위한 특수 돌보기 / 440
5. 귀지 / 440
6. 리슈마니아 / 441
7. 기니 벌레 / 441
8. 추위로 생기는 응급상태 / 443

9. 혈압 재기 / 446	10. 농약 중독 / 448
11. 인공유산의 합병증 / 450	12. 약물남용과 중독 / 452

부록 3 용어설명 455

부록 4 약품목록 473

    환자기록부 / 575
    글을 못 읽는 분들께 약의 용량 가르치기 / 579
    생명표시에 대한 지식 / 581

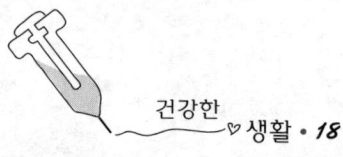

들어가는 글

이 책은 의료기관에서 멀리 떨어진 곳이나 의사가 없는 곳에 살고 있는 사람들을 위해 쓰여졌다. 의사가 가까이 있어도 자신의 건강은 자신이 돌보아야 한다. 이 책은 건강에 관심을 가지고 있는 모든 사람을 위해서 아래와 같은 믿음 위에 쓰여졌다.

1. 모든 사람은 자신의 건강을 돌볼 권리와 책임이 있다.
2. 건강의 지식을 가지고 각자가 자신의 건강을 돌보도록 돕는 것이 모든 건강사업과 활동의 가장 중요한 목표가 되어야 한다.
3. 주민들도 간단하고 확실한 건강 지식을 가지면 집에서 흔히 생기는 건강 문제를 더 빨리, 더 싸게, 때로는 의사보다도 더 잘 예방하고 치료할 수 있다.
4. 건강 지식은 선택된 몇 사람의 비밀이 아니므로 누구나 자유롭게 나눠 가져야 한다.
5. 정규교육을 받지 못한 사람들도 정규교육을 많이 받은 사람만큼 믿을 수 있고 현명하다.
6. 기본 건강 돌보기는 전달되기보다는 격려되어야 한다.

자신의 건강에 대해 지식을 가지고 스스로 돌본다고 할 때 한계가 있다는 것도 알아야 한다. 그러므로 이 책은 무엇을 해야 할지 안내할 뿐 아니라 언제 도움을 요청해야 할지도 설명하고 있다. 즉 건강 섬기미나 의사에게 의학적 도움을 요청해야 할 때를 자세히 썼다. 그러나 의사나 건강 섬기미가 항상 가까이 있지는 않으므로 매우 중한 문제가 발생하면 의사가 돕기 전에 해야 할 것도 설명하고 있다.

이 책은 초급 영어로 썼으므로 정규교육을 많이 받지 않았거나 영어가 모국어가 아니더라도 이해하기가 쉽다. 하지만 유치하지 않고, 가끔 어려운 말은 그 의미를 추측할 수 있고 적당하기 때문에 사용했다. 이 책을 공부하면서 건강의 기술뿐 아니라 영어도 배울 것이다. 중요한 단어는 대부분 이 책 끝의 어휘란에 진하게 쓰여 있다.

본 서는 27년 전 필자가 멕시코 산촌의 농부들이 건강 돌보기의 공동체를 조직하도록 도울 때 스페인어로 썼다. 이분들은 그 공동체를 이제 자율적으로 운영하고 있다. 이 책은 현재 50여 개국 언어로 번역이 되었고 100여 개국에서 건강 섬기미들이 쓰고 있다.

영문판은 처음에 아프리카와 아시아에서 요청이 많아서 만들어졌다. 필자는 세계 여러 곳의 경험이 많은 분들의 도움과 제안들을 받아들였다. 그러나 영문판은 원어인 스페인어판의 맛과 용도를 많이 잃어버린 것 같다. 스페인어판은 특수 지방에서 여러 해 동안 필자의 이웃과 친구였던 분들을 위해 썼으나, 영문판은 세계 여러 곳에 있는 분들을 독자로 하다 보니 그 내용이 일반화된 것 같다. 이 책을 최대로 활용하려면 그 지방에서의 건강의 필요와 풍습, 특별한 치유법에 따라 언어를 아는 분들이 그 지방의 형편에 맞춰서 사용해야 한다.

마을 주민들이나 건강 섬기미를 위해 이 책 전체 혹은 일부를 쓰도록 권하고 싶다. 이 책을 영업목적 없이 무료 혹은 싼값으로 배포할 경우 저자나 출판사의 허락은 필요하지 않다. 그러나 출간된 책을 다음 주소로 보내 주면 감사하겠다(The Hesperian Foundation, Box 1692, Palo Alto, California 94302, U. S. A.).

이 개정판을 출간하거나 새 교재로 만들 여건이 되지 않아서 옛것을 그대로 써야 할 경우 추가된 내용을 전단이나 삽입물로 활용하기를 꼭 부탁드린다.

부록 1(약의 용도, 용량, 주의사항)의 빈칸은 약의 상품명과 값을 쓰도록 남겨 놓았다. 이 책을 배포하려는 그 지역의 사업처나 기구는 책에다 약의 원명과 값싼 상품명의 목록을 추가하면 도움이 많이 될 것이다.

이 책은 자신과 이웃의 건강을 돕기 원하는 모든 사람들을 위해 쓰여졌으며, 지역사회의 건강 섬기미와 요원들의 훈련 교재로도 널리 활용되고 있다. 필자는 건강 섬기미를 위해서 이 들어가는 글을 첨부했는데, 그 이유는 건강 섬기미의 첫째 의무는 건강 지식을 나눠 주고 마을 사람들을 교육하는 것임을 다시 한번 강조하도록 하기 위함이다.

오늘날은 저개발 나라뿐 아니라 너무 개발된 나라에서도 건강 돌보기의 제도는 위기 상태이다. 사람들의 필요가 제대로 채워지지 않고 있으며, 공평하지도 않다. 또한 너무 많은 것들을 너무 적은 사람들이 가지고 있다. 치유하기 위해서 지식을 기꺼이 나누고, 현대와 전통에서 가장 좋은 것들을 선택하여 사용하며, 어디에 살던지 간에 자신과 이웃이 건강하도록 좀더 친절하고 적절한 방법을 개발하기를 우리 모두 희망하자.

데이비드 워너

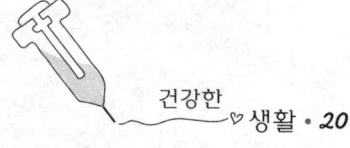

개정판의 특징

이 「건강한 생활」 개정판은 새로운 지식을 첨부하고 옛것은 가장 최근의 과학적인 지식으로 새롭게 했다. 세계 도처에서 건강 전문가들이 기꺼이 자문과 제안을 해 주었다. 또한 페이지가 같도록 새로운 지식은 부록 2에 수록했다. 그러므로 이 책을 참고로 하는 다른 책, 예를 들어 *Helping Health Workers Learn*(건강 섬기미를 가르치기) 등에서 같은 쪽을 사용할 수 있다.

새로이 부록 2에서는 새로운 건강 지식으로 에이즈, 생식기 궤양, 리슈마니아, 유산 합병증, 기니 벌레와 같은 최근에 문제가 되는 병들을 삽입했다. 또 혈압 재기, 살충제의 오용, 약물 중독, 조산아와 저체중아 돌보기에 대한 내용을 새로 첨부했다. 새 생각과 새 지식은 책 전체에 들어 있는데, 이는 의학 지식이 항상 발전하기 때문이다. 예를 들면 다음과 같은 것이 있다.

- 영양 : 견해가 변했다. 전문가들이 예전에는 아이들에게 단백질이 많은 음식을 주라고 했다. 그러나 지금은 영양부족이 심한 아이들에게는 열량이 많은 식품이 더 필요하다고 한다. 아이들이 곡식처럼 열량이 많고 값싼 음식을 많이 먹으면 단백질도 충분히 공급되기 때문이다. 열량음식을 많이 주는 것이 네 가지 영양의 식품군보다 지금은 더 강조되고 있다(11장 참고).
- 위궤양 치료법도 지금은 달라졌다. 오랫동안 의사들은 우유를 많이 마시라고 했으나 최근의 연구는 우유 대신 물을 많이 마시는 것이 더 좋다고 한다(197쪽 참고).
- 설사 때 마시는 활수(Oral Rehydration Therapy, ORT)에 대한 지식도 변했다. 얼마

전에는 설탕물을 마시는 것이 가장 좋다고 전문가들은 생각했다. 하지만 지금은 몸속 물의 손실을 줄이고, 설사를 늦추고, 영양실조를 예방하기 위해서는 설탕물이나 활수(ORS)보다는 곡식으로 만든 짙은 현미 숭늉이나 암죽이 더 좋다고 한다(223쪽 참고).

- 기구 소독도 첨부되었는데, 이것은 에이즈 같은 전염병을 예방하기 위해 중요하다 (140쪽 참고).
- 뎅기열(261쪽), 겸상적혈구 빈혈증(403쪽), 심는 피임법(375쪽)도 첨부되었다. 170쪽에는 독사에 물렸을 때의 새 치료법이 있다.
- 파리를 죽이는 귀빈 화장실을 만드는 설명은 208쪽에 자세히 있다.

이 책의 내용 중 더 발전할 부분이 있으면 알려 주기를 바란다.
여러분의 생각이 매우 중요하기 때문이다.

부록 1에는 약품이 첨부되었다. 어떤 병은 전에 쓰던 약물에 저항력이 생겼기 때문이다. 특별히 말라리아, 결핵, 장티푸스, 성병에는 간단한 치료가 어려워졌다. 이 책에서는 가능성이 있는 치료법을 기록했지만, 많은 전염병을 치료하기 위해서는 그 지방에서 효과가 있고 구입 가능한 약을 찾아야 하므로 지방의 도움이 필요하다.

새 약품목록에는 세계보건기구(WHO)의 필수약품 목록만 거의 포함시켰다. 또 널리 사용은 되지만 조심하거나 위험하므로 중단해야 할 약품도 설명하고 있다(110-113쪽). 세계 여러 곳의 건강의 필요와 다양성에 맞추려다 보니 여러분의 지역에서 필요한 약보다 더 많아졌다. 지역 형편에 맞추어서 부록 1을 줄이기를 강조한다.

또한 전통적인 치유의 가치를 강조하면서 민간요법을 첨부했다. 그러나 많은 민간요법은 그 지방의 식물과 풍습을 따르므로 이 책에서는 마늘과 같이 흔히 볼 수 있는 몇 가지만 첨부했다. 이 책을 보완하려는 분들은 그 지방의 민간요법을 첨부하기 바란다.

지역주민의 활동을 이 책 전체에서 강조하고 있다. 예를 들어 "엄마 젖이 최고야!" 하고 엄마들에게 말해 주는 것만으로는 충분하지 않다. 지역사회는 일터에서 엄마들이 젖을 먹일 수 있도록 제도를 만들어야 한다. 이와 같이 지역사회에서 더 안전하고, 건강하고, 공평하게 하려면 살충제의 오용(448쪽), 약물중독(452쪽), 불안전한 유산(450쪽) 같은 문제들을 지역주민들이 함께 행동함으로 해결해야 한다.

모든 사람의 건강은 주민들이 협력체를 조직해서 공평한 땅, 임금,
복지, 인간의 기본 권리를 함께 요구함으로 성취할 수 있다.

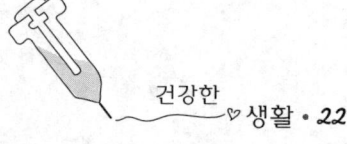

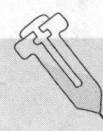

Where There Is No Doctor

서론

마을 건강 섬기미께 드리는 글

1. 마을 건강 섬기미는 누구인가?

마을 건강 섬기미란 가정이나 이웃이 건강하도록 도와주는 사람이다. 이들은 특히 친절하고 능력이 있기 때문에 주민들이 뽑는 경우가 많다. 어떤 마을 건강 섬기미는 보건복지부나 기타 기관에서 훈련과 도움을 받는다. 또 어떤 사람들은 직위는 없는 주민이지만 건강에 대해 잘 알기 때문에 존경받기도 한다. 이들은 다른 사람을 도우면서 혹은 스스로 공부하거나 다른 사람이 하는 것을 관찰하면서 건강에 대한 지식을 배우게 된다.

넓은 의미에서 볼 때, 누구든지 자기 마을 사람들이 건강하게 살 수 있도록 돕는 사람을 마을 건강 섬기미라고 볼 수 있다. 이 말은 거의 누구나 건강 섬기미가 될 수 있으며 또 되어야 한다는 뜻이다. 예를 들면 다음과 같다.

- 어머니, 아버지는 자녀들에게 깨끗이 하는 방법을 보여 준다.
- 농사를 짓는 사람들은 생산성을 높이도록 협동할 수 있다.
- 교사는 학생들에게 흔한 병에 걸렸거나 부상을 당할 때 어떻게 치료하고 예방하는지 가르칠 수 있다.
- 학생들은 학교에서 배운 것을 부모에게 알려 줄 수 있다.
- 약사는 손님들이 약을 살 때 올바른 사용법과 약의 위험성에 대해 알려 줄 수 있다.
- 건강 섬기미는 부모에게 좋은 음식의 선택 및 엄마 젖과 가족계획의 중요성을 상담해 줄 수 있다.

마을 건강 섬기미는 마을 주민과 함께 살면서 함께 일하는 사람이며, 건강 섬기미의 가장 중요한 의무는 자신의 지식을 주민과 나눠 갖는 것이다.

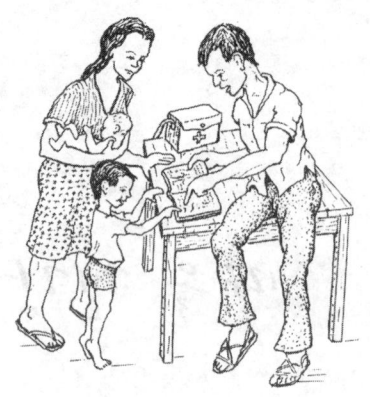

  본 서는 넓은 의미의 건강 섬기미를 위한 책이며, 자신과 가정, 주민이 잘살기 위해 좀 더 일하고 배우고 싶어하는 분들을 위한 책이다. 독자 자신이 건강 섬기미이든 간호사이든 혹은 의사이든 간에 이 책은 자신만을 위한 책이 아니라, 모든 사람들을 위한 것이므로 다른 사람과 같이 보기 바란다. 이미 아는 것을 다른 사람에게 설명해 주기 위해 이 책을 사용하도록 한다. 몇 사람이 한자리에서 모여서 한 장씩 읽고 토론하는 것도 좋다.
  이 책에서는 주민들의 건강에 필요한 것을 주로 썼다. 여러분의 마을이 건강하게 살 수 있는 곳이 되게 하려면 주민들의 필요에 민감해야만 한다. 주민들에 대한 이해와 관심은 약이나 위생에 대한 지식만큼 중요하다. 아래의 제안들은 건강 섬기미가 건강의 필요를 채울 뿐 아니라 사람의 필요를 채우는 데 필요한 것들이다.

친절하자

  친절한 말, 미소, 어깨에 손을 얹는 것 등 관심을 보이는 일은 건강 섬기미가 할 수 있는 가장 좋은 일이다. 다른 사람도 나와 동등하다고 생각한다. 급하고 걱정이 있을 때라도 다른 사람의 입장과 감정을 생각하도록 애쓴다. 이럴 때는 '이 사람이 내 가족이라면 나는 어떻게 할까?' 라고 자신에게 물어보면 도움이 될 것이다.
  아픈 사람도 사람으로 생각하자. 중환자나 죽어 가는 환자에게는 더욱 친절해야 하며, 그 가족에게도 친절한 관심을 보여야 한다.

같이 슬퍼한다.
친절은 약보다 더 좋을 때가 많다.
관심 표현하기를 절대 부끄러워하지 말아야 한다.

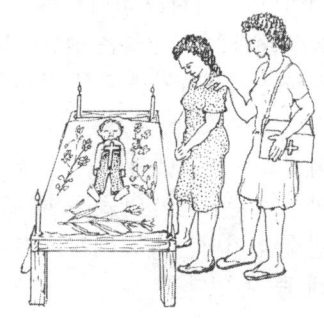

지식은 나눠 갖자

건강 섬기미의 첫째 의무는 다른 사람에게 가르쳐 주는 일이다. 즉 사람들이 자신을 잘 돌보아서 병들지 않도록 배우게 하는 일이다. 또 이것은 주민들이 병을 발견하고 가정 치료법이나 흔한 약품을 사용하여 처리하도록 돕는 일이기도 하다. 즉 집에서 간단한 약품으로 좋은 치료를 하도록 돕는 일을 뜻한다.

여러분의 지식을 나누어 주기 위해 좋은 방법을 찾아보자.

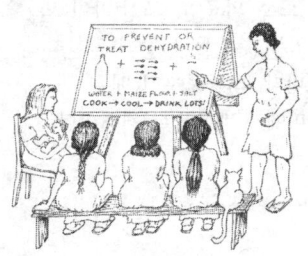

이 책에서 배운 것을 자세히 설명만 해 준다면 주민들은 절대로 위험하게 행동하지 않을 것이다. 어떤 의사들은 자신의 건강을 스스로 돌보는 것은 위험하다고 한다. 그들은 주민들이 값비싼 자신들의 치료에만 의지하기를 바라고 있는지 모른다. 그러나 사실은 대부분의 흔한 병은 가정에서 주민 스스로가 일찍 치료하는 것이 더 효과적이다.

주민들의 전통과 생각을 존중하자

현대의료를 조금 배운다고 전통적 치료법이나 관습이 더 이상 쓸모가 없어지는 것은 아니다. 의료과학이 들어오면서 치유에 필요한 사람과의 만남을 잃게 되었다. 그러나 이것은 잘못된 일이다. 그 이유는 다음과 같다.

 현대의학의 가장 좋은 점과 전통치유의 가장 좋은 점을 종합하면 한 가지보다 더 좋을 것이다.

이렇게 한다면 주민들의 전통문화를 버리지 않고 함께 사용할 수 있다. 물론 민간요법이나 전통이 해로울 때(갓난이의 탯줄을 자른 후 대변을 바르는 것 등)는 바꾸도록 노력을 해야 한다. 그러나 이런 일을 하는 주민들의 견해를 존중하면서 조심스럽게 도와야 한다. 틀렸다고 그냥 말하지 말고, 왜 다른 방법을 써야 하는지 이해하도록 도와야 한다. 태도나 습관을 바꾸려면 시간이 걸린다. 또 타당한 이유가 있어야만 바꿀 수 있다. 사람들은 자신이 생각하는 것이 옳다고 믿는 습성이 있고 또 우리는 이것을 존중해야 한다.

현대의학이 모든 해답을 다 가지고 있지는 않다. 현대의학은 어떤 문제는 해결했으나 동시에 다른 문제를 낳기도 한다. 때로는 이 다른 문제가 더 큰 문제가 될 수도 있다. 주민들이 현대의학과 전문가에게 쉽게 의지하기 시작하면서 약을 남용하고 자신과 다른 사람 돌보기를 잊어버릴 수 있다.
 그러므로 조급함을 버리고 주민들과 그들의 전통을 깊이 존중하면서 주민들이 이미 가지고 있는 지식과 기술 위에다 새것을 쌓아야 한다.

한의사와 지방 토속 의료인, 조산(아이 받는 일) 경험이 있는 주민들과 함께 일한다. 이들은 적이 아니다. 그들로부터 배우고 그들도 건강 섬기미에게 배우도록 격려한다.

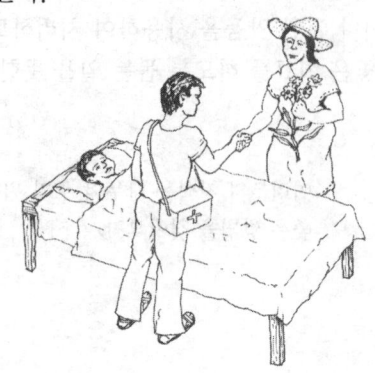

한계점을 알아야 한다

 건강 섬기미의 지식과 기술이 많든 적든 간에 한계가 있으므로, 그 범위 내에서만 하면 좋은 일을 할 수 있을 것이다. 어떻게 하는지 아는 것만 하도록 한다. 배우지 않은 것이나 경험이 충분하지 않은 것은 해나 위험을 줄 수 있으므로 시도하지 말아야 한다.
 해야 할지 안 해야 할지의 판단은 전문가가 얼마나 멀리 있는가에 따라 결정될 때가 많다. 예를 들어 아기를 낳자마자 산모가 출혈이 심하면 30분 안에 병원이 있으면 바로 가도록 조치한다. 하지만 병원이 멀고 출혈이 심하면 자궁 마사지(347쪽)를 하고, 배우지 않았더라도 옥시토신(348쪽)을 주사해야 한다.

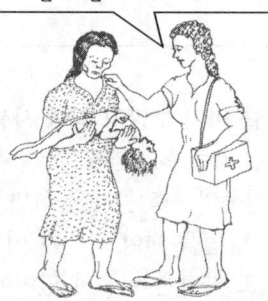

예, 병원까지는 너무 멀어요. 그렇지만 여기서는 아기에게 필요한 치료를 할 수가 없어요. 저도 갈 테니 같이 갑시다.

자신의 한계점을 알아야 한다.

 불필요한 모험을 하지 말아야 한다. 그러나 아무것도 하지 않으면 위험이 더 커질 경우, 도움이 되리라고 판단되는 일을 무서워하지 말고 해야 한다. 하지만 자신의 한계점을 알고 자기를 보호하는 대신 환자를 보호하기 위해 최선을 다해야 한다.

계속 배운다

배울 기회가 있을 때마다 더 배우고, 더 좋은 건강 섬기미, 교사가 되는 데 도움이 되는 책이나 자료를 구해 공부한다. 의사나 환경위생사, 농업기술자, 그 외 누구에게든지 배울 것이 있으면 언제든지 묻기를 주저하지 말아야 한다. 또한 계속교육이나 연장훈련이 있으면 기회를 놓치지 말고 참석하자. 건강 섬기미의 첫째 의무는 가르치는 일이다. 새로운 지식을 계속 배우지 않으면 가르칠 것이 곧 없어질 것이다.

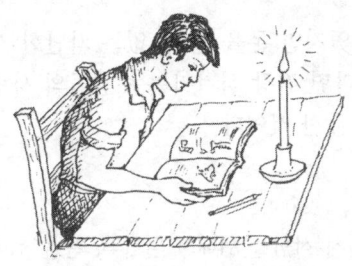

계속 배우기 위해 노력하고, 이런 것은 건강 섬기미들이 몰라도 된다거나 배우지 않아도 된다는 말은 누구도 하지 못하게 한다.

가르치는 것을 자신도 실천한다

주민들은 사람들의 말보다 행동에 더 관심을 가진다. 특히 건강 섬기미는 개인생활을 잘해서 이웃 사람들의 본보기가 되어야 한다. 주민들에게 화장실을 지으라고 하기 전에 먼저 짓고, 또 담배는 몸을 해친다고 교육하기 전에 자신이 담배를 끊어야 한다. 마을 공동 쓰레기장을 주민들과 함께 만들려 할 때 건강 섬기미도 주민들과 똑같이 땀을 흘리며 구덩이를 파야 한다.

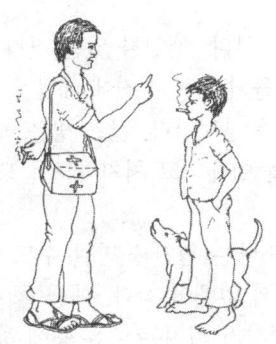

가르치는 대로 실천한다.
(그렇지 않으면 누가 듣겠는가?)

 좋은 지도자는 명령하지 않고 본을 보인다.

일을 즐거워한다

마을과 자신이 잘 살도록 주민들이 직접 일을 하려면 건강 섬기미 자신이 일을 즐거운 마음으로 해야 한다. 그렇지 않으면 누가 따르겠는가? 일을 재미로 할 수 있도록 도와야 한다. 예를 들면, 공동 우물가에 담을 쌓아서 동물들이 들어오지 못하게 한다고 하자. 이 일은 매우 힘든 일이다. 그러나 마을이 일 잔치를 베풀고 먹을 것과 함께 음악을 들려준다면 일은 빨리 끝나고 재미도 있을 것이다. 일이 놀이처럼 된다면 어린이들도 열심히 일하게 되고, 재미도 느끼게 된다.

건강 섬기미는 급료를 받을 때도 있고 못 받을 때도 있지만 돈을 낼 수 없는 가난한 사람을 돌보지 않는 일은 절대로 없어야 한다. 이렇게 한다면 건강 섬기미는 주민들의 사랑과 존경을 받을 것이다. 그리고 이 존경은 돈보다 훨씬 값진 것이다.

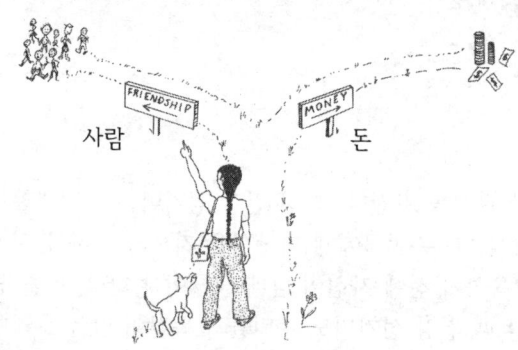

먼저 사람을 위해서 일하고, 돈을 위해 일하지 않아야 한다. 사람이 돈보다 더 귀하다.

앞날을 내다본다

건강 섬기미는 주민들이 앞날을 내다보도록 도와주어야 한다. 책임감 있는 건강 섬기미는 주민들이 아플 때까지 기다리지 않는다. 이들은 주민들이 아프기 전에 예방을 한다. 주민들이 미래의 건강과 복지를 위해서 지금 실천을 하도록 장려한다. 많은 병은 예방이 된다. 따라서 건강 섬기미는 주민들이 건강 문제의 원인을 이해하고 처치하도록 도와주어야 한다.

대부분의 건강문제는 원인이 있으며, 한 가지 원인이 또다른 원인을 만들 수도 있다. 이런 원인이 계속되지 않게 하려면 근본적인 원인을 찾아서 없애야 한다. 예를 들어, 거의 모든 마을에서 아기들이 죽는 첫째 원인은 설사이다. 설사가 퍼지는 이유 중에 하나는 깨끗하지 못한 환경 때문이다(환경 위생과 개인 위생이 부족). 이 문제를 해결하려면 화장실 관리와 깨끗이 하는 방법을 가르쳐야 한다(203쪽 참고).

또한 설사로 고생하고 죽는 어린이들의 다수가 영양실조에 걸려 있다. 이들은 병균과 싸울 힘이 없다. 그러므로 이들이 죽지 않게 하려면 영양실조를 예방해야 한다. 그렇다면 왜 많은 어린이들이 영양실조로 고생하게 되는 것일까?

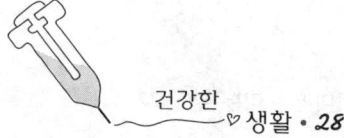

- 무슨 음식이 제일 중요한지 어머니가 몰라서 그럴까?(예를 들면 엄마 젖)
- 필요한 곡식을 추수할 만큼 농사지을 돈과 땅이 없기 때문일까?
- 부자들 몇이 땅과 재산을 거의 다 차지하고 있기 때문일까?
- 가난한 주민들이 자기가 가진 땅을 잘 활용하지 않기 때문일까?
- 부모들이 감당하지 못할 정도로 많은 자녀들을 갖고 있으며 또 낳고 있기 때문일까?
- 아버지들이 희망을 잃고 얼마 없는 돈을 술 마시는 데 쓰기 때문일까?
- 앞날을 내다보지 않고 계획하지 않기 때문일까? 이웃과 같이 일하고 서로 나누어 가지면 지금의 형편을 바꿀 수 있다는 것을 모르기 때문일까?

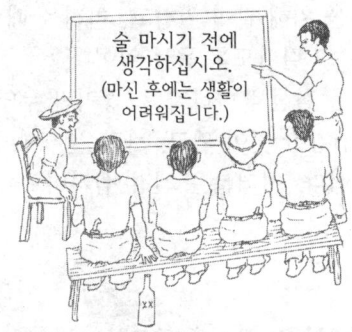

주민들이 앞날을 내다보도록 도와준다.

아이들이 죽는 이유는 위의 원인들 중 여러 가지가 겹쳐 있을 수 있다. 건강 섬기미는 이런 근본적인 원인을 주민들이 이해하고 최대한으로 해결하도록 도와주어야 한다. 기억하자. 설사로 인한 죽음을 예방하기 위해서는 화장실, 깨끗한 물, 영양 개선뿐만 아니라 더욱 필요한 것이 있는데, 이것은 장기적으로 볼 때 가족계획, 효과적으로 땅을 이용하는 것, 부와 땅과 권력의 공평한 분배이다.

많은 병과 사람의 고난은 장기적인 안목의 부족과 욕심 때문이다. 주민들이 잘살기를 원한다면 건강 섬기미는 주민들이 서로 나누어 가지고, 같이 일하고, 미래를 계획하는 것을 배우도록 도와주어야 한다.

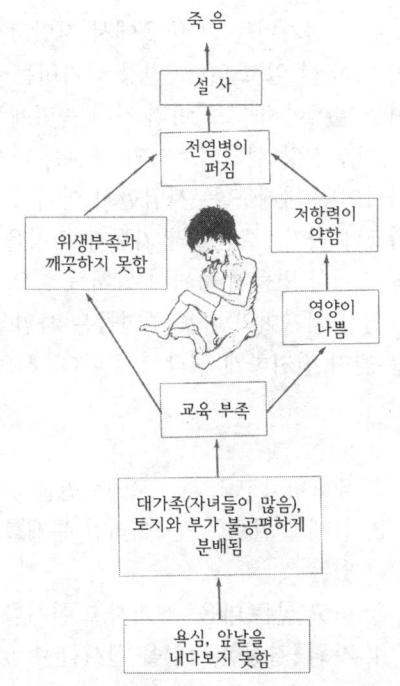

설사가 죽음으로 인도하는 연쇄적 원인이다.

2. 많은 것이 건강과 관련이 되어 있다

우리는 설사와 영양 부족의 주요 원인들을 보았다. 이와 마찬가지로 농작물 생산, 토지 분배, 교육, 다른 사람을 좋게 혹은 나쁘게 대하는 태도가 많은 건강 문제의 숨은 원인이다.

여러분의 마을 전체가 장기적으로 잘살기를 희망하면 근본적인 문제의 해답을 찾도록 주민들을 도와주어야 한다. 건강이란 병들지 않은 것만이 아니라 잘사는 것이다. 몸과 마음과 지역사회가 잘사는 것이다. 건강한 환경에서 사람은 제일 잘살 수 있다. 서로 믿을 수 있고, 일상생활에 필요한 것을 위해 같이 일하고, 어려울 때나 넉넉할 때에 서로 나누어 가지고 최대한으로 서로 배우고 잘살도록 돕는 일이다.

하루하루의 문제를 해결하도록 최선을 다하자. 그렇지만 무엇보다 건강 섬기미의 최대 의무는 여러분의 마을이 점점 건강한 곳이 되고, 사람 살기에 좋은 곳이 되어 가게 하는 일이라는 것을 기억해야 할 것이다. 여러분은 건강 섬기미로서 큰 책임을 가지고 있다. 그러면 어디서부터 시작해야 할까?

3. 자신의 마을을 잘 살펴본다

건강 섬기미는 그 마을에서 자랐고, 주민들을 잘 알고, 마을의 여러 건강문제에 대하여 이미 잘 알고 있다. 건강 섬기미는 주민들의 관점을 가지고 있다. 그러나 전체적인 형편을 알아야 하므로 여러 가지 측면에서 자세히 살펴보아야 한다.

마을 건강 섬기미로서의 관심은 마을 주민 모두가 잘살게 되는 것이다. 내가 잘 아는 사람이나 내게 오는 사람만이 아니라, 주민들을 찾아가자. 주민들의 가정과 논밭, 모임, 학교에 가자. 주민들의 기쁨과 걱정을 이해하자. 주민들과 함께 이들의 습관, 즉 건강하게 하거나 병들게 하거나 상처를 일으키는 것들을 찾아보자.

건강 섬기미와 마을 주민들은 사업을 시작하기 전에, 어떤 것이 필요한지 어떻게 하면 잘 될지 진지하게 생각해야 한다. 사업을 하기 위해서는 아래의 모든 것을 잘 검토해야 한다.

1. 필요하다고 느끼는 것−주민들이 큰 문제라고 생각하는 것
2. 실제로 필요한 것−이러한 문제를 근본적으로 해결하기 위해 주민들이 실제로 할 수 있는 것
3. 하고 싶은 마음−계획하고 실시할 수 있는 주민들의 마음 준비
4. 자원−결정한 사업을 실시할 수 있는 사람, 기술, 재료와 돈

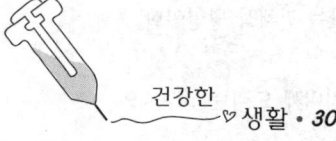

위의 것이 모두 중요한 이유를 간단히 예를 들어 보자. 담배를 많이 피우는 한 주민이 기침이 점점 심해져서 건강 섬기미에게 왔다고 하자.

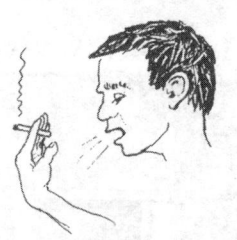

1. 그는 기침을 하지 않는 것이 급하다고 느끼고 있다.

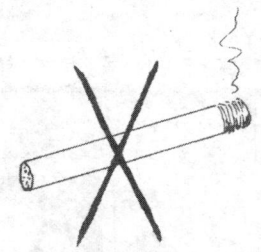

2. 실제로 필요한 문제해결은 담배를 끊는 것이다.

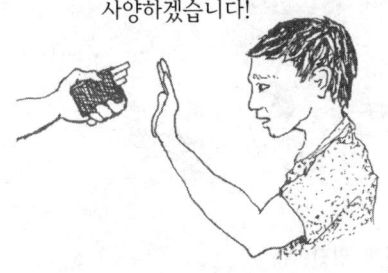

3. 기침을 없애려면 담배를 그만 피우고 싶어하는 마음이 필요하다. 그렇게 하려면 담배를 피우는 것이 얼마나 해로운지 알아야 한다.

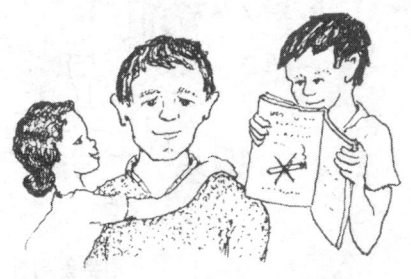

4. 담배를 끊을 수 있는 좋은 방법은 담배가 자신과 가족에게 얼마나 해로운가를 알려 주는 것이다(218쪽 참고). 또한 가족과 친구, 건강 섬기미가 돕고 격려하는 것이다.

주민들의 필요를 찾기

건강 섬기미는 마을 주민들의 가장 큰 건강 문제와 관심사를 찾아야 한다. 그런데 이것들이 정말로 주민들의 가장 큰 건강 문제인지 진상을 알아야 하므로 아래의 질문들을 해 보아야 한다.

다음 세 쪽은 건강 섬기미가 질문할 것을 예로 들었다. 우리 마을에서 중요한 것이 무엇인지 생각해 보자. 질문은 필요한 정보를 얻을 뿐 아니라, 마을 형편을 알기 위해서 주민들 스스로 자신들에게 묻도록 돕는 것이다.

질문의 수가 너무 많지 않고 복잡하지 않아야 한다. 가정방문을 할 때는 더욱 그렇다. 사람은 숫자가 아니고 또 숫자처럼 취급받기를 싫어한다는 것을 기억하자. 정보를 수집하는 가장 큰 이유는 주민 각자가 원하는 것이 무엇인지 알려는 것이다. 질문 명단을 가져가지 않는 것이 더 좋을 것이다. 마을의 필요가 무엇인지 생각하면서 기본 질문은 해야 한다.

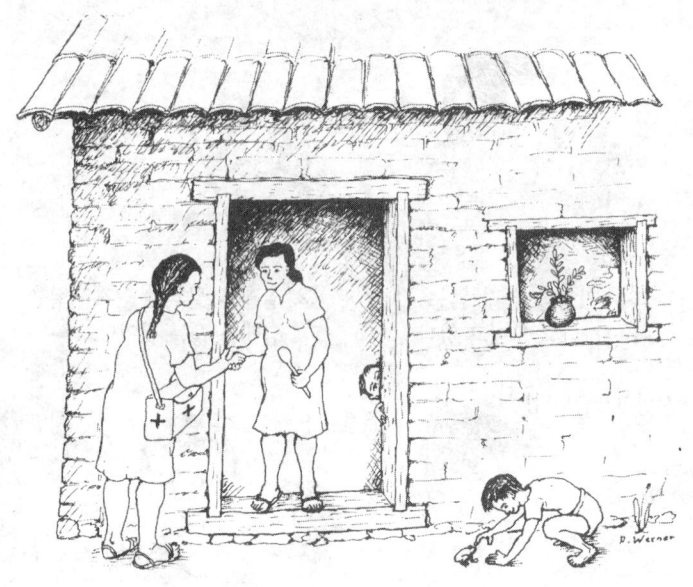

질문을 위한 간단한 명단(예)

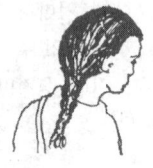 주민들이 건강의 실제 필요를 결정하고 생각하도록 돕기 위하여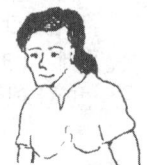

필요하다고 느끼는 것

생활양식(생활환경과 방식, 신념 등)이 건강에 영향을 준다고 느끼는가? 건강뿐 아니라 일상생활에서 무엇이 주민들의 주된 문제와 관심이며 또 필요한가?

 주택과 위생

집의 구조는 어떠한가? 벽과 마루는 어떠한가? 집 안팎이 깨끗한가? 음식은 어디서 만드나? 연기는 어떻게 나가나? 어느 방에서 자는가? 파리나 벼룩, 바퀴벌레, 쥐, 기타 해충들이 많은가? 문제가 되지는 않나? 이것을 해결하기 위해서 집주인은 무엇을 하는가? 그 외에도 무엇을 할 수 있나?

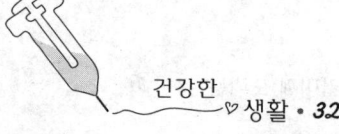

음식은 잘 보관되어 있나? 어떻게 더 잘 보관할 수 있나? 어떤 가축(개, 닭, 돼지 등)을 키우나? 문제는 없나? 가축에게는 어떤 병이 흔한가? 사람들에게 어떤 영향을 주나? 이런 병을 없애기 위해 무엇을 하고 있나?

물은 어디서 길어 오나? 마셔도 안전한가? 무엇을 조심해야 하나? 화장실이 있는가? 올바르게 사용하고 있는가? 마을은 깨끗한가? 쓰레기는 어디에다 버리나? 왜 그런가?

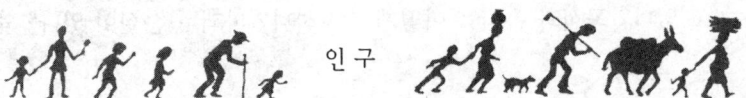
인구

마을 인구는 얼마나 되나? 15살 이하의 어린이는 몇 명이나 되나? 글을 읽고 쓸 줄 아는 사람은 얼마나 되나? 학교에서는 잘 가르치나? 어린이들이 알아야 할 것을 가르치나? 어린이들은 학교 외에 어디서 배우나?

올해 아기들이 몇 명 태어났나? 몇이나 죽었나? 무엇 때문에, 몇 살에 죽었나? 죽음을 예방할 수 있었나? 어떻게 예방할 수 있었나? 인구가 늘고 있나, 줄고 있나? 이것이 문제가 되는가?

지난해에 주민들이 얼마나 자주 아팠나? 아픈 사람은 며칠 동안 앓았나? 이들이 무슨 병과 상처를 가졌나? 왜 그런가? 만성병을 앓고 있는 사람은 몇이나 되나? 무슨 병인가?

부부들은 아이들을 몇 명쯤 가지고 있나? 몇 명의 아이들이 죽었나? 그 이유는? 몇 살에 죽었나? 죽은 이유는? 얼마만큼의 부부가 아기를 적게 낳기를 원하나? 어느 정도의 부부들이 더 이상 아이를 원치 않거나 터울 조절에 관심이 있는가? 그 이유는?(가족계획, 365쪽)

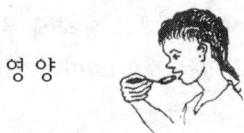
영양

엄마 젖을 먹이는 어머니는 몇이나 되나? 얼마나 오래 먹이나? 엄마 젖을 먹는 아이들이 먹지 않은 아이보다 건강한가? 왜 그런가? 주민들의 주 음식은 무엇인가? 어디서 가져오나? 이용 가능한 음식을 모두 잘 이용하고 있나?

얼마나 많은 어린이들이 몸무게가 낮거나(175쪽) 영양실조 증상을 보이나? 얼마나 많은 주민들과 학교에 다니는 어린이들이 영양에 대해 알고 있나?

얼마나 많은 주민들이 담배를 지나치게 피우나? 얼마나 많은 주민들이 술이나 콜라 같은 것을 많이 마시나? 이런 것이 자신과 가정에 어떤 영향을 미치나?(217-220쪽 참고)

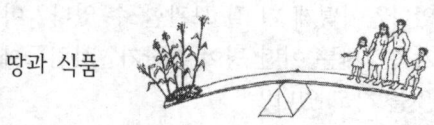
땅과 식품

땅은 각 가정이 필요한 만큼 농산물을 내는가? 가족이 어느 정도까지 늘어나도 넉넉한가? 땅 분배는 어떤가? 몇 가정이 자기 땅을 가지고 있나? 농산물의 소출을 높이기 위해 무엇을 하고 있나? 곡식과 음식을 어떻게 저장하나? 파괴나 손실이 있나? 왜 그런가?

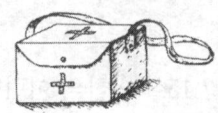
치유와 건강

마을 조산원이나 건강 섬기미, 진료원은 주민들의 건강을 위해 무엇을 하나? 전통적인 치료와 약품을 어떻게 쓰나? 어떤 것이 효과적인가? 해롭거나 위험한 것도 있나? 건강이나 의료기관이 얼마나 가까이에 있나? 좋은가? 값은 어떤가? 자주 활용하는가?

어린이들은 어느 정도 예방접종을 했는가? 무슨 예방접종인가? 그 외에 질병 예방을 위해서 무엇을 하는가? 할 수 있는 것들이 있는가? 얼마나 중요한가?

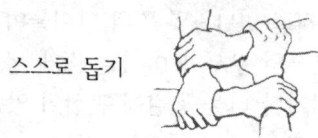
스스로 돕기

주민들이 건강하고 잘살기 위해서 현재와 장래에 무엇이 가장 중요한가? 흔한 건강문제들 중에 주민들 스스로가 할 수 있는 것이 얼마나 되나? 외부의 도움과 약품은 어느 정도 있어야 하나?

자신들이 할 수 있는 안전하고 효과적인 건강 돌보기를 주민들이 알고 싶어하는가? 왜, 어떻게 배울 수 있을까? 장애물은 무엇인가?

부자들의 권리는 무엇인가? 가난한 사람들의 권리는? 남성의 권리는? 여성의 권리는? 어린이의 권리는? 이들 각자의 권리가 실현되는가? 공평한가? 어떤 것들이 변해야 하나? 누가? 어떻게?

주민들은 공통적인 필요를 위해 함께 일하는가? 필요가 클 때는 함께 돕는가? 살기 좋은 건강한 마을을 만들기 위해 무엇을 해야 할까? 건강 섬기미와 주민들은 함께 무엇부터 시작할까?

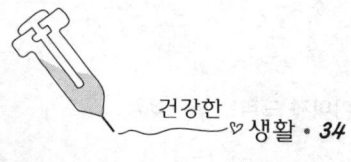

4. 지역자원을 이용하여 필요를 채우는 법

문제의 해결은 가지고 있는 자원에 따라 달라진다. 어떤 문제의 해결은 외부의 도움이 필요하다(물건, 돈, 외부에서 온 사람). 예를 들면 예방접종 사업은 예방약품이 들어와야 한다(수입하는 경우가 많다).

어떤 사업은 지역자원으로도 충분하다. 우물가에 벽을 쌓거나 화장실을 만드는 일은 가족끼리 혹은 이웃과 함께 쉽게 구할 수 있는 자원으로 가능하다.

밖에서 들어와야 하는 자원, 예를 들면 예방접종 약이나 중요한 약품은 주민들의 건강에 큰 변화를 줄 수 있다. 건강 섬기미는 이런 것을 구할 수 있도록 최선을 다해야 한다. 그러나 원칙적으로 주민들의 최대 관심은 지역자원을 활용하는 것이다.

 가능한 한 지역자원을 활용한다.

건강 섬기미와 주민들 스스로가 직접 함께하면 할수록 외부의 도움이나 보조를 덜 받아도 되고, 마을은 더 건강하고 더 부유해질 수 있다.

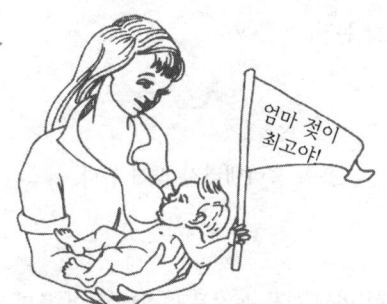

지역 자원을 최대한으로 활용하도록 주민들을 격려한다.
엄마 젖-최고 양질의 지역자원으로 돈으로 살 수 있는 어떤 것보다 좋다!

지역자원은 필요할 때 금방 구입할 수 있을 뿐 아니라, 가장 값싸게 구할 수 있을 때가 많다. 예를 들면, 우유 대신 엄마 젖을 먹이도록 건강 섬기미가 어머니를 격려한다면 최고 양질인 지역자원을 사용하게 되어 어머니들을 돕게 된다. 엄마 젖을 먹임으로 어린이들은 많은 불필요한 병과 죽음을 예방할 수 있다.

 주민들의 건강을 위한 가장 값진 자원은 주민들 자신이다.

5. 언제, 무엇을 할 것인가를 결정하는 방법

필요와 자원을 자세히 조사한 뒤 무엇이 중요한지, 무엇을 먼저 할 것인지 건강 섬기미와 주민들이 결정을 한다. 건강 섬기미는 주민들의 건강을 위해서 여러 가지 일을 할 수 있다. 어떤 일은 바로 하는 것이 중요하며, 어떤 일은 개인이나 온 마을이 잘살기 위해서 해야 할 일이다.

영양부족은 다른 건강문제를 일으키는 수가 많다. 사람이 충분히 먹지 않으면 건강할 수가 없다. 먹을 것이 부족하여 주민들이 배가 고프고 아이들이 영양부족 상태라면 무엇보다 영양 공급의 방법을 먼저 강구해야 할 것이다.

영양부족의 원인이 여러 가지인 것과 마찬가지로 그 해결 방법도 여러 가지이다. 건강 섬기미와 마을 주민들은 가능한 모든 방법들을 생각해 보고, 그 중 가장 효과가 있는 것을 선택해야 한다. 주민들 스스로 영양공급을 잘 해낸 예를 몇 가지 소개해 보면 다음과 같다. 어떤 사업은 곧 결과가 나타나지만 다른 사업들은 오래 걸린다. 건강 섬기미와 주민들은 자기 마을에 가장 잘 맞는 것을 결정해야 한다.

영양공급을 위해 가능한 방법

텃밭 가꾸기

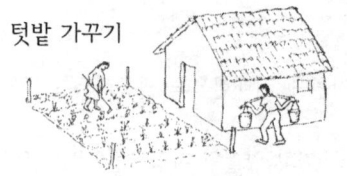

계단식 논밭

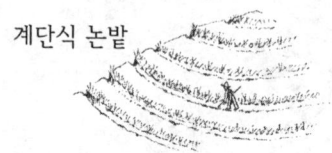

흙이 흘러내리지 않게 한다.

윤 작

콩과 식물(메주콩, 완두콩, 렌즈콩, 땅콩)을 한 해 걸러 한 번씩 다른 농작물과 함께 심어 주면 땅이 좋아진다.

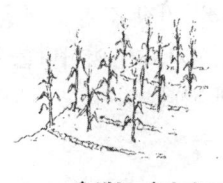

올해는 옥수수

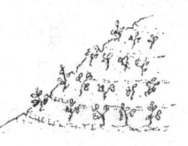

내년에는 콩

영양공급이 더 좋은 방법

물 대기

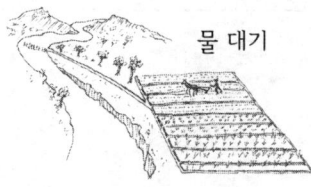

어 장

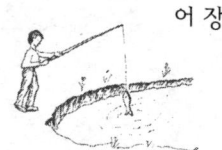

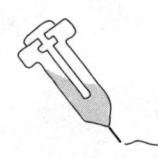

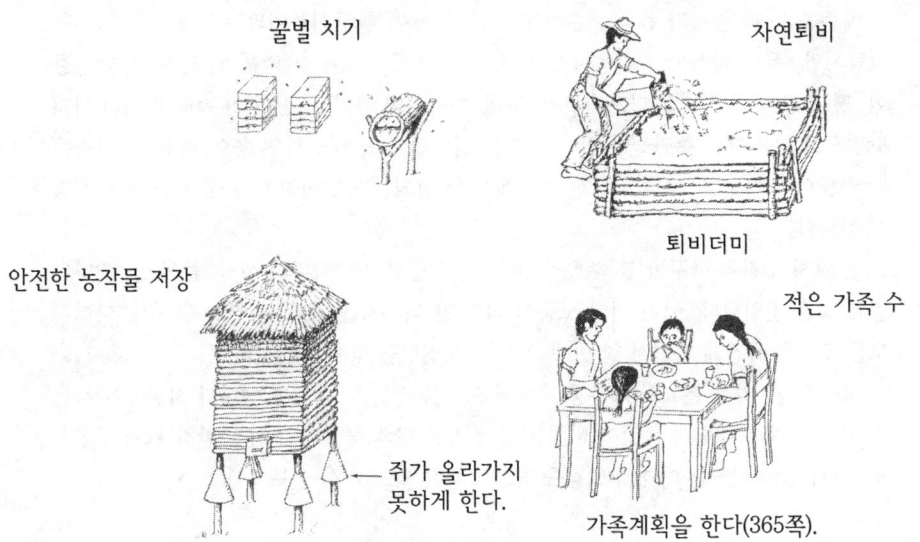

꿀벌 치기

자연퇴비

퇴비더미

안전한 농작물 저장

적은 가족 수

쥐가 올라가지 못하게 한다.

가족계획을 한다(365쪽).

6. 창의적인 생각의 실험

앞에서 제시한 모든 방법이 건강 섬기미의 마을에서 모두 적용되지는 않을 것이다. 하지만 마을 형편에 맞추어서 쉽게 구할 수 있는 자원을 사용하면 성공할 수 있다. 성공의 여부는 실험을 해 볼 때에 확실해진다.

새로운 생각을 시험해 볼 때는 언제나 작은 규모로 시작하여 실험이 실패하거나 또 방법을 바꿔야 하더라도 별 손해가 없도록 한다. 실험이 성공하는 것을 주민들이 본다면 다음에는 더 크게 시작할 수 있다.

실험이 실패하더라도 낙심하지 말아야 한다. 약간 다른 방법으로 다시 시도해 볼 수 있으며, 우리는 성공을 통해서 배우는 만큼 실패를 통해서도 배우게 될 것이다.

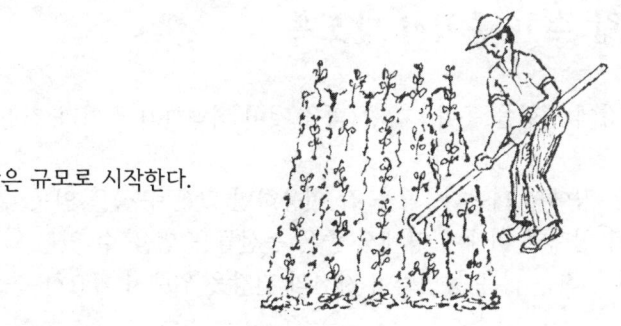

작은 규모로 시작한다.

다음은 새로운 생각을 실험해 보는 예이다.

메주콩 등 콩 종류가 몸을 튼튼하게 하는 데 아주 좋은 식품이라는 것을 배웠습니다. 그렇지만 '우리 마을에서도 농사가 될까, 된다면 주민들이 잘 먹을까?' 라는 생각이 들어, 땅 조건과 물 조건을 다르게 하여 두세 줄로 심어 봅니다. 콩이 잘 자라면 여러 가지 방법으로 요리해서 주민들이 잘 먹는지를 알아봅니다. 성공하면 콩이 제일 잘 자라는 땅에 많이 심습니다. 그리고 다른 조건에서 더 잘되는지 알아보기 위해서 작게 또 실험을 합니다.

몇 가지 조건을 바꾸어 볼 수 있습니다. 예를 들면, 땅, 퇴비의 성질, 물의 양, 씨앗의 종류 같은 것입니다. 어떤 것이 도움이 되고 안 되는지를 가장 잘 알기 위해서, 나머지 모든 조건은 똑같게 하면서 한 번에 오직 한 조건만을 바꿔 보십시오.

예를 들면, 가축 분뇨가 메주콩 재배에 도움을 주는지, 준다면 얼마나 사용해야 하는지 알기 위해서 햇빛이 똑같이 비치는 곳에 같은 양의 물을 주면서 나란히 키워 보십시오. 심기 전에 퇴비는 아래의 그림을 참고로 다른 양으로 섞어 보십시오.

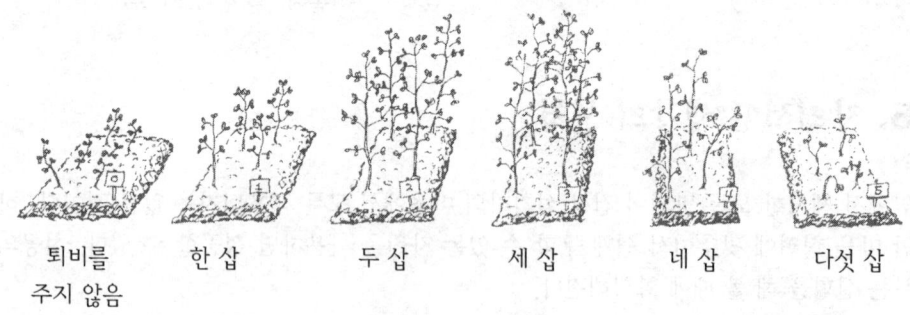

퇴비를 주지 않음 / 한 삽 / 두 삽 / 세 삽 / 네 삽 / 다섯 삽

그림에서 보는 대로 퇴비를 적당히 주면 콩이 잘 자라지만, 너무 많이 주면 콩이 피해를 입는다. 이것은 한 가지 예에 불과하다. 직접 해 보면 또다른 결과가 있을 수도 있으니, 실험을 해 보도록 한다.

7. 땅과 사람 수가 균형이 맞도록

여러 가지가 건강에 영향을 준다. 그 중 먹을 것이 넉넉한가에 따라 건강상태가 가장 영향을 받는다.

대부분의 식품은 땅에서 나온다. 땅을 잘 이용하면 많은 음식을 얻을 수 있다. 건강섬기미는 주민들이 현재와 미래에 땅에서 좋은 농산물을 얻을 수 있는 방법을 알아야 한다. 오늘날 농사를 짓는 많은 농민들이 자신의 건강을 위해서 필요한 땅을 가지지 못하고 있다.

세계 각처에서 땅 문제는 악화되고 있다. 좋아지는 것이 아니다. 대부분의 부모들이

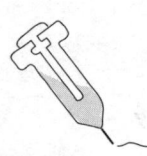

아이들을 많이 키운다. 해마다 먹어야 할 입은 늘어나는데 가난한 농민들이 농사 지을 땅은 한정되어 있다. 대부분의 건강사업은 가족계획을 통하여 사람과 땅이 균형을 맞출 수 있도록 혹은 원하는 아이들을 가질 수 있도록 돕고 있다. 가족 수가 적으면 땅과 음식을 좀더 많이 나눠 가질 수 있기 때문이다. 그러나 가족계획만으로는 효과가 적다. 가난하면 더 많은 아기를 원하는 수가 많기 때문이다. 어린애는 삯을 주지 않고도 일을 시킬 수 있고, 또 조금 더 크면 돈을 조금씩 벌기도 하기 때문이다. 또한 부모들이 늙으면 자식이나 손자가 그들을 봉양하기 때문이다.

가난한 나라에 어린이가 많으면 경제적으로 파산하게 된다. 그러나 가난한 가정에 어린이가 많은 것은 경제적으로 필요하다. 특히 어린이들은 어려서 많이 죽기 때문이다. 오늘날에도 많은 사람들이 최대의 사회보장은 자식을 많이 낳는 것이라고 믿고 있다. 이에 대해 다르게 생각하는 사람들과 기관들도 있다. 이들은 배고픈 사람이 있게 된 것은 모든 사람들을 먹일 만한 땅이 없는 것이 아니라, 자기밖에 모르는 사람들이 땅을 거의 차지하고 있기 때문이라고 본다. 그래서 이들은 땅과 부를 공평하게 나누는 방법을 찾아서 주민들이 자신의 건강과 농지, 그리고 생활을 스스로 돌볼 수 있도록 도와주고 있다.

땅과 부가 비교적 공평하게 나누어져서 주민들이 경제적으로 안정을 누릴 때 스스로 가족 수를 줄이는 예를 많이 볼 수 있다. 주민 스스로가 가족 수를 줄이고 싶어하면 가족계획이 도움이 된다. 땅과 사람의 수가 균형을 이루도록 하기 위해서는 땅의 공평한 분배와 사회정의를 이루는 것이 가족계획의 한 가지 방법만을 쓰는 것보다 더 효과적이다. 사랑이 있는 사회란 정의가 있는 사회이다. 주민을 사랑하는 건강 섬기미라면 땅과 부의 분배가 공평하도록 도와주어야 한다.

제한된 땅은 제한된 사람만 먹일 수 있다.
사람의 수와 땅의 균형은 공평한 분배에 기초를 두어야 한다.

8. 예방과 치료의 균형

예방과 치료

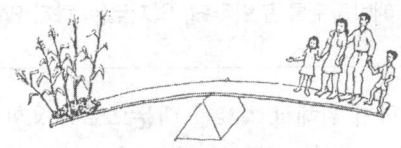
Prevention and Treatment

예방과 치료의 균형이란 지금 필요한 것과 계속적으로 필요한 것의 균형을 말한다. 건강 섬기미는 주민들이 가장 필요로 하는 것을 돕되, 주민의 입장에서 일하고 해결하도록 해야 한다. 그것은 우선 병을 낫게 하는 것이다. 그러므로 건강 섬기미는 병의 치유에 먼저 관심을 가져야 한다.

그러나 주민들의 시급한 문제를 도와주는 동시에 미래를 볼 수 있도록 도와야 한다. 많은 병과 고통을 주민들 스스로 예방하고 예방활동도 할 수 있음을 알려 준다. 그러나 조심해야 할 것은 정책을 세우는 사람이나 건강 섬기미가 예방에만 열심이 지나쳐서 이미 있는 병이나 고통에는 관심을 보이지 않는 것이다. 주민들의 현재 필요에 반응하지 않으면 협조를 얻는 데 실패할 수 있으며, 예방활동에도 실패할 수 있다.

치료와 예방은 따로 떼어서 생각할 수 없다. 가벼운 병을 일찍 치료하면 중병을 예방하게 된다. 주민들의 흔한 건강 문제들을 집에서 일찍 치료할 수 있게 도와준다면 나중에 겪어야 하는 불필요한 고통을 예방할 수 있을 것이다.

 일찍 치료하는 것도 하나의 예방의학이다.

주민들의 협조를 얻으려면 주민들의 현재상태에서 시작해야 하며, 주민들이 받아들일 수 있는 예방과 치료법으로 해야 한다. 그것은 주민들의 병과 치유, 건강에 대한 태도에 따라 달라진다. 주민들이 미래를 보게 되어 태도가 달라지고 병이 생기지 않게 되면 자연스럽게 예방을 중요하게 생각한다.

아픈 아이의 어머니에게 치료보다 예방이 더 중요하다고 말해도 소용이 없다. 그러나 아이가 낫도록 도와주면서 예방이 중요하다고 하면 그 어머니는 들을 것이다.

 예방하도록 도와주되, 억지로는 하지 않는다.

예방을 하기 위해서 치료를 대문으로 사용할 수 있다. 예방에 관하여 주민들에게 말할 수 있는 좋은 기회는 치료를 받기 위해 왔을 때이다. 예를 들어 기생충을 가진 아이를 데리고 온 어머니에게 몸에 있는 기생충을 없애는 방법을 잘 설명해 주고, 어머니와 아이에게 기생충은 어떻게 해서 생기는지, 어떻게 하면 예방할 수 있는지를 시간을 내서 설명한다(12장 참고). 그리고 자주 가정방문을 한다. 가정방문은 약점을 찾기 위해서 하는 것이 아니고 주민 스스로 건강을 잘 돌아보도록 도와주기 위해서 하는 것이다.

 예방을 가르치기 위한 기회로 치료를 사용한다.

9. 약은 올바르게 제한해서 사용한다

　예방법 중에 어렵고 중요한 것은 약을 형편에 맞게 조금만 쓰도록 하는 일이다. 물론 시중에는 매우 중요하고 때로 생명을 건지는 약이 있다. 그렇지만 대부분의 병에는 약이 필요하지 않다. 잘 먹고 푹 쉬면 간단한 가정 요법으로도 몸은 스스로 병을 이길 수 있다.
　주민들은 건강 섬기미에게 필요 없는 약을 달라고 할 때가 있다. 또 약이 필요 없는 줄 알면서도 기분을 맞춰 주려고 줄 때가 있다. 그러나 이때 약을 주면 그 주민은 나은 뒤에 약과 건강 섬기미 때문에 나았다고 생각한다. 그러나 사실은 그의 몸이 스스로 병을 이긴 것이다.
　주민들이 약을 의지하도록 하는 것 대신에 시간을 내어서 왜 약을 쓰지 말아야 하는지를 설명해 준다. 또 병을 이기기 위해 주민들 스스로가 어떻게 하면 되는지 가르쳐 준다. 이렇게 하면 주민들은 외부의 지원(약)에 의존하기보다 주민 스스로 건강을 유지하며, 약의 위험으로부터 보호될 수 있다. 왜냐하면 위험이 따르지 않는 약은 없기 때문이다.

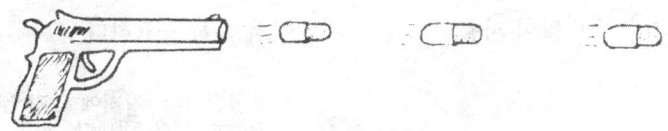

약은 사람을 죽이기도 한다.

　사람들은 감기, 잔기침, 설사와 같이 약 없이도 나을 수 있는 병도 약을 쓰고 싶어한다. 감기는 푹 쉬며 물을 많이 마시고, 꼭 원하면 아스피린 정도만 먹으면 치료가 된다. 페니실린이나 테트라사이클린 같은 항생제는 전혀 도움을 주지 못한다(234쪽 참고).
　잔기침이나 심한 기침, 가래침과 누런 가래가 나올 때라도 물을 많이 마시면 기침약을 먹는 것보다 더 빨리 가래가 묽어지기 때문에 효과적이다. 김 찜질(수증기를 들이마시는 것)은 더욱 좋다(239쪽 참고). 주민들이 시럽이나 필요하지 않는 다른 약에 의존하지 못하도록 한다.
　설사는 약으로 치료하기 어렵다. 흔히 사용되는 약(네오마이신, 스트렙토마이신, 카오린-팩틴, 로모틸, 엔트로-바이오폼, 클로람페니콜)은 오히려 해로울 수 있다. 가장 중요한 것은 아이에게 물과 음식을 많이 주는 것이다(225-227쪽 참고). 아이들이 아플 때 회복의 열쇠는 약이 가지고 있지 않고 어머니가 가지고 있다. 어머니에게 이것을 이해시키고 무엇을 어떻게 해야 할지 도와주면 어린 생명을 많이 구할 수 있다. 의사와 주민들이 약을 너무 많이 쓰는 것은 결코 좋은 일이 아니며, 그 이유는 다음과 같다.

- 낭비이다. 약을 살 돈으로 음식을 살 수 있다.

- 주민들을 필요 없는 것에 의존하게 만든다. 또 약을 살 돈도 별로 없다.
- 모든 약은 어느 정도 위험하다. 필요 없는 약이 사람에게 해를 줄 수 있다.
- 대단치 않은 병에 약을 자주 쓰면 꼭 약을 써야 할 중병에는 약의 효과가 없어진다.

클로람페니콜(크로르마이신)이 그 좋은 예이다. 중요하지만 위험한 항생제를 사소한 감염에 너무 자주 쓴 탓으로 여러 나라에서 장티푸스 같은 위험한 병에 이 약의 효과가 없어져서 더 이상 사용할 수 없게 되었다. 클로람페니콜을 자주, 너무 많이 쓴 탓으로 장티푸스가 이 약에 대해 저항력이 생긴 것이다(120쪽 참고). 이것이 약을 제한해서 꼭 필요할 때만 써야 하는 이유이다.

그러나 어떻게 약을 제한해서 쓸 수 있을까? 법이나 전문가들에게만 맡겨서 될 일은 아니다. 주민들 자신이 바르게 약을 제한해서 쓸 때에만 이 문제가 해결될 수 있다.

 약을 경우에 맞게 제한해서 쓰도록 가르치는 일은 건강 섬기미의 아주 중요한 임무이다.

이것은 최신 약이 이미 많이 사용되고 있는 지역에서 특히 중요하다.

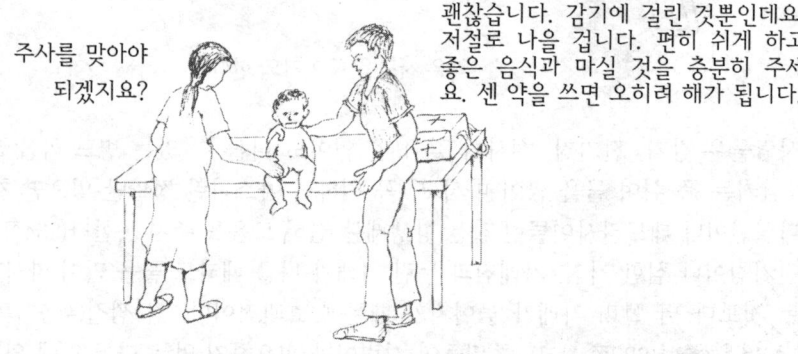

약이 필요 없을 때에는 시간을 내서 그 이유를 설명해 준다.

약의 올바른 사용법은 6장 109쪽을 참고한다. 또 주사의 올바른 사용법은 9장 131쪽을, 효과적인 가정요법에 대해서는 1장을 참고한다.

10. 결과가 어떤지 알아본다(평가)

건강 섬기미와 주민들은 어떤 것이 얼마나 더 나아졌는지 마을 건강 돌보기 중에 틈틈

이 관찰해야 한다. 마을 건강과 복지에 어떤 변화가 생겼는가? 달마다 혹은 해마다 건강사업을 기록하여 비교한다. 예를 들면 다음과 같다.

- 몇 가정이 위생적인 화장실을 지었는가?
- 몇 사람이 땅과 농작물이 발전하도록 특별한 방법을 썼는가?
- 몇 명의 어린이와 어른들이 "5살까지 건강 돌보기"의 정기 검진을 받고 공부를 했는가?

이렇게 질문을 함으로 그동안 어느 정도 발전을 했는지 알 수 있다. 그러나 사업의 효과나 결과를 알기 위해서는 먼저 다음 몇 가지를 알아야 한다.

- 화장실을 만들기 전에 설사를 하거나 기생충을 가진 아이들이 몇 명이었나?
- 농산물의 생산량을 높이는 방법을 쓴 후 추수를 얼마나 더 많이 했는가?
- "5살까지 건강 돌보기"를 시작한 후 "건강의 길" 기록부(379쪽)에 몸무게가 정상이 되거나 늘어난 어린이는 몇 명인가?
- 이전보다 아이들이 덜 죽었나?

건강사업이 성공적이라고 판단하기 전에 사업 전과 후의 몇 가지 사실을 알아내야 한다. 예를 들어 엄마 젖을 먹이는 것이 얼마나 중요한지 가르치기 전에 지금 젖을 먹이는 어머니가 몇 명인지 알아야 한다. 그리고 나서 교육을 한다. 해마다 몇 명의 어머니가 젖을 먹이는지 조사한다. 이렇게 하면 교육 효과의 정도를 알 수 있다.

목표를 세워야 한다. 예를 들어, 올해 말까지 우리 마을 중 80%의 가정이 위생적인 화장실을 짓겠다고 목표를 세웠다면 매달 얼마나 지어야 하는지 알아보고, 전반기에 1/3만 지었다면 후반기에는 얼마나 더 열심히 일을 해야 목표를 달성할지 수치로 계산해 볼 수 있다.

 목표를 세우면 더 열심히 일하고 더 많은 일을 할 수 있다.

건강사업의 결과를 평가하기 위해서는 사업 전과 후, 그리고 중간 상태를 알아야 한다. 그러나 마을 건강사업 중 가장 중요한 것은 측정을 할 수가 없다는 것을 기억해야 한다. 그것은 건강 섬기미와 주민들이 서로 사귀며, 같이 배우며 일하는 것이다. 이것은 주민들이 서로에게 친절하고 책임을 나눠 가지며 잘살 수 있다는 희망을 가지고 날마다 같이 발전하는 것이다. 이런 것들은 셀 수가 없으며, 다만 마을에 이런 변화가 있는지 자세히 살펴보아야 한다.

11. 함께 배우고 가르치기-교육자로서의 건강 섬기미

건강에 영향을 주는 것들이 너무나 많아서 할 일이 많다고 생각될 것이다. 사실 그렇다. 건강 섬기미 혼자서 이 많은 일을 다 해내기는 어려울 것이다.

 주민 스스로 자신의 건강과 마을의 건강에 책임을 느끼고 직접 참여하면 큰 효과를 볼 수 있다.

마을 건강과 복지는 어떤 한 사람이 이루는 것이 아니고 모든 사람이 참여하는 데 달려 있다. 이렇게 하려면 책임과 지식이 모든 사람에게 잘 나뉘어져야 한다. 그러므로 건강 섬기미의 첫째 의무는 가르치는 일이다. 어린이, 부모, 농부, 학교교사, 다른 건강 섬기미, 이 모든 사람들을 가르쳐야 한다.

가르치는 것, 즉 교육하는 것은 사람이 배울 수 있는 가장 중요한 기술이다. 가르치면서 다른 사람을 성장시키고 자신도 성장할 수 있다. 좋은 교육자는 다른 사람의 머리에 자기의 생각을 넣어 주려는 것이 아니라, 상대방이 스스로 자신의 생각을 키우고 자신을 위해 새로운 것을 발견하도록 도와주는 것이다.

가르치는 일과 배우는 일은 학교나 보건소에서만 한다고 생각하지 말자. 교육은 가정과 논밭, 길거리에서 계속되어야 한다. 건강 섬기미가 가르치기에 가장 좋은 때는 아픈 사람을 치료할 때이다. 그러나 의견을 서로 나누고, 보여 주며, 주민들이 스스로 생각하고 같이 일하도록 도울 수 있는 기회가 오면 언제라도 함께해야 한다. 이를 위해 도움이 될 만한 예들을 다음 몇 쪽에 실었다. 하지만 이것은 제안에 불과하며, 당신 스스로 창의적인 생각들을 할 수 있다.

건강 돌보기를 위한 두 가지 접근 방법

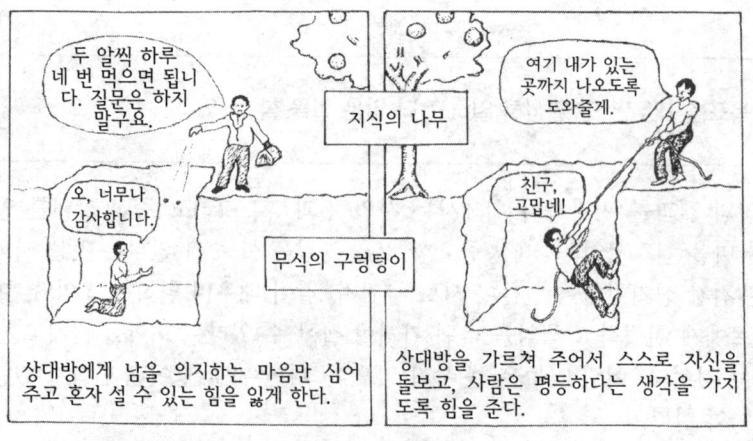

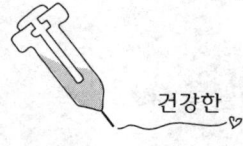

12. 교육자료

1. 융판 : 이것은 그림을 계속 바꿀 수 있기 때문에 여러 사람 앞에서 가르칠 때 좋다. 넓은 판자에 융을 씌우고 여러 가지 그림이나 사진 같은 것을 오려서 융판에 붙인다. 그림 뒤에다 풀로 모래나 융을 줄 모양으로 붙여 놓으면 더 잘 붙는다.
2. 포스터나 그림책 : 한 장의 그림이 천 마디의 말보다 이해하기 쉽다. 지식을 전달하는 글이 있든 없든 간에 단순한 그림을 보건소나 사람들이 볼 수 있는 곳에 걸어 놓는다. 이 책에 있는 그림의 일부를 베낄 수도 있다.

   만일 그림의 크기나 모양을 똑바로 베끼는 것이 어려우면, 베끼고 싶은 그림 위에 연필로 사각형을 그린다. 그리고 그 후 포스터 종이나 판지 위에 같은 수의 사각형을 그린다. 그리고 나서 사각형을 따라 그림을 베끼면 된다.

   마을에 그림을 잘 그리는 사람이 있으면 부탁할 수 있다. 또 어린이들에게도 여러 종류의 포스터를 그리도록 한다.
3. 모델과 시범을 보여 주는 것도 의견 전달에 좋다. 어머니들에게 아기의 배꼽 자르기를 이야기할 때 인형의 배에다 헝겊 줄을 핀으로 꽂아서 시범을 보여 준다. 경험이 많은 주민이 시범을 보여도 좋다.
4. 슬라이드나 짧은 영화 : 이것은 많은 나라에서 사용되고 있다. 어떤 것은 하나의 이야기가 한 세트로 된 것이 있다. 환등기, OHP, 영사기 등이 있으면 편리하다. 건강교육에 쓸 교육자료 구입처 주소 목록은 468~472쪽에 있다.

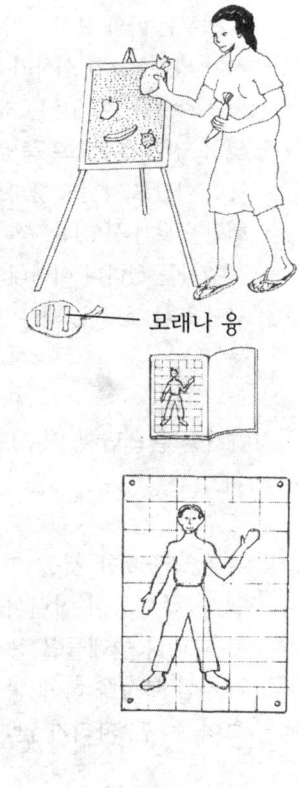
모래나 융

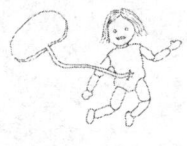

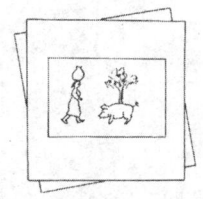

의견을 전달하는 또다른 방법

1. 이야기해 주기 : 설명하기 힘들 때는 이야기식으로 하거나, 정말 있었던 이야기를 해 주면 효과가 좋다. 예를 들어, 건강 섬기미가 의사보다 병을 더 잘 진단할 때가 있다. 믿기지 않지만 중앙아메리카 영양관리원에서 실제 있었던 이레네라는 건강

섬기미의 이야기를 들어 보자.

 하루는 아파 보이는 작은 아이가 영양 관리원에 왔다. 가까운 곳에 있는 보건소의 의사가 영양실조가 심하기 때문에 보낸 것이다. 의사는 아이가 기침을 하기 때문에 기침약을 주었다. 이레네는 걱정이 되었다. 왜냐하면 이 집안은 매우 가난하고 아이의 형이 몇 주 전에 결핵으로 죽었기 때문이다. 이레네가 가정방문을 했더니 죽기 전 형이 오랫동안 아팠고 각혈도 했다는 것을 알게 되었다. 이레네가 보건소 의사에게 가서 혹시 결핵이 아닐까 물었다.
 검사를 했더니 이레네의 말이 맞았다. 건강 섬기미인 이레네가 의사보다 먼저 바른 진단을 한 것이다. 왜냐면 이레네는 자기 마을을 알고 있고, 그 가정을 찾아가 봤기 때문이다.

 이야기를 들으면서 배우면 더 재미가 있다. 건강 섬기미가 이야기를 잘한다면 더 효과가 있다.

2. 촌극 : 중요한 것을 연극으로 직접 하면 더욱 강한 인상을 받는다. 건강 섬기미나 교사, 주민들이 어린이들과 함께 짤막한 연극을 만들어 보자. 예를 들어, 병을 옮기는 파리나 벌레들을 음식에 앉지 못하도록 가르치고 싶을 때, 어린이에게 파리나 벌레처럼 분장을 하게 하고 덮어 놓지 않는 음식을 파리가 더럽히는 장면을 촌극으로 보여 준 후, 파리가 앉지 않은 음식을 먹은 어린이는 튼튼하다는 것을 보여 준다.

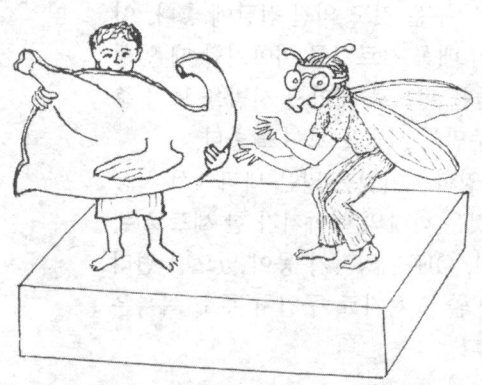

 생각을 나눌 수 있는 방법이 많을수록 더 많은 사람들이 이해하고 기억한다.

공동의 이익을 위해서 함께 일하고 배우며
　공동의 이익을 위해서 서로 관심을 가지고 함께 일하도록 도울 수 있는 방법들이 몇 가지 있다.

1. 마을 건강 위원회 : 열심과 능력이 있는 사람을 마을 주민들이 뽑아서 마을 복지에 관계되는 사업, 예를 들면 공동 쓰레기장이나 하수도 공사를 계획하고 진행하게 한다. 물론 건강 섬기미도 당연히 이 사람들과 함께 책임을 지고 일을 해야 한다.
2. 모임 토의 : 어머니, 아버지, 초등학교 어린이, 중·고등학생, 민간 의료인, 할아버지, 할머니, 기타 여러 모임을 만들고 건강에 필요한 것과 관련되는 것을 서로 의논한다. 이런 모임을 가지고 의논하는 첫째 목적은 서로의 의견을 나누며 이미 가진 지식 위에 하나씩 더 새로운 지식을 얻는 것이다.
3. 일 잔치 : 상수도 시설이나 마을청소 같은 것은 주민 모두가 함께하면 재미도 있고 빨리 끝이 난다. 게임, 운동, 마실 것, 상품을 준비하면 일이 놀이가 될 수 있다. 상상력을 동원하자.

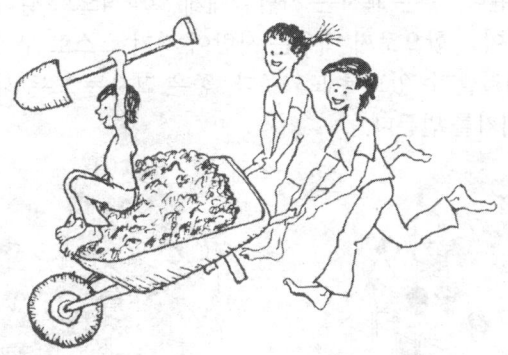

일이 놀이처럼 되면 아이들은 엄청난 일을 해낸다.

4. 협동 : 농기구나 창고 땅을 공동으로 쓰면 가격을 많이 줄일 수 있다. 협동은 주민들의 복지를 향상시킨다.
5. 학교 방문 : 학교 교사들이 촌극이나 시범으로 건강에 관련된 일을 하도록 격려한다. 어린이들 몇 명씩 건강 섬기미를 방문하도록 한다. 어린이들은 빨리 배울 뿐 아니라 여러 가지로 도움을 준다. 어린이들에게 기회만 주어진다면 이들은 좋은 자원이 된다.
6. 어머니 건강교실 : 임산부와 5살 이하의 아이를 키우는 어머니들이 자신과 아이의 건강에 대해 잘 알도록 하는 것은 매우 중요하다. 규칙적으로 마을 건강 모임에 오도록 하면 진찰도 받고 배울 수 있는 좋은 기회가 될 것이다. 어머니가 아기의 건강 기

록부를 보관했다가 건강 모임에 올 때마다 가져와서 몸무게와 건강상태를 적도록 한다("건강의 길" 기록부, 379쪽 참고). 기록부를 볼 줄 아는 어머니는 아기가 잘 먹고 잘 자라고 있음을 보고 자랑스러워 한다. 기록부는 읽을 줄 몰라도 보면 이해할 수 있게 되어 있다. 관심이 많은 어머니들이 이런 모임을 만들고 직접 해 보도록 도와준다.
7. 가정방문 : 가정방문을 한다. 특히 걱정거리가 있어 어려움을 겪는 가정, 마을 건강 모임에 오지 않는 사람, 단체 모임에 참석하지 않는 주민들을 방문한다. 그러나 사생활에 대해서는 너무 알려고 하지 말아야 한다. 가정방문을 좋아하지 않으면 꼭 도와야 할 일이 없을 때는 찾아가지 않도록 한다.

모임에서 의견을 나누고 교환하는 방법

주민들의 건강은 건강 섬기미가 알고 있는 의학 지식이나 기술보다도 주민들을 어떻게 잘 가르치느냐에 달려 있다. 마을 주민들 전체가 참여하고 함께 일할 때에만 큰 문제가 해결될 수 있다.

사람이 듣기만 했다고 이해하는 것은 아니다. 생각하고, 느끼고, 토론하고, 보고, 함께 함으로써 이해하게 된다. 좋은 교사는 사람들에게 일방적으로 말하지 않는다. 사람들과 같이 이야기하고, 같이 일함으로써 배우는 사람이 자기 스스로 무엇이 필요한가 알게 도와주고 또 자신이 해결할 수 있도록 도와준다. 좋은 교사는 모든 사람이 털어 놓고 의견을 나눌 수 있게 분위기를 만든다.

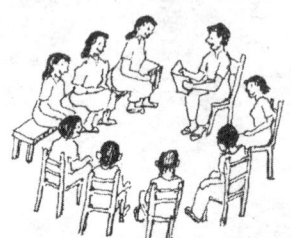
사람들과 함께 이야기하기

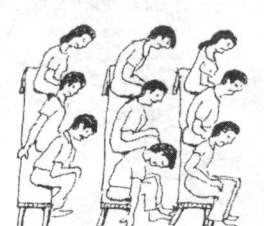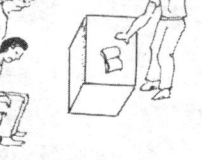
혼자서만 이야기하기

건강 섬기미가 할 수 있는 가장 중요한 일은 주민들이 자신의 힘으로 해낼 수 있다는 자신감을 주는 것이다. 가끔 주민들이 변화하지 않으려는 이유는 좋아하지 않기 때문이다. 또한 좋아하지 않는 이유는 해 보지 않았기 때문이다.

주민들은 너무 자주 자신들은 무식하고 힘이 없다고 생각한다. 그러나 사실은 그렇지 않다. 글을 모르는 주민들을 포함해서 대부분의 주민들은 엄청난 지식과 기술을 가지고 있다. 주민들은 현재 가진 연장으로 이미 주위환경, 농토, 건축에서 많은 변화를 가져왔다. 주민들은 학교교육을 많이 받은 사람들이 할 수 없는 중요한 일들을 할 수 있다. 주민들이 이미 많은 것을 알고 있으며 또 자신들의 힘으로 환경을 변화시키고 있음을 알도록 도와준다면 더 잘 배우고 더 잘할 수 있을 것이다. 자신들의 건강과 복지를 위해 함께 일

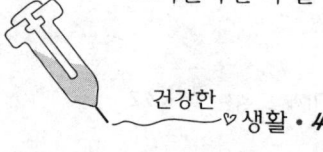

함으로써 더 큰 변화를 가져오게 하는 것은 주민들 자신에게 달려 있다. 그런데 이런 것들을 어떻게 마을 주민들에게 알려 줄 수 있을까?

건강 섬기미 혼자서는 거의 할 수가 없다. 주민들이 모여 함께 의논함으로써 스스로 이런 일들을 깨달을 수 있도록 도와준다. 하지만 이럴 때는 말을 조금만 하도록 한다. 오직 건강 섬기미는 처음에 좋은 질문을 던지면서 토론을 시작하게 한다. 아래에 나오는 중앙아메리카의 농가 그림이 도움이 될 것이다. 마을에 있는 건물, 사람, 동물, 농작물을 건강 섬기미가 그려 보도록 한다.

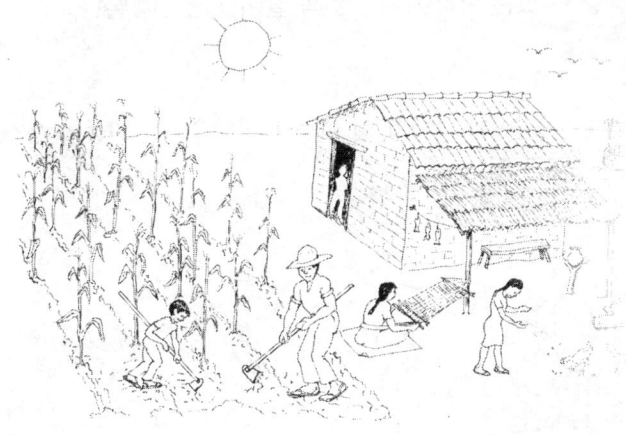

주민들이 함께 이야기하고 생각하도록 그림을 사용한다.

그림의 예 1)

이와 같은 그림을 보여 주고 서로 토의하도록 한다. 주민들이 알고 있는 것과 할 수 있는 것에 대해 질문을 한다. 아래에 몇 가지 질문을 예로 들었다.

- 이 그림에 나오는 사람들은 누구이며, 어떻게 살아가고 있나?
- 사람이 살기 전에 이 땅은 어떠했나?
- 주변 환경이 어떻게 바뀌어졌나?
- 이런 생활환경은 건강과 복지에 어떤 영향을 주나?
- 이 집에는 어떤 변화가 필요한가? 이들은 무엇을 더 배워야 하나? 무엇이 장애가 될까? 어떻게 더 배울 수 있을까?
- 농사짓는 일을 어떻게 배웠나? 누가 가르쳐 주었나?
- 의사나 변호사가 이 가정이 가진 만큼의 돈과 기구를 가지고 이곳으로 이사를 온다면 농사를 이만큼 잘 지을 수 있을까?
- 이 가정이 우리와 같은 점은 무엇일까?

이런 식의 모임 토의는 주민이 자신도 환경을 바꿀 능력이 있음을 알게 하며, 자신감을 준다. 또 지역사회에 좀더 참여하고 싶은 마음을 가지게 한다. 처음에 주민들은 자신들이 생각하는 것을 별로 말하려고 하지 않을 것이다. 하지만 시간이 지나면서 조금씩 자유롭게 말하기를 시작할 텐데 자신에게 중요한 것을 먼저 질문할 것이다. 그러므로 자신들이 생각하는 것을 자랑스럽게 말하도록 격려한다. 말을 많이 하는 사람에게는 말을 별로 하지 않는 사람에게 질문을 하라고 요청한다.

그림과 질문으로 문제와 원인, 가능한 해결책을 분명히 볼 수 있도록 토의를 이끌어 간다. 또 이렇게 할 수 있는 여러 가지 그림과 질문을 생각해 본다.

그림의 예 2)
아래 그림에 있는 어린이의 상태가 왜 이렇게 되었을까 주민들이 생각을 할 수 있도록 돕기 위해서 어떤 질문을 하면 좋을까?

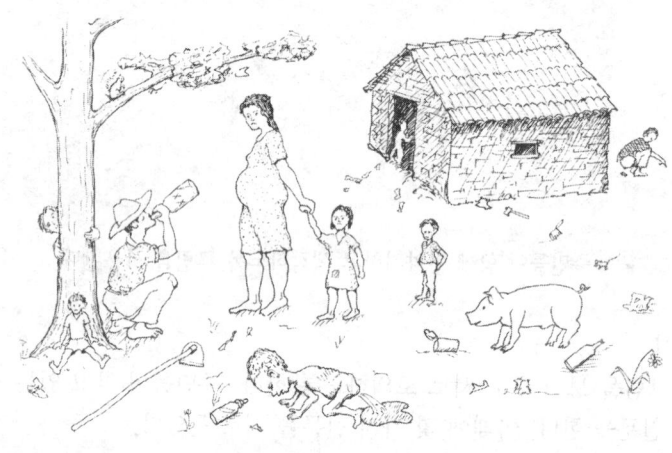

그 원인을 이 그림 속의 사람들에서 시작하여 주민 자신들의 삶으로 옮겨 오도록 할 수 있는 질문을 생각한다. 이 그림을 보면서 토의할 때 설사(29쪽 참고) 때문에 죽는 이유가 몇 가지나 된다고 주민들은 생각할까?

13. 이 책을 효과적으로 사용하기 위해서

글을 아는 사람이라면 누구든지 이 책을 집에서 읽을 수 있다. 읽지 못하는 사람도 그림을 보면서 배울 수 있다. 그렇지만 이 책을 더욱 효과적으로 사용할 수 있는 방법을

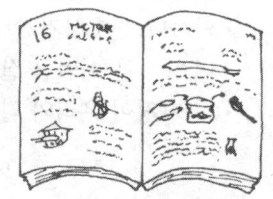

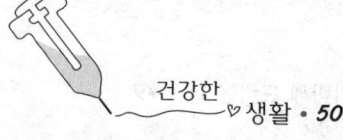

몇 가지 소개해 보면 다음과 같다.
  건강 섬기미나 이 책을 배포하는 사람은 책을 받는 사람이 책의 차례, 목록, 부록, 단어 부분을 이해했는지 확인하고, 필요한 것을 어떻게 찾으면 되는지 보여 준다. 도움이 되는 것, 해롭거나 위험한 것, 도움을 청해야 될 때 등을 자세히 읽어서 이해하도록 도와준다(특히 1, 2, 6, 8장과 100쪽의 위험증세를 참고한다). 또 아프기 전에 병을 예방하는 것이 얼마나 중요한지 강조하고, 11장과 12장의 올바른 식사(영양)와 깨끗이 하는 법(개인위생과 환경위생)에 특히 관심을 가지도록 한다.
  여러분의 마을에서 가장 흔한 문제를 다루는 쪽을 보여 주고 표시해 준다. 예를 들어 설사에 대한 쪽을 표시하여 어린아이를 키우는 엄마들에게 활수(223쪽) 만드는 법을 가르쳐 준다. 자녀 양육에 대한 여러 가지 문제와 필요에 대해서 간단히 설명해 줄 수도 있을 것이다. 그러나 어떻게 이 책을 사용하면 되는지 의논하고 함께 읽으면서 실제로 해 보면 주민들은 더 많은 것을 얻게 될 것이다.
  건강 섬기미로서 주민들 몇 명이 모여 한 장씩 읽고 토의하도록 지원할 수도 있다. 마을에서 큰 문제부터 시작한다. 현재 있는 문제는 어떻게 처리하며, 예방은 앞으로 어떻게 할 것인지 의논하도록 한다. 주민들 스스로 미래를 생각할 수 있도록 해야 한다.
  관심 있는 사람들을 모아 이 책(또는 다른 책)을 교재로 짧은 기간 동안 공부할 수도 있다. 이들은 문제를 어떻게 찾아내며 치료하고 예방할 수 있는지 토의할 수도 있다. 서로 돌아가면서 가르치고 설명할 수도 있다.
  재미있게 배우려면 흉내 내기를 하면 좋다. 예를 들면 한 사람은 어떤 병을 앓는 것처럼 하고 어떤 느낌이 드는지 설명을 한다. 다른 사람은 건강 섬기미나 의사처럼 환자를 진찰한다(3장 참고). 환자의 문제가 무엇인지, 어떻게 치료하면 되는지 이 책을 찾아본다. 흉내 내기에 참여하는 모든 사람이 기억할 것은 환자가 자신의 병에 대해 더 많이 배우고 예방법을 배우는 것이다. 이 모든 것을 공부할 때 더 재미있고 효과가 있는 방법을 배울 수 있는 *Helping Health Workers Learn*(건강 섬기미 가르치기)이란 책이 있는데 이것은 헤스페리안 재단에서 구입을 할 수 있다.
  건강 섬기미가 이 책을 가장 효과적으로 사용할 수 있는 방법 중 하나는 다음과 같다. 환자가 오면 이 책을 보여 주면서 자신이나 아이의 건강 문제와 치료 방법을 이 책에서 찾게 하는 것이다. 이렇게 하면 시간은 더 걸리지만 치료만 받는 것보다 주민들에게 훨씬 좋다. 이해를 못하거나 중요한 것을 빠뜨렸을 때에는 가르쳐 주고 올바르게 알도록 도와준다. 이렇게 하면 병에 대해서도 배울 수 있는 기회를 마련해 주게 된다.
  누구든지, 어디에 있든지, 어떤 직함이나 공무원의 위치에 있든지, 또는 필자처럼 아무 지위도 없으나 다른 사람의 복지에 관심이 있는 분이라면 이 책을 잘 사용하기 바란다. 이 책은 당신과 모든 사람들을 위한 책이다.
  그러나 건강 돌보기에서 가장 중요한 것은 이 책에나 다른 책에서도 찾을 수 없을 것이다. 건강 돌보기의 열쇠는 건강 섬기미와 주민들이 가지고 있기 때문이다. 서로 보살펴고 관심을 가지고 감사하는 것이다. 여러분의 마을이 건강하기를 원하면 이러한 사랑 위에 기초를 두길 바란다.

 서로 돌보고 나누는 것이 건강의 열쇠이다.

진실한 마음으로
데이비드 워너

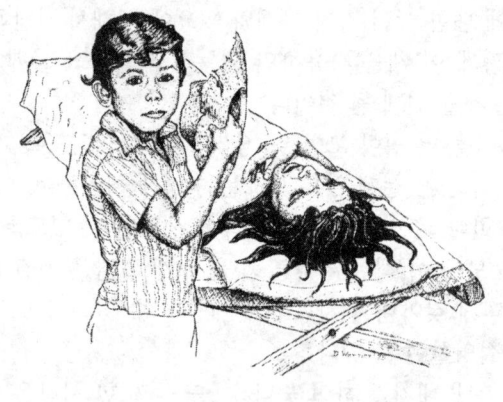

알 림

이 책은 흔한 질병들을 사람들이 스스로 처리할 수 있도록 돕기 위해서 썼다. 그러나 이 책이 모든 해답을 가지고 있는 것은 아니다. 중병이나 병명이 확실치 않을 때는 건강섬기미나 의사의 도움을 어디에서든지 받도록 한다.

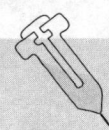

Where There Is No Doctor

1장

민간요법과 흔한 신념

세상 어디서나 민간요법을 쓰고 있다. 어떤 곳에서는 부모들이 자녀들에게 전해 준 옛날 혹은 전통 치유법이 수백 년씩 내려오고 있다. 효과 있는 민간요법도 많고 효과가 별로 없는 것도 있다. 어떤 것은 오히려 위험하고 해롭다. 현대의학과 마찬가지로 민간요법도 조심해서 사용해야 한다.

 해롭지 않도록 주의하고, 확실히 안전하고 사용법을 정확히 알고 있는 민간요법만 사용한다.

1. 도움이 되는 민간요법

여러 가지 병에 오랜 세월을 두고 경험해 온 민간요법은 현대의료만큼 효과가 있다. 어떤 때는 효과가 더 크다. 또한 많은 경우 값도 싸고 더 안전하기도 하다. 예를 들면 집에서 감기나 기침 때 마시는 엽차는 병원에서 의사가 주는 물약이나 강한 감기약보다 피해가 적고 효과는 더 있다.

밥물이나 설탕을 탄 엽차를 아기들이 설사를 할 때 엄마들이 자주 주는데 이것은 어떤 현대의학보다 더 안전하고 효과적이다. 설사 때에 가장 중요한 것은 물을 충분히 주는 것이다(221쪽 참고).

기침, 감기, 설사에는
엽차가 현대 의약품보다 싸고 안전할 수 있다.

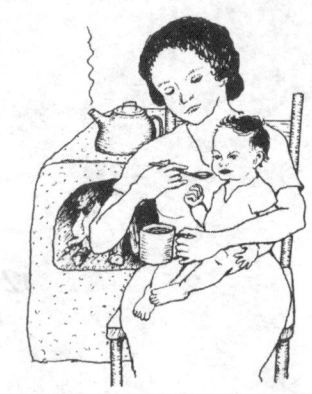

민간요법의 한계

민간요법이 어떤 병에는 도움이 된다. 그러나 어떤 병은 현대의약의 도움을 받아야 한다. 특히 전염병이 심할 때 그렇다. 폐렴, 파상풍, 발진티푸스, 결핵, 맹장염(충수 돌기염), 성병, 산후열과 같은 병은 최대한으로 빨리 현대의약의 도움을 받아야 한다. 집에서 이런 병들을 치료해 보려고 하다가 때를 놓칠 수 있다. 또한 어떤 민간요법이 효과가 있는지 없는지 알기가 어려우므로 더 많은 연구가 필요하다.

 병이 중할 때는 현대의학으로 치료하는 것이 더 안전하다.
가능하면 빨리 건강 섬기미의 도움을 받도록 한다.

옛날 방법과 새로운 방법

어떤 병은 현대의학이 옛날 방법보다 더 좋지만 또 어떤 병은 옛날 방법이나 전통적인 방법이 가장 좋을 때가 있다. 예를 들면, 아이들이나 노인들을 보살피는 방법은 인간미가 적은 현대의학보다 사람에게 친절한 옛날 방법이 더 효과적이다.

수년 전까지만 해도 엄마 젖이 아기들에게 가장 좋다고 믿고 있었다. 그리고 그것은 옳은 생각이었다. 그러나 우유회사에서 깡통 우유와 가공품을 만들어서 엄마 젖보다 더 좋다고 선전하기 시작했다. 이것은 사실이 아니다. 그런데도 많은 엄마들이 그렇게 믿고 우유를 먹이기 시작했다. 이 때문에 많은 아이들이 병균 감염으로 혹은 굶어서 죽었다. 엄마 젖은 아기에게 최고이다(353쪽을 참고).

전통 위에 새것을 세워 가는 방법에 대해서는 *Helping Health Workers Learn*(건강 섬기미 가르치기) 제7장을 참고한다.

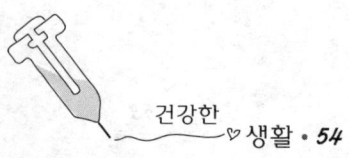

2. 나을 수 있다는 믿음

어떤 민간요법은 직접적인 치료 효과가 있지만 어떤 것은 사람들이 치료 효과가 있을 것이라고 믿기 때문에 효과가 있다. 나을 것이라고 믿는 믿음의 효과는 매우 클 때가 있다.

믿음의 힘은 굉장한데 이런 일을 본 적이 있다. 머리가 몹시 아픈 아저씨에게 어떤 아주머니가 고구마를 주면서 이 음식은 진통 효과가 아주 좋다고 했다. 이걸 먹은 아저씨가 거의 즉각적으로 나았다. 이 아저씨는 이 아주머니가 낫는다고 한 말을 진실로 믿었기 때문이다. 이것은 이 아주머니의 말을 믿었기 때문에 나은 것이지, 고구마가 낫게 한 것은 아니다.

많은 민간요법이 이런 식으로 치료한다. 사람들이 그 치료 효과를 믿기 때문에 치료되는 경우가 많다. 이런 이유로 민간요법은 마음에서 생긴 병 혹은 불안, 걱정, 근심 때문에 생긴 병에 특히 도움이 된다.

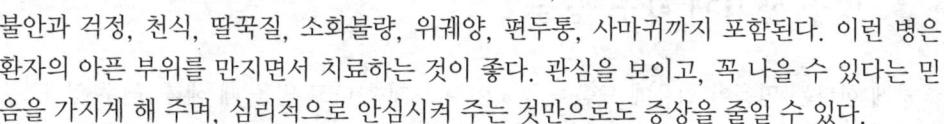

이렇게 치료할 수 있는 병으로는 미신을 안 지켜서 생긴 병, 원인도 없이 무서워하는 것, 불확실한 통증(긴장된 시기를 거쳐 가는 십대 청소년들과 노인들), 불안과 걱정, 천식, 딸꾹질, 소화불량, 위궤양, 편두통, 사마귀까지 포함된다. 이런 병은 환자의 아픈 부위를 만지면서 치료하는 것이 좋다. 관심을 보이고, 꼭 나을 수 있다는 믿음을 가지게 해 주며, 심리적으로 안심시켜 주는 것만으로도 증상을 줄일 수 있다.

이러한 모든 문제들은 치유자의 매너와 '만져 주기'가 아주 중요하다. 치료의 주요 원인은 당신이 관심을 가지고 있다는 것과 환자가 나을 수 있다고 믿는 것, 단순히 긴장을 풀도록 도와준 것이다.

어떤 때는 병이 순전히 신체적인 원인인데도 이런 믿음이 낫게 하는 데 도움을 준다. 한 예로 멕시코 마을 주민들은 독사에 물렸을 때 다음과 같이 치료한다.

1. 구아코 잎을 바른다.   2. 뱀에 물린 환자가 뱀을 물게 한다.   3. 담배를 바른다.

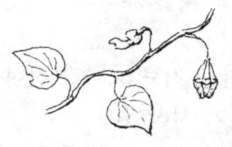 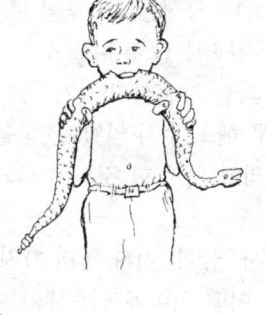 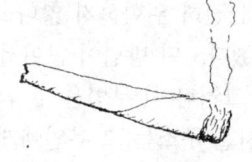

4. 독 도마뱀의 껍질을 바른다.   5. 뱀의 쓸개를 상처에 바른다.

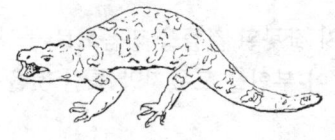 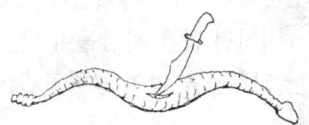

독사에 물렸을 때의 치료법은 지역마다 다양하다. 하지만 우리가 아는 대로는 어떤 민간 치료도 효과가 없다. 만약 민간요법으로 독사에게 물린 것이 치료가 됐다면 아마 독뱀이 아니었을 것이다.

그럼에도 불구하고 이런 민간요법이 도움이 된다고 믿는다면 믿는 그 자체가 도움이 될 수 있다. 그렇게 믿음으로 맥박이 덜 뛰고, 몸부림도 덜 치고, 덜 떨기 때문에 독이 몸 전체에 천천히 퍼지게 된다. 따라서 덜 위험하다. 하지만 독사에 물렸을 때 민간요법의 효과는 적으며, 사망까지 이르게 된다는 것을 기억해야 한다.

 독사(또는 전갈, 거미, 기타 독이 있는 다른 동물)에 물렸을 때의 민간요법은 나으리라고 믿는 자신의 믿음 이외에는 효과가 없다.

독사에 물렸을 때는 현대의학을 써야 한다. 항독소 약이나 혈청을 미리 준비해 두고, 시간을 늦추지 말고 즉시 치료한다.

3. 병을 생기게 하는 믿음

낫게 한다는 믿음이 치유에 도움을 주듯이 아프게 한다고 믿을 때 해를 줄 수 있다. 무엇이 자기를 해롭게 할 것이라고 굳게 믿으면, 그 무서움이 병을 일으킬 수 있다.

한 번은 방금 유산을 한 부인의 집을 갔는데 아직도 약간 출혈을 하고 있었다. 그래서 집 앞의 귤 나무에서 귤을 따서 주스를 만들어 마시라고 권했다(귤에는 비타민 C가 많기 때문에 혈관을 튼튼하게 한다). 하지만 부인은 귤이 해를 줄 것이라고 몹시 무서워하면서 마셨다.

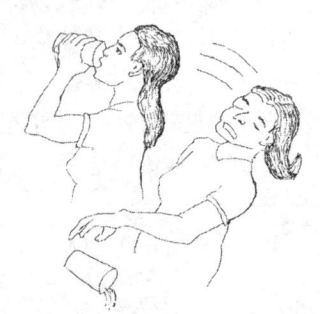

얼마나 무서워했든지 마시자마자 심하게 아프기 시작했다. 진찰을 해 봤지만 아무런 문제도 없었다. 환자를 위로하면서 전혀 위험하지 않다고 했으나 자신은 곧 죽을 것이라고 했다. 딴 방법이 없어서 소독된 맹물(증류수)을 주사했다. 맹물은 치료 효과가 전혀 없다. 그러나 이 부인은 주사의 효과를 확실히 믿었기 때문에 곧 낫기 시작했다.

사실 주스는 그 부인에게 아무 해도 주지 않았다. 해를 준 것은 주스는 아프게 할 것이라고 믿는 그의 믿음이었다. 그리고 낫게 한 것도 주사가 아니라, 주사는 낫게 할 것이라고 믿는 그의 믿음이었다.

이처럼 많은 사람들이 굿, 주사, 금식, 기타 여러 가지 잘못된 것들을 믿음으로 불필요한 괴로움을 많이 당하고 있다. 어떤 의미에서는 내가 이 부인을 도왔지만 틀린 것을 믿

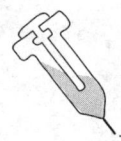

도록 한 것은 잘못이라고 생각하게 되었다. 그래서 이것을 바로 하기 위해 며칠 후 이 부인이 완전히 나았을 때 찾아가서 내가 한 일에 대해서 사과했다. 그리고 아프게 한 것은 귤 주스가 아니고 그 부인의 귤에 대한 두려움이었으며, 낫게 한 것도 맹물 주사가 아니고 주사가 두려움을 없애 준다는 부인의 믿음 때문이라고 알려 주었다.

이렇게 귤 주스와 주사, 또 마음이 어떻게 몸에 영향을 미치는가를 알게 됨으로써 자신과 가족들이 앞으로는 두려움에서 좀더 자유로워지고 자신의 건강을 스스로 더 잘 돌볼 수 있으리라 생각한다. 건강은 바로 아는 것과 두려움이 없는 것과 깊은 관계가 있다.

 해롭다고 믿기 때문에 해로운 것이 많다.

4. 굿, 점, 저주

누가 내게 해를 줄 힘을 가지고 있다고 정말 믿으면 실제로 아플 가능성이 많다. 누가 나를 마술에 걸리게 했다거나 저주했다고 믿으면 바로 자신의 그 두려움 때문에 희생자가 된다(79쪽 참고). '무당'은 자기가 가지고 있는 힘을 사람들이 믿게 하는 것 외에는 다른 힘이 없다.

 무당을 믿지 않는 사람에게는 굿이 불가능하다.

어떤 사람들은 이상하거나 겁나는 병에 걸리면 마술에 걸렸다고 믿는다(생식기의 종양이나 간경변증, 410쪽 참고). 이런 병은 귀신과 관계없이 저절로 생긴 것이다.

신의 노여움을 풀어 준다는 무당에게 가서 돈을 쓰지 말아야 한다. 또 무당에게 복수도 하지 말아야 한다. 그런 것은 아무 문제도 해결하지 못한다. 몹시 아프면 의사에게 가야 한다.

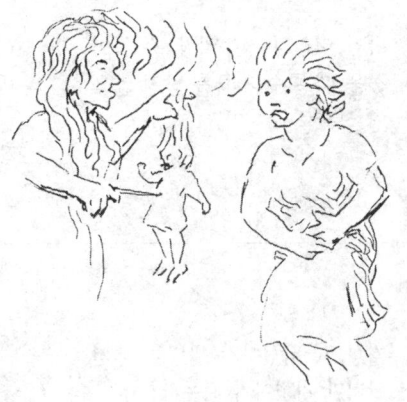

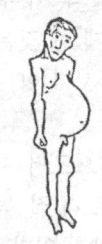 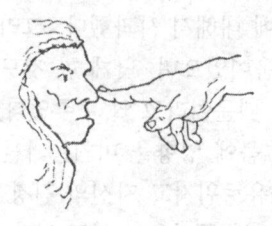 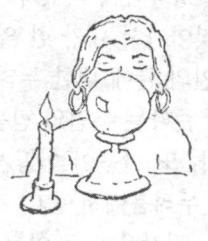 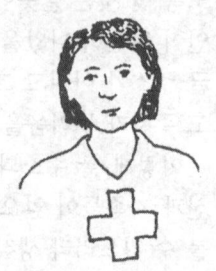

이상한 병이 생길 때 　 귀신 탓으로 돌리지 말고 　 무당에게도 가지 말고 　 꼭 의사에게 가야 한다.

5. 민간신앙과 요법에 대한 질문과 해답

다음의 예는 필자에게 가장 익숙한 멕시코의 산간 지방의 경우이다. 다른 지역도 이와 비슷할 수 있을 것이다. 여러분 지방에 있는 민간요법 중에 어떤 것이 건강에 도움을 주는지 혹은 그렇지 않은지 살펴보자.

누가 마술에 걸렸다고 생각될 때 마술을 건 것 같은 무당을 친척이나 친구가 괴롭히거나 죽이면 병이 낫는가?	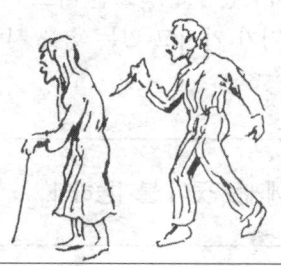	그렇지 않다. 어느 누구도 남에게 해를 줌으로써 병이 나을 수는 없다.
아기 머리의 정수리가 쑥 들어갔을 때 특수 치료를 받지 않으면 설사로 죽는가?	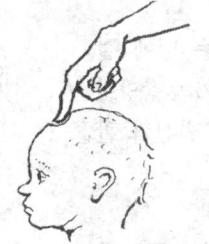	자주 그렇다. 정수리가 들어간 것은 물이 부족하다는 뜻이다 (223쪽 참고). 빨리 물을 먹이지 않으면 아기가 죽을 수도 있다(223쪽 참고).
월식 때 임산부가 달빛을 보면 아기가 기형아가 되는가?	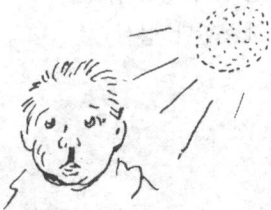	그렇지 않다. 그러나 산모가 요오드가 든 소금을 먹지 않거나, 특수약을 썼거나 하는 기타 이유로 귀머거리, 저능아, 기형아를 낳을 수는 있다(400쪽 참고).

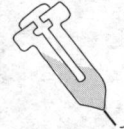

산모는 꼭 어두운 방에서 아기를 낳아야 하는가?	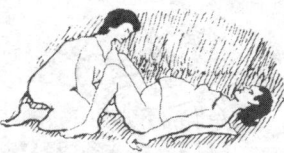	그렇다. 부드러운 빛이 산모와 신생아의 눈에 자극을 덜 준다. 그러나 건강 섬기미가 도울 때 알아볼 수 있을 정도로 밝아야 한다.
신생아는 탯줄이 떨어질 때까지 목욕을 시키면 안 되는가?	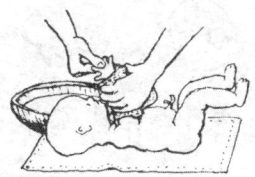	그렇다. 탯줄이 떨어질 때까지 말라야 한다. 신생아는 물에 젖은 보드라운 천으로 닦으면 된다.
산모는 아기를 낳은 후 며칠 만에 목욕을 할 수 있나?	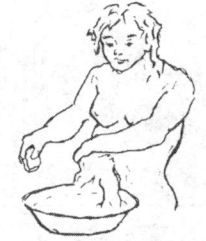	산모는 그 이튿날 따뜻한 물로 목욕을 해야 한다. 몇 주 동안 목욕을 하지 않으면 병균에 감염되기 쉽다.
엄마 젖이 우유보다 좋은가?	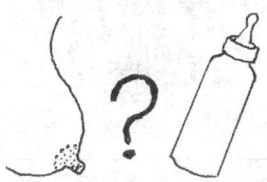	그렇다. 엄마 젖이 아기에게 가장 좋으며 아기가 병균에 감염되지 않도록 돕는다.
출산 후 몇 주 동안 산모가 먹지 않아야 할 음식은 무엇인가?	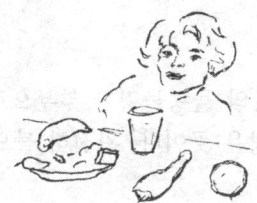	산후 몇 주 동안 산모는 영양이 많은 음식을 먹어야 한다. 특히 과일, 채소, 고기, 우유, 달걀, 곡식, 콩을 먹어야 한다(358쪽 참고).

1장 민간요법과 흔한 신념 • 59

환자가 목욕을 하는 것은 좋을까, 나쁠까?	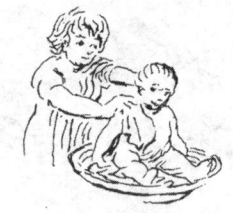	환자는 따뜻한 물로 매일 목욕을 해야 한다.
귤, 배, 사과, 과일 등은 감기에 걸렸거나 열이 날 때 해로운가?	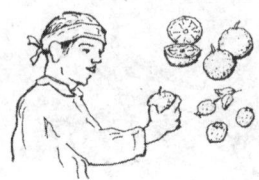	아니다. 모든 과일은 감기나 열이 날 때 좋다. 절대로 해를 주지 않는다.
열이 높을 때는 몸을 싸서 나쁜 공기가 들어가지 않도록 해야 하나?	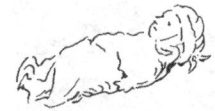	아니다. 열이 있으면 이불과 옷을 벗겨야 한다. 몸에 공기가 들어가야 열이 내려간다(142쪽 참고).
버드나무 껍질로 만든 차는 해열과 진통의 효과가 있을까?	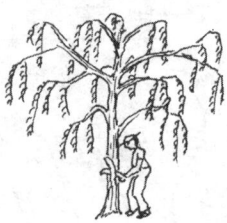	그렇다. 도움이 된다. 버드나무는 아스피린과 비슷한 성분을 가지고 있다.

6. 쑥 들어간 정수리

정수리는 갓난이 머리 꼭대기의 물렁물렁한 부분으로, 신생아의 머리뼈가 완전히 붙지 않은 곳이다. 완전히 붙으려면 1년 내지 1년 반이 걸린다.

여러 지역에 사는 어머니들이 정수리가 들어가면 위험하다고 생각한다. 그 이유를 여러 가지로 생각하고 있다. 남아메리카의 어머니들은 아기의 뇌가 빠졌다고 입으로 빨거나 아

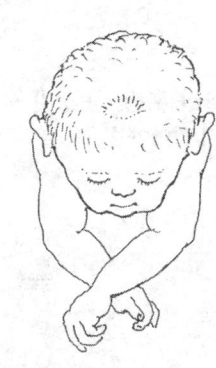

기를 거꾸로 들고 발을 치곤 한다. 이것은 물이 부족하여, 즉 탈수 때문에 들어갔으므로 이런 방법은 소용이 없다(221쪽 참고).

이것은 아기가 물이 많이 필요하다는 뜻이다. 아기가 설사를 하거나 토해서 물을 많이 잃었기 때문이다.

치료

1. 아기에게 물을 많이 준다 : 활수나 엄마 젖, 끓인 물을 많이 준다(223쪽 참고).
2. 탈수의 원인인 설사와 구토를 치료한다(223-232쪽 참고). 설사는 거의 약이 필요하지 않으며, 약은 오히려 해가 된다.

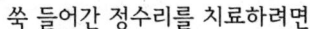
쑥 들어간 정수리를 치료하려면

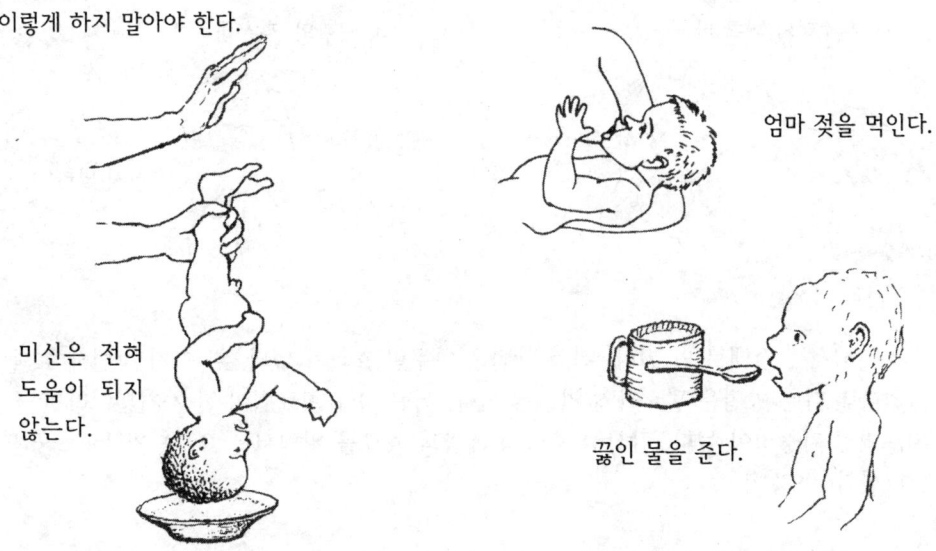
이렇게 하지 말아야 한다.
미신은 전혀 도움이 되지 않는다.
엄마 젖을 먹인다.
끓인 물을 준다.

기억

정수리가 부었거나 위로 나왔으면 뇌막염일 수도 있으니 즉시 치료를 시작하고(258쪽 참고) 의사의 도움을 받도록 한다.

7. 민간요법의 효과를 구별하는 법

많은 사람들이 쓰는 민간요법이 다 효과가 있고 안전하지는 않다. 어떤 것이 효과가 있고 없는지 아는 것에는 더 많은 연구가 필요하다. 어떤 것들이 효과가 없고 위험한지 구별하는 원칙 4가지가 있다(멕시코 주민들의 경우).

한 가지 병에 대한 민간요법이 많을수록 효과는 정말 적다

예를 들면 멕시코의 농촌에는 갑상선 종양을 치료하는 방법이 여러 가지인데 효과가 있는 것은 하나도 없다. 예를 들면 다음과 같다.

1. 게를 붙여서 묶는다.   2. 죽은 아이의 손으로 갑상선을 문지른다.

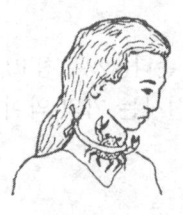 하지 말라!   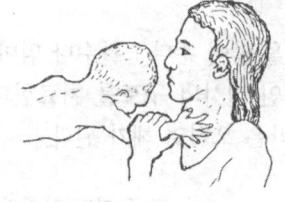 하지 말라!

3. 독수리의 뇌를 바른다.   4. 사람의 똥을 바른다.

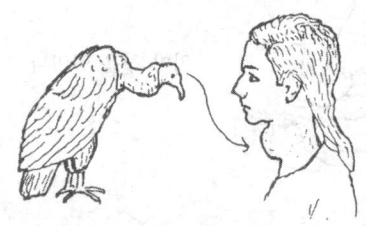 하지 말라!   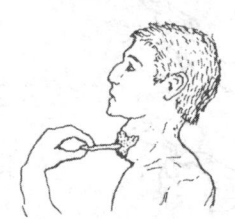 하지 말라!

이렇게 해서는 절대로 안 된다. 위의 방법은 아무런 효과가 없다. 한 가지 방법에 효과가 있었다면 다른 방법은 필요가 없었을 것이다. 어떤 병에 치료법이 한 가지뿐이라면 좋은 치료법일 가능성이 높다. 갑상선 종양의 예방과 치료를 위해서는 요오드가 든 소금을 먹어야 한다(198쪽 참고).

더럽고 지저분한 치료법은 도움이 안 되고 오히려 해롭다

1. 썩은 뱀으로 술을 만들어 마시면 나병이 낫는다.   2. 독수리를 먹으면 매독이 낫는다.

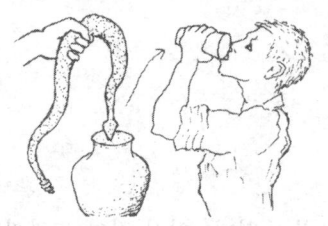 하지 말라!   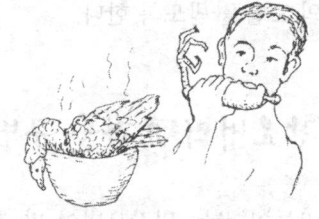 하지 말라!

이 두 가지 방법은 전혀 도움이 안 된다. 뱀술은 위험한 감염을 일으킬 수 있다. 이런 방법을 사용하는 동안 치료받아야 할 때를 놓치게 된다.

가축이나 사람의 배변을 바르는 것은 병균의 감염을 가져온다

1. 눈가에 똥을 바른다고 눈이 좋아지지 않는다. 오히려 감염이 될 수 있다.

2. 백선(전염성 피부병)을 치료하는 데 머리에 소똥을 바르는 것은 파상풍이나 다른 병균의 감염을 가져온다.

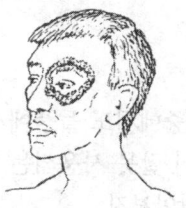
하지 말라!

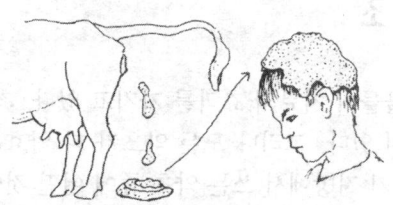
하지 말라!

데었을 때 토끼나 동물의 똥을 바르는 것은 도움이 전혀 안될 뿐 아니라 위험하다. 쇠똥은 경련에 도움이 되지 않으며 사람이나 돼지, 어떤 동물의 똥도 치료 효과가 없고 더 나쁘게만 한다. 특히 갓난이(출생~만 1세까지의 아이를 본 서에서는 '갓난이'로 표기함)의 배꼽에는 절대로 똥을 바르지 말아야 한다. 파상풍의 원인이 된다.

치료법이 병과 닮을수록 그 효과는 환자가 그 치료를 믿는 믿음의 효과뿐이다

병과 치료법이 닮은 예를 멕시코에서 볼 수 있다.

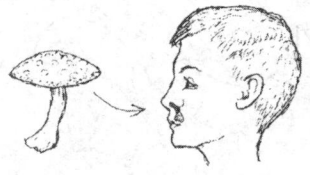
1. 코피가 날 때 빨간 버섯을 쓴다.

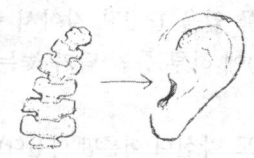
2. 귀머거리에게 방울뱀의 방울을 가루로 만들어 붙인다.

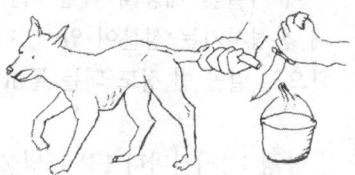
3. 개에게 물렸을 때 개꼬리로 만든 차를 마신다.

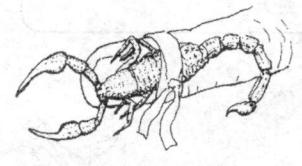
4. 전갈에게 물렸을 때 물린 손가락에다 전갈을 묶는다.

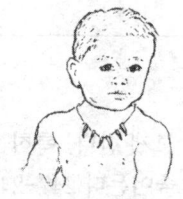
5. 아기가 이가 날 때 아기 목에다 뱀의 송곳니로 만든 목걸이를 걸어서 설사를 예방한다.

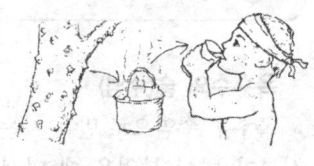
6. 홍역의 발진을 없애기 위해서 홍역을 닮은 탄야 나무로 만든 차를 마신다.

이런 치료나 이 비슷한 치료들은 효과가 없다. 사람들이 낫는다고 믿는 믿음의 효과뿐이다. 병이 심할 때 이런 요법들을 쓰다가 치료할 수 있는 시기를 놓치지 않아야 한다.

8. 약초

많은 식물들이 치료의 효과를 가지고 있다. 최고의 현대 약품들 중에서도 들풀에서 빼낸 성분들이 있다. 그러나 모든 약초가 다 약효가 있는 것은 아니며 잘못 사용되는 약초도 있다. 자기 지방에서 쓰는 약초 중에 어떤 것이 효과가 있는지 찾아보자.

 어떤 약초는 많이 쓰면 독초가 된다. 그러므로 용량을 조절할 수 있는 현대 의약을 쓰는 것이 안전하다.

정확히 사용하면 도움이 되는 예를 보자.

나팔꽃

이 나팔꽃 계통의 식물에는 위경련이나 복통, 쓸개가 아플 때 진정시키는 성분이 있다. 나팔꽃 잎을 1~2장 갈아서 숟가락으로 일곱 번 정도 되는 물(100㎖)에 하루 동안 담가 놓는다.

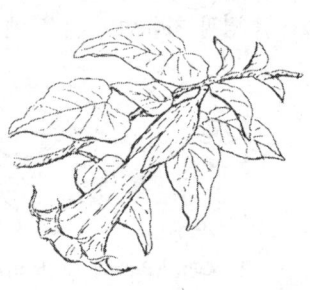

용량 : 4시간마다 10~15방울 정도 마신다(어른만 마신다).

 나팔꽃 방울은 독성이 매우 심하다. 따라서 과용하는 것은 위험하다.

옥수수의 술(수염)

옥수수 수염으로 만든 차는 소변을 잘 보게 한다. 특히 임산부가 발이 부었을 때 마시면 부기가 줄어든다(247-248, 330쪽 참고). 물 속에다 옥수수 수염 한 주먹을 넣고 끓여 1~2잔을 마시면 된다. 위험성은 별로 없다.

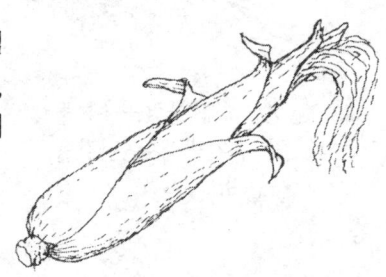

마늘

마늘차는 요충을 없애는 데 좋다. 마늘 4쪽을 잘게 썰고 짓이겨서 물이나 주스, 우유와 같은 음료수 1컵과 섞어서 마신다.

용량 : 3주 동안 매일 한 컵씩 마신다.

마늘로 여성의 질염을 치료하는 법은 323쪽을 참고한다.

선인장

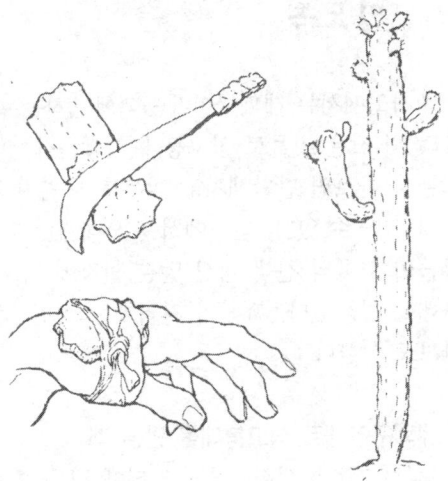

상처가 났지만 끓인 물을 구할 수가 없을 때 선인장 물로 소독할 수 있다. 카돈 선인장물은 혈관을 수축시켜 피를 멈추게 한다. 깨끗한 칼로 선인장을 자르고 자른 부분을 상처에 붙인다. 피가 좀 멈추면 선인장 조각을 상처에다 대고 붕대로 감는다.

2~3시간 후에 선인장 조각을 떼어 내고 끓인 물과 비누로 상처를 씻는다. 상처를 치료하는 법과 지혈(피가 멈춤)에 대해서는 149~153쪽을 참고한다.

알로에

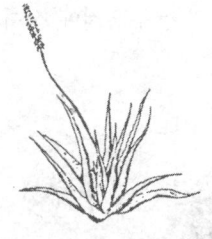

알로에는 화상과 상처의 치료에 좋다. 진하고 끈끈한 액은 덜 가렵고 덜 아프게 하며 상처를 낫게 하고 감염도 예방한다. 알로에 잎을 한 조각 잘라서 껍질을 벗겨 환부에 바르거나 붙인다.

알로에는 위궤양과 위염 치료에도 좋다. 스폰지 같은 잎을 잘게 썰어서 밤새 물에 담가 두었다가 끈적끈적하고 쓴 물을 2시간마다 한 컵씩 마시면 된다.

파파야

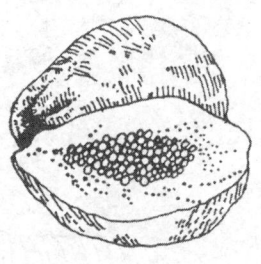

잘 익은 파파야는 비타민이 많고 소화를 돕는다. 특히 몸이 약한 사람들이나 나이 많은 사람들이 고기, 닭, 계란을 먹고 체했을 때 파파야가 좋다.

기생충을 없애는 데는 파파야도 좋지만 현대 의약이 더 좋다. 푸른 파파야나 나무둥치를 자를 때 나오는 하얀 액을 찻숟갈로 3~4숟갈(15-20㎖) 받아 같은 양의 꿀과 섞어

뜨거운 물 한 컵에다 잘 젓는다. 설사약이 있으면 같이 마신다. 파파야 씨 가루를 물 한 잔에 찻숟갈 3개 분량으로 타고 꿀도 넣어서 하루 세 번씩 7일간 마신다.

파파야는 욕창 치료에도 쓴다. 파파야는 죽은 살을 부드럽게 하여 뜯어내기 쉽게 하는 물질이 들어 있다. 욕창 주변의 죽은 살을 깨끗이 씻고, 소독된 천이나 거즈를 푸른 파파야나 그 나무둥치에서 나오는 하얀 물에 담궜다가 욕창에 대고 누른다. 하루에 세 번 씻고 갈아 준다.

9. 집에서 캐스트(석고붕대) 만들기 - 부러진 뼈가 움직이지 않도록

멕시코에서는 테페구아제(콩과에 속하는 나무)나 솔다 콘 솔다(큰 나무를 감아 오르는 백합과 꽃)와 같은 것들로 석고붕대를 감는다. 어떤 식물의 진액이든지 마르면 단단해지고 피부를 다치지 않게 하면, 석고붕대로 쓸 수 있다. 인도에서는 오래 전부터 뼈를 맞추는 사람들이 식물의 진액 대신 달걀 흰자에 약초를 섞어서 석고붕대를 만들었다. 자신의 지역에는 어떤 것들이 있는지 찾아보도록 한다.

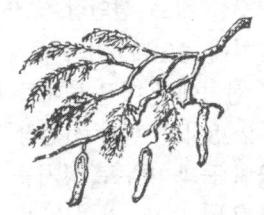

테페구아제로 석고붕대를 만들 때
1킬로그램의 껍질을 물 5리터에 넣은 후 2리터가 될 때까지 끓인다. 진한 죽처럼 되면 깨끗한 무명천에 적셔서 조심스럽게 다음과 같이 한다.

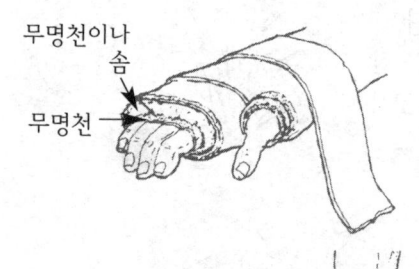

무명천이나 솜
무명천

1. 뼈가 제자리에 있는가 확인한다(164쪽).
2. 석고붕대가 피부에 직접 닿지 않도록 주의한다.
3. 석고붕대로 감을 팔이나 다리를 먼저 부드러운 무명천으로 싼다.

4. 무명천이나 솜으로 또 한 번 감는다.
5. 마지막으로 젖은 천을 대면 석고붕대는 단단하지만 꼭 끼지는 않게 된다.

의사들은 부러진 뼈가 움직이지 않도록 뼈의 위, 아래쪽 관절까지 석고붕대를 감으라고 할 때가 많다. 옆 쪽의 그림처럼 손목이 부러졌을 때는 팔 전체를 석고붕대로 감는다. 하지만 손가락 끝은 남겨 놓아야 석고붕대가 잘 감겼는지 확인을 할 수 있다.

중국이나 남미의 뼈 맞추는 사람들은 팔이 단순 골절일 때는 캐스트를 짧게 한다. 그들은 뼈 끝이 약간 움직임으로써 뼈가 빨리 아문다고 한다. 최근의 과학적인 조사는 그렇다고 한다.

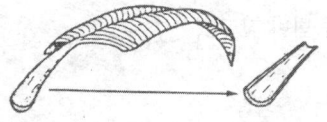

마분지, 여러 겹을 접은 종이, 마른 바나나나 야자의 두꺼운 잎줄기로 팔이나 다리를 받쳐 주는 부목을 만들어 임시로 쓸 수 있다.

주의!
캐스트를 꽉 끼게 하지 않았는데도 다친 곳이 부을 때가 있다. 환자가 캐스트가 낀다고 하고, 손가락이나 발가락이 차고 하얗거나 푸르스름하면 풀고 헐겁게 다시 만들어 주어야 한다.

베었거나 상처 난 곳에는 캐스트를 하지 말아야 한다.

10. 관장, 완하제, 설사약 – 쓸 때와 쓰지 않을 때

많은 사람들이 관장이나 완하제를 너무 자주 사용한다. 세계적으로 설사약을 습관적으로 쓰고 있다.

스스로 치료하는 법 중에 가장 흔한 것 중에 하나가 관장과 설사약을 쓰는 것이다.

열이 나거나 설사를 할 때 관장(항문으로 물을 대장 안으로 넣는 것)이나 강한 완하제, 설사약으로 장을 씻어 낸다고 하는데, 이것은 이미 상한 장을 더욱 상하게 한다.

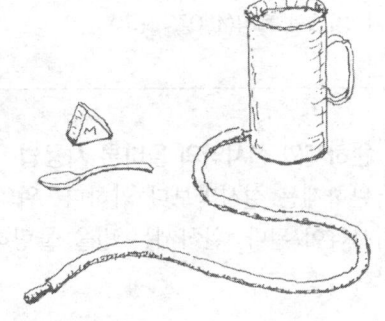

 관장이나 설사약은 거의 도움이 되지 않는다.
강한 설사약은 위험할 수 있다.

관장, 완하제, 설사약을 쓰면 위험한 경우
- 위가 심하게 아프거나 충수 돌기염(맹장염)일 때, 갑자기 배가 아플 때(159쪽 참고)
- 총에 맞았거나 창자에 상처가 났을 때
- 몸이 약하고 아픈 사람
- 만 2세 이하의 아기
- 열이 나고 구토할 때, 설사, 탈수(221쪽 참고)가 있는 어린이 : 설사약은 탈수를 심하게 하여 어린이를 죽게 할 수 있다.
- 완하제를 자주 쓰는 습관을 들이지 말도록 한다(194쪽 변비 참고).

관장을 올바르게 하는 법
1. 간단한 관장은 변비(단단하여 잘 나오지 않는 변)를 줄이는 데 도움이 된다. 따뜻한 물이나 약한 비눗물을 쓴다.
2. 구토가 심하여 탈수가 되었으므로 물로 관장을 할 때는 아주 천천히 한다(223쪽 참고).

자주 사용되는 설사약과 완하제

피마자 기름 센나 잎 털갈매 나무	득보다 해가 많은 자극성이 높은 설사 약이다. 되도록 사용하지 않는 게 좋다.
마그네슘 탄산염 마그네슘 우유 사리염(마그네슘 황산) (430쪽 참고)	이것은 설사 소금이다. 변비 때 설사로 쓸 경우 아주 조금만 쓴다. 하지만 자주 쓰지 말고 배가 아플 때는 절대로 쓰지 말아야 한다.
미네랄 오일(430쪽 참고)	치질로 변비가 날 때 가끔 쓴다. 이것은 기름을 칠한 바위가 지나가는 것 같다. 따라서 별로 권장하지 않는다.

완하제와 설사약의 올바른 사용법
완하제는 설사약보다 약하다. 위의 완하제들은 조금 쓰면 완하제가 되고, 많이 쓰면 설사약이 된다. 완하제는 변을 물렁하게 하여 빨리 나오게 한다. 설사약을 쓰면 설사를 한다.

- 설사약 : 설사약을 써야 할 경우는 독물을 마셔서 빨리 장을 씻어 내어야 할 경우뿐이다(168쪽 참고). 그 외에는 쓰면 해롭다.
- 완하제 : 변비가 있을 때는 마그네슘 우유나 마그네슘 소금을 조금 먹는다. 치질 때문에 변비가 있으면 미네랄 오일을 마시는데, 이것은 변을 무르게 하는 것이 아니고

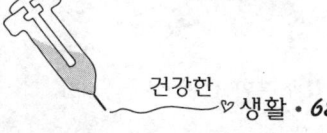

변이 잘 나오도록 미끄럽게 하는 것이다. 미네랄 기름은 자기 전에 3~6숟가락을 마신다. 이 기름은 음식 속에 있는 비타민을 파괴하기 때문에 식사와 함께 먹어서는 안 된다. 완하제를 먹는 것은 좋은 방법이 아니다.
- 좌약 : 총알 모양의 알약으로 항문 안으로 밀어 넣는 좌약은 변비나 치질을 치료하는 데 좋다(247, 430, 432쪽을 참고).

더 좋은 방법
섬유질이 많은 음식 : 물렁한 변을 자주 누게 하며 몸에도 좋은 방법은 물을 많이 마시고 자연 섬유질이 많은 든 음식을 먹는 것이다. 카사바나 참마, 겨, 현미 같이 거친 곡식의 음식을 먹으면 된다(194쪽 참고). 또 과일과 채소를 충분히 먹는 것도 좋다.

치질, 변비, 위암 환자에게는 가공된(소화가 잘되는) 현대 음식보다 사람들이 옛날부터 먹어 왔던 자연 섬유질 음식이 훨씬 좋다. 변을 잘 보기 위해서는 가공이 안 된 현미나 거친 곡식을 먹는 게 좋다.

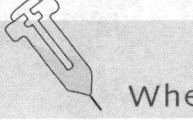

Where There Is No Doctor

2장

혼동되기 쉬운 병들

1. 왜 아프게 되는가?

각기 다른 지역과 배경에서 온 사람들은 병의 원인에 대해 다르게 설명한다. 예를 들어 아기가 설사를 할 때

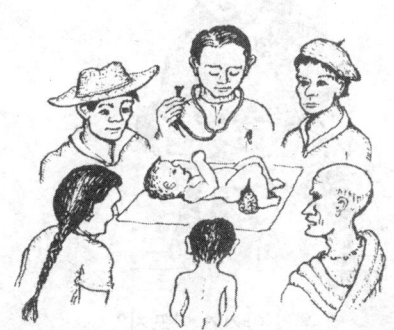

- 농촌 주민들 : 부모가 부정 타는 일을 했거나 귀신을 화나게 했기 때문이라고 한다.
- 의사 : 아이가 균에 감염이 되었기 때문이라고 한다.
- 보건소 공무원 : 마을의 급수 시설이 나쁘고 변소의 상태가 비위생적이기 때문이라고 한다.

- 사회개혁자 : 땅과 부의 불평등한 분배로 비위생적인 환경 때문에 아이들이 설사를 자주 한다고 한다.
- 교사 : 교육(계몽)의 부족에 있다고 할 것이다.

이렇듯 사람들은 자기의 경험과 관점으로 병의 원인에 대해 이야기를 한다. 그렇다면 병의 원인에 대해 누구의 생각이 정말로 옳을까? 아마 모두가 옳거나 부분적으로 옳을 것이다.

 병의 원인은 대개 복합적이다.

위에 제시된 설명들은 아기의 설사에 관한 부분적 이유가 될 수 있다. 병을 성공적으로 치료하고 예방하려면 여러분 지역에서 흔히 생기는 병과 그것을 일으키는 복합적인 원인에 대해 많이 알면 알수록 도움이 된다. 이 책에서는 과학적인 현대의학에 기초를 두고 여러 가지 병에 대해 토의할 것이다.

이 책을 잘 이용하고 또 필요한 약을 잘 사용하기 위해서, 여러분은 병과 그 원인에 대한 과학적인 이해가 필요하다. 이 장의 내용이 여러분에게 도움이 될 것이다.

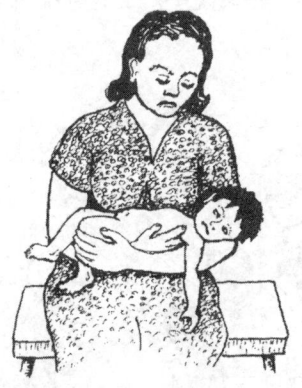

왜 우리 아기가 아프지?

2. 여러 가지의 병과 그 원인

여러 종류의 병을 보면서 예방과 치료를 할 때에 두 가지로 분류를 하면 도움이 되는데, 이것은 전염성과 비전염성의 구분이다.

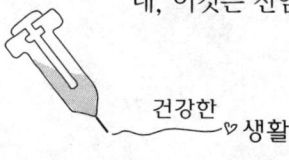

전염성 병은 다른 사람에게 병을 옮길 수 있다. 따라서 건강한 사람이 이런 환자에게 전염되지 않도록 보호해야 한다. 비전염성 병은 다른 사람에게 병이 옮지는 않는다. 병의 원인이 환자로부터 온 것이 아니며, 그 원인이 다른 데 있다. 그러므로 전염병인지 아닌지 구별하는 것이 중요하다.

3. 비전염성 병

비전염성 병은 여러 가지 원인이 있으나 세균, 박테리아, 생명 가진 유기체가 사람의 몸에 침입하는 것은 아니다. 그러므로 다른 사람에게 전염을 시키지 않는다. 비전염성 병에는 항생제나 병균과 싸우는 약(117쪽 참고)은 도움이 되지 않는다.

 항생제는 비전염성 병에는 소용이 없다.

비전염성 병의 예

몸 안에서 무엇이 잘못되어 일어난 병	몸 밖에서 해를 주거나 문제를 일으킨 병	몸에 필요한 것이 부족하여 일어난 병
류마티즘 심장마비 간 질 뇌일혈 편두통 백내장 암	알레르기 천 식 독 독뱀에 물린 것 흡연으로 인한 기침 위궤양 알코올 중독	영양부족 빈 혈 각기병 야맹증과 안구 건조증 요오드의 부족이나 과다 간경변증(부분적 원인)

선천성 병		마음에서 생기는 병(정신질환)
언청이 사팔뜨기 다른 기형	간질(종류에 따라 다름) 성장이 늦음 선천성 점	괜히 해롭다고 느끼는 두려움(편집증 피해의식) 신경성의 걱정(불안) 점, 무당을 믿는 것(마법) 조절이 안 되는 공포(히스테리)

4. 전염성 병

전염성 병은 인체에 해를 주는 박테리아나 유기체(살아 있는 균)가 원인인데, 여러 가지 방법으로 퍼져 나간다. 전염시키는 가장 중요한 몇 가지 유기체와 일으키는 병을 살펴보자.

전염병의 예

병을 일으키는 유기체	병 명	몸에 어떻게 전염되고 침입하는가?	특효약
세균(미생물)	결 핵	공기를 통해(기침)	세균 감염의 종류에 따른 다양한 항생제
	파상풍	더러운 상처	
	설사의 어떤 것	더러운 손가락, 물, 파리	
	폐렴(종류에 따라)	공기를 통해(기침)	
	임질, 클라미디아, 매독	성관계	
	귀앓이	감기와 함께	
	감염으로 생긴 상처	더러운 것과 접촉	
	고름이 나오는 종기	직접 만져서	
바이러스 (세균보다 작은 균)	감기, 독감, 홍역, 유행성 볼거리, 수두, 소아마비, 바이러스성 설사	환자로부터, 공기를 통해, 기침에 의해, 파리 등	아스피린이나 진통제(바이러스와 효과적으로 싸울 수 있는 약은 없다. 항생제는 별 도움이 안 된다.), 예방접종이 일부 바이러스 감염을 예방하는 데 도움이 된다.
	광견병	동물에 물렸을 때	
	사마귀	접촉	
곰팡이	백 선 무 좀 완 선	접촉이나 옷으로부터	황산이나 초산 연고 : 벤조산, 살리실산, 그레세오풀빈
몸속의 기생충 (몸 안에 사는 해로운 동물)	내장 속에 : 벌 레 아메바(이질)	대소변-입 깨끗하지 않아서	알맞는 약 클로로퀸(혹은 다른 말라리아 특효약)
	피 속에 : 말라리아	모기에 물려서	
몸 밖의 기생충 (몸에 붙어 사는 해로운 동물)	이 벼 룩 빈 대 옴	감염된 사람이나 옷에 접촉해서	살충제 린 단

박테리아는 전염병을 일으키는 다른 유기체처럼 너무 작아서 현미경(작은 것을 크게 보이게 하는 기구) 없이 눈으로 볼 수는 없다. 바이러스는 박테리아보다 더 작다.

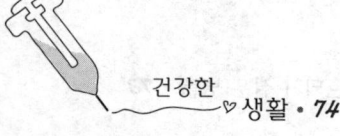

항생제(페니실린, 테트라사이클린 등)는 박테리아가 원인이 되는 병을 치료하는 약이다. 감기, 독감, 유행성 이하선염, 수두 같은 바이러스가 원인이 되는 병에는 항생제가 효과가 없다. 따라서 항생제로 바이러스 전염병을 치료할 수는 없으며, 도움이 안 될 뿐더러 해를 줄 수 있다(117쪽 항생제 참고).

5. 구별하기 힘든 병들

병에 따라 원인과 치료법이 다른데 어떤 것들은 그 증상이 매우 비슷하다. 예를 들면 다음과 같다.

1. 배가 점점 불러 오며 천천히 말라 가는 어린이는 다음 중 몇 가지에 해당될 수 있다.

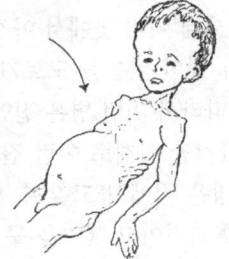

- 영양실조(179쪽)
- 심한 기생충 감염(208쪽, 영양실조와 함께 올 때가 많다.)
- 결핵이 심해지고 있을 때(251쪽)
- 만성 요도염(314쪽)
- 간이나 비장의 병
- 백혈병(혈액종양)

2. 복숭아 뼈에 커다란 궤양이 열려진 채 자라고 있는 노인들은 아래의 문제들이 있을 수 있다.

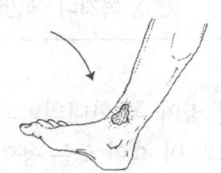

- 정맥류나 다른 원인으로서의 혈액순환의 문제(288쪽)
- 당뇨병(195쪽)
- 뼈의 염증(골수염)
- 나병(265쪽)
- 피부결핵(286쪽)
- 3기 매독(318쪽)

이들 병에 대한 의학적 치료방법이 각각 다르기 때문에 치료를 시작하기 전에 무슨 병인지 먼저 확실히 구별하는 것이 중요하다. 많은 병이 처음에는 비슷한 증상을 보인다. 당신이 환자에게 물어야 할 것을 묻고 무엇을 살펴보아야 할지 알면 도움이 되는 정보와 증상을 발견할 수 있다.

이 책에서는 흔히 있는 많은 질병의 병력과 증상을 취급하고 있다. 그러나 병이 항상 병력과 증상을 다 가지고 있는 것은 아니고 혼돈이 되기 때문에 조심해야 한다. 따라서 병명을 알기가 어려운 경우는 경험이 많은 건강 섬기미나 의사의 도움이 필요하다. 또 어떤 경우에는 특별한 검사가 필요하기도 하다.

아는 한도 내에서만 치료해야 한다. 또한 이 책을 사용할 때 실수하기도 쉽다는 것을 기억해야 한다. 모를 때는 절대로 아는 척하지 말고, 어떤 병인지 그리고 어떻게 치료해야 할지 확실하지 않거나, 병이 위중할 때에는 의료인의 도움을 청해야 한다.

혼동하기 쉽거나 이름이 같은 병

흔히 부르는 많은 병의 이름들이 세균, 박테리아, 혹은 특효약이 발견되기 오래 전부터 그렇게 불려져 왔다. 열이 높거나 옆구리가 아픈 것 등 비슷한 문제는 같은 병으로 불렸으며, 세계 여러 곳에서 아직도 그렇게 부르고 있다. 도시에서 의학교육을 받은 의사들은 이러한 병의 이름을 모르기 때문에 주민들은 이런 병은 의사들은 고치지 못한다고 생각한다. 따라서 이런 병은 집안 병이므로 집에서 약초나 민간 치료를 해야 한다고 생각했다.

하지만 실제로 이런 집안 병은 의사들이 알고 있다. 다만 이름이 다를 뿐이다. 많은 집안 병은 집에서 고칠 수 있다. 그러나 어떤 집안 병은 현대의학으로 치료하는 것이 훨씬 더 효과적이고 생명을 구할 수도 있다. 특히 폐렴, 장티푸스, 결핵이나 출산 후 생기는 감염 같은 위험한 감염성 병은 꼭 의학적 치료를 받아야 한다.

찾는 병이 이 책에 없으면 다른 이름으로나 비슷한 증상을 가진 장을 찾아보도록 한다. 목차나 색인을 이용할 수도 있을 것이다.

어떤 병이 꼭 현대의학의 치료와 약을 써야 되는지 알기 위해서 경험이 많은 건강 섬기미들과 이 책이 쓰는 용어들을 알아 두는 것이 중요하다.

무슨 병인지 확실히 모를 때, 특히 심한 병일 때는 의료인의 도움을 받도록 한다. 이 장의 나머지는 흔히 불리는 전통적인 병 이름들이다. 의학적으로는 다른 병인데도 같은 이름을 부를 때가 많다.

이 책에 모든 나라의 병 이름을 다 쓸 수는 없어서 멕시코 서부 농촌에서 부르는 이름들을 스페인어로 썼다. 여러분들의 지방에서 쓰는 이름과는 다르겠지만 여러 곳에서 비슷한 방법으로 병 이름을 붙이는 것을 알 수 있다. 스페인의 병 이름을 보면서 여러분의 지방에서 쓰는 병 이름을 이해하는 데 도움이 될 수 있을 것이다.

다음의 풍토병을 여러분의 지방에서는 어떻게 부르는가? 병 이름을 알면 스페인어 병

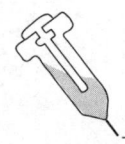

이름 옆에다 써 보자.

6. 증상에 따라 지방에서 부르는 병 이름들

스페인 병 이름 : 엠파초(장이 꽉 참)   여러분의 지방에서의 병 이름 : _____

의학용어로 엠파초(꽉 채움)는 장 운동이 멈추거나 장이 막혔다는 뜻이다(160쪽 참고). 멕시코 농촌에서는 위가 아프거나 설사를 하는 모든 병을 다 엠파초라고 부른다. 엠파초는 머리카락이나 기타 다른 무엇이 장의 일부를 막아서 생긴다. 사람들은 마귀나 악령이 들어가서 생겼다고 마술이나 그림처럼 컵을 씌워 치료하려고 한다. 때로 민간 치료자들이 배꼽 위를 빨아서 머리카락이나 가시를 장에서 빼내는 체하기도 한다. 위가 아프거나 불편할 때 엠파초라고 부르는 병들은 다음과 같다.

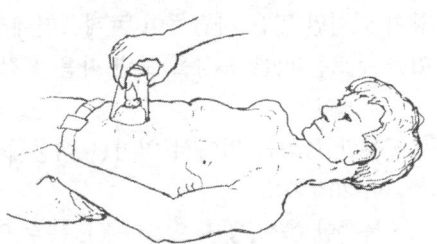

- 설사를 하거나 배가 몹시 아픈 이질(159쪽)
- 기생충(208쪽)
- 영양실조로 배가 부어오르는 병(179쪽)
- 소화불량이나 위궤양(196쪽)
- 드물지만 장이 막혔을 때(160쪽)

이런 병은 미신을 믿거나 컵을 얹어 놓는다고 치료되지는 않는다. 엠파초를 고치려면 무슨 병인지 정확하게 진단을 하고 원인을 치료해야 한다.

스페인 병 이름 : 돌로 데 이자르(옆구리 아픔)   여러분 지방에서의 병 이름 : _____

여자의 배 한쪽 부분이 아플 때 이 이름을 붙인다. 이것은 등 중간이나 허리로 퍼져 나가기도 한다. 이 증상이 나타나면 다음과 같은 병들을 생각할 수 있다.

- 비뇨기계의 염증(콩팥, 방광, 요도, 314쪽 참고)
- 경련, 배가 뒤틀리는 것 같은 아픔(설사, 223-224쪽 참고)
- 생리통(327쪽 참고)
- 충수염(161쪽 참고)
- 자궁이나 난소의 감염, 낭종, 종양(324쪽 참고), 또는 자궁 외 임신(362쪽 참고)

스페인 병 이름 : 라 콘제스천(답답함)   여러분 지방에서의 병 이름 : _____

멕시코 주민들은 갑자기 기분이 나쁘거나 아프면 콘제스천이라고 하며, 아래의 것들을 콘제스천이라 부른다.

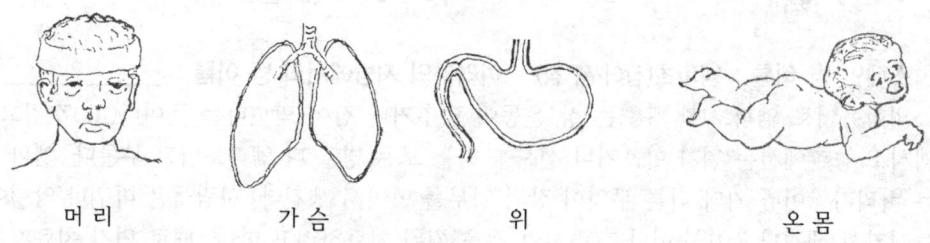

| 머 리 | 가 슴 | 위 | 온 몸 |

콘제스천은 출산 후 혹은 약을 먹는 기간, 감기에 걸렸거나 기침을 할 때 부정 타는 음식을 먹어서 걸린다고 한다. 이런 음식들은 대부분 해가 없고 때로는 몸에 꼭 필요한 영양이 있지만 많은 사람들이 콘제스천에 걸릴까 봐 무서워서 손을 대지 않는다. 콘제스천이라 부르는 다른 증상을 보면 다음과 같다.

- 상한 음식을 먹어서 일어난 식중독 : 설사, 복통과 함께 힘이 빠지면서 갑자기 토한다(204쪽 참고).
- 특수한 음식(생선, 초콜릿 등), 특수 약, 혹은 페니실린 주사 후에 생기는 심한 알레르기 반응 : 구토, 설사, 식은땀, 호흡곤란, 가려우면서 피부가 빨개지는 것, 심한 피로감이 때로 함께 올 수 있다(237쪽 참고).
- 위나 장의 갑작스런 문제 : 설사(224쪽), 구토(232쪽), 배가 찌르는 듯이 아프다(159쪽).
- 갑작스런 또는 심한 호흡곤란 : 천식(238쪽), 폐렴(242쪽), 목에 무엇이 걸렸을 때 (146쪽)
- 경련이나 마비를 일으키는 병 : 경련(249쪽), 파상풍(255쪽), 뇌막염(258쪽), 소아마비 (397쪽), 뇌일혈(409쪽)
- 심장마비 : 노인에게 흔하다(407쪽).

스페인 병 이름 : 라티도(뜀)   여러분 지방에서의 병 이름 : _____

남아메리카에서 라티도는 위장 밑에서 맥박이 크게 뛰는 것을 말한다. 이것은 대동맥이나 심장에서 나오는 큰 혈관이 뛰는 것이다. 이것은 매우 말랐거나 굶은 사람이 잘 느낀다. 라티도는 영양부족이나 배고픔의 신호일 수 있다(179쪽). 따라서 영양 있는 음식을 많이 먹는 것만이 치료이다(176-177쪽 참고).

스페인 병 이름 : 서스토   여러분 지방에서의 병 이름 : _____

멕시코 주민들은 갑자기 놀랐거나 마술에 걸려서 서스토에 걸린다고 믿는다. 서스토에

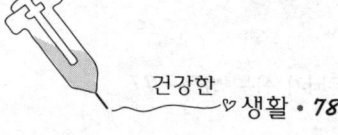

걸린 사람은 불안해하고 두려워한다. 또한 몸을 떨면서 이상한 행동을 하며, 잠을 제대로 못 자고, 몸무게가 줄어들며 때론 사망하기도 한다.

서스토로 보는 의학적인 설명
1. 대부분 서스토는 무서움이나 히스테리로 자신이 그렇다고 믿는 힘(27쪽)으로 일어난다. 한 예로 어떤 부인이 귀신에 들릴까 봐 몹시 무서워하면 불안하여 먹지도 못하고 자지도 못한다. 그 결과 몸이 약해지고 마르게 된다. 그러면 귀신에 들린 증상이 나타난다고 믿게 돼 더 과민해지고 무서워하여 서스토가 점점 심해진다.
2. 아기나 어린이들은 서스토가 매우 다르다. 꿈을 잘못 꿔서 무섭고 놀라서 깨어난다. 무슨 병에 걸려서든지 열이 많이 나면 아이는 이상한 헛소리와 행동(일시적인 정신 착란)을 한다. 아이가 걱정스러워 보이거나 걱정스런 행동을 하면 영양부족일 때가 많다(179쪽). 파상풍(255쪽)이나 뇌막염(258쪽)의 초기 때도 서스토라고 부르곤 한다.

치료
어떤 병이 원인일 때는 그 병을 치료하고, 병의 원인을 알도록 도와야 한다. 또한 필요할 때는 의사의 도움을 받도록 한다. 무서워서 서스토가 생겼을 때는 환자에게 설명을 해주고 마음을 편안하게 할 수 있도록 도와준다. 위로하고 용기를 주거나, 때로는 민간요법이 이들에게 도움이 될 수도 있다. 놀란 사람이 숨을 깊이 많이 쉬면 공기가 너무 들어가서 서스토가 생길 수도 있다.

심히 놀라거나 히스테리로 숨을 빨리 많이 쉬는 병(과호흡)

증 상
- 아주 무서워한다.
- 숨을 빠르고 깊게 쉰다.
- 심장이 빠르고 심하게 뛴다.
- 얼굴, 손, 발이 마비되거나 쑤신다.
- 근육이 뒤틀린다.

치 료
- 최대한 조용하게 한다.
- 환자의 얼굴을 종이 봉지에 넣게 하고 숨을 천천히 쉬게 한다. 2~3분 동안 그렇게 하면 환자는 안정을 찾는다.
- 환자에게 위험한 병이 아니며 곧 낫는다고 설명을

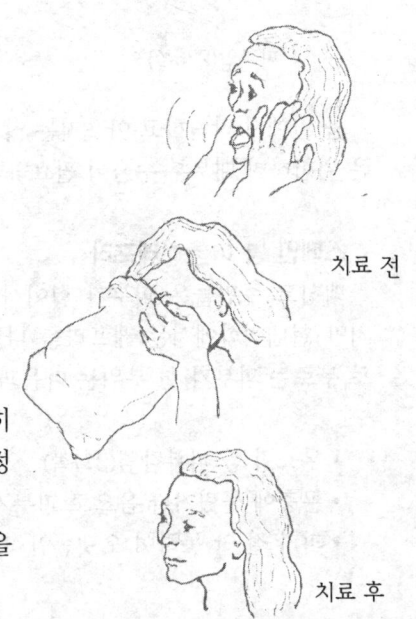

치료 전

치료 후

해 준다.

7. 병 이름의 혼동 때문에 생기는 오해

암이나 나병 같은 것을 건강 섬기미와 의료인들이 다르게 부르기 때문에 생기는 오해를 두 가지 예로 들면 다음과 같다. 건강 섬기미들이 말할 때와 이 책에서 설명할 때

 혼돈을 피해야 한다.
사람들이 말하는 병 이름을 따르지 말고 증상과 병력을 따라야 한다.

스페인 병 이름 : 칸세르　　　　**여러분 지방에서의 병 이름 : ＿＿＿＿＿**

멕시코 주민들은 심한 피부감염, 특히 많이 곪은 상처(155쪽)나 조직이 죽었을 때(287쪽) 칸세르라고 부른다. 현대의학에서는 칸세르는 감염이 아니고 몸의 한 부분이 비정상적으로 커지거나 덩어리가 생겼을 때 암이라고 한다. 흔히 있는 칸세르(암)의 종류는 다음과 같다.

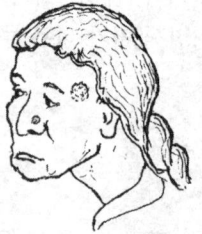　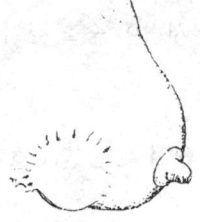　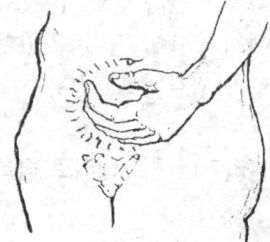

　　피부암(286쪽)　　　　유방암(361쪽)　　　　자궁암이나 난소암(362쪽)

몸 안에서 딱딱하고 아프지는 않으나 조금씩 커지는 덩어리는 칸세르(암)일 수 있다. 암은 위험하며 대부분 수술이 필요하다. 암이라고 의심되면 곧 의사의 도움을 받아야 한다.

스페인 병 이름 : 레프라　　　　**여러분 지방에서의 병 이름 : ＿＿＿＿＿**

멕시코 주민들은 피부가 헐어서 퍼지면 레프라라고 부른다. 하지만 현대의학에서는 레프라를 나병(265쪽)이라고 부른다. 레프라로 부르는 피부가 헌 부위는 다음과 같다.

- 부스럼 등 피부감염(277쪽)
- 곤충에 물렸거나 옴으로 피부가 헌 것(274쪽)
- 피가 잘 안 통하여 오랫동안 피부가 헐어 있는 것(288쪽)

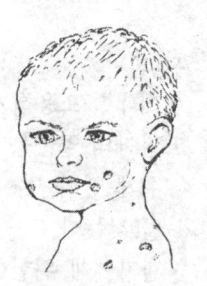

이 아이는 나병이 아닌 부르럼을 앓고 있다.

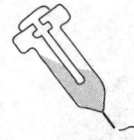

- 피부암(286쪽)
- 가끔이지만 나병(265쪽)이나 피부에 생기는 결핵(286쪽)

8. 혼동되는 열병들

스페인 병 이름 : 라 훼브레　　　　**여러분 지방에서의 병 이름 : ＿＿＿＿**

열은 몸의 온도가 정상보다 높은 것을 말한다. 그러나 남아메리카에서는 열을 나게 하는 여러 가지 중병들을 모두 훼브레, 즉 열병이라고 부른다. 이러한 중한 열병들을 예방하고 치료하려면 먼저 병을 서로 구별하는 것이 중요하다.

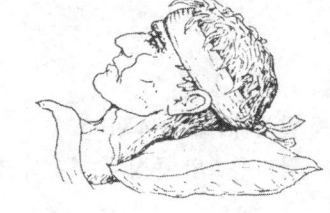

열의 형태를 보고 급성 중병을 진단하는 예를 보자. 아래 그림은 병에 따라 다른 열의 형태(열이 오르내리는 모양)를 보여 준다.

말라리아(259쪽 참고)

힘이 없고 오한이 나며 열이 오르면서 시작된다. 열은 며칠간 오르내리는데 열이 오르면 떨리고, 열이 내리면 땀이 난다. 2~3일 후에는 몇 시간씩 열이 계속 난다. 그 외에는 비교적 괜찮아 보인다.

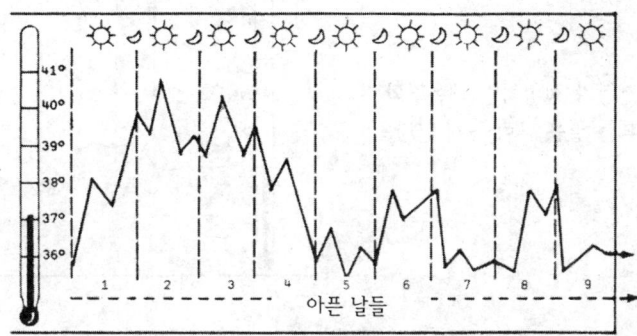

말라리아의 전형적인 체온변화 : 연속된 선이 체온의 오르내림을 보여 준다.

장티푸스(262쪽)

감기처럼 시작되며, 열이 매일 조금씩 올라간다. 또한 맥박은 낮아진다. 때로 설사가 나고 탈수도 생긴다. 덜덜 떨고 헛소리를 하며, 정신이 왔다 갔다 하면서 증상이 매우 심해진다.

장티푸스의 전형적인 체온변화 :
열은 매일 조금씩 올라간다.

발진티푸스(264쪽)
장티푸스와 증상이 비슷하고 작은 멍과 함께 반점은 홍역과 비슷하다.

간염(243쪽 참고)
입맛을 잃고 음식이나 담배를 피한다. 메스꺼워서 토하려고 하며, 눈과 피부가 노랗게 된다. 소변 색은 노랗거나 갈색이며 대변은 하얀색을 띤다. 간이 커지고 딱딱해지기도 하며, 열이 약간 나고 몸이 매우 약해진다.

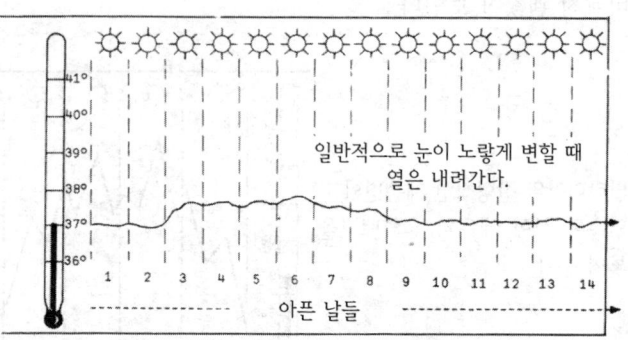

간염의 전형적인 체온변화 :
보통 열은 그리 높지 않다.

폐렴(242쪽 참고)
빠르고 얕게 숨을 쉰다. 열이 빨리 오르고 기침을 할 때 누런색이나 심하면 초록색 가래가 섞여 나온다. 가래에 피가 섞여 나오기도 하며, 가슴이 아프고 환자는 매우 심하게 앓는다.

폐렴의 전형적인 체온변화

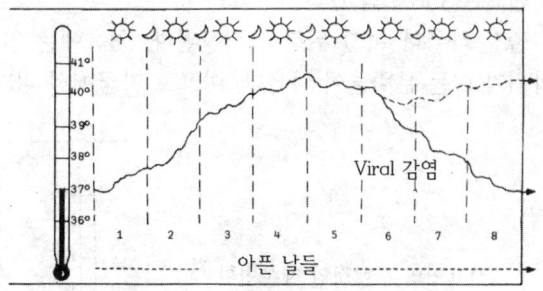

류마티스열(393쪽 참고)

어린이와 십대에 흔히 발병하며, 관절이 아프고 열이 높아진다. 목이 자주 아프고, 숨이 차며, 가슴이 아프다. 팔, 다리를 제대로 움직이지 못할 때도 있다.

류마티스열의 전형적인 체온변화

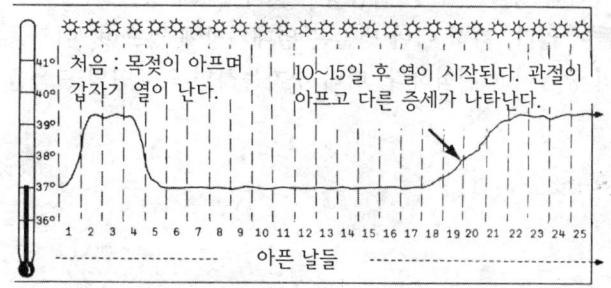

브루셀라병(파상열, 말타열, 393쪽 참고)

피곤, 두통과 함께 시작되어 나중에는 뼛속도 아프다. 주로 밤에 열과 땀이 난다. 열이 며칠간 내려가기도 하나 다시 꼭 올라온다. 몇 달 혹은 몇 년을 앓을 수도 있다.

브루셀라병의 전형적인 체온변화 : 열이 파도처럼 주기적으로 온다. 열이 오후에는 올라가고 밤에는 내려간다.

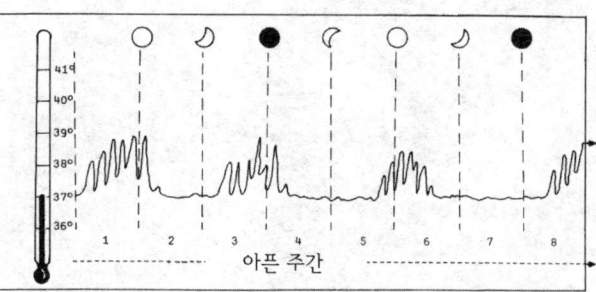

산욕열(358쪽 참고)

출산 하루나 며칠 뒤부터 시작된다. 처음에는 열이 조금 나다가 나중에는 많이 나며, 악취가 나는 분비물이 나온다. 아프고 자궁에서 피가 나오기도 한다.

산욕열의 전형적인 체온변화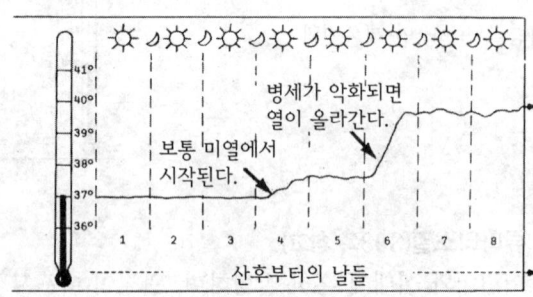

위의 병들은 모두 위험성이 높다. 위의 병들 외에도 비슷한 증상과 열을 내게 하는 병들이 많다. 특히 이런 병들은 열대지방에 많으며, 이것들은 구별하기가 어려운데 대부분이 중병이고 위험하다. 따라서 가능하면 의료인의 도움을 받도록 한다.

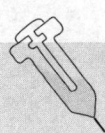
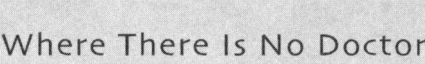

3장

환자를 진찰하는 법

    환자가 무엇이 필요한지 먼저 잘 물어보고, 자세하게 진찰하도록 한다. 아픈 사람의 징후(눈으로 볼 수 있는 것)와 증상을 잘 살펴보면 얼마나 아픈지 무슨 병인지를 아는 데 도움이 된다. 환자를 진찰할 때는 햇볕이 잘 드는 밝은 곳에서 하고 어두운 곳은 피하도록 한다.

    어떤 환자든지 간에 꼭 알아볼 것이 몇 가지 있다. 이것은 환자가 느끼거나 말하는 것인데 '증상' 이라고 한다. 또한 진찰하는 사람이 발견하는 것을 '징후' 라고 한다. 이런 징후를 발견하는 것은 어린아이들이나 말을 잘 못하는 사람들에게는 매우 중요하다. 이 책에서는 증상과 징후를 모두 증상으로 쓰고 있다. 환자를 진찰한 후 발견한 것들을 적어 두었다가 건강 섬기미나 의료인에게 보여 주면 도움이 된다(103쪽 참고).

1. 질문할 것

환자에게 병에 대해서 물을 때 아래의 것들을 꼭 질문하도록 한다.

- 지금 뭐가 제일 힘들죠?
- 어떻게 하면 좀 좋아지나요? 또 나빠지나요?
- 어떻게, 언제부터 안 좋기 시작했지요?
- 이런 적이 전에 있었나요? 가족이나 이웃사람 중에 이런 분이 있

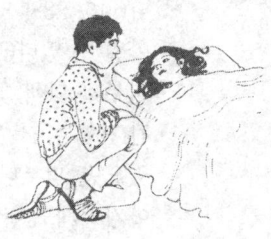

었나요?

더 자세히 알기 위해서 다른 것들도 물어보도록 하는데, 예를 들어 환자가 아프다고 하면 다음과 같이 물어본다.

- 어디가 아프지요? (환자가 자기 손가락으로 아픈 곳을 가리키게 한다.)
- 계속 아픈가요, 아팠다 안 아팠다 하나요?
- 어떻게 아픈가요?(날카롭게? 둔하게? 타는 듯이?)
- 아파도 잠을 잘 수는 있나요?

말을 못하는 아기일 경우 아파하는 원인을 찾아보도록 한다. 이때 아기가 움직이는 모양, 우는 모양을 살피면 된다. 예를 들면 귀가 아픈 어린이들은 아픈 쪽 머리를 부비거나 귀를 잡아당기곤 한다.

2. 전반적인 건강상태

환자를 손으로 진찰하기 전에 자세히 살펴보도록 하는데, 얼마나 아픈지, 약한지, 어떻게 움직이는지, 숨은 어떻게 쉬는지, 정신이 얼마나 맑은지 잘 살펴본다. 탈수(221쪽)나 쇼크(143쪽) 증상이 있는지도 살펴본다.

또한 영양이 좋은지 나쁜지, 몸무게가 줄었는지를 살펴본다. 만약 몸무게가 천천히 줄어들었다면 오랜 병(만성병)에 걸려 있을 가능성이 높다. 피부와 눈 색깔도 살펴본다. 아플 때 피부와 눈 색깔이 변할 수 있다(피부가 검으면 색깔의 변화를 잘 알 수 없기 때문에 손바닥, 발바닥, 손톱, 입술, 눈꺼풀의 안쪽을 봐야 한다).

- 특히 입술과 눈꺼풀이 창백하면 빈혈의 증상이다(191쪽).
- 결핵(251쪽)이나 단백질 부족, 또는 아이들이 영양실조(180쪽)에 걸리면 피부가 더 하얗게 된다.
- 피부색깔이 짙어지면 굶고 있는 상태이다(179쪽 참고).
- 피부와 특히 입술과 손톱이 푸르스름하며 숨 쉬기가 어렵고 심장병이 있다면 중병이다(145, 238, 396, 407쪽). 무의식인 아이가 푸른색을 띤 회색 피부이면 뇌성 말라리아일 수 있다(259쪽).
- 피부가 회색 빛의 흰색으로 차고 축축하면 환자가 쇼크 상태인 것이다(143쪽 참고).
- 간(간염은 243쪽, 간경화증은 410쪽, 아메바성 간농양은 214쪽)이나 쓸개(411쪽)에 병이 있으면 피부나 눈이 노랗게 된다(황달). 신생아(356쪽)나 겸상적혈구 빈혈(403쪽)의 아기에게도 황달이 올 수 있다.

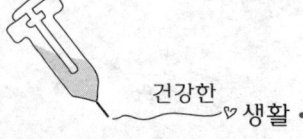

전지를 한쪽에다 비추고 반대편을 보면 홍역을 앓는 어린이의 얼굴에 초기 발진을 볼 수 있다.

3. 체 온

환자에게 열이 없어 보여도 체온을 재는 것이 안전하다. 병이 심할 때는 하루 4번씩 체온을 재고 적어 두도록 한다.

체온계가 없으면 당신의 손등을 환자의 이마에 대고 다른 손등은 당신이나 건강한 사람의 이마에 대어 열을 비교해 본다. 환자가 열이 있으면 차이를 느낄 수 있을 것이다.

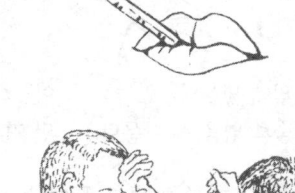

열이 언제, 어떻게 오르고, 얼마나 오래가며, 어떻게 내리는지를 아는 것은 중요하다. 열을 알면 병을 알 수 있기 때문이다. 모든 고열이 말라리아는 아니지만 어떤 지역에서는 다 말라리아처럼 치료한다. 다른 원인으로 열이 날 수 있다는 것을 기억하자. 예를 들면 다음과 같다.

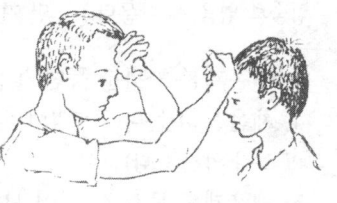

- 감기나 바이러스 감염(234쪽)은 미열이다.
- 장티푸스는 열이 올라 5일 정도 계속되며, 말라리아 약은 도움이 안 된다.
- 결핵은 오후에 미열이 오른다. 밤에는 땀이 나고 열이 내린다.

4. 체온계 사용법

집집마다 체온계는 있어야 한다. 환자가 많이 아프면 하루 4번씩 재고 적어 둔다.

체온계를 읽는 법(섭씨온도를 사용한 경우)

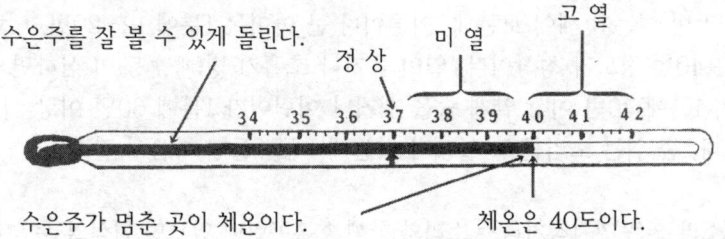

체온을 재는 법

1. 체온계는 비누와 물로 씻는데, 씻을 수 없을 때는 알코올로 잘 닦는다. 손목에 힘을 주고 수은주가 36도 이하로 내려갈 때까지 흔든다.
2. 체온계를 넣는다.

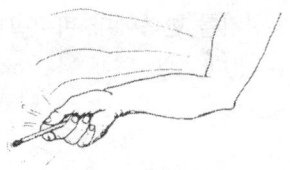

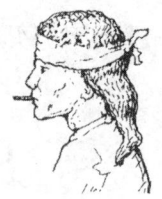 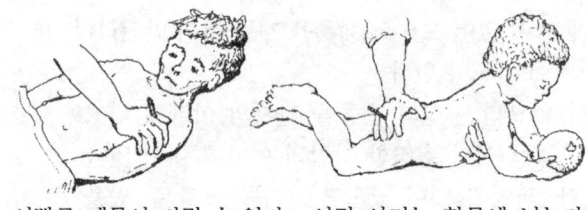

혀 밑에 넣는다. 이빨로 깨물어 버릴 수 있다 어린 아기는 항문에 넣는다(체온계 끝
(입술로 입을 꼭 다문다.) 면 겨드랑이에 넣는다. 에 물이나 기름을 바른 후).

3. 체온계를 3~4분 동안 놓는다.
4. 체온을 읽는다(겨드랑이 온도는 입 안의 온도보다 약간 낮고, 항문의 온도는 입 안의 온도보다 약간 높다).
5. 체온계를 물로 잘 씻어 보관한다.

기억!
갓난이의 체온이 아주 높거나 낮으면(36도 이하) 심한 감염이라고 볼 수 있다(357쪽).

- 열의 다른 양상에 대해서는 81~84쪽을 본다.
- 열이 날 때 어떻게 해야 할지를 알려면 141쪽을 본다.

5. 숨 쉬기(호흡)

환자가 어떻게 숨을 쉬는지 특별히 잘 관찰한다. 숨의 깊이(깊은지, 얕은지)와 빠르기, 호흡곤란 등을 살펴보고, 양쪽 가슴(폐)이 함께 움직이는지도 본다. 시계나 타이머가 있으면 1분에 몇 번 쉬는지 세어 보는데, 어른이나 큰 아이는 1분에 12~20번, 어린이는 30번, 갓난이는 40번 정도가 정상이다. 열이 높거나 호흡기 병(폐렴 등)이 심하면 숨이 빨라진다. 어른이 1분에 40번 이상 얕게 숨을 쉬거나 어린이가 1분에 60번 이상 쉬면 폐렴일 가능성이 높다. 숨 쉬는 소리를 잘 들어야 하는데, 예를 들면 다음과 같다.

- 휘파람 소리 혹은 찌지직거리는 소리와 함께 호흡곤란이 있으면 천식일 수 있다(238쪽).

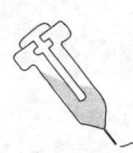

• 무의식 환자가 걸걸거리거나 코 고는 소리를 내며 호흡곤란이 있으면, 혀나 점액(고름처럼 끈적끈적한 것) 혹은 무엇인가가 목구멍을 막아서 공기가 잘 통하지 않기 때문이다.

숨 쉴 때 갈비뼈 사이와 목 밑 뼈 아래가 움푹 들어가는지 살펴본다. 이것은 공기가 잘 들어가지 못하기 때문이다. 무엇이 목에 걸렸거나(145쪽), 폐렴(242쪽), 천식(238쪽), 기관지염(241쪽)이 있을 때도 이렇다. 밤에 기침 때문에 잠을 못 잘 정도인지 물어본다. 또 가래침은 얼마나 나오며, 색깔은 어떤지, 피가 나오는지 알아본다.

6. 맥박(심장이 뛰는 것)

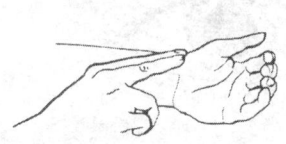 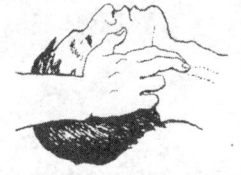 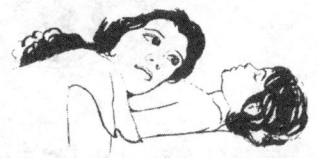

맥박을 재려면 그림처럼 손가락을 팔목에 얹는다(엄지손가락은 얹지 않는다).

손목에 맥박이 만져지지 않으면 목청 바로 옆에 손가락을 얹는다.

귀를 가슴에 대고 심장이 뛰는 소리를 직접 들어 본다(청진기가 있으면 사용한다).

맥박의 강도와 1분에 몇 번 뛰는지, 규칙적으로 뛰는지를 확인한다.

가만히 있을 때의 정상 맥박수(1분간)
- 어 른 : 60~80번
- 어린이 : 80~100번
- 아 기 : 100~140번

운동을 하거나, 긴장할 때, 무섭거나 열이 있을 때는 맥박이 빨라진다. 열이 1도 오를 때 맥박은 20번 정도 빨라진다. 따라서 환자가 많이 아프면 맥박을 자주 재고 체온과 호흡수를 적어 두어야 한다. 맥박이 변하는 것을 아는 것은 중요하다. 예를 들면 다음과 같다.

- 쇼크 상태가 되면 맥박이 약하고 빠르다(143쪽).
- 심장병일 때는 맥박이 아주 빠르거나 느리고 불규칙하다(407쪽).

- 열은 높은데 맥박이 느리면 장티푸스의 증세로 볼 수 있다(262쪽).

7. 눈

눈의 흰자위를 살펴 정상인지, 빨갛거나 노랗지는 않은지(295쪽) 알아본다. 또 시력의 변화가 있는가 알아본다. 눈을 천천히 상하, 좌우로 움직이라고 했을 때 물체가 흔들리거나 모양이 울긋불긋하면 뇌에 문제가 있다는 뜻이다.

동공(눈동자 한가운데에 있는 까만 점 부분)의 크기를 잘 살펴보는데, 쇼크에 빠지면 동공이 커진다(143쪽). 만약 동궁이 매우 크거나 작으면 독물이나 약물이 몸 안에 들어간 상태이다. 또 두 눈의 동공의 크기가 같은지 다른지도 확인한다.

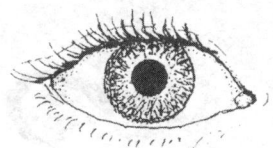 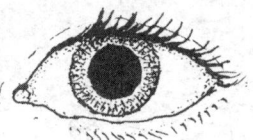

두 눈의 동공 크기가 다르면 응급처치가 필요할지 모른다.

- 큰 동공 쪽 눈이 매우 아프고 토하면 대부분 녹내장이다(293쪽).
- 작은 동공 쪽 눈이 매우 아프면 홍채염인데 중병이다(293쪽).
- 환자가 의식이 없거나, 최근에 머리를 다쳤는데 동공의 크기가 다르면 뇌에 상처(뇌손상)가 났다는 뜻이다. 뇌졸중일 수도 있다(409쪽).

 의식이 없거나 머리를 다친 환자는 항상 동공의 크기를 비교해야 한다.

8. 귀, 코, 목

귀

귀의 아픔과 감염의 증상을 찾아본다. 특히 열이 나거나 감기에 걸린 어린이의 경우 귀를 진찰한다. 아기가 많이 울거나 귀를 자주 잡아당기면 귀에 감염이 있다고 볼 수 있다(409쪽).

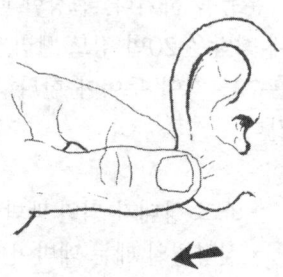

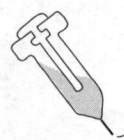

귀를 살짝 당겨 봐 더 아파하면 귀 입구(외이도)가 감염된 것이다. 귀 안이 빨갛거나 고름이 있는지 전지를 켜고 본다. 또 나무꼬챙이나 철사 등 단단한 것은 절대로 귀 안에 넣으면 안 된다.

잘 들을 수 있는지 알아보고 한쪽 귀가 다른 쪽보다 잘 안 들리는지도 확인한다. 잘 들리지 않거나 귀에서 소리가 나면 409쪽을 살펴본다.

목과 입

해가 잘 비치는 곳에서나 혹은 전등을 밝게 비춰 입과 목 안을 살펴본다. 진찰할 때 숟가락으로 혀를 누르거나 환자에게 '아-' 소리를 내게 하면 더 잘 볼 수 있다. 목 안이 빨간지, 편도선(목 안 양쪽 벽에 약간 나온 부분)이 부었는지, 고름이 끼었는지 확인한다(392쪽). 입 안이 아픈지, 잇몸이 부었는지, 혀가 아픈지, 이가 썩었는지, 고름집이 있는지, 그 외에도 문제는 없는지 살펴본다(17장을 본다).

코

콧물이 나오거나 코가 막혔는가?(아기가 코로 어떻게 숨을 쉬는지 본다.) 전등을 코 안에 비춰 보고 점액, 고름, 피가 나는지 본다. 또 코 안이 빨간지, 부었는지, 나쁜 냄새가 나는지 살펴본다. 비강(코뼈 밑에 비어 있는 부분)에 문제가 있는지, 알레르기 증상이 있는지도 확인한다(236쪽).

9. 피부

환자의 몸 전체를 진찰하는 것은 중요하다. 따라서 병이 대단한 것 같지 않아도 전체를 진찰하도록 한다. 아기나 어린이는 옷을 다 벗기고 이상한 곳이 있는지 살펴보는데 아래의 부분을 잘 관찰하도록 한다.

- 헐은 곳, 상처 난 곳, 벤 곳
- 빨갛게 데었거나 매 맞은 흔적
- 점이나 이상한 흔적
- 염증(빨갛고 열이 나며 부어 있는 감염의 증상)
- 부었거나 부풀어 오른 곳
- 임파선이 부었는지?(목, 겨드랑이, 사타구니 등, 155쪽)
- 비정상적인 혹이나 부어오른 부위
- 머리카락이 지나치게 가늘거나 빠지는지, 혹은 머리색이나 결이 변하는지?(179쪽)
- 눈썹이 빠지는지?(나병, 265쪽)

아이들을 진찰할 때는 엉덩이 사이, 생식기 부분, 손가락, 발가락 사이, 귀 뒷부분, 머리 속(이나 버짐, 도장 부스럼, 두드러기, 헐은 곳은 없는지)을 항상 살펴본다. 피부병은 271~274쪽을 참고한다.

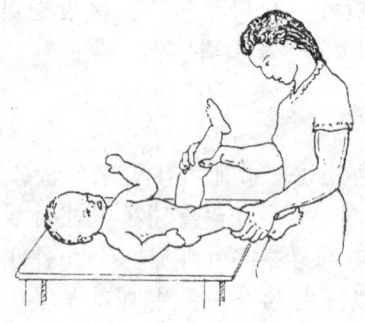

10. 배(복부)

배가 아프다고 하면 정확히 어디가 아픈지 알아보고, 계속적으로 아픈지 경련처럼 갑자기 아프다가 없어지는지 알아본다. 또한 배를 진찰하기 전에 부었거나 혹이 있는지 먼저 살펴본다. 아픈 곳을 알면 원인이 무엇인지 실마리가 된다(다음 쪽을 본다).

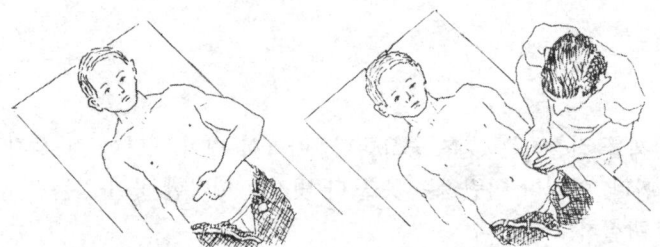

손가락으로 아픈 곳을 가리키라고 한다.   아픈 곳의 반대쪽에서부터 배의 여러 곳을 가볍게 눌러 보아 가장 아픈 곳을 알아낸다.

배가 단단한지 부드러운지, 배의 근육을 느슨히 할 수 있는지 알아본다. 배가 아주 단단하면 충수염(맹장염)이나 복막염일 수 있다(161쪽). 복막염이나 충수염이 의심되면 161쪽에 있는 대로 반동통증(손을 대었다가 뗄 때 더 아픈 것)이 있는지 진찰해 본다.

배에 이상한 덩어리나 단단한 것이 있는지 만져 본다. 배가 계속적으로 아프고 구토가 나며 대변을 보지 못하면 그림처럼 배에다 귀(또는 청진기)를 대어 본다.

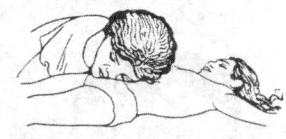
장에서 꾸르륵 소리가 나는지 들어 본다.
2분쯤 있어도 아무 소리가 나지 않으면 위험한 신호이다(장에 생기는 급성병, 159쪽).

 배에서 아무 소리가 나지 않으면 개가 소리를 내지 않는 것과 같다. 조심해야 한다.

배의 아픈 곳에 따라 무슨 병인지 알 수 있다.

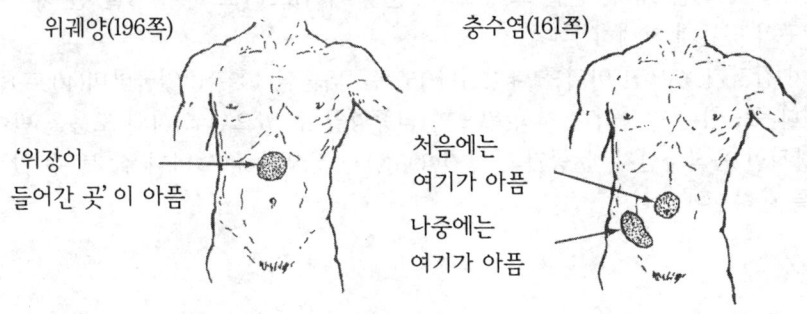

위궤양(196쪽) — '위장이 들어간 곳'이 아픔

충수염(161쪽) — 처음에는 여기가 아픔 / 나중에는 여기가 아픔

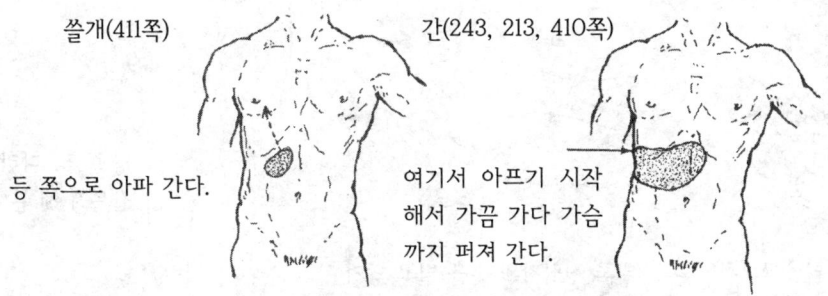

쓸개(411쪽) — 등 쪽으로 아파 간다.

간(243, 213, 410쪽) — 여기서 아프기 시작해서 가끔 가다 가슴까지 퍼져 간다.

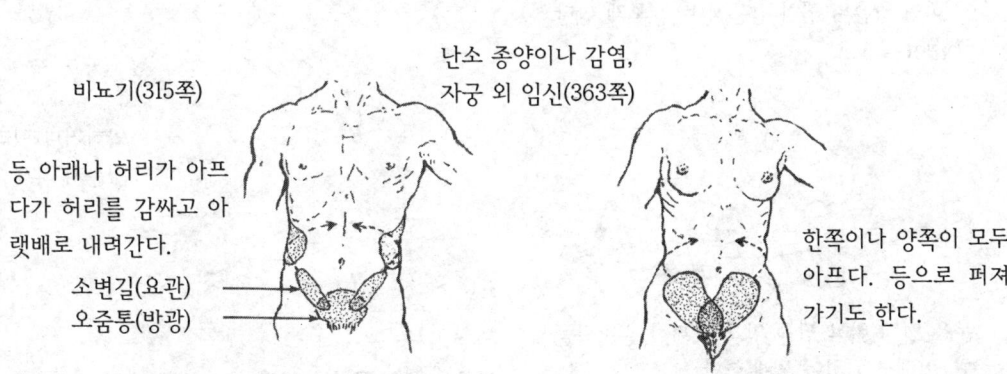

비뇨기(315쪽) — 등 아래나 허리가 아프다가 허리를 감싸고 아랫배로 내려간다. 소변길(요관) / 오줌통(방광)

난소 종양이나 감염, 자궁 외 임신(363쪽) — 한쪽이나 양쪽이 모두 아프다. 등으로 퍼져 가기도 한다.

허리 통증의 원인은 245쪽을 참고한다.

11. 근육과 신경

몸의 어떤 곳이 저리거나 힘이 없고 잘 움직일 수가 없다고 할 때는 환자가 어떻게 걸으며, 움직이는지 자세히 살펴보는데 환자를 앉고 서게 하고, 바로 눕혀 몸의 양쪽을 비교한다.

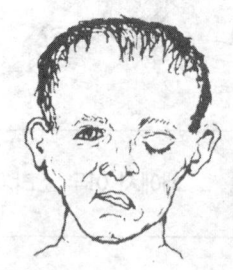

얼굴

환자에게 웃으라, 화를 내라, 눈을 크게 뜨라, 눈을 꼭 감으라고 하여 얼굴 한쪽이 처지거나 약한 곳이 있는지 자세히 본다.

이런 증상이 갑자기 왔으면 머리를 다쳤거나(157쪽), 뇌출혈(409쪽), 얼굴마비(409쪽)를 생각할 수 있다. 또 이런 증상이 천천히 왔으면 뇌종양일 수 있으니 의사의 도움을 받아야 한다. 정상적인 움직임인지, 눈동자의 크기(293쪽)가 정상인지, 얼마나 잘 볼 수 있는지 알아보도록 한다.

팔, 다리

근육이 줄어들었나 살펴보고, 양쪽 팔과 다리의 굵기를 비교해 본다.

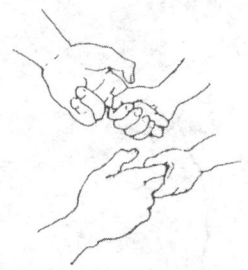 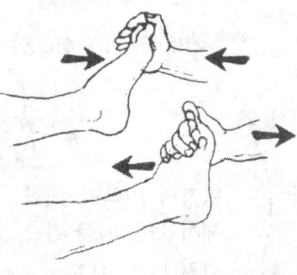 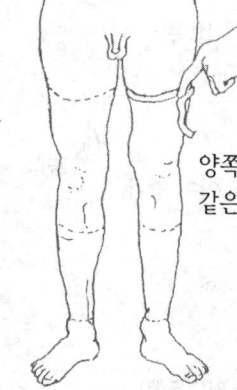

진찰자의 손가락을 꽉 쥐어 보게 하여 양손의 힘이 같은지 비교한다.

발로 진찰자의 손을 밀고 당겨 보게 한다.

양쪽 팔, 다리의 굵기가 같은지 재 본다.

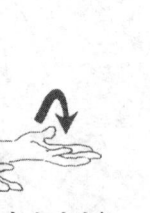 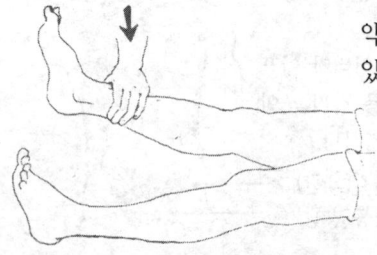

눈을 감게 하고 팔을 앞으로 펴서 손바닥을 위, 아래로 뒤집어 보게 한다.

약하거나 떨리는 곳이 있는지 자세히 본다.

바로 눕혀서 무릎을 펴고 한 다리를 올려 보게 한다.

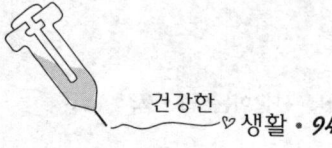

환자가 어떻게 움직이고 걷는지 관찰한다. 근육이 줄었거나 약하여 몸 전체가 영향을 받고 있으면 영양실조(179쪽)나 결핵 같은 만성병일 수 있다. 하지만 한쪽만 약하거나 균형을 못 잡으면 어린아이는 소아마비(397쪽)를, 어른은 등이나 머리의 이상 혹은 뇌출혈을 생각할 수 있다.

근육 검사나 신체장애 검사는 *Disabled Village Children*(마을에 사는 장애 어린이들)의 4장을 참고한다.

근육이 뻣뻣하거나 움직이기 어려울 때

- 턱이 뻣뻣하고 입을 벌리지 못하면 파상풍(255쪽)이거나, 치아와 잇몸(309쪽), 목에 심한 감염이 있다고 볼 수 있다. 하품을 했을 때나 턱을 얻어 맞은 뒤에 이렇게 되었다면 턱이 빠진 것이다.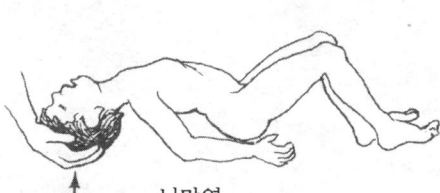

- 아이가 몹시 아프면서 목이나 등이 뻣뻣하게 뒤로 넘어가면 뇌막염일 수 있다. 머리를 앞으로 숙이거나 무릎 사이에 넣을 수 없으면 뇌막염이 거의 확실하다 (258쪽).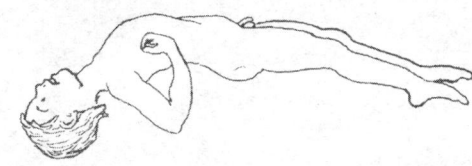

  뇌막염

- 근육이 항상 뻣뻣하고, 이상하게 흔들거리면 경직(402쪽)일 수 있다.

- 무의식 환자의 근육이 갑자기 이상하게 흔들거리면 발작일 수 있다(249쪽). 발작이 자주 있으면 간질이라 볼 수 있다. 아플 때 경련을 하면 열이 높거나(142쪽), 탈수(221쪽), 파상풍(255쪽), 뇌막염(258쪽)일 수 있다.

파상풍이 의심될 때 하는 근육 반사작용 검사는 256쪽에 있다.

손, 발, 몸의 일부에 감각의 유무를 알기 위해서

환자의 눈을 가리고 피부의 여기저기를 만지거나 핀으로 살짝 찔러 환자가 느끼면 "예!"라고 대답하게 한다.

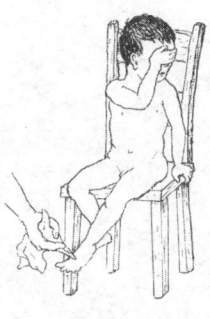

- 피부의 여러 곳에 둥그스런 점이 있고, 그 주위나 안에 감각이 없으면 나병(265쪽)일 가능성이 많다.
- 두 손이나 발에 감각이 없으면 당뇨병(196쪽)이나 나병일 수 있다.
- 몸 한쪽만 감각이 없으면 등에 문제가 있거나 다쳤다고(245쪽) 볼 수 있다.

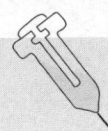 Where There Is No Doctor

4장

환자를 돌보는 법

아프면 몸이 약해진다. 따라서 힘을 다시 얻고 빨리 낫게 하기 위해서는 특별히 돌보아야 한다.

 환자를 잘 돌보아 주는 것이 가장 좋은 치료일 때가 많다.

약이 필요할 경우는 적다. 그러나 환자를 잘 돌보는 것은 항상 중요하다. 아래에 잘 돌보는 기본 원칙을 참고하여 환자를 돌보도록 한다.

아픈 사람을 편안하게 해 준다

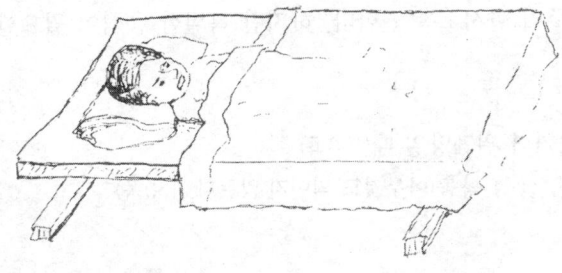

환자는 깨끗한 공기와 햇볕이 잘 드는 조용하고 편안한 곳에서 쉬어야 한다. 너무 덥

거나 추운 곳은 피하고 공기가 차거나 환자가 춥다고 하면 이불이나 담요를 덮어 준다. 날씨가 덥거나 열이 있으면 아무것도 덮지 않는 것이 좋다(141쪽).

물을 많이 준다

거의 모든 병, 특히 설사에는 물을 많이 마셔야 한다(주스, 국물 등).

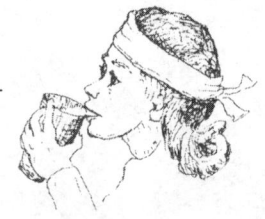

깨끗이 한다

환자가 깨끗한 것은 중요하다. 매일 목욕을 시키고, 너무 아프면 따뜻한 물수건으로 닦아 준다. 옷과 담요, 이불을 깨끗이 하고 물이나 음식 부스러기가 이불에 떨어지지 않도록 한다.

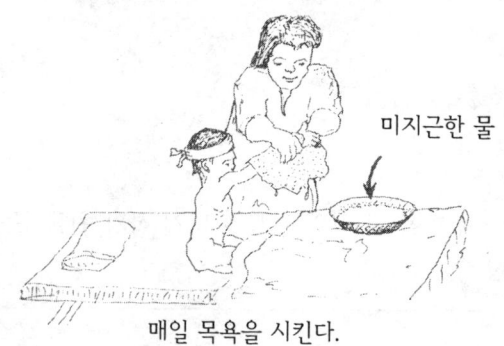

미지근한 물

매일 목욕을 시킨다.

좋은 음식을 준다

환자가 음식을 먹고 싶어하면 주도록 한다. 거의 대부분의 병은 특별한 음식이 필요 없다. 환자는 물과 영양 있는 음식을 많이 먹어야 한다(11장). 힘이 없는 환자라면 영양가 있는 음식을 될 수 있는 한 많이 자주 먹게 한다. 또 잘 먹지 못한다면 음식을 갈아서 국이나 주스로 마시게 한다.

힘을 내게 하는 음식, 즉 쌀, 밀, 보리, 콩, 감자, 카사바 등의 곡식은 특히 중요하다. 설탕이나 식물성 기름을 약간 섞으면 힘을 더욱 내게 한다. 환자가 먹으려 하지 않을 때는 단물을 충분히 주어 마시도록 권한다. 하지만 특별한 음식이 필요한 병이 있다. 예를 들면 다음과 같다.

- 속이 많이 쓰리거나 위궤양일 때(196쪽)
- 맹장염, 장폐색, 급성 복통(아무것도 먹이지 않는다, 159쪽)
- 당뇨병(196쪽)
- 심장병(407쪽)
- 쓸개병(담낭병, 411쪽)

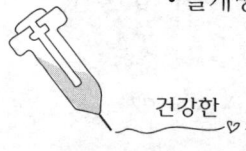

1. 중환자를 돌보는 법

물(수분)

몹시 아픈 사람이 물을 많이 마시는 것은 너무나 중요하다. 조금밖에 못 마시면 조금씩 자주, 한 모금씩만 마실 수 있으면 5~10분 간격으로 한 모금씩 마시게 한다. 또 하루 동안 마신 물의 양을 적어 두는데, 어른은 매일 2리터(1되) 이상 마시고 하루에 3~4번씩 소변을 봐야 한다. 소변은 볼 때마다 한 컵(60cc) 정도는 되야 한다.

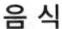

환자가 물을 별로 마시지 않거나 소변량이 적거나 탈수증상(223쪽)이 있으면 물을 더 마시게 한다. 또 영양이 많은 죽에 소금을 약간 타서 먹이도록 한다. 죽도 먹지 못하면 활수(223쪽)를 준다. 환자가 활수도 마시지 못하고 탈수가 심해지면 건강 섬기미는 혈관 정맥주사로 물을 주어야 한다. 환자가 조금씩이라도 물을 자주 마시면 정맥주사는 거의 필요 없다.

음식

환자가 너무 아파서 보통 음식을 먹지 못하면 죽이나 국, 우유, 주스 등 영양이 있는 물을 준다(11장). 흰 쌀죽, 보리죽, 옥수수죽도 좋지만, 단백질이 함유된 죽을 주면 더 좋다. 달걀, 콩, 생선, 닭 혹은 잘게 썬 쇠고기 국을 끓여 준다. 한꺼번에 먹지 못하면 조금씩 자주 주도록 한다.

개인위생과 깨끗이 하기

개인위생과 깨끗이 하기는 환자에게 매우 중요하다. 따뜻한 물로 몸을 매일 닦아 주도록 한다. 또 이부자리를 자주 갈아 주고 젖으면 새것으로 바꾸어 준다. 환자의 수건이나 이불에 피나 오물이 묻었으면 다른 데 묻지 않도록 조심하도록 한다. 바이러스나 세균을 죽이기 위해서는 따뜻한 비눗물에 염소 표백제를 넣어 씻어야 한다.

자주 돌아눕혀 주기

스스로 자주 돌아눕지 못하면 도와준다. 하루에도 여러 번 돌아눕게 해 욕창이 생기지 않게 해야 한다(289쪽). 오래 아픈 어린이는 엄마가 자주 안아 주어야 한다.

몸의 위치를 자주 바꾸면 폐렴을 예방할 수 있다. 매우 약하거나 아픈 사람, 오랫동안 자리에 누워 있는 사람은 폐렴에 걸릴 위험성이 있다. 열이 나고, 기침을 하며, 숨이 얕고 빠르면 폐렴을 의심할 수 있다(242쪽).

환자의 상태 변화를 관찰

환자의 상태가 좋아지는지 나빠지는지 자세히 관찰해야 한다. 하루 4번씩 체온, 맥박, 호흡의 수를 재고 적어 둔다.

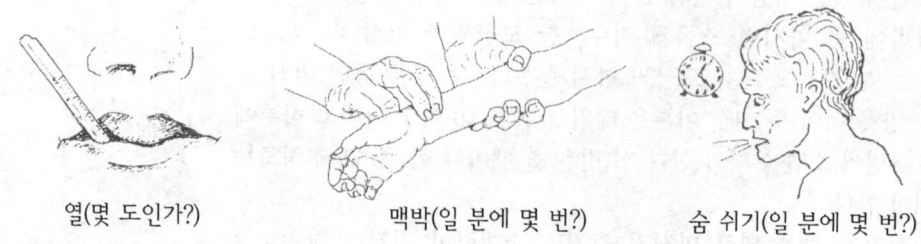

열(몇 도인가?)   맥박(일 분에 몇 번?)   숨 쉬기(일 분에 몇 번?)

하루에 물(혹은 여러 종류의 수분)은 얼마나 마셨는지, 소변은 몇 번, 어느 정도 보았는지, 대변은 보았는지 적어 두고, 이 내용을 건강 섬기미나 간호사, 의사에게 보여 준다. 환자의 상태를 잘 관찰하여 병의 경증을 판단하는 것은 매우 중요하다. 위험 증상은 다음과 같다. 이런 증상이 하나라도 있으면 바로 의료인의 도움을 받아야 한다.

2. 위험 증상

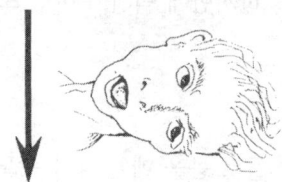

아래와 같은 증상이 하나라도 있으면 집에서 치료하기에는 위험하므로 의료인의 도움을 받아야 한다. 생명이 위험할 수 있으니 빨리 의료인의 도움을 받도록 하고, 의료인이 오기 전에는 아래의 내용대로 조치한다.

1. 피가 많이 날 때(몸의 어느 부분이든) – 149, 346, 362쪽
2. 기침할 때 피가 나옴 – 251쪽
3. 손톱이 갑자기 파랗게 변할 때 – 86쪽
4. 숨 쉬기가 어려울 때 : 안정을 해도 소용없을 때 – 234, 407쪽
5. 환자가 깨어나지 않을 때(혼수상태) – 144쪽
6. 너무 쇠약하여 서지 못하고 쓰러질 때 – 407쪽
7. 소변을 하루 종일 보지 못할 때 – 314쪽
8. 하루 종일 아무것도 마시지 못할 때 – 223쪽
9. 심하게 토하거나 하루 종일 설사를 할 때(어린이는 몇 시간 이상) – 223쪽
10. 대변이 까맣거나 토할 때, 피가 대변에 섞여 나올 때 – 196쪽
11. 대변도 설사도 없이 배가 몹시 아프며 토할 때 – 159쪽

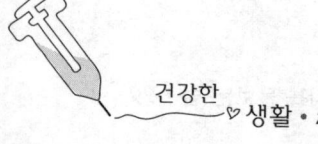

12. 3일 이상 계속 아플 때 - 85~95쪽
13. 목이 뻣뻣하고 등이 아플 때(턱이 뻣뻣해지기도 함) - 255, 258쪽
14. 열이 있거나 중병을 앓는 환자가 경련을 일으킬 때 - 142, 258쪽
15. 고열(39도 이상)이 떨어지지 않고 4~5일 계속될 때 - 141쪽
16. 몸무게가 오랫동안 계속 줄어들 때 - 75, 440쪽
17. 소변에 피가 섞여 나올 때 - 215, 315쪽
18. 헐은 데(궤양)가 계속 커지면서 치료를 해도 낫지 않을 때 - 265, 270, 286쪽
19. 혹이 점점 커질 때(몸의 어느 부분이든지) - 271, 362쪽
20. 임신이나 분만 중에
    - 임신 중에 피를 흘릴 때 - 331, 363쪽
    - 임신 마지막 달에 얼굴이 붓고 잘 안 보일 때 - 331쪽
    - 양수가 터지고 진통이 시작된 후에도 분만이 계속 늦어질 때 - 349쪽
    - 피를 많이 흘릴 때 - 346쪽

3. 의료인의 도움을 언제, 어떻게 청해야 하는가?

위험 증상이 보이는 즉시 도움을 청한다. 병원에 갈 수 없을 정도로 심할 때까지 기다리는 것은 위험하다. 상처 입은 사람을 병원으로 옮기는 과정이 위험하면 의료인이나 건강 섬기미를 부르도록 한다.

그러나 특수 치료나 수술을 해야 할 급한 환자(맹장염 등)는 건강 섬기미를 기다리지 말고 바로 병원으로 보내야 한다. 들것에 실어 옮길 때는 환자를 편안하게 눕히고 떨어지지 않도록 조심한다. 뼈가 부러졌으면 환자를 옮기기 전에 부목을 댄다(165쪽). 만약 햇볕이 따갑다면 홑이불을 덮어서 햇볕을 막고 공기는 통하게 한다.

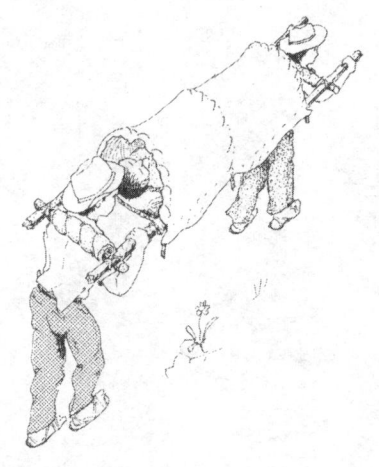

4. 의료인이나 건강 섬기미에게 알릴 것들

건강 섬기미나 의사가 환자를 잘 치료하고 약을 주려면 환자를 보아야 한다. 따라서 환자를 데려갈 수 없으면 의료인을 부르고, 이것이 불가능하면 환자의 상태를 잘 아는 사람을 보내도록 한다. 어린아이나 환자의 상태를 잘 모르는 사람은 보내지 말아야 한다.

의료인을 부를 때는 환자를 잘 진찰한 후 몸과 병의 상태를 아주 자세히 써서 보낸다(3장). 환자기록에 대한 것은 다음 쪽에 있으며, 환자 기록부는 이 책 마지막에 있다. 이 기록부를 한 장 떼어서 최대한 자세하고 완전하게 써서 보고한다.

 의료인의 도움을 받으려고 사람을 보낼 때는 환자 기록부를 완성하여 함께 보낸다.

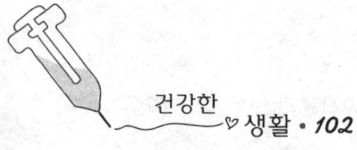

환자 기록부

의료인의 도움을 받으러 사람을 보낼 때 사용한다.

환자의 이름 : _____ 나이 : _____
남자 _____ 여자 _____ 주소 _____
지금 가장 아프고 문제가 되는 것 _____
_____
_____
_____
언제 시작되었나? _____
어떻게 시작되었나? _____
이런 적이 전에도 있었나? _____ 있다면 언제였나? _____
열이 있는가? _____ 얼마인가? _____ 언제부터 얼마나 오랫동안? _____
통증은? _____ 어디가? _____ 어떻게? _____
정상일 때와 어떻게 다른가?
피부 : _____ 귀 : _____
눈 : _____ 입, 목 : _____
생식기 : _____
소변 : 많은가 적은가? _____ 색깔은? _____ 소변볼 때 불편한가? _____
어떻게? _____ 하루에 몇 번 보았나? _____ 밤에는? _____
대변 : 색깔은? _____ 피나 점액이 섞였나? _____ 설사는? _____
하루 몇 번 보았나? _____ 배가 아픈가? _____ 탈수가 있나? _____
약간인가 심한가? _____ 기생충이 있나? _____ 어떤 종류인가? _____
호흡 : 일 분에 몇 번? _____ 깊은, 얕은, 정상 호흡? _____
숨 쉬기가 어려운가?(어떻게) _____ 기침(어떻게) _____
찌익직 소리가 나나? _____ 점액은? _____ 피도 나오나? _____
100쪽에 있는 위험 증세가 있는가? 어떤?(자세히) _____
_____
기타 증세 : _____
환자가 약을 먹고 있나? _____ 무슨 약인가? _____
약을 먹을 때 두드러기나 가려움 등 알레르기 반응이 있었나?
_____ 있었다면 무엇인가? _____
환자의 상태는 위독하지 않다 : _____ 위독하다 : _____
매우 위독하다 : _____

4장 환자를 돌보는 법 · 103

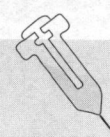

Where There Is No Doctor

5장

약을 안 써도 되는 치료

대부분의 병은 약이 필요 없다. 우리 몸은 스스로 방어력이 있어서 병과 싸우고 저항하기 때문인데, 이런 자연적인 방어는 약보다 건강을 위해서 훨씬 중요하다.

 감기뿐 아니라 대부분의 병은 약을 안 써도 낫는다.

몸이 병을 이기도록 하기 위해 필요한 것이라곤 아래의 것들뿐이다.

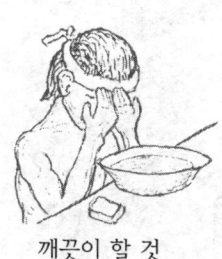
깨끗이 할 것

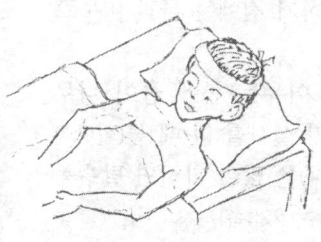
잘 쉴 것

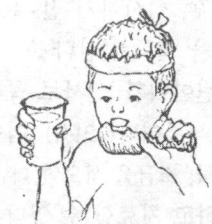
잘 먹을 것

중병일 때는 약이 필요하겠지만 병을 이기는 것은 우리 몸이다. 약은 도울 뿐이며 깨끗함, 휴식, 영양이 많은 음식과 물을 많이 마시는 것이 더 중요하다. 건강 돌보기의 많은 기술이 약을 의존하는 것이 아니다. 의존해서도 안 된다. 현대 의약이 없는 곳에서도 아래의 것을 알고 지키면 대부분의 흔한 병을 예방하고 치료할 수 있다.

많은 병이 약 없이 예방되고 치료된다.

물을 어떻게 잘 쓰는지 알면 현재 쓰는 모든 약보다 더 많이 병을 예방하고 치료할 수 있다. 잘못 쓰는 약은 문제를 더 일으킨다.

1. 물로 치료하는 법

대부분의 사람들이 약 없이는 살 수 있다. 그러나 물 없이는 살 수 없다. 사실 우리 몸의 반 이상(57%)이 물이다. 사람들이 물만 잘 쓰면 병과 죽음(특히 어린이들)을 반으로 줄일 수 있다. 한 예로 물을 정확히 잘 쓰는 것이 설사의 예방과 치료의 기본이다. 많은 곳에서 설사는 어린이들의 병과 사망의 주원인인데, 오염된 물이 설사의 가장 흔한 원인이다.

설사나 여러 종류의 많은 병을 예방하려면 마시는 물이 안전한지 확인하는 것이 가장 중요하다. 울타리나 벽을 우물이나 샘 주위에 쌓아서 오물과 동물이 들어가지 못하게 하고, 시멘트나 돌로 배수로를 만들어서 비나 고인 물이 잘 흘러 나가게 한다.

오염된 곳에서 설사를 예방하려면 마시는 물은 끓이거나 걸러야 한다. 이것은 아기들에게 매우 중요하다. 아기의 그릇이나 우유병은 꼭 삶아야 하고, 우유병을 삶기가 힘들면 컵이나 숟가락이 안전하다. 배변 후, 식사하기 전, 요리하기 전에는 물과 비누로 꼭 손을 씻도록 한다.

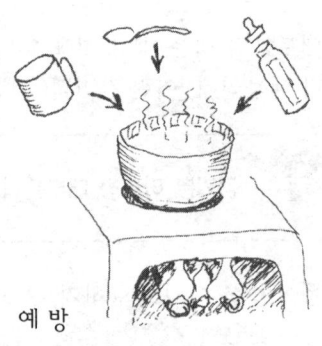
예 방

어린아이가 설사로 죽는 이유는 몸에 물이 너무 없기 때문이다(221쪽). 아이가 설사를 할 때 물(설탕이나 곡물, 소금을 섞으면 더 좋다)을 많이 마시면 탈수를 예방하고 치료할 수 있다(활수, 223쪽).

설사하는 아이에게는 물을 많이 마시게 하는 것이 어떤 약보다도 낫다. 사실 물을 많이 주면 약이 필요없다. 다음은 물을 잘 쓰는 것이 약보다 더 중요한 병들이다.

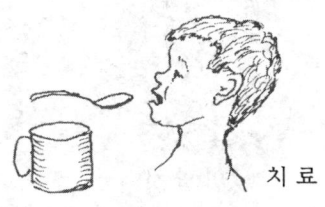
치 료

2. 물을 잘 쓰는 것이 약보다 나은 경우

예방

예방을 위해	물의 이용	참고쪽
1. 설사, 기생충, 장염	마실 물을 끓이거나 거르기, 손 씻기 등	204
2. 피부감염		
3. 상처가 곪는 곳, 파상풍	목욕을 자주 하기	203
	깨끗한 물과 비누로 상처를 잘 씻기	151, 156

치료

치료를 위해	물의 이용	참고쪽
1. 설사, 탈수	물을 많이 마실 것	223
2. 열이 나는 병	물을 많이 마실 것	142
3. 고열	옷을 벗고 찬물에 몸을 담근다.	142
4. 가벼운 요도염(여자)	물을 많이 마실 것	315
5. 감기, 천식, 기관지염, 폐렴, 백일해	물을 많이 마시고 뜨거운 증기 속에서 숨을 쉰다(점액을 묽게 하기 위해서).	239
6. 피부나 머리의 종기, 부스럼, 백선, 유아 지방관 여드름	깨끗한 물과 비누로 문질러 씻는다.	279, 280, 285, 289
7. 감염된 상처, 농양, 종기	뜨거운 물에 담그거나 더운 물 찜질을 한다.	155, 278
8. 근육이나 관절이 뻣뻣하거나 쑤실 때	뜨거운 물 찜질을 한다.	167, 244, 245
9. 발목을 삐었을 때	첫날은 찬물에 담그고, 다음 날부터 뜨거운 물에 담근다.	167
10. 피부가 가렵고 따끔거리거나 자극으로 진물이 나올 때	찬물 찜질을 한다.	269, 270
11. 약간 화상을 입었을 때	찬물에 즉시 담근다.	162

12. 목이 아프거나 편도선이 부었을 때	따뜻한 소금물로 이를 닦는다.	
13. 눈에 산, 양잿물, 오물 등 자극적인 것이 들어갔을 때	바로 찬물로 눈을 씻고 30분 동안 계속 물을 붓는다.	295
14. 코가 막혔을 때	소금물을 코로 들이킨다.	235
15. 변비, 딱딱한 변	물을 많이 마신다(관장은 완하제보다는 안전하지만 남용하지 말아야 한다).	67, 193
16. 얼거나 뜨거워서 생긴 물집	생기려고 할 때 물집 위에 얼음을 1시간 정도 얹어 둔다.	

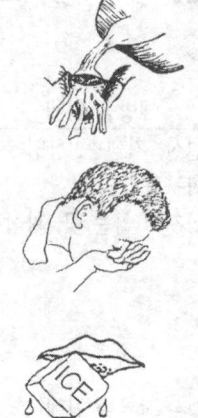

위의 모든 경우(폐렴만 제외하고)에 물만 잘 쓰면 거의 약이 필요 없다. 여러분은 약 없이 치료할 수 있다는 것을 많이 발견할 수 있을 것이다. 약은 꼭 필요할 때만 쓰도록 한다.

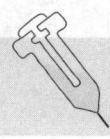

Where There Is No Doctor

6장

약물의 바른 사용과 잘못된 사용

약국이나 마을 가게에서 파는 약들 중에는 아주 효과 있는 것들이 있으나 많은 것들이 효과가 없다. 현재 60,000종류의 약이 세계적으로 팔리고 있으나, 세계보건기구(WHO)는 실제로는 200종류 정도만 필요하다고 한다. 또 좋은 약을 잘못 써서 득보다 해로울 때가 많다. 약을 효과적으로 쓰려면 정확한 사용법을 알아야 한다.

많은 의사들과 건강요원들이 필요 없이 약을 많이 쓴다. 그 결과로 다른 병이 생기고 심할 때는 사망에 이르기도 한다.

 무슨 약이든지 위험성이 조금은 있다.

약마다 위험성이 다르지만 어떤 약은 매우 위험하다. 불행하게도 사람들은 조금 아픈 환자에게 매우 위험한 약을 자주 쓴다. 감기에 걸린 아이에게 클로람페니콜과 같은 위험한 약을 어머니가 주었다가 아이가 죽은 것을 보았다. 조금 아플 때 절대로 위험한 약을 쓰지 않도록 주의한다.

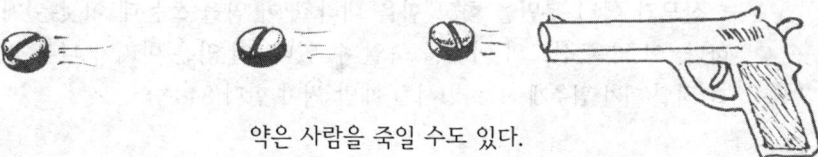

약은 사람을 죽일 수도 있다.

1. 약 사용의 원칙

1. 꼭 필요할 때만 쓴다.
2. 약을 쓰기 전에 바른 사용법과 주의할 것을 알아 둔다(부록 1).
3. 약의 분량을 꼭 지킨다.
4. 약이 효과가 없거나 문제가 생기면 중단한다.
5. 잘 모르면 건강 섬기미의 도움을 받도록 한다.

참 고
건강요원이나 의사들은 필요 없는 약을 환자들에게 줄 때가 많다. 주민들은 대부분 약을 받으러 오므로 받지 않으면 만족하지 않는 것을 의사나 건강요원이 알고 있기 때문이다. 당신이 꼭 필요한 약만 쓰고 싶으면 의사나 건강요원에게 말하도록 한다. 이것은 돈을 절약할 뿐 아니라 건강에도 훨씬 좋다.

 꼭 필요하고 사용법을 정확히 아는 약만 쓴다.

2. 약을 잘못 써서 흔히 매우 위험해지는 경우

다음은 위험하게 흔히 쓰는 약품 목록이다. 이런 약들을 잘못 써서 많은 사람들이 해마다 죽어 가므로 조심해야 한다.

클로람페니콜(클로로마이세틴, 427쪽)
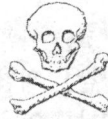 설사를 조금 하거나 약간 아플 때에 이 약을 흔히 쓰는데 매우 위험하다. 장티푸스와 같이 중병일 때만 쓰고(262쪽) 갓난이에게는 절대로 쓰면 안 된다.

옥시토신(피토신), 피뉴이트린, 에르고노빈(에르고트레이트, 431쪽)
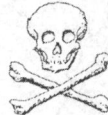 산모가 빨리 분만을 하고 힘을 내라고 이 약을 쓰는데 이것은 매우 위험하다. 이 약은 산모와 아기를 죽일 수 있다. 이 약은 아기가 나온 후에 산모를 지혈(피가 멈추게 하는 것)시킬 때만 써야 한다(348쪽).

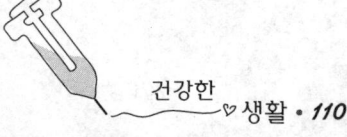

주사약

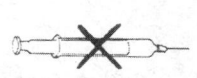

주사가 먹는 약보다 효과가 더 좋다고 생각하는데 사실은 그렇지 않다. 대부분의 경우 먹는 약은 주사와 효과가 같거나 더 좋다. 그뿐 아니라 주사는 먹는 약보다 훨씬 위험하다. 소아마비가 약간 있을 때 (감기 증세만 있을 때) 아이에게 주사를 주면 마비될 수 있다(140쪽). 그러므로 주사는 최대로 제한해야 한다(9장).

페니실린(426쪽)

페니실린은 몇 가지 감염에만 효과가 있다. 삐고 멍들고 아프고 열이 날 때 이 약을 쓰는 것은 잘못이다. 멍이 많이 들어도 피부가 다치지 않았거나 염증이 없어 보이면 페니실린이나 다른 항생제를 쓸 필요가 없다. 감기에는 어떤 항생제(페니실린 포함)도 도움이 되지 않는다(234쪽).

페니실린은 어떤 체질에는 매우 위험한 약이다. 그러므로 쓰기 전에 약의 위험사항 (135, 426쪽)을 반드시 알아야 한다.

카나마이신과 겐타마이신(가라마이신, 427쪽)

수백만의 아기들이 이 항생제를 남용하여 귀머거리가 되었다. 생명이 위험할 때만 이 약을 주어야 한다. 갓난이의 감염에는 암피실린이 더 효과가 있고 덜 위험하다.

하이드록시퀴놀린이 들어 있는 지사제(상품명이 많다, 428쪽)

과거에는 클리오퀴놀이 설사에 많이 사용되었다. 지금은 이 약의 사용을 많은 나라에서 금지했으나 아직도 쓰는 나라가 있다. 이 약은 영구적인 마비와 장님이 되게 하며 죽게도 한다. 설사 치료는 13장을 참고하도록 한다.

코르티손과 코르티코-스테로이드(상품명이 많다)

이 항염증 약은 천식, 관절염, 심한 알레르기에 쓰지만, 병이 심하지 않는데도 많은 나라에서 효과가 빠르므로 자주 이 약을 쓴다. 이것은 매우 큰 문제이다. 이것은 짧은 기간에 많이 쓰면 위험한 스테로이드성 부작용이 일어난다. 몸의 면역성이 약해져서 쉽게 병에 감염된다. 또 자주 쓰면 결핵이나 위궤양이 더 나빠지고, 뼈도 약해져서 쉽게 부러진다.

동화성 스테로이드(상품명이 많다)

동화성 스테로이드는 남성 호르몬인데 어린이들의 키와 몸무게를 늘이는 보약으로 잘못 쓰고 있다. 처음에는 빨리 자라는 듯하지만 성장은 곧 멈추고 약을 먹지 않은 것보다 더 작게 된다. 또 위험한 부작용을 일으켜서 여자 어린이들이 먹으면 남자처럼 얼굴에 수염이 나고 때로 약을 중지해도 없어지지 않는다. 키를 크게 하는 보약은 어린이들에게 해롭다. 키를 크게 하는 데 쓰는 돈으로 음식을 먹는 게 낫다.

관절염약

이 약들은 관절이 아플 때 쓰이는데 치명적인 혈액병(무과립 백혈구증)을 일으킬 수 있다. 이 약은 위, 간, 콩팥에 해를 줄 수 있으므로 쓰면 안 된다. 관절염에는 아스피린(430쪽), 이부프로펜(430쪽)이 훨씬 안전하고 값도 싸다. 진통을 위해서나 열을 내리려면 아세트아미노펜(430쪽)을 쓰도록 한다.

비타민 B12, 간 엑기스, 철분 주사(432쪽)

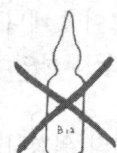

비타민 B12와 간 엑기스는 가끔 있는 몇 가지 병 외에는 빈혈이나 약한 사람에게 효과가 없다. 주사로 주면 위험성도 있다. 따라서 의사가 피 검사를 한 후 필요할 때만 써야 한다. 인페론이나 그와 같은 철분 주사도 피한다. 빈혈에는 철분 알약이 안전하고 효과도 좋다(191쪽).

다른 비타민들(432쪽)

비타민 주사는 맞지 않는 것이 좋으며, 주사는 위험하고 비싸며 알약보다 효과도 없다. 불행히도 많은 사람들이 비타민이 든 시럽이나 약을 사려고 돈을 낭비한다. 그러나 대부분의 비타민 약에는 중요한 비타민은 부족하다(184쪽).

중요한 비타민이 들어 있는 비타민제보다 그 돈으로 영양가 있는 음식을 많이 사 먹는 것이 더 효과적이다. 예를 들면 달걀, 고기, 과일, 채소, 곡류 등 몸의 구성 식품과 보호 식품에는 비타민뿐 아니라 다른 영양소도 듬뿍 들어 있다(177쪽). 마르고 허약한 사람들에게 영양 있는 좋은 음식을 주는 것이 비타민이나 무기질이 든 약을 주는 것보다 훨씬 좋다.

> 음식을 잘 먹으면 비타민이 따로 필요 없다.

비타민 식품들

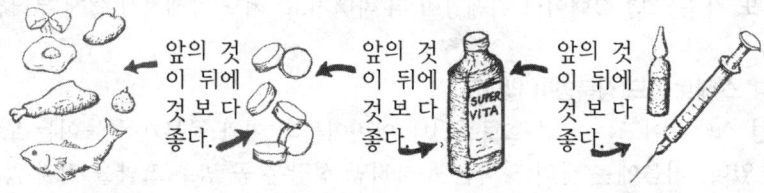

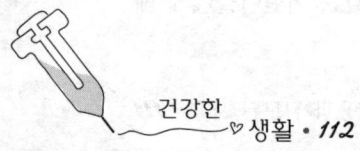

언제 비타민이 필요하며 어떤 식품에 비타민이 들어 있는지 알려면 11장, 특히 177, 184쪽을 참고한다.

약을 섞어 사용하기

몇 가지 약을 섞어서 한 가지 약을 만들 수 있다. 하지만 섞은 약은 효과도 낮고 값도 비싸며 해로울 때도 많다. 약을 섞어서 처방할 경우 꼭 필요한 약만 섞어 달라고 해야 한다. 섞어 놓은 약을 사느라고 돈을 낭비하지 말자. 다음은 섞어 쓰면 안 되는 약들이다.

- 기침과 가래를 없애는 약이 섞인 감기약(감기약은 섞였든 아니든 거의 소용이 없고 돈의 낭비다.)
- 설사약과 항생제를 함께 쓰는 것
- 위경련 예방약과 제산제를 함께 쓰는 것
- 두 가지 이상 섞은 진통제(아세트아미노펜 또는 카페인과 아스피린)

칼 슘

칼슘 정맥주사는 매우 위험하다. 주사를 매우 천천히 주지 않으면 금방 죽을 수 있다. 또한 엉덩이에다 칼슘 주사를 놓으면 심하게 감염되어 곪을 수 있다.

 의사의 처방 없이는 절대로 칼슘을 주사하지 말아야 한다.

참고!
옥수수 빵이나 라임이 든 음식을 많이 먹는 사람이 칼슘 주사나 약을 먹는 것은 어리석은 일이다. 잘 크고 힘이 세진다는 약을 아이들에게 주는 것도 마찬가지다. 라임을 먹으면 칼슘은 충분하다.

정맥주사

빈혈이나 허약한 사람들이 포도당 주사 1병을 맞으려고 마지막 남은 돈을 써 버린다. 포도당이 몸에 힘을 주고 피를 진하게 할 것이라고 생각하기 때문이다. 하지만 이것은 틀린 생각이다. 포도당은 순수 물에 소금이나 설탕을 약간 넣은 것이다. 포도당 1병이 주는 힘은 사탕 하나보다 못하고 피를 묽게 한다. 포도당은 빈혈에 효과가 전혀 없고 약한 사람을 강하게 할 수도 없다. 서투른 사람이 포도당 주사를 잘못 놓으면 피를 따라 온몸에 감염이 퍼져서 환자가 죽을 수도 있다. 포도당 주사는 입으로 아무것도 먹을 수 없는 사람이나 몸에서 물이 많이 빠진 사람에게만 쓴다(221쪽).

환자가 삼킬 수만 있다면 설탕(혹은 곡물)과 소금을 조금 탄 물(활수, 223쪽) 1리터를 주도록 한다. 이것은 포도당 주사와 똑같은 효과가 있고 더 안전하다. 음식을 씹어서 삼킬 수 있는 사람은 영양가 높은 음식이 포도당 주사보다 훨씬 더 좋다.

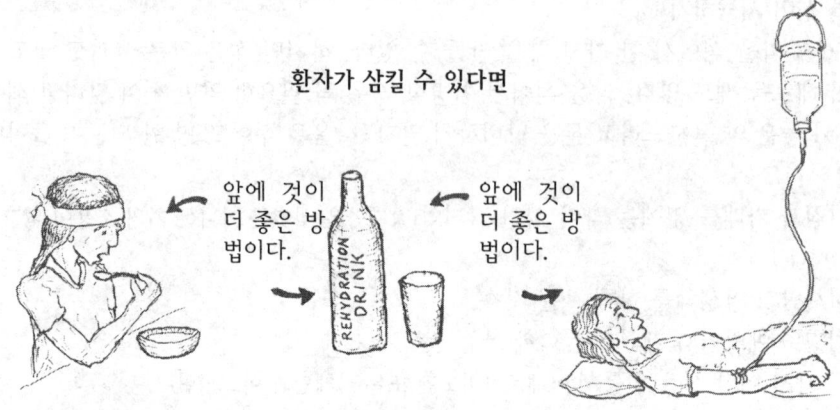

환자가 삼킬 수 있다면

앞에 것이 더 좋은 방법이다.

앞에 것이 더 좋은 방법이다.

3. 언제 약을 쓰면 안 되는가?

많은 사람들이 특수한 약을 먹는 동안은 피해야 할 음식이 있다고 생각한다. 이 때문에 꼭 먹어야 할 음식을 중단한다. 그러나 사실은 돼지고기, 매운 고추, 과바, 귤 등 음식과 함께 먹어서 해로운 약은 없다. 다만 기름기가 많은 음식이나 매운 것은 약과 상관없이 위와 장에 해롭다(196쪽). 술은 약과 나쁜 반응을 일으킬 수 있다(메트로니다졸, 428쪽). 아래와 같은 경우에는 의심할 것 없이 특수한 약을 쓰지 않아야 한다.

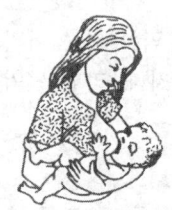

1. 임산부나 젖을 먹이는 어머니는 필요 없는 약은 절대로 쓰지 않는다(물론 위험하지 않은 비타민이나 철분이 든 알약은 먹을 수 있다).
2. 갓난이에게 약을 줄 때에는 특히 조심해야 한다. 약을 주기 전에 가능하면 의료인의 의견을 듣도록 하고, 약을 많이 주지 말아야 한다.

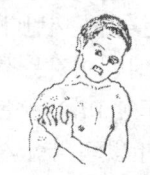

3. 페니실린, 암피실린, 설파제 등의 약을 먹은 후 두드러기나 가려움증 같은 알르레기 증상이 한 번이라도 있었으면 굉장히 위험하므로 일생 동안 다시는 그 약을 쓰지 않도록 한다(위험한 반응을 일으키는 주사약, 135쪽).

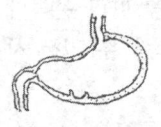

4. 위가 쓰리거나 궤양이 있는 사람은 아스피린이 든 약을 피한다. 대부분의 진통제와 모든 스테로이드(111쪽)는 궤양과 위산과다를 더 심하게 한다. 위를 자극하지 않는 진통제는 아세트

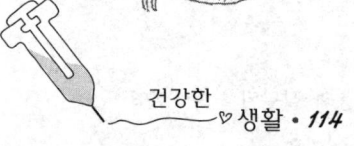

아미노펜(파라세타몰, 430쪽)이다.
5. 특수 질병의 환자들에게는 주지 않아야 할 해롭고 위험한 약이 있다. 예를 들면 간염 환자에게는 항생제 등 강한 약을 주지 말아야 하는데, 간이 상해 있으므로 약이 독이 되기 때문이다(191쪽).
6. 탈수나 신장염 환자들은 약을 먹을 때 특별히 조심해야 한다. 정상적으로 소변을 볼 때까지는 몸에 독이 되는 약을 2번 이상 주지 말도록 한다. 예를 들면 열이 높고 탈수가 있는(142쪽) 어린이에게는 소변을 보기 시작할 때까지는 2번 이상 아스피린을 주지 않는다. 또한 탈수가 있는 사람에게는 절대로 설파제를 주어선 안 된다.

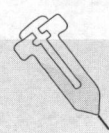

Where There Is No Doctor

7장

항생제는 무슨 약이며 어떻게 쓰는가?

잘 쓰면 항생제는 절대적으로 효과가 있는 중요한 약이다. 항생제는 세균이 일으킨 감염이나 병을 치료한다. 흔히 쓰는 항생제는 페니실린, 테트라사이클린, 스트렙토마이신, 클로람페니콜 등이다. 이 책에서는 설파제나 설포나마이드도 항생제에 넣었다.

감염의 종류에 따라 병과 싸울 항생제의 종류도 다르다. 모든 항생제는 위험성이 약간 있는데 어떤 것은 심하다. 그러므로 항생제를 선택할 때는 특별이 조심을 해야 한다. 항생제는 여러 종류가 있는데 같은 성분인데도 상품명이 많아서 혼돈되기가 매우 쉽다. 주요 항생제들은 크게 몇 가지로 아래와 같이 나눌 수 있다.

항생제 그룹(약명)	상품명	당신 지역에서의 상품명	참고쪽
페니실린	펜-비-케이		426
암피실린	펜부리틴		426
테트라사이클린	테라마이신		427
설파(설포나마이드)	간트리신		427
코-트리목사졸	바시트림		427
스트렙토마이신 등	엠비스트린		427
클로람페니콜	클로로마이세틴		427
에리스로마이신	에리스로신		426
세팔로스포린	케플렉스		427

117

주의!
암피실린은 페니실린의 일종인데, 페니실린보다 더 많은 종류의 세균을 죽일 수 있다.

항생제의 약명을 모를 때는 약통이나 병에 있는 잔글씨의 설명서를 읽으면 된다. 예를 들면 파락신 '에스'라는 항생제의 약명을 알려면 설명서를 본다. '클로람페니콜'이라고 쓰여 있을 것이다.

부록 1(427쪽)에서 클로람페니콜을 찾아본다. 클로람페니콜은 장티푸스 같은 심한 병에만 써야 하고 갓난이에게 쓰면 매우 위험함을 알게 될 것이다. 이 항생제가 어느 약군에 속하며, 어떤 병을 치료하는지 또 쓰기 전 주의사항은 어떤 것인지 확인하기 전에는 절대로 항생제를 쓰지 말아야 한다.

이 책에서 추천하는 항생제에 대한 사용법, 용량, 위험성, 사용 전 주의사항은 부록 1에 있다. 부록 1 첫 부분의 차례에서 약명을 찾아본다.

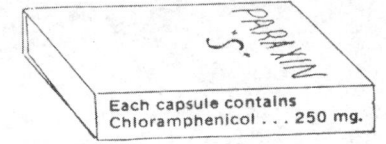

항생제 사용의 원칙

1. 어떻게 쓰는지, 어떤 감염에 쓰는지 정확히 알기 전에는 절대로 쓰지 않는다.
2. 감염의 종류에 따라 그에 해당되는 항생제만 사용한다(이 책에서 병을 찾아본다).
3. 사용 전에 주의사항과 조심해야 할 모든 것을 알아야 한다(부록 1).
4. 처방한 용량을 쓰고, 그 이상이나 이하를 쓰지 않는다. 용량은 병의 종류나 나이, 체중에 따라 다르다.
5. 절대로 항생제 주사를 사용하지 않는다. 먹는 약은 주사와 똑같이 효과가 있다. 항생제 주사는 절대적으로 필요할 때만 쓴다.
6. 항생제는 병이 완전히 치료될 때까지 쓰도록 한다. 따라서 열이나 감염이 없어진 후에도 이틀 정도 더 쓰도록 한다. 결핵이나 나병 같은 병은 환자의 병세가 좋아져도 몇 달이나 몇 년을 더 먹어야 한다. 병에 따라 각기 다른 치료법을 따르도록 한다.
7. 피부가 가렵거나 발진, 호흡곤란 등 심한 반응을 일으키면 약을 중단하고 다시는 쓰지 않는다(135쪽).
8. 항생제는 꼭 필요할 때만 쓰도록 한다. 항생제를 자주 쓰면 저항력이 생겨서 약의 효과가 없어진다.

특수한 항생제 사용의 원칙

1. 페니실린이나 암피실린을 주사하기 전에 항상 아드레날린(에피네피린) 주사약을 준비하여 알레르기 반응을 대비한다(135쪽).
2. 페니실린 알레르기가 있는 사람은 에리스로마이신이나 설파제를 쓴다(426, 427쪽).
3. 테트라사이클린, 엠피실린, 기타 광범위 항생제를 페니실린 등 협소 항생제를 대신

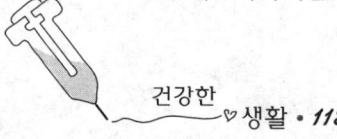

하여 쓰지 않는다(120쪽). 광범위 항생제는 협소 항생제보다 많은 병균을 죽인다.
4. 클로람페니콜은 장티푸스와 생명을 위협하는 몇 가지 병에만 써야 한다. 이 약은 매우 위험하다. 흔한 병이나 갓난이에게는 절대로 쓰지 않는다(백일해에만 쓴다, 396쪽).
5. 테트라사이클린과 클로람페니콜은 절대로 주사하지 않는다. 먹는 약이 더 안전하고 아프지도 않으며 효과는 같거나 더 좋을 수도 있다.
6. 테트라사이클린은 임산부나 8세 이하의 어린이에게는 주지 않는다. 이와 뼈에 해를 줄 수 있다(427쪽).
7. 스트렙토마이신이나 그런 성분이 들어 있는 약은 원칙적으로 결핵에만 쓴다. 이 약은 다른 항결핵 약과 함께 써야 한다(427쪽). 페니실린과 종합한 스트렙토마이신은 내장의 깊은 상처, 충수염 혹은 특수한 감염에 쓸 수 있다(암피실린이 없거나 너무 비쌀 때). 감기나 몸살, 일반 호흡기 감염에는 절대로 스트렙토마이신을 쓰지 않도록 한다.
8. 스트렙토마이신 계통의 모든 약(카나마이신, 겐타마이신을 포함)은 독성이 심하다. 약한 감염일 때 자주 쓰면 득보다는 해가 된다. 이 약은 감염이 심할 때만 쓴다.
9. 요구르트나 유산균 음료는 암피실린을 먹어서 죽은 장 내 균을 대치하여 자연적인 균형을 다시 회복시켜 준다(다음 쪽).

1. 항생제 약이 효과가 없어 보이면 어떻게 할까?

항생제는 대부분의 흔한 감염에서 하루 이틀 쓰면 효과가 나타나기 시작한다. 항생제의 효과가 나타나지 않으면 다음과 같은 가능성이 있다.

1. 다른 병이거나 틀린 약을 쓰고 있을 수 있다. 병을 확실히 진단하고 맞는 약을 쓴다.
2. 항생제의 용량이 맞지 않을 수도 있으니 확인한다.
3. 병균이 이 항생제에 저항력이 생긴 것이다(병균이 항생제에 영향을 받지 않는다).
4. 건강 섬기미의 지식이 부족하여 병을 치료하지 못할 수 있으니 의료인의 도움을 받는다. 병이 중해지거나 심해질 때까지 기다리지 않는다.

감기에 걸린 세 아이들

죽음의 원인이 무엇인가?	무엇이 죽였는가?	아이가 어떻게 건강을 찾았는가?
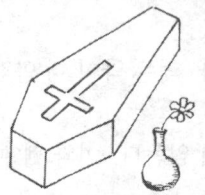	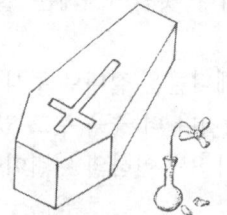	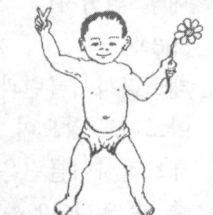
페니실린! (알레르기 쇼크, 135쪽)	클로람페니콜! (이 약의 위험성과 조심할 것은 427쪽 참고)	위험한 약을 쓰지 않았다. 과일즙과 영양 있는 음식을 많이 먹고 푹 쉬게 했다.

항생제는 감기에 좋지 않다.
항생제는 그 효과가 확실히 있는 감염에만 사용한다.

2. 항생제를 제한해야 하는 중요한 이유들

모든 약은 제한을 해야겠지만 특히 항생제를 제한해야 하는 이유는 아래와 같다.

1. 독성과 반응 : 항생제는 병균을 죽일 뿐 아니라 독성이나 알레르기 반응을 일으켜 몸에 해를 준다. 필요 없는 항생제를 써서 해마다 많은 사람들이 죽는다.
2. 몸의 자연스런 균형이 깨어진다. 몸속에 있는 세균이 다 해로운 것은 아니다. 어떤 세균은 신체를 정상적으로 움직이게 하기 위해 필요하다. 항생제는 몸에 해로운 병균뿐 아니라 몸에 좋은 균도 죽인다.
   항생제를 쓰는 어린이의 입 주위(아구창, 310쪽)나 피부(모닐리아증, 323쪽)에 곰팡이가 가끔 생기는 이유도 항생제가 곰팡이를 조절하는 세균을 죽였기 때문이다. 암피실린이나 광범위 항생제를 오래 쓰면 설사를 하는 것도 같은 이유이다. 항생제는 소화에 필요한 좋은 세균을 죽이므로 내장의 자연스런 균형을 깨뜨린다.
3. 치료에 대한 내성 : 항생제를 제한해야 하는 가장 중요한 이유는 결국 약의 효과가 없어지기 때문이다. 같은 항생제로 같은 병균을 여러 차례 공격하면 병균이 강해져서 죽지 않는다. 병균이 항생제에 내성이 생겼기 때문이다. 장티푸스 같은 위험한 병의 치료가 수년 전보다 어려워지는 이유도 이 약물 내성 때문이다.
   어떤 지역에서는 장티푸스 치료에 특효약인 클로람페니콜이 내성이 생겨서 효과가 없어졌다. 가벼운 감염, 다른 항생제가 더 잘 듣는 병, 항생제가 필요 없는 병에 클

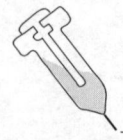

로람페니콜을 너무 자주 사용했기 때문이다.

세계적으로 중병들이 항생제에 내성을 일으키고 있다. 그 이유는 흔한 감염에 너무 많은 항생제를 썼기 때문이다. 앞으로 항생제가 생명을 구하려면 지금보다는 사용량을 훨씬 줄여야 한다. 이것은 어떻게 의사, 건강 섬기미, 주민들이 지혜롭게 항생제를 쓰는가에 달려 있다.

가벼운 감염에는 항생제가 거의 필요 없을 뿐 아니라 쓰면 안 된다. 흔한 피부감염은 물과 비누로 깨끗이 씻고 뜨거운 물에 찜질을 한 후 겐티안 바이올렛(428쪽)을 바르면 치료된다. 기관지염이 약간 있으면 물을 많이 마시고 영양가 있는 음식을 충분히 먹고 푹 쉬는게 좋다. 대부분의 설사에는 항생제가 필요 없을 뿐 아니라 쓰면 해로울 때가 있다. 가장 중요한 것은 물을 많이 마시는 것이다(225쪽). 아이가 먹을 수 있는 대로 음식을 충분히 먹이도록 한다.

 몸이 스스로 병균과 잘 싸우도록 항생제를 쓰지 말고, 꼭 필요할 때 쓰도록 아껴 둔다.

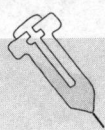

Where There Is No Doctor

8장

약의 용량 계산법과 주는 방법

표 시
=는 같다는 뜻이며, +는 더한다는 것이다.

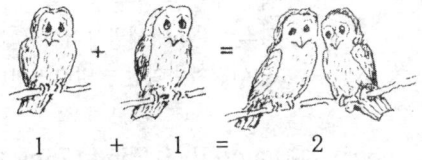

1   +   1   =   2

용량을 표시하는 법
1알 = 한 개 전부 =

1/2알 = 반 알 =

1.5알 = 한 알 + 반 알 =

1/4알 = 한 알의 사분의 일

1/8알 = 한 알의 팔분의 일(8등분하여 한 쪽만 먹는다.)

측 정
약은 보통 그램(g)이나 밀리그램(mg)으로 잰다.
1,000mg = 1g(1,000밀리그램은 1그램이다.)
1mg = 0.001g(1밀리그램은 0.001그램이다.)

예)

	어른용 아스피린 한 알에는 300밀리그램의 아스피린이 들어 있다.	.3g, 0.3g, 0.300g, 300mg	모두 다 300밀리그램 인데 각각 다르게 표시를 하고 있다.
	어린이용 아스피린 한 알에는 75밀리그램의 아스피린이 들어 있다.	.075g, 0.075g, 75.0mg, 75mg	모두 75밀리그램인데 각각 다르게 표시를 하고 있다.

참고!
약을 그레인(gr.)으로 표시하는 나라도 있다. 1그레인(gr.) = 65밀리그램이고, 5gr. 아스피린 알약은 300mg이다.

한 알의 약 안에 몇 그램이나 밀리그램의 약이 들어 있는지 알아야 할 때가 많다. 한 예로 어린이에게 어른용 아스피린을 주어야 할 때 몇 조각을 주어야 할까?

약병에 붙은 작은 글씨를 읽는다.
아스피린 : 아세틸살리실산 .3g
(아세틸살리실산 = 아스피린)

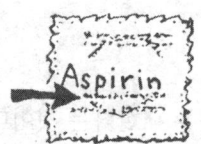

.3g = 300mg이고 0.75g = 75mg이므로 어른 아스피린은 어린이 아스피린의 4배가 된다.

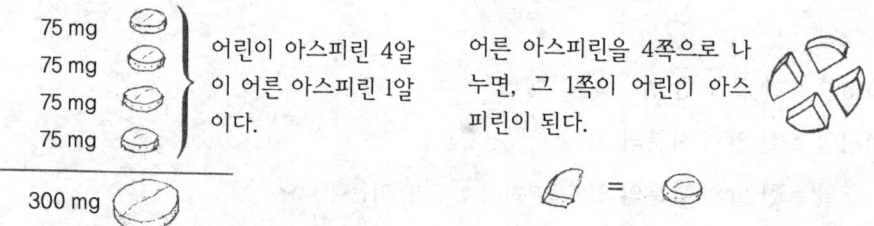

어린이 아스피린 대신 어른 아스피린의 1/4쪽을 어린이들에게 줄 수 있다. 이런 경우가 더 값이 싸다.

주의!
많은 약들이, 특히 항생제는 용량과 크기가 다르다. 한 예로 테트라사이클린 캡슐은 세 가지 크기로 나온다.

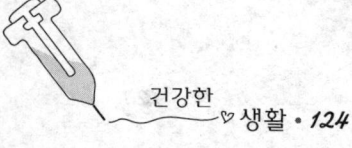

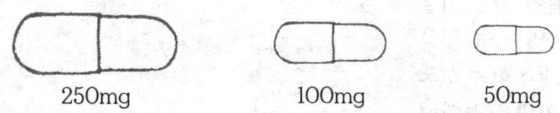

처방한 양의 약만큼만 주어야 한다. 그러기 위해서는 약의 양을 그램이나 밀리그램으로 아는 것이 중요하다.

예를 들면 처방에 테트라사이클린 1알 또는 250mg씩 하루에 4번 먹으라고 할 때 50mg짜리만 있으면 5알을 하루 4번씩 먹어야 한다(하루에 20알).

페니실린의 용량

페니실린은 단위(unit)로 용량을 표시한다(U. = unit, 1,600,000U. = 1g 또는 1,000mg). 대체로 페니실린 주사나 알약은 400,000U.로 나온다(400,000U. = 250mg).

1. 물약

시럽, 물약, 강장제, 기타 물약은 ㎖(밀리리터)로 표시한다(㎖ = milliliter, 1liter = 1,000㎖). 물약은 숟가락이나 찻숟가락으로 흔히 양을 정한다.

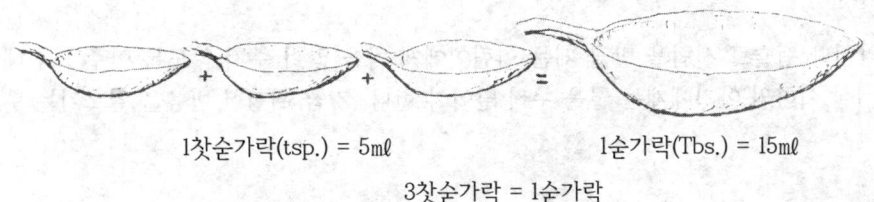

1찻숟가락(tsp.) = 5㎖　　　1숟가락(Tbs.) = 15㎖

3찻숟가락 = 1숟가락

약의 용량을 처방할 때 1tsp.는 5㎖를 말한다. 찻숟가락이 때로는 8㎖나 3㎖일 수도 있다. 약을 주기 위해 찻숟가락을 사용할 때는 꼭 5㎖짜리를 써야 한다.

찻숟가락으로 5㎖를 재는 법

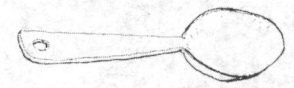

1. 5㎖짜리 찻숟가락을 구입한다.

2. 플라스틱 숟가락이 들어 있는 약을 산다. 이 숟가락은 약이 가득 찼을 때 5㎖가 되며, 반을 표시하는 선도 있다(2.5㎖). 이런 숟가락을 보관해 두었다가 다른 약을 잴 때도 쓴다.
3. 작은 숟가락에 주사기로 물을 5㎖ 붓고 표시를 해 둔다.

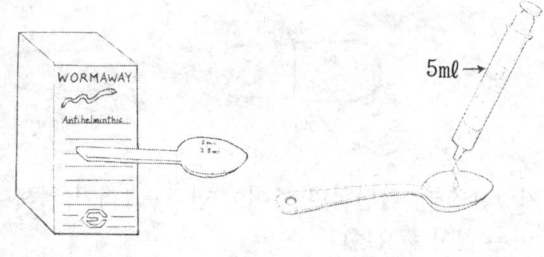

2. 어린이들에게 약을 주는 법

많은 약들이 알약이나 캡슐로 나오지만 어린이들을 위해서는 시럽이나 물약으로 나온다. 같은 약이라도 물약은 알약보다 비싸다. 물약을 아래와 같이 직접 만들면 값이 싸다.

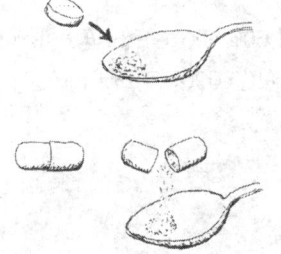 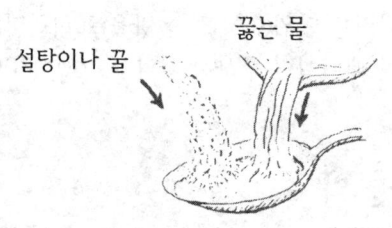

알약을 잘 갈거나 캡슐을 열어서 약가루를 끓여 식힌 물에 잘 섞는다.

설탕이나 꿀을 탄다. 그래도 약이 많이 쓰면 꿀이나 설탕을 많이 탄다(테트라사이크린이나 클로로퀸 같은 경우).

알약이나 캡슐로 시럽을 만들 때는 어린이에게 약을 많이 주지 않도록 아주 조심해야 하며, 1살 이하의 아기에게는 꿀을 주지 말아야 한다. 가끔 위험한 반응을 일으키는 수가 있다.

주의!
- 목이 막히지 않도록 아이가 누웠거나 머리를 뒤로 젖혔을 때는 약을 주지 않는다.
- 아이를 앉히고 머리를 들었는지 확인한다. 경련을 하거나 잠들었거나 의식이 없을 때는 절대로 입 안에 약을 넣어서는 안 된다.

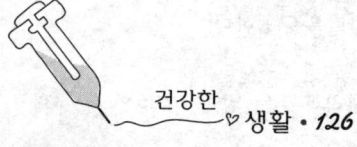

어른을 위한 용량만 표시되어 있을 때 아이들에게는 어떻게 주어야 하나?

대체로 어린이는 어른보다 약이 조금 필요하며, 필요 이상으로 주는 것은 위험하다. 어린이의 용량이 써 있으면 그대로 하고, 없으면 나이나 체중에 따라 계산해 다음과 같은 양으로 준다.

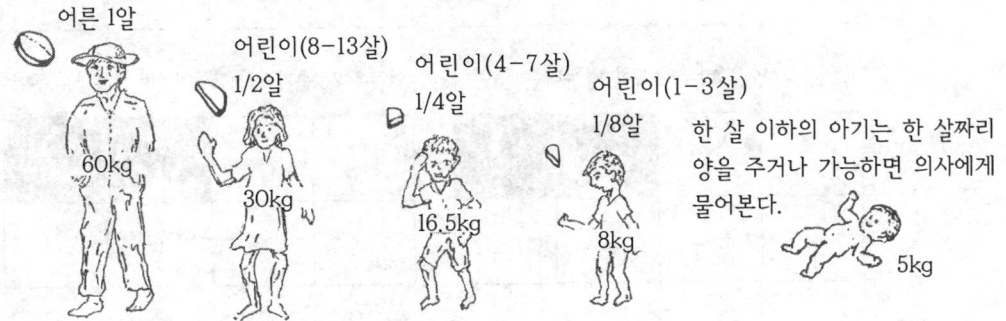

 1킬로그램(kg) = 2.2파운드(1b.)

3. 약 먹는 법

약은 제시간에 먹어야 한다. 어떤 약은 하루에 한 번씩 먹기도 하고, 또다른 약은 자주 먹어야 하기도 한다. 시계가 없어도 큰 문제는 없다. 처방에 8시간마다 먹으라고 하면 아침, 오후, 밤에 한 알씩 먹으면 된다. 또 6시간마다이면 아침, 점심, 저녁, 밤에 한 알씩 하루에 4번 먹고, 4시간마다이면 하루에 모두 6알을 비슷한 간격으로 먹으면 된다.

약을 줄 때는 항상 용량과 먹는 시간을 정확히 써 주도록 한다. 또 약을 가져가는 사람에게 알아야 할 것을 몇 번 말해 주고, 정확하게 아는지도 확인한다.

글을 모르는 사람에게 약을 언제 먹어야 하는지 가르치려면 이런 표시를 한다.
약의 양을 알 수 있도록 그리고 설명한다.

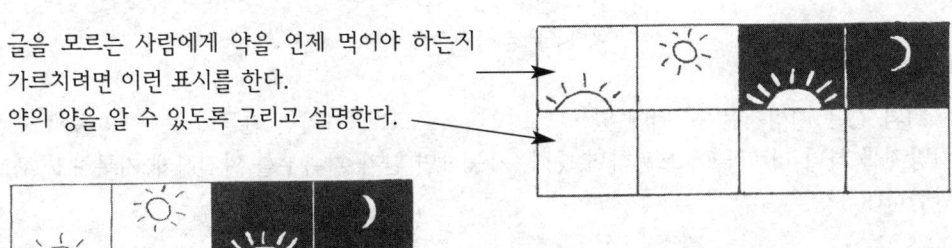

예를 들면 한 알을 하루에 4번 먹을 때, 아침, 점심, 저녁, 밤에 하나씩 먹는다.

이것은 반 알을 하루에 4번 먹는다는 뜻이다.   이것은 1캡슐을 하루에 3번 먹는다는 뜻이다.

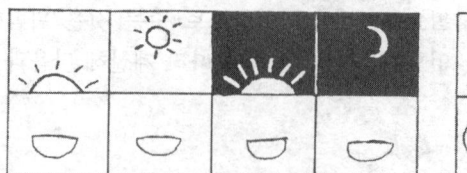 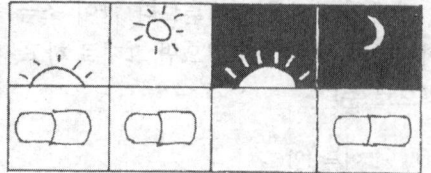

이것은 1/4알을 하루에 2번 먹는다는 뜻이다.   이것은 2찻숟가락씩 하루에 2번 먹는다는 뜻이다.

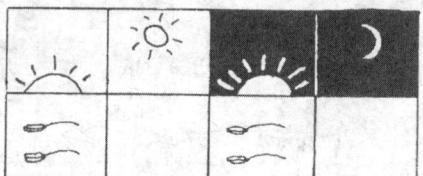

4. 약을 줄 때에는

약을 줄 때에는 항상 정확하게 설명하고 표시를 해 주어야 하는데, 글을 읽지 못하더라도 그렇게 해야 한다.

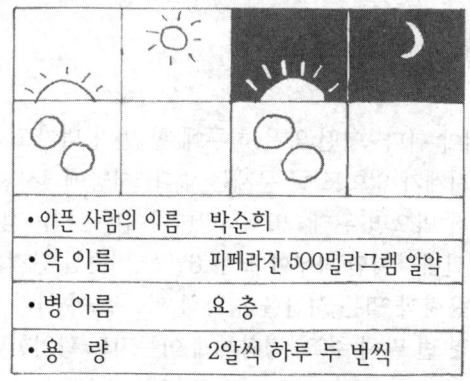

• 아픈 사람의 이름	박순희
• 약 이름	피페라진 500밀리그램 알약
• 병 이름	요 충
• 용 량	2알씩 하루 두 번씩

그림으로 표시한 처방이다.

위와 같은 처방지는 책 뒤에 있으므로 오려서 쓰고 모자라면 만들어 쓴다. 약을 주고 처방지를 하나 더 만들어 보관하면 좋다. 가능하면 환자 기록부를 완전하게 기록하고 보관한다(103쪽).

식사 전후에 약을 먹는 경우

어떤 약은 식사 전에 먹으면 효과가 있다(1시간 전). 또 어떤 약은 식사 중이나 직후에 먹으면 속이 쓰리지 않고 위도 나빠지지 않는다.

식사 1시간 전에 먹어야 하는 약들	식사 중에 먹거나 식후에 먹는 약들
• 페니실린 • 암피실린 • 테트라시아클린	• 아스피린이나 아스피린이 든 약 • 철분 약 • 비타민 • 에리스로마이신

제산제는 빈속이나 식후 1~2시간 후나 자기 전에 먹는 것이 좋다.

참고!

약은 앉거나 서서 먹는 게 좋으며, 약을 먹을 때마다 물을 한 컵씩 마시면 좋다. 설파제 계통의 약이면 물을 많이 마셔야 하는데 콩팥이 상하지 않도록 하루 8잔 이상 물을 마셔야 한다.

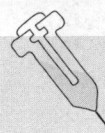

Where There Is No Doctor

9장

주사 놓는 법과 주의할 것

1. 주사를 놓을 때와 놓지 않을 때

주사가 필요한 경우는 많지 않다. 병을 치료하기 위해서는 먹는 약이 주사와 똑같은 효과가 있거나 더 좋다.

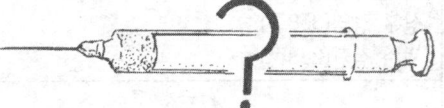

> 주사는 먹는 약보다 위험하다.

따라서 절대로 필요할 때만 주사를 놓고, 아주 급할 때를 제외하고는 훈련받은 건강섬기미나 의료인이 주사를 놓게 한다.

꼭 주사를 놓아야 할 때
1. 먹는 약이 없을 때
2. 심히 토하고 약을 삼키지 못하거나 의식이 없을 때
3. 응급 상태이거나 아주 특별한 경우(다음 쪽)

의사가 주사 처방을 했을 때
의사나 의료인들은 꼭 필요하지 않는데도 주사를 처방하는 수가 있다. 주사가 더 비싸

기 때문이다. 이들은 주사가 시골 주민들에게 얼마나 많은 문제를 일으키고 또 위험한지 잊어버리곤 한다.

1. 누가 당신에게 주사를 주려고 하면 맞는 약인지 또 옳은 방법으로 주사를 주는지 확인한다.
2. 의사가 주사를 처방하면 마을에서 주사를 줄 사람이 없으니 먹는 약으로 달라고 한다.
3. 의사가 혈액검사 없이 종합 비타민, 강장제, 비타민 B12를 주사하려고 하면 다른 의사에게 가겠다고 한다.

2. 주사를 놓아야 하는 응급 상태일 때

아래의 병들에는 의료인의 도움을 빨리 받아야 한다. 빨리 도움을 받을 수 없거나 의료기관으로 보낼 수 없으면 필요한 약을 주사로 빨리 놓도록 한다. 정확한 용량은 아래에 있는 대로 하고, 주사를 놓기 전에 부작용이나 주의할 것을 알아 두도록 한다(부록 1).

↓ 아래의 병들	↓ 아래의 약을 주사한다.
심한 폐렴(242쪽) 산후 감염(358쪽) 괴저 질환(288쪽)	다량의 페니실린(426쪽)
파상풍(255쪽)	페니실린(426쪽) 파상풍 항독제(431쪽) 수면제(431쪽) 또는 진정제(431쪽)
충수염(159쪽) 복막염(159쪽) 복부 총상 또는 다른 관통상	다량의 암피실린(426쪽) 또는 페니실린과 스트렙토마이신(426쪽)
독사뱀에 물렸을 때(170쪽) 전갈에 물렸을 때(아이의 경우 171쪽)	독사뱀 항독제(431쪽) 전갈 해독제(431쪽)
뇌막염(258쪽) 결핵이 의심되지 않을 때	다량의 암피실린(426쪽)과 페니실린(426쪽)
뇌막염(258쪽) 결핵이 의심될 때	암피실린 또는 페니실린과 스트렙토마이신(426쪽) 그리고 가능하면 다른 결핵 치료약을 같이 쓴다(427쪽).
심한 구토(232쪽) 잘 멎지 않을 때	항히스타민제 / 예) 프로메타진(431쪽)
심한 알레르기 반응이나 쇼크(135쪽) 그리고 심한 천식(238쪽)	에피네프린(아드레날린, 431쪽) 그리고 가능하면 다이펜하이드라민(베나드릴, 431쪽)

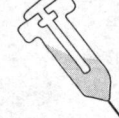

아래의 만성병이 주사나 응급용 주사가 필요한 경우는 드물다. 의료인과 상의하도록 한다. 결핵(251, 252쪽)	다른 결핵 치료약(427쪽)과 함께 스트렙토마이신(427쪽)을 쓴다.
매독(318쪽)	다량의 페니실린(319쪽)
임질(316쪽)	케나마이신 또는 페니실린(427쪽)

주사를 놓지 않아야 할 때
1. 의료인의 도움을 곧 받을 수 있을 때는 절대로 주사를 놓지 않는다.
2. 심한 병이 아닐 때는 절대로 주사를 놓지 않는다.
3. 감기나 독감일 때는 절대로 주사를 놓지 않는다.
4. 그 병에 꼭 맞는 약이 아닐 때는 절대로 주사를 놓지 않는다.
5. 주의할 것을 모두 알고 또 지킬 때 외에는 절대로 주사를 놓지 않는다.

3. 주사하지 않는 약들

일반적으로 아래의 약은 절대로 주사로 놓지 않는 것이 더 좋다.

1. 비타민 : 먹는 것보다 주사로 맞아서 효과가 더 있는 경우는 극히 드물다. 주사는 더 비싸고 위험하다. 비타민 알약이나 물약을 먹는 것이 낫다. 더 좋은 것은 비타민이 많이 든 음식을 먹는 것이다.
2. 간 추출액이나 비타민 B_{12}, 철분주사(인페론) : 이런 주사는 곪게 하거나 위험한 반응을 일으킬 수 있다(쇼크, 135쪽). 철분 알약은 거의 모든 빈혈 치료에 효과가 있다(432쪽).
3. 칼슘 : 칼슘을 정맥에 급히 주사하면 아주 위험하다. 또한 엉덩이에다 주사하면 큰 고름집을 만들 수 있다. 훈련받지 않고는 절대로 칼슘 주사를 놓지 말아야 한다.
4. 페니실린 : 페니실린으로 치료할 수 있는 거의 대부분의 병은 페니실린 알약으로 치료가 된다. 페니실린 주사는 더 위험하다. 페니실린 주사는 위험한 감염에만 쓰도록 한다.
5. 페니실린과 스트렙토마이신 : 이 두 가지 약은 같이 쓰지 말아야 한다. 또 감기나 독감에는 효과가 거의 없으므로 쓰지 않도록 한다. 이 약은 귀를 멀게 하거나 죽일 수 있다. 이 약을 남용하면 결핵이나 다른 중병 치료가 어려워진다.
6. 클로람페니콜 또는 테트라사이클린 : 먹는 약이 주사약 효과와 같거나 더 좋다. 주사보다 캡슐이나 시럽으로 먹도록 한다(427쪽).
7. 정맥(I. V.) 주사 : 탈수가 심할 때만 놓도록 하는데, 단 훈련받은 사람이 해야 한다.

제대로 주사하지 못하면 감염이 생기고 환자가 죽을 수도 있다(113쪽).
8. 정맥 주사약 : 무슨 약이라도 정맥으로 주사하면 위험이 많으므로 잘 훈련된 의료인들이 해야 한다. 또 '정맥용으로만 사용' 이라고 표시된 약을 근육(엉덩이)에 주사해서는 안 된다. 또 '근육용으로만 사용' 이라고 표시된 약을 정맥 주사해서는 안 된다.

4. 주사의 위험성과 조심할 것

주사가 위험한 이유는 (1) 바늘에 묻은 병균이 감염을 일으키고 (2) 약 자체가 알레르기나 독소 반응을 일으키기 때문이다.

1. 감염을 줄이려면 모든 것을 깨끗이 해야 한다. 바늘과 주사기는 쓰기 전에 꼭 끓이고, 끓인 후에는 손이나 어떤 것에도 닿지 않게 해야 한다. 주사 바늘과 주사기는 한 번 쓴 후에는 절대 다른 사람에게 사용해서는 안 되며, 필히 사용해야 한다면 끓여서 소독을 한 후에 다른 사람에게 사용한다. 주사를 놓을 때는 다음의 주의할 것을 꼭 지키도록 한다(다음 쪽). 또한 주사를 놓기 전에 손을 잘 씻도록 한다.

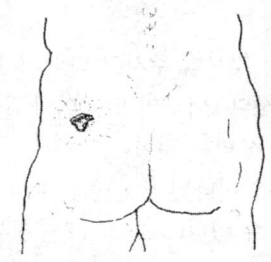

주사 바늘을 끓여서 살균(완전히 깨끗하고 세균이 없는)하지 않고 주사를 놓았기 때문에 고름집이 생겼다.

2. 주사약이 일으키는 반응들을 알고 주의사항을 따르는 것은 매우 중요하다. 아래와 같은 알레르기나 독소반응이 생기면 그 약은 절대로 다시 쓰지 않도록 한다.

- 두드러기나 가려운 발진이 날 때
- 숨 쉬기가 어려울 때
- 어지럽고 토할 것 같을 때
- 귀에 이상한 소리가 들리거나 아주 안 들릴 때
- 소변이 보기 어려울 때
- 부을 때
- 쇼크의 증세가 있을 때(135쪽)
- 앞이 보이지 않을 때
- 등이 심하게 아플 때

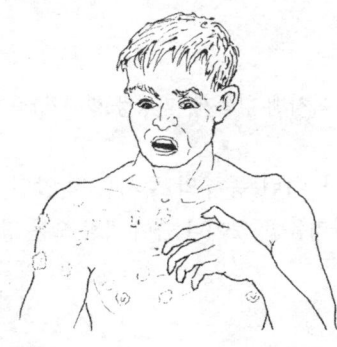
주사 후 몇 시간 혹은 며칠 후에 가벼운 두드러기나 발진이 생기면 그 약은 다시 쓰지 않도록 한다. 또 쓰면 증상이 심해지거나 죽을 수도 있다(135쪽).

이 아이는 살균(끓여서 완전히 균이 없는 상태)이 안 된 바늘로 주사를 맞았다. 그 후 더러운 바늘에 감염이 되어 곪고 열이 났으며, 결국 고름이 터져서 아래 사진처럼 되었다. 이 아이는 감기 때문에 주사를 맞았는데 알약을 주었으면 더 좋았을 것이다. 주사 때문에 필요 없는 고생을 하고 있다. 이런 문제를 피하려면 다음 지시사항을 잘 따르면 된다.

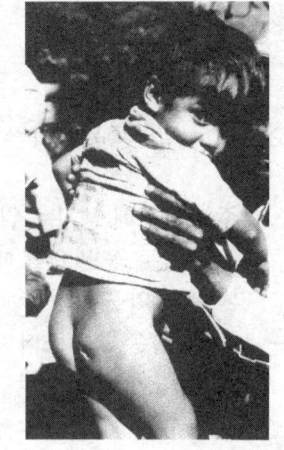

할 수 있는 한 먹는 약을 쓴다.
특히 어린이에게는 먹는 약을 주도록 한다.

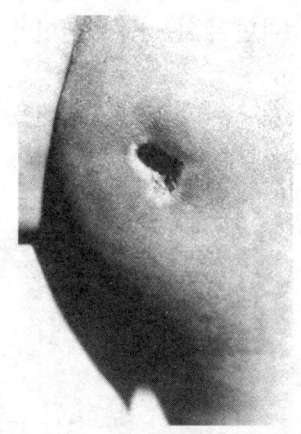

주사는 꼭 필요할 때만 준다
- 주사기와 주사 바늘은 쓰기 직전에 끓이고 깨끗이 보관한다.
- 병에 맞는 약만 쓰고 약이 잘 보관되었는지 상하지 않았는지 확인한다.
- 정확한 곳에 주사를 놓는다. 어린아이들은 엉덩이에 놓지 말고 허벅지의 위, 바깥쪽에 준다(이 아이는 너무 아래쪽 엉덩이에 주사를 맞아서 다리의 신경을 다칠 수 있다).

5. 주사약으로 생기는 위험한 반응

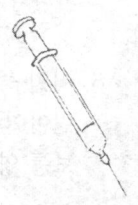

아래의 약들은 주사 직후에 위험한 알레르기 쇼크를 일으킬 수 있다.

- 페니실린(암피실린도 포함)
- 말 혈청으로 만든 항독제(전갈 항독제, 독사뱀 항독제, 파상풍 항독제)

이런 위험한 부작용은 전에 이런 약이나 이런 종류의 주사를 맞았던 사람에게 더 잘 생긴다. 특히 알레르기 부작용(두드러기, 가려움증, 붓거나 숨이 가빠 오는 경우)이 있었던 사람에게 더 잘 생긴다.

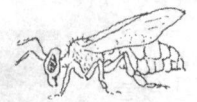 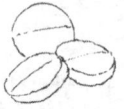

말벌 혹은 벌에 쏘였거나, 약을 먹었을 때도 알레르기 쇼크가 드물게는 일어난다.

주사 때문에 생기는 위험한 부작용을 예방하기

1. 주사는 꼭 필요할 때만 맞는다.
2. 위의 약을 주사할 때는 항상 에피네프린(아드레날린, 431쪽) 주사약을 2병, 프로메타졸 같은 항히스타민제(페나간, 431쪽) 또는 다이펜하이드라민(베나드릴, 431쪽) 주사약을 한 병 준비한다.
3. 주사를 놓기 전에 이 비슷한 주사를 맞은 적이 있는지 그리고 가려움증이나 다른 무슨 반응이 있었는지 꼭 물어본다. 만일 그런 경험이 있었다면 주사를 놓지 말아야 한다.
4. 파상풍이나 독사뱀에 물렸을 때처럼 위급하면 프로메타진이나 다이펜하이드라민을 15분 전에 주사한 후 항독제를 주사한다. 어른은 25~50mg, 나이에 따라 어린이는 10~25mg을 주사한다(431쪽, 알레르기나 천식, 말의 혈청을 맞은 경험이 있을 때).
5. 무슨 주사든지 놓은 후 30분 정도는 곁에서 다음과 같은 알레르기 쇼크의 증상을 살핀다.

- 피부가 창백해지거나 잿빛으로 변하면서 식은땀이 나는지
- 맥박이 빨라지거나 약해지는지
- 숨을 제대로 쉬지 못하는지
- 의식을 잃는지

6. 이런 증상이 나타나면 빨리 에피네프린(아드레날린)을 주사하는데, 어른은 1/2㎖, 어린아이는 1/4㎖ 정도 주사를 주어서 쇼크를 치료한다(143쪽). 그리고 항히스타민을 보통 양의 두 배로 주사한다.

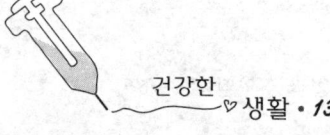

6. 페니실린 주사 후 위험한 쇼크를 피하려면

1. 심하지 않은 염증은 : 주사 대신 알약을 준다.

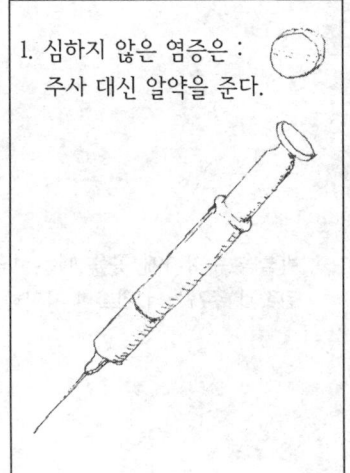

2. 주사하기 전에 물어본다.

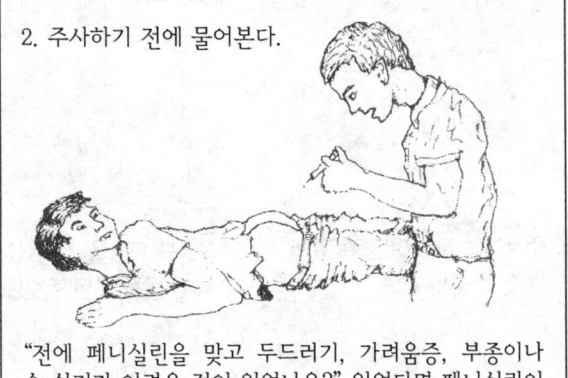

"전에 페니실린을 맞고 두드러기, 가려움증, 부종이나 숨 쉬기가 어려운 적이 있었나요?" 있었다면 페니실린이나 암피실린 대신 에리스로마이신(426쪽)이나 설포나마이드(427쪽) 같은 항생제를 쓴다.

3. 페니실린을 주사하기 전에 :

항상 에피네프린(아드레날린) 약병을 준비한다.

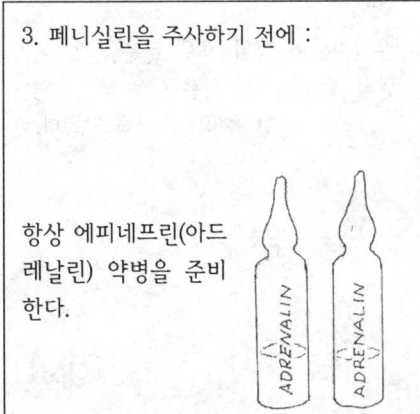

4. 주사 후에 : 30분은 환자와 같이 있는다.

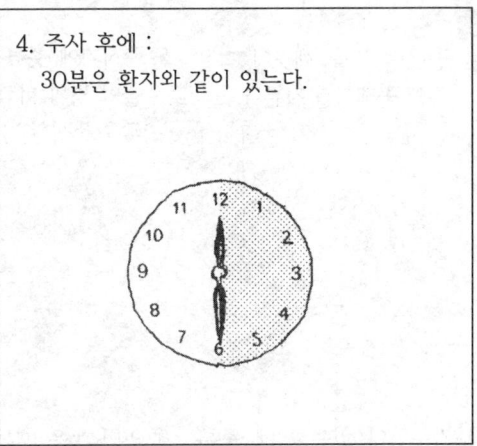

5. 환자가 매우 창백해지거나, 맥박이 아주 빨라지거나, 숨 쉬기가 어려워지거나, 기절을 하면 빨리 에피네프린(아드레날린, 어린아이에게는 1/4 앰플) 1/2 앰플을 근육에 (혹은 피부에, 234쪽) 주사하고, 10분 후에 한 번 더 주사한다.

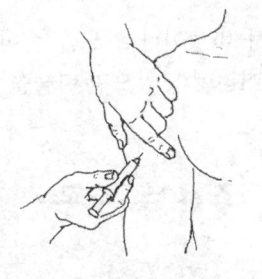

7. 주사기를 준비하는 법

주사기를 준비하기 전에 비눗물로 손을 깨끗이 씻는다.

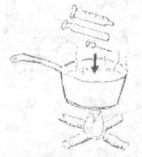 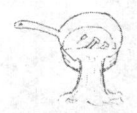 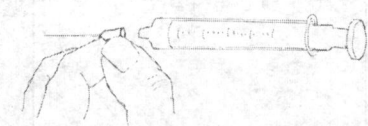

1. 주사기는 빼서 바늘과 같이 20분간 끓인다.
2. 주사기나 바늘을 건드리지 말고 끓은 물을 부어 버린다.
3. 바늘을 주사기에 꽂을 때는 바늘 뒤쪽과 주사기의 뒤쪽만 만진다.

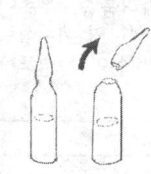 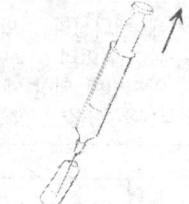 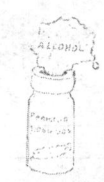

4. 증류수 병을 깨끗이 닦은 후에 꼭대기를 자른다.
5. 주사기에 증류수를 채운다(바늘이 병의 바깥 벽에 닿지 않도록 조심한다).
6. 병의 고무 부분을 알코올이나 끓은 물을 묻힌 깨끗한 솜이나 천으로 닦는다.

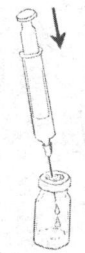 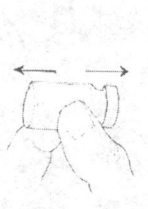 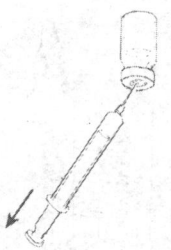 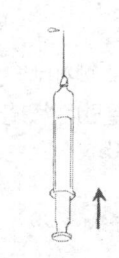

7. 가루약이 있는 병에 증류수를 넣는다.
8. 약이 녹을 때까지 잘 흔든다.
9. 주사기를 병에 꽂고 약을 채운다.
10. 주사기의 공기를 뺀다.

주사 바늘이나 알코올 솜이 어떤 것에도 닿지 않도록 조심한다. 주사 바늘이 손이나 다른 어디에 닿았으면 바늘을 다시 끓여서 소독해야 한다.

8. 주사 놓는 곳

주사를 놓기 전에 반드시 손을 비눗물로 깨끗이 씻는다. 엉덩이에 근육 주사를 줄 때

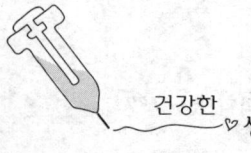

는 항상 윗편 바깥쪽에 놓는다.

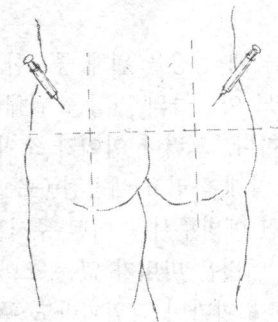

주의!
감염이나 두드러기가 있는 피부에 주사를 해서는 안 된다.

아기나 어린이는 엉덩이에 주사를 놓지 말고, 넓적다리 위 바깥쪽에 놓는다.

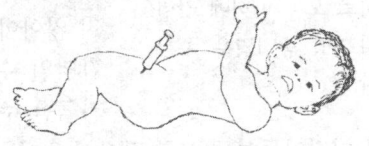

주사 놓는 법

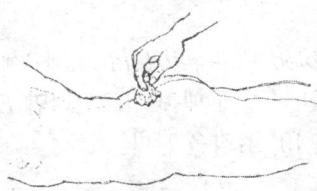

1. 피부를 비눗물로 깨끗이 닦는다(알코올로 피부를 닦을 때는 아프지 않도록 알코올이 마를 때까지 기다린다).

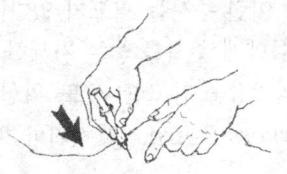

2. 주사 바늘은 한 번에 넣는다(한 번에 빨리 넣으면 덜 아프다).

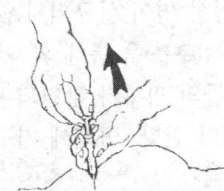

3. 주사를 놓기 전에 주사기를 한 번 당겨 본다(주사기에 피가 나오면 주사 바늘을 빼고 다른 곳에 놓는다).

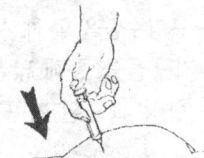

4. 피가 나오지 않으면 천천히 주사한다.

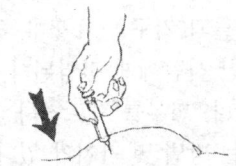

5. 주사 바늘을 빨리 빼고 피부를 깨끗이 닦는다.

6. 주사 후에는 주사기와 바늘을 반드시 깨끗이 씻는데, 물이 바늘을 통해 뿜어 나오도록 하고 주사기의 바늘을 빼서 깨끗이 씻는다. 또 다시 쓰기 전에는 꼭 끓여서 사용해야 한다.

9. 주사가 왜 아이들을 불구자로 만드는가?

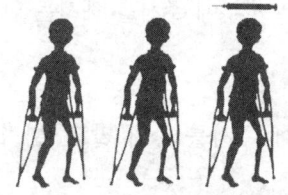

소아마비로 오는 마비에 걸린 아이들의 3명 중 1명은 주사 때문이다.

어떤 주사약은 옳게 썼을 때 건강을 위해 중요한 역할을 한다. 예방접종 주사약도 아이들의 건강을 위해서 또 장애를 예방하는 데 중요하다. 그러나 아이가 소아마비에 걸려 심한 마비가 되지 않게 하려고 예방접종을 할 때에도 열이나 감기가 있으면 예방주사나 어떤 주사도 맞지 않아야 한다. 왜냐하면 이것은 마비가 없는 소아마비 감염일 수가 있다. 가벼운 소아마비 감염이라도 주사는 자극을 주어 영구적인 마비를 일으킬 수 있다. 해마다 수천 명의 어린이들이 주사를 맞아서 소아마비 때문에 마비가 일어난다고 전문가들은 말한다. 대부분의 이런 주사는 필요가 없다.

장애 아이들에게 주사를 놓는 자세한 방법은 *Disabled Village Children*(마을에 사는 장애 어린이들)의 3장을 참고한다. 또 위험하고 불필요한 주사에 대해 가르치려면 *Helping Health Workers Learn*(건강 섬기미 가르치기)의 18, 19, 27장을 본다.

10. 기구 소독하는 법

에이즈(433쪽), 간염(243쪽), 파상풍(255쪽)과 같은 많은 감염성 병이 살균되지 않은 주사 바늘과 기구들(귀 뚫기, 침술, 문신, 포경수술을 할 때 사용되는 기구들)을 통해 환자로부터 건강한 사람에게 전염된다. 또 이런 기구들을 통해 많은 사람들의 피부가 감염되어 곪기도 한다. 피부를 자르거나 뚫을 때는 항상 살균된 기구만을 써야 한다. 아래에 기구를 살균하는 방법 몇 가지가 있다.

- 20분 동안 끓인다 : 시계가 없으면 끓일 때 쌀이나 곡식 한두 톨을 넣어서 다 익으면 기구도 살균이 된 것이다.
- 압력솥(가압증기 멸균기)에 15분간 김을 쪼인다.
- 염소 표백제와 물을 1 : 7로 하거나 70% 에탄올 알코올에 20분간 담가 둔다. 또 소독수를 매일 바꾸어서 효과가 계속되게 한다(담궈 둔 주사기에서 안쪽 주사를 꽂아서 소독수를 뿜어 냄으로 주사기 안도 살균을 한다).

전염병 환자를 돌볼 때는 비눗물로 가능한 한 손을 자주 씻는다.

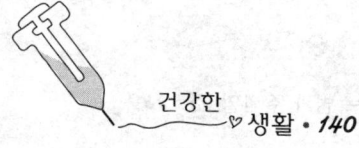

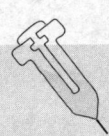

Where There Is No Doctor

10장

응급치료

1. 열

몸이 뜨거워지면 열이 난다고 한다. 열은 병 이름이 아니고 여러 병들의 증상이다. 고열은 위험한데 특히 어린아이들에게 더 위험하다.

열이 있을 때는
1. 옷이나 담요로 싸지 말고 옷을 벗긴다. 아기는 옷을 다 벗기고 열이 떨어질 때까지 기다린다. 열이 있는 사람에게 신선한 공기나 바람은 해롭지 않다. 신선한 바람은 열을 내리게 한다.

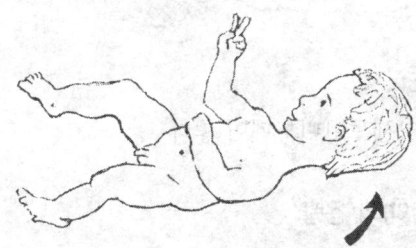

맞는다.
이렇게 하면 열이 떨어지기 쉽다.

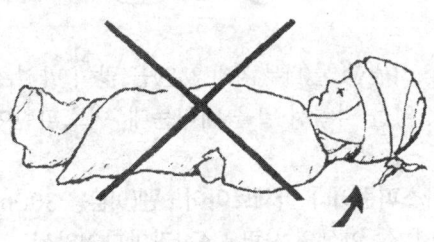

틀리다.
이렇게 하면 열이 올라간다.

141

열이 있는 아이를 옷이나 담요로 싸면 위험하다.

2. 아스피린을 먹여서 열을 내린다(426쪽). 어린이에게는 아세트아미노펜(파라세타몰, 541쪽)을 주면 더 안전하다. 하지만 너무 많이 주지는 말아야 한다.
3. 누구든지 열이 있을 때는 물, 주스 등을 많이 마시게 한다. 어린이들, 특히 갓난이는 물을 끓여서 식혀 주도록 하고, 아이가 소변을 때에 맞춰 보는지 확인한다. 소변을 잘 보지 않거나 흐리면 물을 더 마시게 한다.
4. 할 수 있는 한 열의 원인을 찾아서 치료한다.

아주 높은 열(고열)

열이 아주 높을 때 빨리 내려 주지 않으면 위험하다. 발작(경련)이나 영구적인 뇌 손상(마비, 정신박약, 간질 등)이 올 수 있다. 고열은 어린이에게 가장 위험하다. 열이 매우 높으면(40℃ 이상) 아래와 같은 방법으로 빨리 열을 내린다.

1. 환자를 서늘한 곳에 눕힌다.
2. 옷을 벗긴다.
3. 선풍기를 틀거나 부채질을 한다.
4. 시원한(너무 차지 않은) 물을 바르거나 찬물 수건을 앞가슴과 머리에 대고, 선풍기나 부채로 찬물 수건을 식히고 자주 간다. 열이 떨어질 때까지(38℃ 이하) 계속한다.

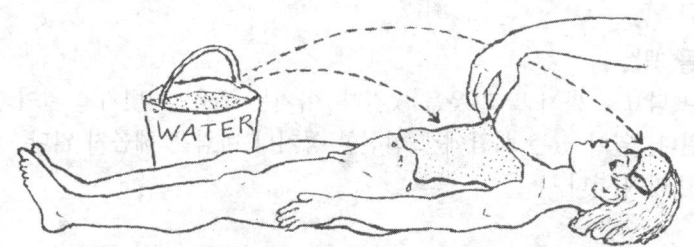

5. 시원한 물(너무 차지 않은)을 많이 마시게 한다.
6. 약을 먹여서 열을 내리는데, 아스피린이나 아세트아미노펜이 좋다.

아스피린이나 아세트아미노펜(어른용 300mg 알약)의 용량
- 12살 이상의 사람 : 4시간마다 2알씩
- 6~12살의 어린이 : 4시간마다 1알씩
- 3~6살의 어린이 : 4시간마다 1/2알씩

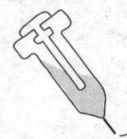

• 3살 이하의 어린이 : 4시간마다 1/4알씩

기억!
감기, 독감, 수두를 앓는 12세 이하 어린이에게는 아세트아미노펜이 아스피린보다 더 안전하다(426쪽).

열이 있는 환자가 알약을 삼키지 못할 때는 갈아서 물에 탄 후 관장기나 바늘을 뺀 주사기로 항문에 넣는다.

 열이 빨리 내리지 않고 경련이 오면, 찬물 찜질을 하면서 의사의 도움을 받는다.

2. 쇼크

쇼크는 큰 화상, 심한 출혈, 중병, 탈수, 심한 알레르기로 오는데 생명이 위험하다. 보이지는 않지만 몸 안의 심한 출혈 때문에 쇼크가 올 수도 있다.

쇼크의 증세
- 약하고 빠른 맥박(1분에 100번 이상)
- 식은땀이 나며 피부가 창백하고 차며 축축하다.
- 혈압이 위험할 정도로 낮아진다.
- 정신혼란, 허약, 의식을 잃는다.

쇼크의 예방과 치료
쇼크의 첫 증상이 있거나 쇼크에 빠질 위험성이 있을 때는 다음과 같이 한다.

- 발 쪽을 머리 쪽보다 높게 하여 눕힌다.

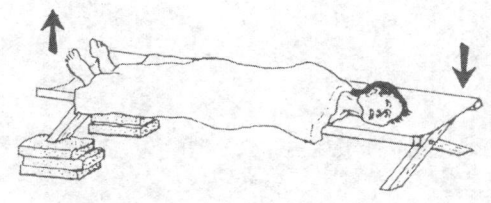

그러나 머리를 심하게 다쳤을 때에는 '반쯤 앉힌다' (157쪽).
- 피가 흐르는 곳은 모두 지혈시킨다.
- 춥다고 하면 덮어 준다.
- 의식이 있고 물을 마시려고 하면 한 모금씩 주도록 하고, 탈수가 있으면 물이나 음료수, 활수(161쪽)를 충분히 준다.
- 상처가 있으면 모두 치료한다.
- 많이 아프면 아스피린이나 진통제를 준다. 그러나 코데인 같은 진정제는 주지 않는다.
- 평온하게 하고 안심을 시킨다.

의식이 없을 때
- 머리를 옆으로 돌리고 낮추어서 눕힌다(아래의 그림대로). 숨을 잘 못 쉬면 손가락으로 혀를 당겨 낸다.
- 토하면 즉시 입 안을 깨끗이 닦아 준다. 머리를 옆으로 돌리고 낮추어서 누이면 토한 것이 폐로 들어가지 않는다.
- 의식이 들 때까지는 아무것도 먹이지 않는다.
- 혈관주사를 놓을 수 있으면 식염수 주사를 빨리 준다.
- 빨리 의사의 도움을 청한다.

3. 의식불명

의식을 잃게 하는 주요 원인은 다음과 같다.

- 술에 취했을 때
- 머리를 맞았을 때
- 졸도(공포, 허약 등으로)
- 쇼크(143쪽)
- 열사병(148쪽)
- 경련(249쪽)
- 뇌일혈(409쪽)
- 중독(168쪽)
- 심장마비(407쪽)

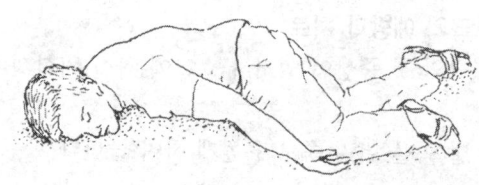

의식을 잃은 사람 중에 그 원인을 모르면 아래의 것을 하나씩 조사한다.

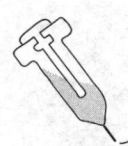

1. 숨을 잘 쉬는지? 숨을 잘 쉬지 않으면 머리를 뒤로 제치고 턱을 당겨 내리고 혀를 앞으로 당긴다. 그리고 목에 무엇이 걸렸으면 빼낸다. 만약 숨을 쉬지 않으면 입을 대고 인공호흡을 시킨다(147쪽).
2. 출혈이 심한지? 심하면 지혈을 시킨다(149쪽).
3. 쇼크(축축하고 창백한 피부, 약하고 빠른 맥박)가 있는지? 쇼크가 있으면 머리를 발보다 낮추어서 눕히고 옷을 느슨하게 풀어 준다(143쪽).
4. 열사병(땀은 나지 않고 열이 나며 뜨겁고 빨간 피부)인지? 그렇다면 그늘에서 머리를 발보다 높이고 몸은 찬물이나 얼음물 찜질을 하고 부채질을 한다(149쪽).

의식이 없는 사람을 눕히는 법

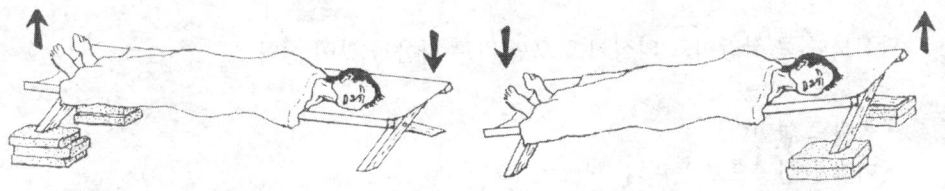

아주 창백한 피부(쇼크, 졸도 등)   빨갛거나 정상적인 피부
(열사병, 뇌일혈, 심장질환, 머리 손상)

의식이 없는 사람이 심하게 다쳤을 때

의식이 돌아올 때까지 움직이지 않는 것이 가장 좋다. 움직여야 된다면 아주 조심스럽게 한다. 목이나 등이 부러졌다면 조금만 움직여도 크게 다칠 수 있다(166쪽). 또 상처가 났거나 뼈가 부러졌는지 살핀다. 최대한으로 움직이지 않게 하고, 등이나 목을 구부리지 않는다.

 의식이 없는 사람의 입에는 아무것도 넣지 않는다.

4. 목에 무엇이 걸렸을 때

음식이나 무엇이 목에 걸려서 숨을 쉴 수 없을 때는 바로 다음과 같이 한다.

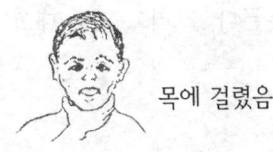

목에 걸렸음

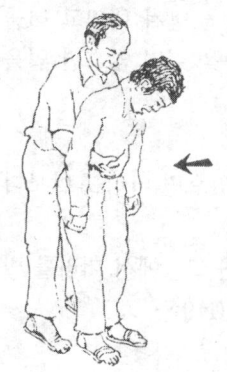

- 그 사람 뒤에 서서 팔로 그 사람의 허리를 둘러 안고
- 주먹을 배꼽과 갈비뼈 사이 배에 놓고
- 강하게 위쪽으로 배를 꽉 누른다. 그 힘으로 폐에서 바람이 나오고 목구멍이 열리게 된다. 나올 때까지 반복한다.

당신보다 큰 사람이고 의식이 없으면 바로 다음과 같이 한다.

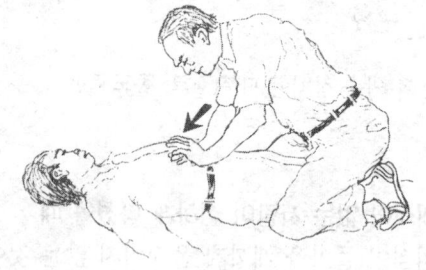

- 똑바로 눕힌다.
- 머리를 한쪽으로 돌린다.
- 그 사람 위에 그림처럼 앉아서 손바닥을 배꼽과 갈비뼈 중간 배에 올려놓는다(뚱뚱한 사람, 임신한 여성, 휠체어를 탄 사람, 어린아이는 배가 아니라 가슴에 손을 놓는다).
- 빠르고 강하게 위쪽을 향해 누른다.
- 나올 때까지 반복한다.
- 그래도 숨을 쉬지 않으면 입을 대고 인공호흡을 시킨다(다음 쪽).

5. 물에 빠졌을 때

사람은 숨을 쉬지 않고는 4분 정도밖에 살 수가 없다. 그러므로 빨리 행동해야 한다. 물에 빠진 사람은 바로 입을 대고 인공호흡을 시작한다. 물에서 나오기 전에라도 설 수 있으면 곧바로 인공호흡을 시작한다. 폐에 공기를 불어넣을 수 없으면 물가에 오자마자 옆으로 누이고 머리를 발보다 낮추고 옆처럼 배를 누른다. 그리고 입을 대고 인공호흡을 시작한다.

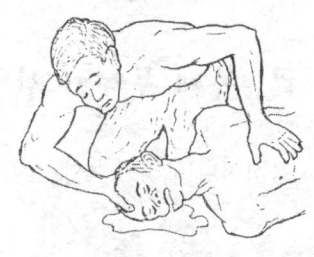

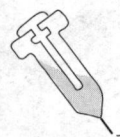

물에 빠진 사람은 입을 맞대고 인공호흡부터 시작하고 폐의 물을 뺀다.

6. 숨을 안 쉴 때 : 인공호흡을 한다

숨을 안 쉬는 흔한 이유들은 다음과 같다.

- 목에 무엇이 걸렸을 때
- 의식이 없는 사람의 목이 혀나 가래침 등 점액으로 막혔을 때
- 물에 빠졌거나, 연기에 질식 또는 독약을 먹었을 때
- 머리나 가슴에 심한 충격을 받았을 때
- 심장마비

숨을 쉬지 않으면 사람은 4분 내에 죽는다.

 숨을 쉬지 않으면 즉시 인공호흡을 시작한다.

아래의 것들을 모두 빨리 시행한다.
 첫째, 입이나 목구멍에 무엇이 걸렸으면 빨리 빼내고 혀를 앞으로 당긴다. 목구멍에 점액이 있으면 빨리 뺀다.
 둘째, 사람을 눕히고 얼굴은 위로, 머리는 뒤로, 턱은 밑으로 당긴다.
 셋째, 두 콧구멍을 손가락으로 쥐고 숨을 들이마신 후 환자의 입을 벌리고 숨을 불어넣어 준다. 이때 환자의 가슴이 팽팽하도록 하고, 공기가 다 나오면 다시 불어넣는다. 5초마다 한 번씩 한다. 갓난이나 어린아이는 입과 코에 당신의 입을 덮고 3초마다 매우 부드럽게 숨을 불어넣는다.

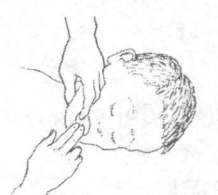 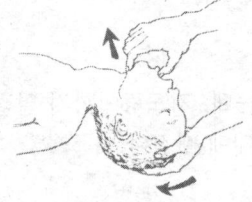 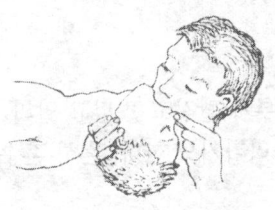

환자가 스스로 숨을 쉬거나 죽은 것이 확실할 때까지 인공호흡을 한다. 1시간 이상 해야 할 때도 있다.

7. 더위로 생긴 응급문제

더위로 생긴 경련(쥐가 났을 때)
더운 날 땀을 많이 흘리면서 일을 할 때 팔, 다리 혹은 위가 아프고 경련이 일어날 수 있다. 이것은 몸에 소금이 부족하기 때문이다.

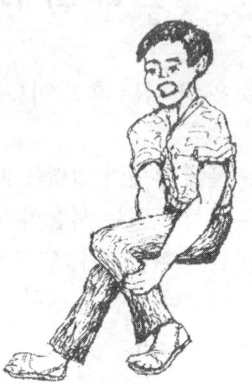

치료
1리터의 끓인 물에 소금을 찻숟가락으로 하나 타서 마신다. 경련이 없어질 때까지 1시간마다 마시면 된다. 그 후 시원한 곳에 앉히고 아픈 곳을 부드럽게 마사지한다.

더위 탈진

증상
더운 날 땀을 많이 흘린 사람의 피부가 창백하고 힘이 없고 구토가 나며 어지러울 수가 있다. 피부는 차고 축축하며 맥박은 약하고 빠르다. 체온은 정상인 경우가 많다(87쪽).

치료
시원한 곳에 눕혀서 다리를 높인 후 주무르고 소금물을 준다. 물 1리터(반 되)에 소금을 찻숟가락으로 하나 타서 먹이면 된다(의식이 없으면 아무것도 먹이지 않는다).

열사병
흔하지는 않지만 매우 위험하다. 이것은 더운 날, 특히 노인이나 술을 많이 마시는 사람에게 잘 생긴다.

증상
피부가 빨갛고 뜨겁고 말라 있는데, 겨드랑이까지 말라 있다. 열이 아주 높고 42℃ 이상 올라가기도 한다. 흔히 혼수상태에 빠진다.

치 료

즉시 열을 내리는 것이 중요하다. 먼저 시원한 곳에 눕히고, 찬물이나 얼음물 찜질을 하고 부채로 부쳐 열을 식혀 준다. 또 열을 내리는 위의 치료를 계속하고 바로 의사의 도움을 받도록 한다.

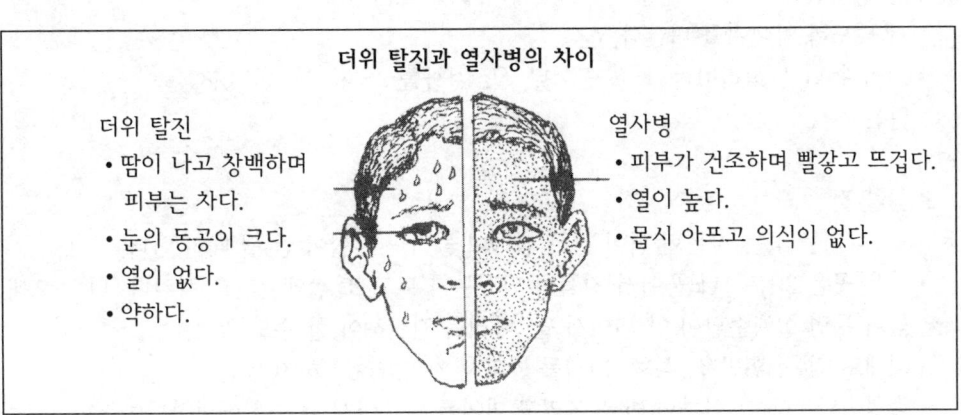

더위 탈진과 열사병의 차이

더위 탈진
- 땀이 나고 창백하며 피부는 차다.
- 눈의 동공이 크다.
- 열이 없다.
- 약하다.

열사병
- 피부가 건조하며 빨갛고 뜨겁다.
- 열이 높다.
- 몹시 아프고 의식이 없다.

추위 때문에 일어난 응급상태는 443, 444쪽을 참고한다.

8. 상처의 출혈을 지혈하는 법

1. 다친 곳을 높게 한다.
2. 깨끗하고 두꺼운 천으로(천이 없으면 손으로) 상처를 꽉 누르는데, 피가 멈출 때까지 누른다. 15분에서 1시간 이상 걸릴 때도 있다. 이런 직접적인 압박법은 거의 모든 상처와 몸의 한 부분이 잘렸어도 출혈을 멈추게 한다. 환자가 저절로 숨을 쉬거나 또는 확실히 죽었다고 확인될 때까지 인공호흡을 계속한다. 때로는 한 시간 이상을 해야 한다.

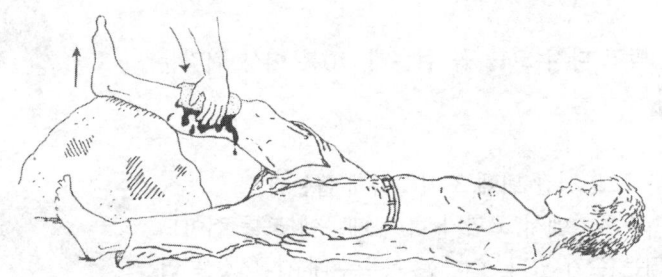

상처가 매우 크거나 팔 다리가 잘렸을 때는 직접 압박법으로는 지혈이 안 되는 수가

있다. 이럴 때는 심한 출혈로 죽을 수도 있으므로 다음과 같이 한다.

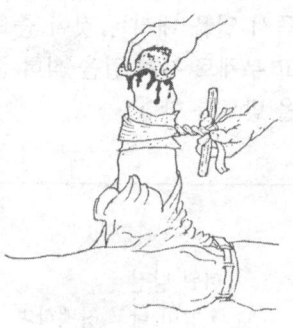

- 상처를 계속 꽉 누른다.
- 상처 난 곳을 할 수 있는 한 높인다.
- 상처 가깝게 다리나 팔을 묶고(상처에서 몸 쪽으로) 피가 멎도록 막대기를 비튼다.
- 천이나 넓은 허리띠를 쓰고 끈이나 실, 철사를 쓰지 않는다.

조심할 것
- 팔, 다리를 묶는 것은 출혈이 너무 심하여 눌러도 지혈이 안 될 때만 한다.
- 묶은 곳은 30분마다 풀어서 지혈이 되었는지 보고 또 혈액순환을 시킨다. 너무 오래 묶어 두면 혈액순환이 안 되어서 팔, 다리를 절단해야 할 수도 있다.
- 절대로 진흙, 휘발유, 석회, 커피를 발라서 지혈하려고 하지 않는다.
- 출혈이나 상처가 심하면 발을 올리고 머리를 낮추어서 쇼크를 예방한다(143쪽).

9. 코피를 지혈하는 법

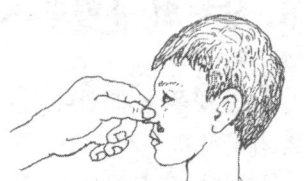

1. 조용히 앉힌다.
2. 코를 부드럽게 풀어서 점액과 피를 없앤다.
3. 10분 안에 피가 멎지 않으면 코를 꼭 쥔다.

이렇게 해도 지혈이 안 되면 솜으로 콧구멍을 막되 솜 끝이 나와 있게 한다. 과산화수소, 바셀린, 선인장 액(65쪽) 또는 에피네프린이 든 리도카인(542쪽)을 솜에 묻혀서 쓴다.

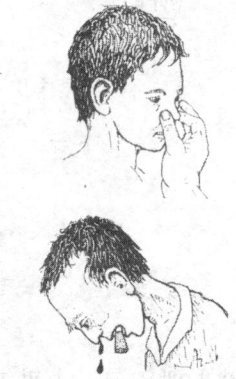

콧구멍을 막고 다시 코를 꼭 쥐는데, 10분 이상 쥐지는 말아야 한다.

솜은 지혈 후 몇 시간 뒤에 조심스럽게 뽑는다.
노인들은 코 뒤쪽에서 코피가 나기 때문에 코를 쥐어도 지혈이 안 되는 수가 있다. 이때는 옥수수대 같은 것을 입에 물고 몸을 그림처럼 굽히고 조용히 앉아서 지혈이 될 때까지 피를 삼키지 말게 해야 한다(옥수수대나 코르크를 물

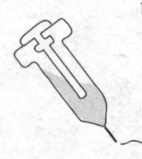

고 있으면 피를 삼키지 않으므로 지혈에 도움이 된다).

예 방

코피가 자주 나면 하루 두 번씩 바셀린을 코 안에 발라 주거나 소금물을 약간 코 안에 넣어 준다(235쪽). 또 오렌지, 토마토 등 과일을 먹으면 정맥이 튼튼해져서 코피를 예방할 수 있다.

10. 벤 상처, 긁힌 상처, 작은 상처

 깨끗이 하는 것이 감염을 막고 상처를 아물게 하는 데 제일 중요하다.

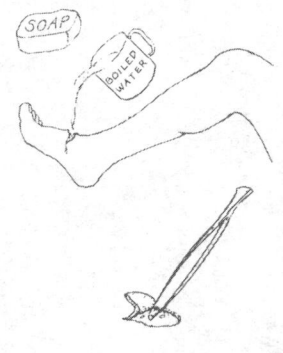

상처를 치료할 때

첫째, 비눗물로 손을 깨끗이 씻고, 비누와 끓여서 식힌 물로 상처의 주위를 잘 씻는다.

그 후 끓여 식힌 물로 상처를 잘 씻는다(상처에 흙이 있으면 비누로 씻는다. 비누는 깨끗이 하는 데는 도움이 되지만 피부 밑의 살갗이 다칠 수 있다).

상처의 흙은 특히 조심스럽게 씻어 내야 한다. 잘라진 피부 밑도 깨끗이 씻는다. 더러운 것들은 족집게나 깨끗한 천과 거즈로 뽑거나 닦아 낼 수 있는데, 끓여서 살균을 한 후에 써야 한다.

주사기나 고무 펌프에서 끓인 물을 뿜어 상처를 씻어 낸다. 더러운 것이 약간만 남아도 감염을 일으킬 수 있다.

상처를 씻어 낸 후 그 위에 깨끗한 거즈나 천을 덮는다. 천은 공기가 통하는 성긴 것을 쓰고 날마다 갈아 주며 감염이 되었는지 확인을 한다(155쪽).

 상처에 동물이나 사람의 변, 진흙은 절대로 바르지 못하게 한다. 파상풍과 같은 아주 위험한 감염을 일으킬 수 있다.
알코올이나 요오드팅크 또는 메티올레이트를 직접 상처에 발라서는 안 된다. 이렇게 하면 살갗이 상하여 아무는 것이 늦어진다.

11. 큰 상처 : 봉합하는 방법

금방 난 상처는 깨끗할 때 봉합(꿰매는 것)을 해 주면 빨리 아문다. 깊은 상처는 아래와 같은 경우에만 봉합을 한다.

- 상처 난 지가 12시간이 안 되었을 때에
- 상처가 깨끗할 때
- 의료인이 상처가 난 그날 봉합을 해 줄 수 없을 때

봉합 전에 끓여 식힌 물로(상처가 더러우면 비누로) 깨끗이 씻는다. 할 수 있으면 주사기로 물을 내뿜어서 흙을 씻어 낸다. 절대로 흙이나 비누가 상처에 숨어 있어서는 안 된다.

나비모양 반창고를 사용하는 방법

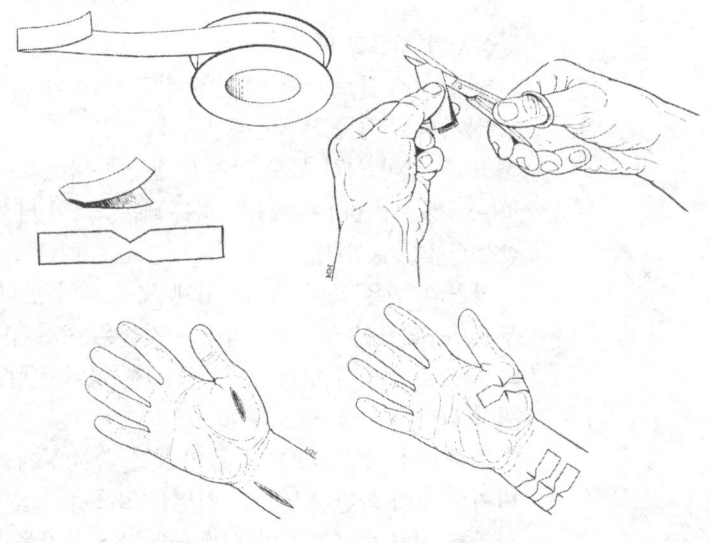

실로 꿰매는 법

벤 상처의 양 끝이 서로 잘 맞으면 꿰매지 않아도 되며, 실로 상처를 꿰매려면 아래와 같이 한다.

- 바늘과 가는 실(명주실이나 나일론 실이 제일 좋다)을 20분 동안 끓인다.
- 앞에서 말한 대로 끓여 식힌 물과 비누로 상처를 깨끗이 씻는다.
- 끓인 물과 비누로 손을 깨끗이 씻는다.

- 아래와 같이 상처를 꿰맨다.

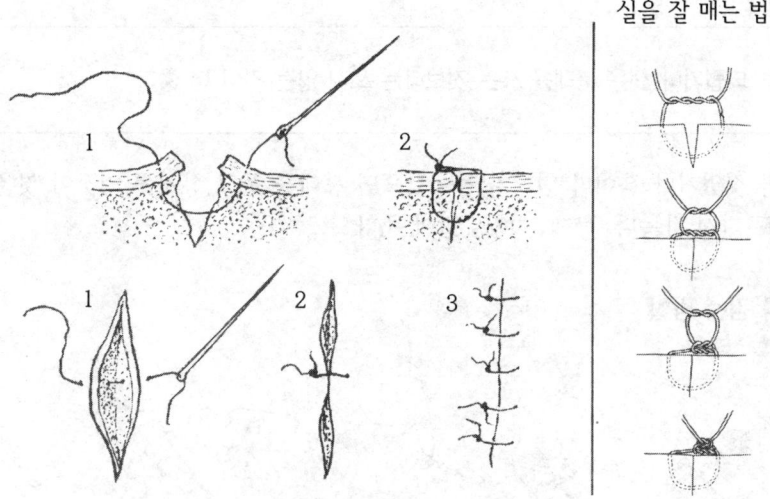

제일 먼저 상처의 중간을 꿰맨다.
피부가 너무 두꺼우면 소독한 바늘 집게로 바늘을 잡는다.
촘촘히 꿰맨다.

실밥은 5~14일(얼굴은 5일, 몸은 10일, 손발은 14일) 사이에 뽑는다. 실밥은 한쪽 매듭을 가위로 자른 후 뽑도록 한다.

기억!
12시간 이전에 난 상처로서 깨끗할 때만 봉합을 한다. 오래되고 더럽고 감염된 상처는 열어 놓아야 한다. 사람이나 개, 돼지 등 동물에 물린 상처도 열어 두어야 한다. 이런 상처를 봉합하면 위험한 감염이 생길 수 있다. 봉합한 상처에 감염 증세가 보이면 실밥을 빨리 뽑고 상처를 열어 놓는다(155쪽).

12. 붕대

붕대는 상처를 깨끗이 유지시켜 주며, 상처에 쓰는 붕대나 천은 항상 깨끗해야 한다. 붕대로 쓰는 천은 깨끗이 빨아서 다림질을 하거나 깨끗한 곳에서 햇볕에 말린다. 앞에 제시한 내용처럼 상처를 먼저 깨끗이 씻고, 가능하면 상처를 소독된 가제로 덮고 붕대로 감는다. 소독된 가제는 약국에서 살 수 있다.
집에서 소독가제나 천을 만들 때는 두꺼운 종이에 싸서 테이프로 붙이고 오븐에서

20분간 굽는다. 소독할 천 밑에다 물을 담은 냄비를 놔 두면 타지 않는다.

 더럽거나 젖은 붕대를 쓰는 것보다는 쓰지 않는 것이 더 좋다.

붕대가 젖었거나 흙이나 먼지가 들어갔으면 붕대를 풀고 상처를 깨끗이 씻은 후 깨끗한 붕대로 다시 감는다. 붕대는 매일 갈아 준다.

붕대를 감는 방법

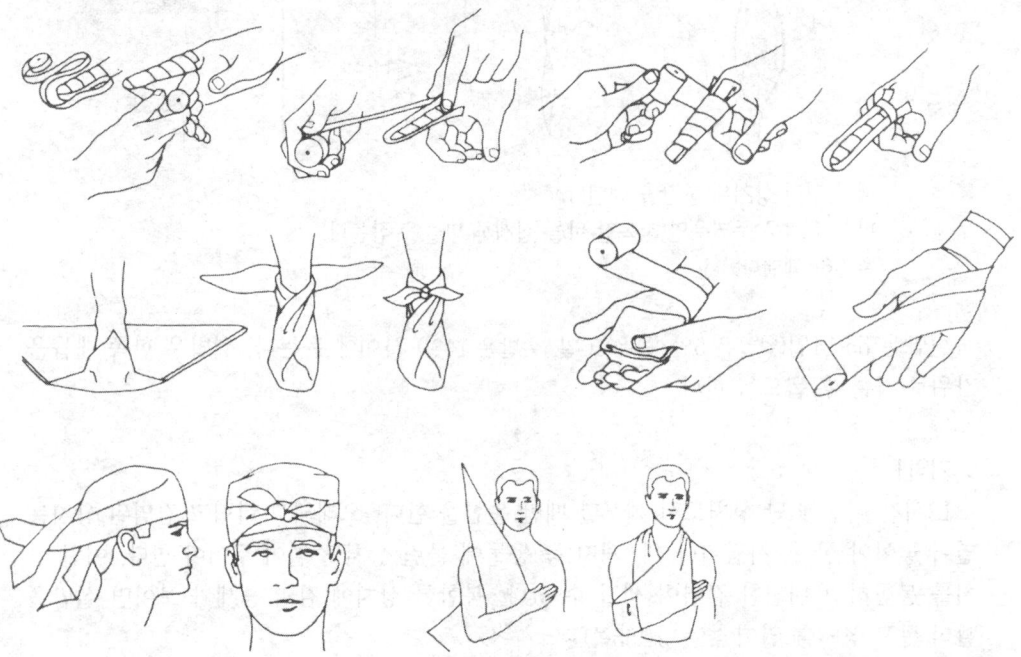

어린이의 붕대는 쉽게 벗겨지므로 손가락이나 발가락 한두 개를 감는 것보다 손, 발 전체를 감는 것이 더 좋다.

주의!
붕대를 발이나 팔에 너무 꽉 감아서 혈액순환의 장애가 오지 않도록 한다.

긁힌 작은 상처나 벤 상처는 대체로 붕대가 필요 없다. 물과 비누로 씻고 공기에 열어 놓으면 더 잘 낫는다. 가장 중요한 것은 깨끗이 하는 것이다.

13. 감염된 상처 : 감염을 아는 법과 치료하는 법

상처가 감염되면
- 빨갛게 붓고 아프며 열이 난다.
- 고름이 난다.
- 나쁜 냄새가 나기도 한다.

감염이 몸에 퍼지면
- 열이 난다.
- 빨간 줄이 상처 위로 생긴다.
- 임파선이 붓고 아프고, 임파선에 균이 들어가면 피부 밑에 작은 몽우리가 생긴다.

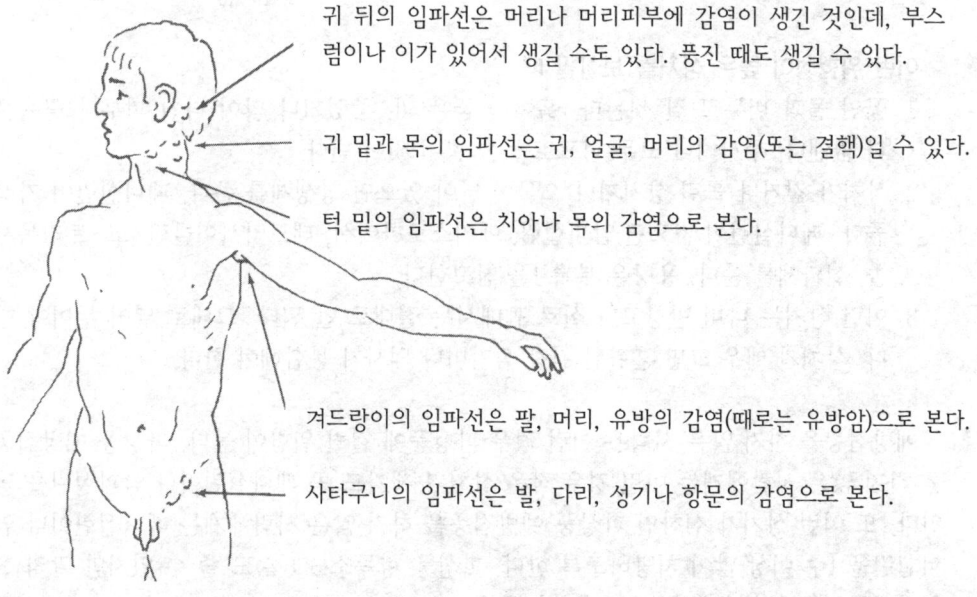

귀 뒤의 임파선은 머리나 머리피부에 감염이 생긴 것인데, 부스럼이나 이가 있어서 생길 수도 있다. 풍진 때도 생길 수 있다.

귀 밑과 목의 임파선은 귀, 얼굴, 머리의 감염(또는 결핵)일 수 있다.

턱 밑의 임파선은 치아나 목의 감염으로 본다.

겨드랑이의 임파선은 팔, 머리, 유방의 감염(때로는 유방암)으로 본다.

사타구니의 임파선은 발, 다리, 성기나 항문의 감염으로 본다.

감염된 상처의 치료
- 하루 4번씩 20분간 더운물 찜질을 한다. 감염된 발이나 팔은 뜨거운 물에 담그게 한다.
- 감염된 부분을 편하게 하고 높힌다(심장보다 더 높인다).
- 감염이 심하고 파상풍 예방접종을 하지 않았을 때는 페니실린 같은 항생제를 준다 (486, 487쪽).

주의!
상처에서 나쁜 냄새나 밤색, 회색 물이 나오고 피부가 까맣게 변하면서 공기집이나 물집이 생기면 조직 부패(괴저)를 의심한다. 빨리 의사의 도움을 받고 괴저에 대한 처치를 해야 한다(288쪽).

위험한 감염을 일으킬 수 있는 상처들
- 더러운 상처나, 더러운 것으로 생긴 상처
- 찔린 상처나 피가 많이 나지 않는 깊은 상처
- 동물이 있는 곳에서 생긴 상처 : 목장이나 돼지우리 등
- 피부가 뭉그러졌거나 멍든 큰 상처
- 돼지, 개, 사람이 문 상처
- 총에 맞은 상처

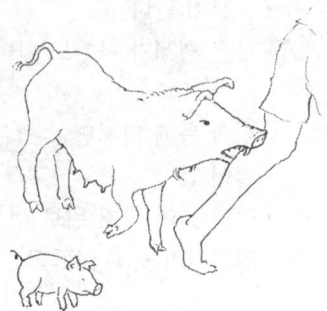

이런 위험성이 높은 상처를 보살필 때
1. 끓인 물과 비누로 잘 씻는다. 흙이나 굳은 피, 죽었거나 많이 다친 피부나 근육은 다 없앤다. 주사기나 고무 펌프로 물을 뿜어 씻어 낸다.
2. 상처가 깊거나 물린 상처거나 오물이 남아 있으면 항생제를 쓴다. 페니실린이 가장 좋다. 페니실린이 없으면 암피실린, 에리스로마이신, 테트라사이클린, 코-트리목사졸, 설파제를 쓴다. 용량은 부록 1을 참고한다.
3. 이런 상처는 나비 반창고나 실로 꿰매서는 절대로 안 된다. 그대로 열어 두어야 한다. 상처가 매우 크면 훈련된 건강 섬기미나 의사가 봉합해야 한다.

예방접종을 하지 않은 사람은 이런 경우 파상풍에 걸릴 위험이 높다. 파상풍 예방접종을 하지 않은 사람에게는 이런 경우 작은 상처가 생겨도 곧 페니실린이나 암피실린을 먹인다. 또 이런 상처가 심하면 파상풍 예방접종을 하지 않은 사람에게는 페니실린이나 암피실린을 1주 이상 많이 처방하도록 한다. 파상풍 항독소(558쪽)도 줄 수 있지만 말의 혈청이라면 135쪽의 주의점을 꼭 지켜야 한다.

14. 총, 칼 등의 심한 상처

총이나 칼에 찔린 모든 심한 상처는 감염이 생겨 위험할 수 있다. 곧바로 페니실린(486쪽)이나 암피실린(491쪽) 같은 항생제를 주도록 한다. 파상풍 예방접종을 하지 않았다면 파상풍 항독소(558쪽)를 맞고 예방접종도 한다. 할 수 있는 한 빨리 의사의 도움을 받도록 조치한다.

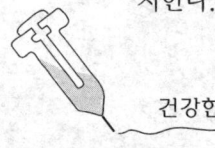

팔, 다리의 총상
- 피가 많이 나면 149쪽대로 지혈한다.
- 피가 많이 나지 않으면 잠시 그냥 두는데, 피가 나오면서 상처를 깨끗이 하기 때문이다.
- 끓여서 식힌 물로 상처를 씻고 깨끗한 붕대로 감는다. 총상은 바깥쪽만 씻는다. 총상은 어떤 것으로나 찌르지 않아야 한다.
- 항생제를 준다.

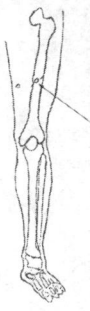 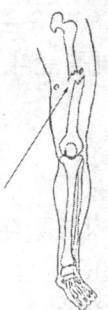

주의!
총알이 뼈에 맞았으면 뼈가 부러질 수 있다.
상처 난 팔, 다리를 쓰거나 힘을 주면 뼈가 더 부러질 수 있다.
뼈가 부러진 것 같으면 팔, 다리에 부목을 대어 고정하고 몇 주 동안 쓰지 말아야 한다.

상처가 심하면 상처 난 곳을 심장보다 약간 높게 올리고 안정을 시킨다.

좋다!   안 된다!

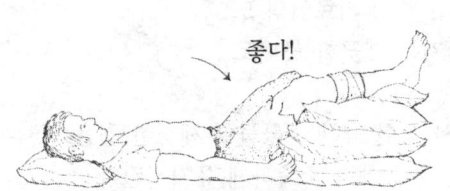 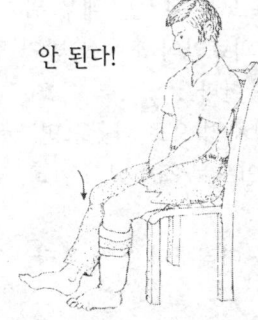

이렇게 하면 상처도 빨리 아물고 감염도 덜 일어난다.

다친 다리로 걷거나 다리를 내리고 앉으면 잘 아물지 않고 감염도 잘 된다.

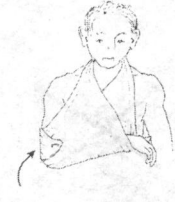

이처럼 삼각건으로 총상이나 상처가 심한 팔을 올려 준다.

가슴에 입은 심한 상처들
가슴에 입은 상처는 매우 위험할 수 있다. 바로 의료인의 도움을 받도록 한다.

• 상처가 폐까지 들어가서 숨을 쉴 때마다 공기가 들어가므로 폐가 수축된다. 따라서 즉시 상처를 덮어서 공기가 들어가지 않게 한다. 바셀린이나 식용기름을 가제나 깨끗한 붕대에 묻혀서 그림처럼 상처구멍을 꽉 조여 맨다

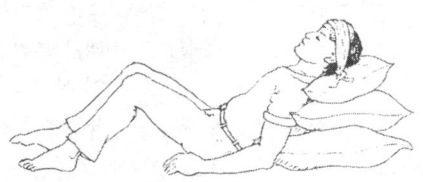

주의!
꽉 조인 붕대가 숨 쉬기를 어렵게 하면 붕대를 느슨하게 감는다.

- 다친 사람이 가장 편안하도록 눕힌다.
- 쇼크 증세가 있으면 옳은 방법으로 치료한다(143쪽).
- 항생제와 진통제를 준다.

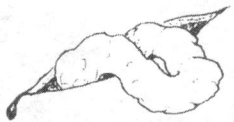

머리의 총상
- 반쯤 앉게 한다.
- 깨끗한 붕대로 상처를 감는다.
- 항생제(페니실린)를 준다.
- 의료인의 도움을 받는다.

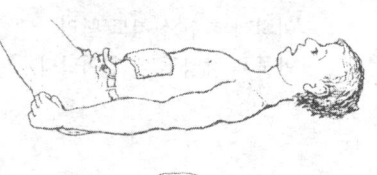

배(복부)의 깊은 상처
배나 내장을 뚫은 모든 상처는 매우 위험하다. 빨리 의료인의 도움을 받아야 한다. 의료인의 도움을 받기 전까지는 깨끗한 붕대로 상처를 덮어 주도록 한다.

내장의 일부가 상처 밖으로 나왔으면, 끓여서 식힌 약한 소금물에 깨끗한 천을 적셔서 덮는다. 내장을 배 안으로 집어넣지 말고, 덮은 천은 계속 축축하게 유지시킨다.

쇼크가 오면 발을 머리보다 높게 한다.

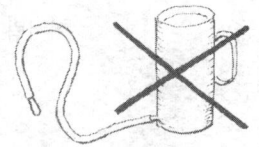

절대로 아무것도 먹이지 않도록 한다. 음식, 음료수, 물도 주지 말고 진료소까지 가는 데 2일 이상 걸리면 물을 아주 조금만 준다.

의식이 있고 목말라 하면 물에 적신 천을 빨게 한다. 배가 부르거나 며칠 동안 변을 못 보아도 절대로 관장을 하지 말아야 한다. 내장이 찢어졌을 때 관장이나 설사를 시키면 사망할 수도 있다.

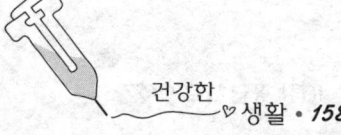

항생제를 주사한다(다음 쪽을 참고한다).

건강 섬기미를 기다리지 말고 환자를 바로 가까운 병원이나 진료소로 옮긴다. 이 환자는 수술을 해야 한다.

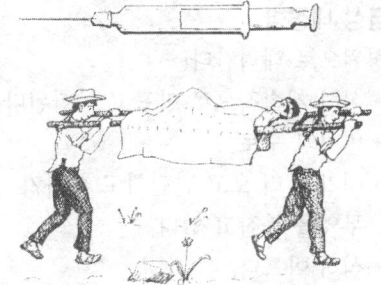

내장이 뚫렸을 때 쓰는 약
(충수염이나 복막염에도 쓰는 약)

의료인이 도울 때까지 아래처럼 한다.

- 암피실린(353쪽) 1g(250mg짜리 앰플 4개)을 4시간마다 주사한다.
- 암피실린이 없으면 페니실린(근육용, 489쪽) 5백만을 바로 주사한다. 4시간마다 1백만을 주사한다.
- 페니실린과 함께 스트렙토마이신(507쪽) 2㎖(1g)를 하루 2번 또는 클로람페니콜(497쪽) 250mg짜리 앰플을 2개씩 4시간마다 주사한다.

주사용 항생제가 없을 때는 암피실린이나 페니실린을 클로람페니콜이나 테트라사이클린과 함께 물을 아주 조금 부어서 마시게 한다.

---

15. 급성 내장병(급성 복부질환)

급성 내장병은 급하고 중한 병으로서 응급수술을 하여 생명을 구해야 할 때가 많다. 충수염, 복막염, 장폐색 같은 병들이 이런 것들이다(다음 쪽). 여성의 골반 감염이나 자궁외 임신도 급성 내장병이다. 그 원인은 외과의사가 배를 열어 수술을 하기 전까지는 모를 때가 많다.

 배가 계속적으로 많이 아프고 토하지만 설사를 하지 않을 경우 급성 내장병을 의심한다.

급성 내장병
병원으로 데려간다.
- 심히 계속적으로 아프고 악화된다.
- 변비와 구토
- 배가 불러 오고 단단하고 환자가 무엇을 붙잡고 있다.
- 심히 아프다.

덜 심한 병
집에서나 진료소에서 치료할 수 있을 것이다.
- 아프다 안 아프다 한다.
- 설사가 있거나 심하다.
- 감기나 편도선 증상이 있다.
- 전에도 이런 적이 있었다.
- 조금 아프다.

 급성 내장병 증상이 있으면 빨리 병원으로 간다.

장폐색
내장의 일부를 무엇이 막아서 음식이나 변이 내려가지 못해서 그럴 수 있다. 흔히 아래와 같은 원인이다.

- 회충이 뭉쳐서(회충, 208쪽)
- 탈장이 되어서(248쪽)
- 내장의 한 부분이 다른 내장으로 말려들었다(장중첩).

거의 모든 급성 내장병은 약간의 장폐색 증세가 있다. 움직이면 아픈 장에 상처를 주므로 움직이지 않도록 한다.

장폐색의 증세
배가 계속적으로 몹시 아프다. 이 어린이의 배는 부었고 단단하며 매우 아프다. 건드리면 더 아프다. 덜 아프게 하려고 다리를 올리고 있다. 뱃속은 조용하다(배에다 귀를 대면 내장이 움직이는 소리가 나지 않는다).

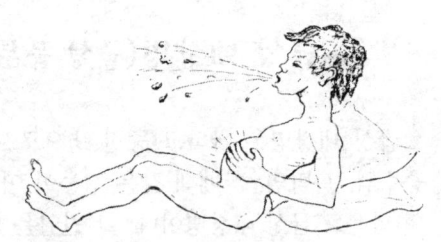

대개 변비가 있다(변을 거의 못 본다). 설사를 조금 하거나 피 섞인 점액이 나올 수도 있다.

갑자기 확 토하는데, 토한 것이 1m 이상 날아간다. 초록색 담즙이나 혹은 배변 같으며 냄새도 그렇다. 이와 같은 경우 최대한 빨리 병원으로 가야 한다. 생명이 위험하므로 수술을 해야 될지 모른다.

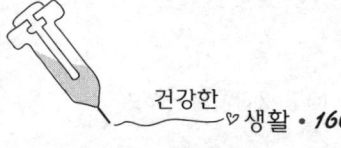

16. 충수염, 복막염

이런 위험한 상태는 수술을 해야 될지 모르므로 빨리 의사에게 가야 한다. 충수염은 배 오른쪽 맹장 밑에 붙어 있는 손가락 만한 주머니가 감염이 된 것이다. 충수염이 터져서 복막염이 되기도 한다.

복막염은 내장을 싸고 있는 얇은 막의 감염인데 급성으로서 매우 중병이다. 감염된 충수돌기나 맹장 등 내장의 일부가 터지거나 찢어져서 생긴다.

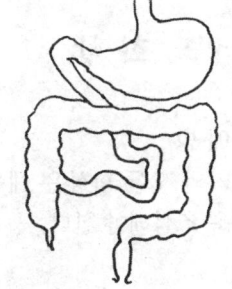

충수염의 증상
- 주요 증상은 배가 계속 아프며 점점 심해지는 것이다.
- 처음에는 배꼽 주위에서 시작하여 오른쪽 배 밑으로 옮겨간다.
- 입맛을 잃고 토하며 변비와 미열이 있다.

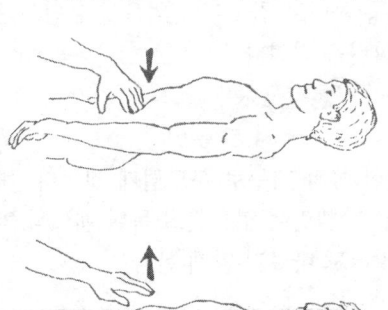

충수염이나 복막염을 진찰할 때
- 기침을 할 때 배가 갑자기 아픈지 본다.
- 손으로 왼쪽 사타구니 위를 천천히 힘을 주어 아플 때까지 누른다.
- 손을 빨리 떼어 본다. 손을 뗄 때 날카롭게 아프면(반사통증) 충수염이나 복막염일 수 있다.
- 왼쪽 배에 반사통증이 없으면 오른쪽 사타구니 위에서도 진찰을 해 본다.

만일 충수염이나 복막염인 것 같으면
- 바로 의료인의 도움을 받아야 한다. 수술을 받을 수 있는 곳으로 가도록 한다.
- 아무것도 먹이지 말고 관장도 하지 말아야 한다. 탈수가 되었으면 설탕과 소금을 넣은 활수(223쪽)를 조금만 준다. 그 이외에는 아무것도 주지 말아야 한다.
- 반쯤 앉아서 아주 조용히 쉬게 한다.

기억!
복막염이 진행되면 배가 널판지처럼 단단해지고, 배를 조금만 만져도 몹시 아파한다.

10장 응급치료 · 161

생명이 위험하니 빨리 병원으로 가도록 하고, 가는 길에 159쪽의 약을 준다.

17. 화상

예방
거의 모든 화상은 예방이 가능하다. 특히 어린이는 더욱 조심해야 한다.

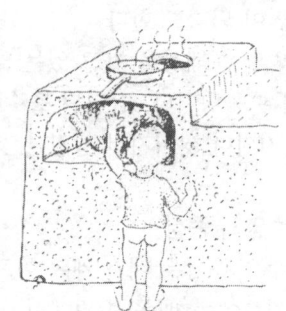

- 어린이는 불 가까이에 가지 못하게 한다.
- 등잔이나 성냥은 손이 닿지 않는 곳에 둔다.
- 오븐 위의 냄비 손잡이는 안쪽으로 두어 어린이들이 만지지 못하게 한다.

물집이 없는 가벼운 화상(1도)
가벼운 화상이 덜 아프고 2도 화상으로 가지 않도록 곧바로 찬물이나 얼음물에 담그게 한다. 다른 치료는 필요 없으며 아프지 않도록 아스피린을 먹인다.

물집이 생긴 화상(2도)
물집을 뜯지 말고, 만약 물집이 터졌으면 끓여 식힌 물과 비누로 부드럽게 씻는다. 바셀린을 끓여 소독한 후 가제에 묻혀서 상처를 덮는다. 바셀린이 없으면 소독된 밴드를 약국에서 사서 덮는다. 절대로 어떤 종류의 기름이나 버터도 바르지 않게 한다.

 화상 주위를 깨끗이 하는 것은 매우 중요하다. 흙이나 먼지, 파리 등이 묻지 않도록 조심한다.

고름, 이상한 냄새, 열, 임파선이 커지는 감염 증세가 있으면 따뜻한 소금물(소금 1찻숟가락에 1리터의 물)로 하루 세 번씩 찜질을 한다(소금물에 표백제 2숟가락을 넣는다). 이때 물이나 헝겊은 쓰기 전에 꼭 끓인다. 조심스럽게 죽은 피부나 조직을 없앤다.
네오스포린(524쪽)과 같은 항생제 연고는 발라도 좋다. 심하면 페니실린이나 암피실린 같은 항생제를 먹을 수도 있다.

심한 화상(3도)
피부가 완전히 없어지고 검게 타서 피하조직이 보이는 심한 화상은 피부의 큰 화상과 마찬가지로 항상 위험하다. 빨리 진료소로 가야 한다. 가는 동안 깨끗한 천이나 수건으로

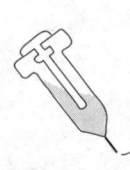

화상 부위를 덮어 준다.

　의료인의 도움을 받을 수 없는 곳이면 위와 같이 치료한다. 바셀린이 없으면 화상 부위를 공기에 노출시키고 면으로 된 천이나 이불로 살짝 덮어서 먼지나 파리가 들어가지 않도록 한다. 덮은 천은 항상 깨끗하게 하고, 화상에서 나오는 물과 피가 묻으면 깨끗한 것으로 바꿔 준다. 페니실린을 먹인다.

 절대로 기름이나 지방질, 피부, 커피, 약초나 변을 화상에 바르지 말아야 한다.

　꿀을 화상에 바르면 감염도 예방하고 빨리 낫게 한다. 하루 두 번씩 바른 꿀을 닦아 내고 새 꿀을 바른다.

아주 심한 화상에서 특별히 주의할 것

　심한 화상을 입은 사람은 쇼크에 빠지기 쉽다(143쪽). 그 이유는 아픔과 두려움, 그리고 상처에서는 체액을 잃기 때문이다. 환자를 편하게 해 주고 안심시킨 후, 아스피린을 먹이고 코데인도 있으면 주어서 진통을 한다. 화상 자리를 약간 짠물로 씻으면 덜 아프다. 물 1리터에 찻숟가락으로 소금을 1숟갈 넣고 끓인 후 식힌다. 화상환자는 물을 많이 마셔야 한다. 화상이 크면(손바닥의 2배 이상) 아래처럼 활수를 만들어 준다.

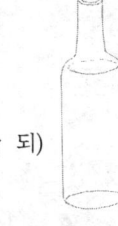

물을 1리터(반 되) 붓는다.

소금을 찻숟가락으로 반 숟갈
소다를 찻숟가락으로 반 숟갈
2~3숟가락의 설탕이나 꿀을 탄다. 오렌지 주스나 레몬 주스가 있으면 넣는다.

　소변을 많이 볼 때까지 물을 아주 많이 마셔야 한다. 큰 화상을 입은 환자는 하루 4리터를 마시고, 매우 심한 화상 환자는 하루 12리터를 마셔야 한다. 심한 화상 환자는 단백질이 많은 음식을 먹어야 한다(176쪽). 하지만 가릴 음식은 없다.

관절 근처의 화상

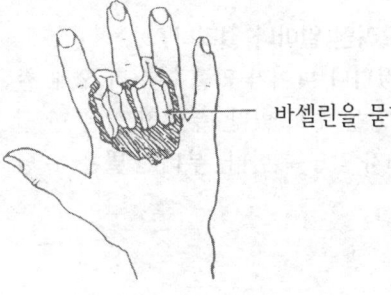

바셀린을 묻힌 소독한 가제

손가락 사이나 겨드랑이, 관절 부근의 화상은 바셀린을 묻힌 가제를 사이에 넣어 피부가 서로 붙지 않도록 예방한다. 손가락이나 팔, 다리는 하루에 여러 번 쭉 펴서 운동을 한다. 이런 운동은 아프지만, 나중에 움직일 수 없게 하는 뻣뻣한 흉을 예방한다. 화상을 입은 손의 손가락은 약간 굽혀져야 한다.

18. 뼈가 부러졌을 때(골절)

뼈가 부러졌을 때 가장 중요한 것은 뼈를 움직이지 않게 하는 것이다. 이렇게 고정하면 손상을 예방하고 뼈가 잘 붙게 된다.

환자를 옮기기 전에 부러진 뼈를 부목, 나무껍질이나 두꺼운 종이로 고정한다. 나중에 건강원에서 팔, 다리에 석고 혹은 지역에 맞는 캐스트를 할 수 있다(66쪽).

부러진 뼈의 교정법

뼈가 제자리에 있으면 손대지 않는 것이 더 좋다—움직이면 더 상하게 할 수 있다. 뼈가 부러진 지가 오래되지 않았고 많이 삐뚤어져 있으면 캐스트를 하기 전에 교정을 하거나 바로 편다. 뼈는 빨리 맞출수록 쉽다. 교정을 하기 전에 근육을 부드럽게 하고 덜 아프도록 다이아제팜(562쪽)을 주사로 주거나 먹인다. 코데인(550쪽)을 주어도 된다.

손목뼈의 교정

천천히 같은 힘으로 5~10분간 점점 힘을 주면서 손을 잡아당긴다. 이렇게 하면 붙은 뼈가 서로 떨어진다. 한 사람은 손을 계속 잡아당기고 다른 사람은 조심스럽게 뼈를 맞춘다.

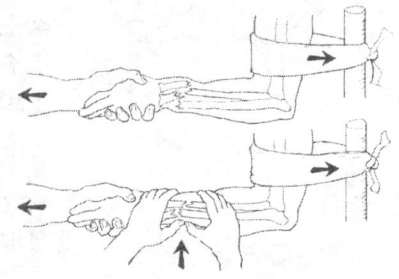

주의!

뼈를 교정하다가 더 큰 손상을 줄 수 있으므로 경험이 많은 사람의 도움을 받는 게 바람직하다. 교정 중 흔들거나 억세게 다루지 말아야 한다.

부러진 뼈가 붙으려면 얼마나 걸리나?

뼈가 많이 부러졌거나 나이가 많을수록 더 오래 걸린다. 어린이들은 빨리 아무나 노인들은 끝내 아물지 않을 수도 있다. 부러진 팔은 한 달 정도 캐스트를 해 두고, 그 팔로는 한 달 이상 힘을 쓰지 않도록 한다. 부러진 발은 두 달 정도 캐스트를 해야 한다.

넓적다리뼈나 엉덩이뼈가 부러졌을 때

넓적다리나 엉덩이뼈가 부러졌을 때는 특별히 주의해야 한다. 몸 전체를 그림처럼 고정시키면 좋다. 교정 후 바로 환자를 병원으로 옮긴다.

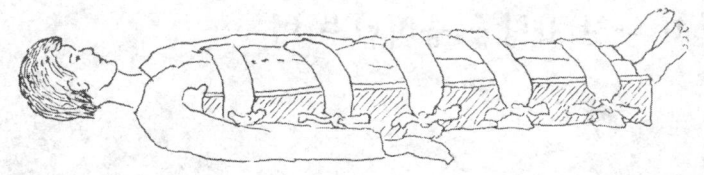

목이나 허리가 부러졌을 때

목이나 허리가 부러진 것 같으면 움직일 때 아주 조심을 해야 한다. 할 수 있는 한 움직이지 않아야 한다. 움직이기 전에 건강 섬기미를 부를 수 있으면 부르도록 하고, 꼭 움직여야 하면 허리나 목을 굽히지 않게 한다. 다친 사람을 움직이는 법은 다음 쪽을 참고한다.

갈비뼈가 부러졌을 때

갈비뼈가 부러지면 아주 아프다. 그러나 보통 저절로 낫는다. 가슴을 꽉 조여 매거나 압력을 주지 않는 것이 좋다. 가장 좋은 치료는 아스피린을 먹고 쉬는 것이다. 폐가 건강하도록 두 시간마다 4~5번 깊은 숨을 쉬는데, 정상적인 숨을 쉴 때까지 매일 한다. 처음에는 매우 아플 것이다. 완전히 나으려면 몇 달이 걸릴 수도 있다.

갈비뼈가 부러질 때 폐를 찌르는 경우는 드물다. 그러나 갈비뼈를 관통하여 뼈가 부러지거나, 기침할 때 피가 나고 숨 쉬기가 힘들면 항생제(페니실린 또는 암피실린)를 쓰고 빨리 의사의 도움을 받는다.

부러진 뼈가 피부를 뚫고 나왔을 때

이 경우는 감염될 위험성이 많으므로 건강 섬기미나 의사의 도움을 받아야 한다. 끓여서 식힌 물로 상처와 나온 뼈를 조심스럽게 완전히 씻고 깨끗한 천으로 덮는다. 상처와 뼈가 완전히 깨끗 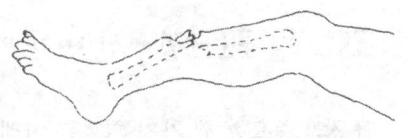 해지기 전에 절대로 뼈를 제자리로 밀어 넣어서는 안 된다. 상처가 더 나지 않도록 부목을 대고 다리를 고정한다.

뼈가 피부를 뚫고 나왔으면 감염을 예방하기 위해서 즉시 페니실린, 암피실린, 테트라사이클린(486, 491, 495쪽)과 같은 항생제를 써야 한다.

주의!
부러졌거나 부러질 가능성이 있는 손, 발을 부비거나 마사지를 하지 않는다.

19. 몹시 다친 사람을 움직이는 법

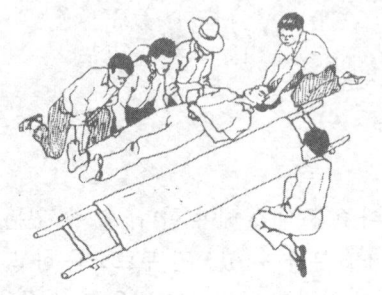 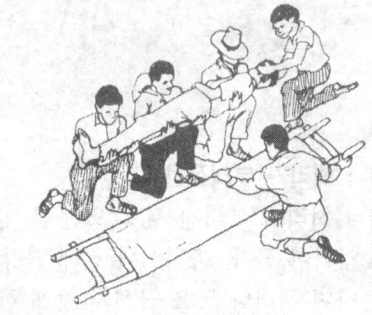

조심스럽게 어느 곳도 굽혀지지 않게 드는데, 특히 머리나 목이 굽혀지지 않게 든다.

한 사람은 들것을 잘 놓고 모두 도와서 조심스럽게 다친 사람을 들것에 눕힌다.

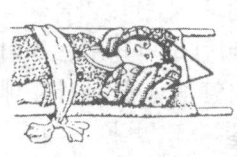 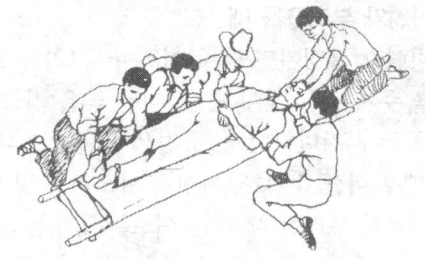

목을 다쳤거나 부러졌을 때는 모래주머니나 옷을 접어 머리 양쪽에 고정시켜 머리가 움직이지 않도록 한다.

옮길 때는 발이 위로 가도록 한다. 언덕을 오를 때도 그렇게 한다.

20. 탈구(관절에서 뼈가 빠져 나온 것)

탈구의 중요한 세 가지 치료는 아래와 같다.

- 뼈를 다시 관절에 넣는데,
- 붕대로 단단히 고정을 시켜 다시 빠져 나오지 않게 한다(한 달 정도).
- 관절이 다 아물 때까지 무리하게 팔, 다리를 쓰지 않게 한다(2-3달).

어깨뼈가 나왔을 때는

환자를 책상이나 딱딱한 곳에 엎드려 눕히고 한쪽 팔을 늘어뜨린다. 힘있게 계속해서 15~20분간 팔을 아래로 잡아당기다 조심스럽게 놓는다. 어깨는 '퍽' 하는 소리를 내면서 제자리에 들어간다.

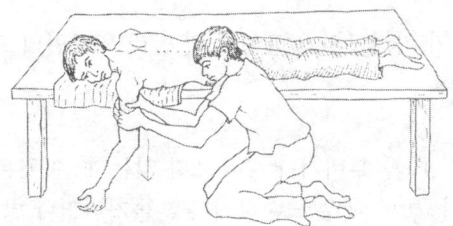

혹은 4.5~9kg의 무게를 15~20분간 팔이나 손에 매 둔다(무게는 4.5~9kg 이하나 이상이 되어서는 안 된다). 어깨뼈가 교정되면 팔을 가슴에 꼭 대고 붕대로 감아 한 달간 둔다. 어깨가 굳어지지 않도록 노인들은 하루 세 번 풀어서 몇 분간 팔을 내리고 부드럽게 돌리면서 운동을 한다.

교정이 잘 안되면 빨리 의료인의 도움을 받도록 한다. 오래 둘수록 치료가 어려워진다.

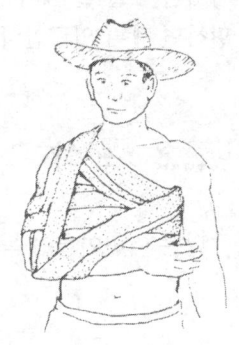

21. 관절을 삐었거나 멍이 들었을 때

손발이 멍이 들었는지, 삐었는지, 부러졌는지 구별하기가 어려울 때는 X-선 사진을 찍어야 한다. 그러나 뼈가 부러졌거나 삐었거나 치료는 비슷하다. 관절을 움직이지 않도록 튼튼한 것으로 감아 준다. 심하게 삐었으면 회복되는 데 3~4주가 걸린다. 또 부러졌으면 시간이 더 걸린다.

덜 아프게 하고 붓지 않도록 삔 쪽을 올리고, 다친 후 하루, 이틀 동안은 천이나 비닐로 얼음을 싸서 매 시간마다 20~30분간 찜질을 한다. 이렇게 하면 부기도 덜 하고 덜 아프다. 24~48시간 뒤에는(부기가 줄어들 때) 하루에 여러 번 삔 데를 더운물에 담그고 찜질을 한다.

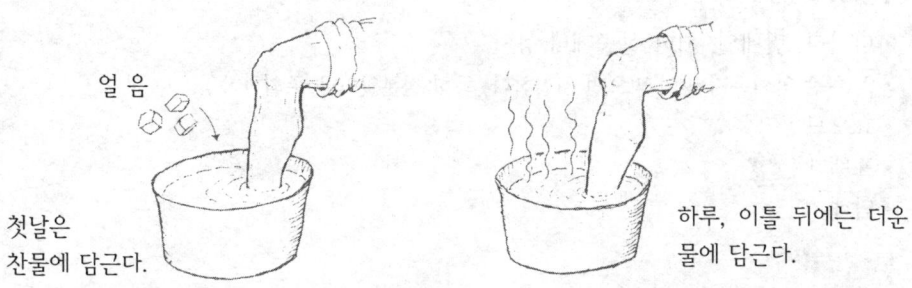

얼 음

첫날은 찬물에 담근다.

하루, 이틀 뒤에는 더운 물에 담근다.

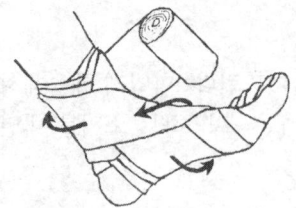
삔 발목이 움직이지 않도록 집에서 만든 캐스트(66쪽)나 탄력 붕대를 쓴다. 발과 발목을 탄력 붕대로 감으면 부기를 예방하거나 줄일 수 있다. 그림처럼 발가락에서 위로 감는데, 붕대가 너무 조이지 않도록 주의하고 한두 시간마다 풀어 준다. 아스피린을 준다.

48시간이 지나도 부기가 가라앉지 않고 아프면 빨리 의료인의 도움을 받는다.

주의!
절대로 삔 데나 부러진 데를 부비거나 주무르지 않는다. 이것은 도움이 되지 않을 뿐 아니라 해를 줄 때가 많다. 발이 매우 느슨하거나 흔들거리거나 발가락을 움직이는 데 불편하면 빨리 의료인의 도움을 받는다. 수술을 해야 할지 모른다.

22. 독약

많은 어린이들이 독물을 먹고 죽는다. 예방을 위해 아래처럼 한다.

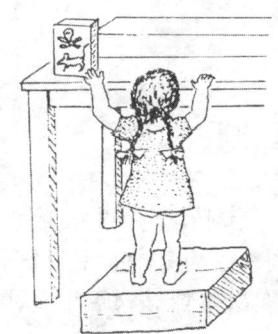
모든 독약은 아이들의 손에 닿지 않는 곳에 둔다.

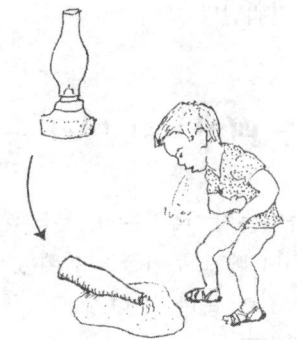
휘발유나 독약은 절대로 콜라나 음료수병에 넣지 말아야 한다. 아이들이 마실 수 있다.

주의하여야 할 흔히 보는 독약들
- 쥐약
- 디디티, 린데인, 기타 살충제나 농약
- 약(무슨 약이든지 많이 먹으면 위험하다. 특히 철분알약은 주의한다.)
- 요오드팅크
- 표백제
- 담배

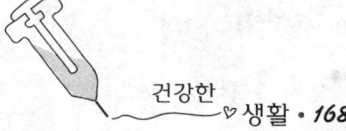

- 고무나 나무의 알코올
- 독이 있는 잎, 씨, 딸기, 버섯
- 피마자 기름
- 성냥
- 등유, 신나, 휘발유, 가솔린, 라이터액
- 양잿물
- 소금-아이나 어린이에게 너무 많이 주었을 때
- 상한 음식(204쪽)

주의!
독물을 먹은 것 같으면 즉시 다음과 같이 한다.

- 아이가 깨어 있으면 토하게 한다. 손가락을 목에 넣거나 토근 시럽을 한 숟갈 먹이고 물을 한 잔 마시게 한다(558쪽). 비누나 소금을 물에 약간 타서 마시게 한다(물 1컵에 소금 6 찻숟가락).
- 재나 숯가루가 있으면(558쪽) 물에 타서 1잔 마시게 한다. 어른은 2잔 마신다.

주의!
휘발유, 석유, 강한 산성 물질, 양잿물을 마셨거나, 이런 것들을 마시고 의식이 없으면 토하게 하지 않는다. 의식이 있으면 물과 우유를 많이 마셔서 독물을 희석시킨다(아이는 15분마다 물을 1잔씩 마시게 한다).

춥다고 하면 덮어 주되 덥게 하지는 말고, 중독이 심하면 의료인의 도움을 받는다.

23. 뱀에 물렸을 때

 당신이 사는 곳에 있는 뱀에 대해 여기에 써 본다.

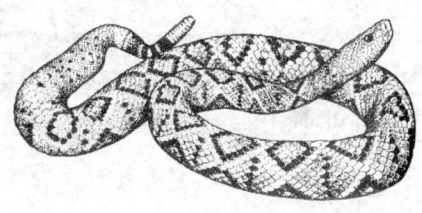

방울뱀 - 북미, 멕시코와 중미

뱀이 물었을 때는 독사인지 아닌지 물린 자국으로 구별한다. 물린 자국이 다르다.

독사

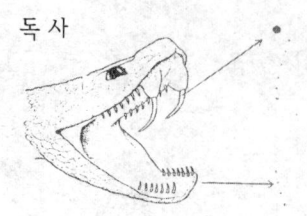

◀— 송곳니 자국

독사는 송곳니 자국을 두 개 남긴다(때로 작은 이빨 자국들을 남긴다).

독 없는 뱀

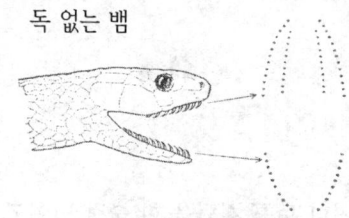

송곳니 자국은 없고 두 줄의 이빨 자국만 남는다.

일반적으로 사람들은 독이 없는 뱀도 독사로 생각한다. 뱀 중에 어떤 것이 독사이고 아닌지 알아 두도록 한다. 그 예로 큰 구렁이와 왕뱀은 독이 없다. 독이 없는 뱀은 해를 주지 않으므로 죽일 필요가 없다. 이런 뱀은 사람에게 해를 주는 생쥐나 큰 쥐를 잡아먹고 때로 독사도 잡아먹는다.

독사에 물렸을 때의 치료

1. 조용히 안정한다. 물린 데를 움직이지 말아야 하는데, 움직일수록 더 빨리 독소가 몸에 퍼진다. 발이 물렸으면 한 발자국도 걷지 말고 의료인의 도움을 받는다.
2. 독이 천천히 퍼지도록 물린 곳을 넓은 탄력 붕대나 깨끗한 천으로 감는다. 팔, 다리는 절대 움직이지 않게 하고 천으로 꼭 감되, 피가 통하지 않아 맥박이 없을 정도로 꼭 감아서는 안 된다. 맥박을 느낄 수 없으면 붕대를 약간 푼다.
3. 손과 발에서 시작하여 위로 감아서 팔, 다리 전체를 감는다. 맥박은 계속 뛰어야 한다.
4. 팔, 다리가 움직이지 않도록 부목을 댄다(66쪽).
5. 환자를 들것에 싣고 가장 가까운 건강원으로 가고 뱀을 잡을 수 있으면 잡는데, 이는 뱀의 종류에 따라 치료할 항독소가 다르기 때문이다(항독소, 556쪽). 항독소가 필요하면 주사를 줄 때까지 붕대를 감아 둔다. 알레르기 쇼크에 대비한다(135쪽). 항독소가 없으면 붕대를 푼다.

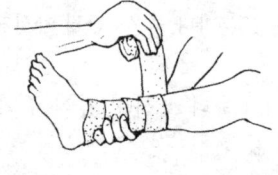
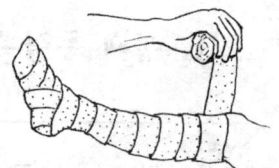
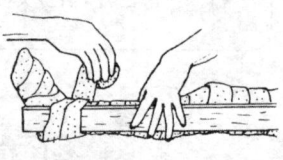
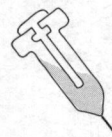

6. 덜 아프도록 아스피린 대신 아세트아미노펜을 준다. 파상풍 백신도 있으면 준다. 또 물린 자리가 감염이 되었으면 페니실린을 준다.
7. 얼음은 덜 아프게 하고 독이 퍼지는 것을 늦춘다. 팔, 다리를 비닐과 두꺼운 천으로 싼 후 얼음을 그 주위에 싼다.

주의!
너무 차면 피부를 다치게 하고 아프다. 환자가 언제 얼음을 떼야 할지 말하게 한다.

 당신 지역에 있는 뱀의 항독소를 준비해 두고 물리기 전에 어떻게 쓰는지 알아둔다.

독사에게 물리면 매우 위험하다. 의료인이 치료하기 전에 즉시 위와 같이 처치한다. 대부분의 민간요법은 치료의 효과가 없다(55쪽). 또한 독사에게 물린 후에 절대로 술을 마시지 말아야 한다. 더 해롭다.

24. 구슬도마뱀(큰도마독사뱀)

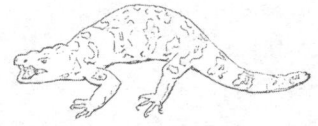

독사에 물린 것과 같이 치료한다. 그러나 항독소는 현재 없다. 이 뱀은 매우 위험하다. 물린 자국을 잘 씻고, 움직이지 않게 한 후 물린 자국을 심장보다 아래에 둔다.

미국 남부와 멕시코에 있다.

25. 전갈에 쏠림

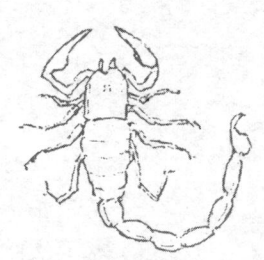

어떤 전갈은 보통 전갈보다 훨씬 더 독이 많다. 전갈에 쏘여도 어른에게는 별로 위험하지 않다. 아스피린을 먹고 얼음찜질을 한다. 마비와 아픔이 몇 주 혹은 몇 달 갈 수도 있는데 이때는 더운물 찜질을 한다(269쪽).

다섯 살 미만의 어린이가 전갈에 쏘이면 위험하며, 머리나 몸에 쏘이면 더 위험하다. 전갈의 항독소가 있는 곳도 있으나(556쪽), 쏘인 지 2시간 안에 항독소 주사를 맞아야 효과가 있다. 덜 아프도록 아스피린이나 아세트아미노펜을 준다. 만약 숨을 못 쉬면 인공호흡을 하고(147쪽), 쏘인 곳이 몸의 중요한 부분이거나 독이 심한 전갈이면 빨리 의료인의 도움을 받는다.

26. 독거미에게 물렸을 때 (흑과부거미)

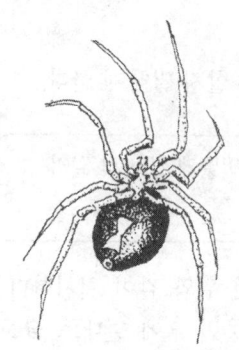

대부분의 거미, 심지어는 타란튤라가 물어도 아프지만 위험하지는 않다. '흑과부'나 이 같은 종류의 거미가 물었을 때는 어른도 매우 아프다. 또 어린이는 생명이 위험하다. 흑과부에게 물리면 몸 전체 근육에 아픈 경련이 있고 위의 근육이 굳어지면서 심히 아프다. 충수염으로 혼동할 수도 있다.

아세트아미노펜이나 아스피린을 주고 의료인의 도움을 받는다. 마을 약국에는 특효약이 없다. 10%의 칼슘 주사약 10㎖를 매우 천천히 10분 이상 걸려 정맥으로 주사하면 근육경련이 가라앉는다. 562쪽의 다이아제팜도 좋다. 쇼크가 있으면 135쪽대로 치료한다. 어린이는 코르티손 주사가 필요할 수 있다. 좋은 항독소가 있으나 구하기가 어렵다.

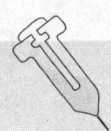

Where There Is No Doctor

11장

영양 : 건강을 위한 음식

1. 잘 먹지 못해서 생기는 병

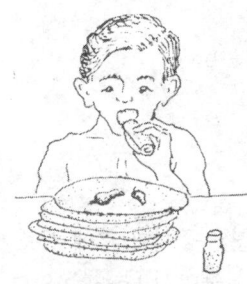

잘 자라고 일도 잘하며 건강하기 위해서는 음식을 잘 먹어야 한다. 많은 병들이 잘 먹지를 못해서 생긴다. 몸이 약하거나 아픈 사람은 음식을 잘 먹지 않았거나 필요한 음식을 먹지 않아서 영양부족, 심하면 영양실조를 앓고 있다. 영양실조는 다음과 같은 결과를 가져온다.

어린이들
- 어린이가 잘 크지 못하여 몸무게가 정상으로 늘어나지 않는다(379쪽).
- 걸음걸이, 말하기, 생각하는 힘이 떨어진다.
- 배가 불룩 나오고 팔, 다리가 가늘다.
- 병에 잘 걸리고 감염이 오래가며 또 심해져 때로는 죽는다.
- 슬픈 얼굴에 힘이 없어 보인다.
- 얼굴과 손, 발이 붓고 피부가 아프며 점이 생긴다.
- 머리카락이 가늘거나 빠지며 색을 잃고 윤기도 없다.
- 밤눈이 어두워지고 시력이 떨어지며 눈 안이 마르고 실명이 되기도 한다.

영양실조가 있는 모든 사람들
- 몸이 약하고 늘 피로하다.
- 입맛이 없다.
- 빈혈이 있다.
- 입가가 헌다.
- 혀가 아프거나 헌다.
- 발이 쑤시거나 감각이 둔해진다.

아래의 문제들은 다른 원인도 있지만, 영양이 부족할 때 더 잘 일어나고 악화되기 쉽다.

- 설사
- 감염이 잘 된다.
- 귀가 울리거나 소리가 난다.
- 두통
- 잇몸에서 피가 나거나 염증이 생긴다.
- 피부가 쉽게 멍든다.
- 코피가 난다.
- 뱃속이 불편하다.
- 피부가 건조하고 갈라진다.
- 심장이나 위에서 맥박이 빠르다(심계항진).
- 불안(신경성 근심)과 여러 가지 신경정신적인 문제들
- 간경화증(간질환)

임신 중에 영양이 부족하면 산모는 허약해지고 빈혈이 오며, 출산 중이나 후에 산모가 죽을 수도 있다. 또 유산을 하거나 태아가 너무 작거나 기형이거나 죽어서 나올 수 있다.

 잘 먹으면 병에 대한 저항력이 생긴다.

잘 먹지 못하면 위에 있는 문제들을 직접 일으킨다. 그러나 가장 중요한 것은 몸이 병균과 싸울 수 있는 저항력을 가지지 못한다는 것이다. 특히 감염에 저항할 힘이 약해진다.

- 영양이 부족한 어린이들은 영양이 좋은 어린이들보다 쉽게 심한 설사병에 걸리고 생명도 쉽게 잃는다.
- 영양이 부족한 어린이들은 특히 홍역이 위험하다.

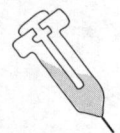

- 영양이 부족한 사람들은 결핵에 더 잘 걸리고 더 심해진다.
- 간경화는 술을 많이 마시는 것이 한 원인인데, 영양이 부족한 사람은 쉽게 걸리고 심해진다.
- 감기와 같은 흔한 병도 영양이 부족하면 오래가고 심해져서 폐렴까지 될 수 있다.

 잘 먹으면 병이 빨리 낫는다.

좋은 음식은 병을 예방할 뿐 아니라 병과 잘 싸워 건강하게 한다. 그러므로 아플 때는 영양이 좋은 음식을 특히 많이 먹어야 한다. 어떤 어머니들은 아이가 아프거나 설사를 하면 음식을 주지 않거나, 특히 영양이 많은 음식을 주지 않는다. 그러면 아이는 더 약해지고 그 병과 싸워 이기지 못하며 심할 때는 죽을 수도 있다. 아이가 아프면 음식을 더 많이 먹어야 한다. 먹지 않으면 먹도록 한다.

할 수 있는 한 많이 먹고 많이 마시도록 한다. 인내심을 가져야 한다. 아이들이 아프면 잘 먹지 않으려고 한다. 조금씩 자주 먹인다. 또 물을 많이 마시고 소변을 자주 보는지 확인한다. 단단한 음식을 잘 못 먹으면 죽을 끓여 준다.

영양부족은 어떤 병에 걸렸을 때 비로소 나타날 수가 있다. 한 예로 설사를 며칠 동안 한 아이가 손발과 얼굴이 붓고, 다리에 자주색 점이 생기고, 피부가 벗겨지며 쓰릴 때는 심한 영양실조이다. 영양가 높은 음식이 많이 필요하다. 하루에 여러 번 음식을 먹이도록 한다. 아플 때나 나은 후에는 잘 먹는 것이 매우 중요하다.

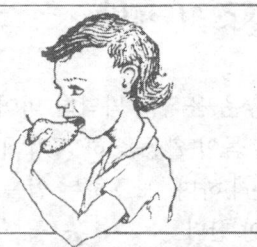

건강하기 위해서는 잘 먹고 깨끗이 하는 것이 가장 중요하다.

2. 잘 먹는 것이 왜 중요한가?

잘 먹지 않으면 영양실조에 걸리는데, 이것은 음식을 많이 먹지 않아서(영양실조나 부족), 혹은 음식을 먹지 않아서(특수한 영양실조), 어떤 음식을 너무 먹어서(비만, 193쪽) 생긴다. 영양실조는 누구나 걸릴 수 있지만 아래의 사람들이 쉽게 걸린다.

- 어린이들은 건강하게 성장하기 위해서 더 많은 음식이 필요하다.
- 여인들, 특히 임신을 했거나 젖을 먹이면 아기도 먹여야 하고 자신도 건강해야 하며 일도 해야 하므로 음식이 더 많이 필요하다.
- 노인들은 치아와 입맛을 잃기 때문에 음식을 적게 먹게 되나, 건강하기 위해서는 한꺼번에 많이 먹지는 않더라도 역시 잘 먹어야 한다.

영양실조에 걸린 어린이들은 잘 자라지 않는다. 이들은 여위고 작다. 또 잘 보채고 울며 움직이지 않으려 하고 잘 놀지 않으며 자주 아프다. 설사나 감염이 되면 몸무게가 줄어든다. 어린이들의 영양상태를 알려면 위쪽 팔 둘레를 재 보면 쉽게 알 수 있다.

어린이들의 영양실조 검사 : 위팔의 치수

한 살 난 아이의 위팔(상완) 둘레가 13.5cm 이하이면 영양실조이다. 손과 발, 얼굴이 퉁퉁해 보여도 영양실조일 수 있다. 또한 팔 둘레가 12cm 이하이면 심한 영양실조이다.

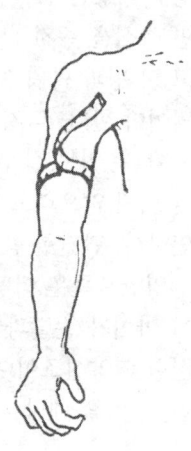

영양이 좋은지 아닌지 알아보는 또다른 좋은 방법은 정기적으로 몸무게를 재는 것이다. 한 살 때는 한 달에 한 번씩, 그 후에는 세 달에 한 번씩 잰다. 건강하고 영양이 좋은 아이들은 몸무게가 규칙적으로 늘어난다. 몸무게 재는 법과 어린이 건강 기록부는 21장에서 자세히 설명하고 있다.

3. 영양실조의 예방

건강하려면 좋은 음식을 넉넉히 먹어야 한다. 우리가 먹는 음식은 여러 가지 일을 해야 하는데 첫째, 몸이 활동을 하고 강해지도록 힘을 내게 한다. 그 다음은 몸을 건축(만들고)하고, 회복(수리)하며, 보호하는 일을 하게 한다. 이 모든 일을 하려면 여러 종류의 음식을 매일 먹어야 한다.

4. 주식품과 협력식품

세계 많은 나라에서 값싼 한 가지 주식품을 거의 매끼 먹는다. 이런 것들은 주로 쌀, 옥수수, 수수, 밀, 카사바, 감자, 빵나무, 바나나일 수도 있다. 이런 주식품은 날마다 필요한 영양을 거의 공급한다.

그러나 이런 주식품 하나만으로는 건강을 지킬 수가 없다. 협력식품도 먹어야 한다.

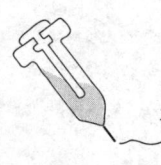

특히 자라는 어린이, 임산부, 젖을 먹이는 어머니, 노인들은 더욱 그렇다. 주식품을 규칙적으로 잘 먹는데도 여위고 약한 아이들이 있다. 그 이유는 주식품에는 물과 섬유질이 많아서 필요한 영양을 다 얻기 전에 배가 불러 버리기 때문이다. 이런 경우 두 가지 방법을 쓸 수 있다.

1. 자주 먹인다. 너무 어리거나 여위고 잘 자라지 않으면 하루 5번씩 먹이고, 간식도 준다.

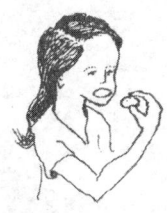 어린이는 닭이 항상 모이를 쪼듯이 항상 먹어야 한다.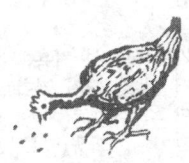

2. 힘을 많이 내는 '협력식품'을 준다. 기름, 설탕, 꿀 같은 협력식품을 주식품에 섞거나, 호두, 땅콩, 씨앗, 식물성 기름, 특히 호박씨나 참깨 같이 기름이 든 음식을 함께 준다.

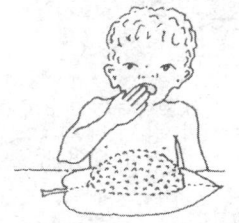 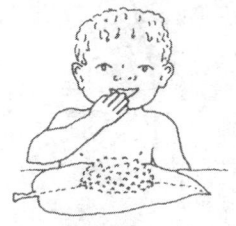

필요한 열량(힘)을 얻기 전에 배가 부르면 아이는 여위고 약해진다.
필요한 열량을 위해서는 밥을 왼쪽만큼 많이 먹어야 한다.
하지만 식물성 기름을 약간 섞으면 밥을 오른쪽만큼만 먹으면 된다.

힘을 많이 내는 (고열량) 식품을 주식품에 섞어 먹으면 과외로 힘을 준다. 2가지의 협력식품을 주식품과 함께 준다. 또 몸을 건축하는 식품(단백질)인 콩, 우유, 달걀, 땅콩, 생선, 고기를 구할 수 있는 대로 먹는다. 오렌지나 노란 과일, 채소, 짙은 녹색잎 채소 같은 보호식품도 함께 먹는다. 보호식품은 중요한 비타민과 무기질을 준다(180쪽).

5. 건강한 식사법

당신 가족이 늘 먹는 주식품은 몸이 필요한 힘과 다른 영양을 거의 제공한다. 그러나

다 주지는 못한다. 협력식품을 함께 먹으면 값싸게 모든 영양을 얻을 수 있다. 건강하기 위해서 아래의 모든 음식을 다 먹어야 하는 것은 아니다. 늘 먹는 주식품을 먹는다. 그러나 지역에서 쉽게 얻을 수 있는 협력음식을 함께 먹도록 한다. 아래의 그룹에서 할 수 있는 한 자주 협력식품을 하나씩 먹는다.

기억!
아이들에게는 자주(하루에 3-5번), 많이 먹이는 것이 음식의 종류보다 더 중요하다.

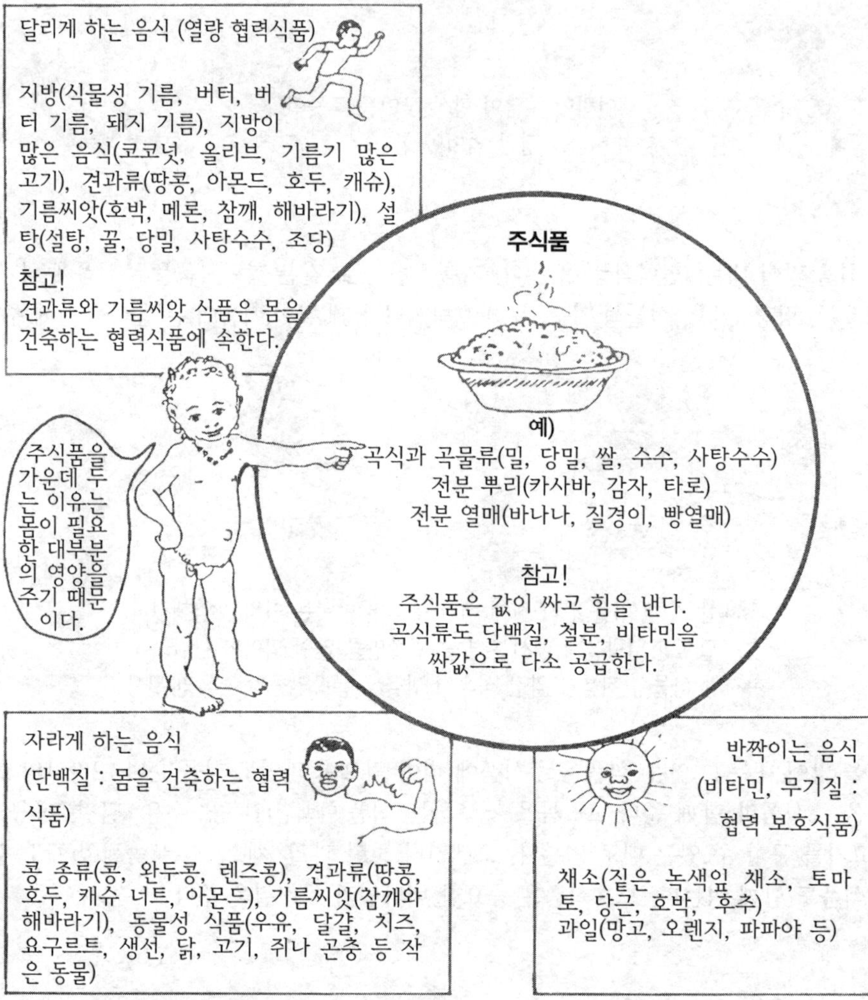

달리게 하는 음식 (열량 협력식품)

지방(식물성 기름, 버터, 버터 기름, 돼지 기름), 지방이 많은 음식(코코넛, 올리브, 기름기 많은 고기), 견과류(땅콩, 아몬드, 호두, 캐슈), 기름씨앗(호박, 메론, 참깨, 해바라기), 설탕(설탕, 꿀, 당밀, 사탕수수, 조당)

참고!
견과류와 기름씨앗 식품은 몸을 건축하는 협력식품에 속한다.

주식품을 가운데 두는 이유는 몸이 필요한 대부분의 영양을 주기 때문이다.

주식품

예)
곡식과 곡물류(밀, 당밀, 쌀, 수수, 사탕수수)
전분 뿌리(카사바, 감자, 타로)
전분 열매(바나나, 질경이, 빵열매)

참고!
주식품은 값이 싸고 힘을 낸다.
곡식류도 단백질, 철분, 비타민을
싼값으로 다소 공급한다.

자라게 하는 음식
(단백질 : 몸을 건축하는 협력식품)

콩 종류(콩, 완두콩, 렌즈콩), 견과류(땅콩, 호두, 캐슈 너트, 아몬드), 기름씨앗(참깨와 해바라기), 동물성 식품(우유, 달걀, 치즈, 요구르트, 생선, 닭, 고기, 쥐나 곤충 등 작은 동물)

반짝이는 음식
(비타민, 무기질 : 협력 보호식품)

채소(짙은 녹색잎 채소, 토마토, 당근, 호박, 후추)
과일(망고, 오렌지, 파파야 등)

영양관련 섬기미께 : 이러한 계획은 영양소별 식단과 같은 것이나 늘 먹는 주식품에다 열량이 높은 음식을 자주 많이 주는 것이다. 이 방법은 자원이 부족하고 가난한 가족에게도 가능하기 때문이다.

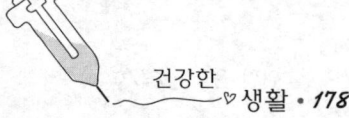

6. 영양실조를 아는 법

가난한 곳에서 영양실조는 어린이들에게 가장 심하다. 어린이들은 자라야 하고 건강하기도 해야 하므로 특히 영양이 좋은 음식을 먹어야 한다. 영양실조에는 여러 가지가 있다.

가벼운 영양실조

가장 흔하지만 확실히 나타나지 않는다. 이런 아이들은 영양이 좋은 아이들처럼 자라거나 몸무게가 늘지 않는다. 몸은 작고 여위었지만 아픈 것 같지는 않다. 그러나 영양이 부족하여 감염에 저항할 힘이 부족하다. 그래서 영양이 좋은 아이들보다 심하게 앓고 회복도 늦다.

이런 어린이들은 설사와 감기에 잘 걸린다. 감기는 오래가고 폐렴이 되기도 쉽다. 홍역, 결핵 등 감염성 병이 이런 어린이들에게는 더 위험하다. 또 더 많이 죽는다.

영양이 부족한 이런 어린이들은 병을 앓기 전에 특별히 잘 돌보고 음식을 많이 먹여야 한다. 그러므로 정기적으로 몸무게를 재고 위팔 둘레를 재는 것이 중요하다. 일찍 발견하고 고쳐야 하기 때문이다. 영양실조의 예방 지침서를 따르도록 한다.

심한 영양실조

이것은 어머니 젖을 너무 일찍 떼고 대신 열량이 높은 음식을 자주 많이 주지 않았기 때문에 생긴다. 심한 영양실조는 아이가 설사나 감염에 걸렸을 때 시작하는 수가 많으며, 검사 없이도 알 수 있다. 심한 영양실조에는 두 종류가 있다.

마른 영양실조-마라스머스(소모성)

이 아이는 어떤 음식도 충분히 얻어먹지 못했다. 이것을 건성 영양실조 혹은 마라스머스라고 하는데 심히 굶은 아이다. 몸은 작고 매우 여위고 약하다. 피부와 뼈만 남은 것 같다.

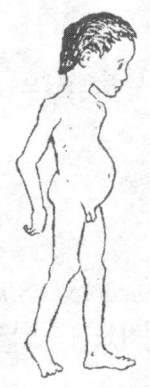

이 아이는 음식이 많이 필요하다. 특히 힘을 내는 음식이 필요하다.

머리카락은 가늘고
얼굴에는 주름살이 많고
항상 배고파 하고
배는 볼록 튀어나왔으며
매우 여위고
몸무게는 아주 낮다.
가죽과 뼈만 남았다.

젖은 영양실조-카시오코르

이런 아이를 젖은 영양실조에 걸렸다고 한다. 발, 손, 얼굴이 부었기 때문이다. 이것은 '몸을 건축하는' 협력식품, 즉 단백질이 부족하여 생기는데, 힘을 내는 음식이 부족할 때 자주 생긴다. 이는 단백질이라도 힘을 내기 위해 써 버리기 때문이다.

젖은 곳에 두었거나 곰팡이가 핀 콩, 렌즈콩 등의 음식을 먹어서 생기는 수도 있다. 이런 아이는 열량과 단백질이 많은 음식을 많이 자주 먹어야 한다(177쪽). 오래되었거나 상했거나 곰팡이가 핀 음식은 먹지 말아야 한다.

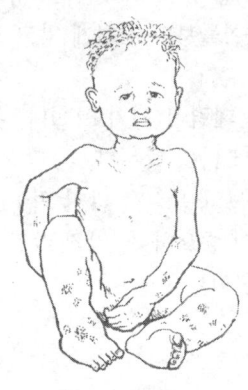

얼굴이 부어 '달' 같이 보인다.
피부와 머리카락 색이 변한다.
자라지 않는다.
허약하다.
피부가 헐고 벗겨진다.
위팔이 가늘다.
손발이 붓는다.
근육이 줄어들었다(살찐 것처럼 보인다).
제일 먼저 붓고 다른 증상들이 따라온다.
이 아이는 가죽과 뼈와 물뿐이다.

그 외의 영양실조

가난한 사람들에게 가장 흔한 영양실조는 굶어서 생긴 마른 영양실조(마라스무스)와 단백질 부족으로 생긴 젖은 영양실조(카시오코르)다. 그러나 그 외에도 비타민과 무기질이 부족한 영양실조가 있다.

- 비타민 A 부족으로 아이들에게 생기는 야맹증(302쪽)
- 비타민 D 부족으로 오는 구루병(192쪽)
- 과일과 채소 또는 어떤 음식의 부족으로 인한 비타민과 무기질의 부족으로 오는 피부병, 입술이나 입가에 생기는 궤양, 잇몸의 출혈(283, 310쪽)
- 철분이 든 음식이 부족하여 생기는 빈혈(191쪽)
- 요오드 부족으로 생기는 갑상선종(198쪽)

Helping Health Workers Learn(건강 섬기미 가르치기) 25장과 *Disabled Village Children*(마을에 사는 장애 어린이들) 13장, 30장에서 영양과 관련된 건강문제를 자세히 다루고 있다.

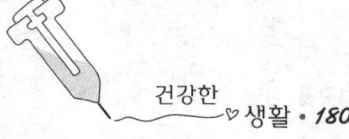

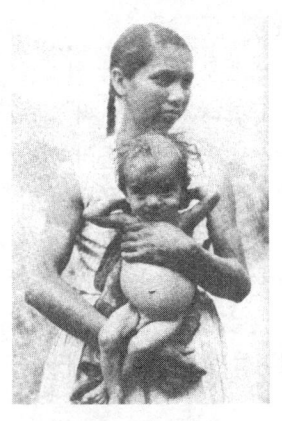
이 가난한 가정의 엄마와 아이는 모두 영양이 부족하다. 아빠는 일을 열심히 하지만 가족이 제대로 먹을 만큼 벌지를 못한다. 사진에서 보는 대로 엄마의 팔에 있는 점은 펠라그라라는 영양실조로 생겼다. 옥수수를 주식으로 먹고, 콩, 달걀, 고기, 푸른 잎 채소와 같은 영양가 있는 음식을 제대로 먹지 못했다.

아이에게는 엄마 젖을 먹이지 않고 옥수수 죽만 먹였다. 아이의 배는 불렀지만 자라고 강해질 만큼 옥수수가 영양을 주지는 못했다. 이 두 살짜리 아이는 심한 영양실조에 걸려 있다. 매우 작고 여위고, 배는 불룩하고, 머리털은 가늘고, 또 신체적 정신적 발달이 정상보다 매우 느리게 된다. 이를 예방하려면 엄마와 아이 모두 음식을 잘 먹어야 한다.

7. 돈과 땅이 부족해도 잘 먹을 수 있는 법

여러 가지 이유로 배가 고프고 영양은 부족하게 된다. 그 중 한 원인은 가난이다. 세계 여러 곳에서 소수의 사람들이 거의 대부분의 부와 땅을 가지고 있다. 이들은 커피나 담배 농사를 지어서 돈은 벌지만 국민들에게 식품을 주지는 못한다. 이 가난한 사람들은 지주에게 땅을 조금 빌려서 농사를 짓지만 지주들은 농산물의 대부분을 땅값으로 도로 가져간다. 모든 사람들이 서로 공평하게 나누어 가지기 전에는 이 배고픔과 영양부족은 완전히 해결되지 않을 것이다.

그러나 값싸게 잘 먹을 수 있는 방법이 있다. 또 잘 먹으면 자신의 권리를 찾을 힘이 생긴다. "마을 건강 섬기미에게 드리는 글"의 65, 66쪽에서 식량생산을 높이는 방법을 몇 가지 설명했다. 땅의 생산을 높이는 윤작(輪作), 계단식 이랑, 저수지, 물고기 양식, 양봉, 곡식 저장법의 개선, 텃밭 가꾸기 등이 있다. 몇 가정이 혹은 온 마을이 함께 이런 일을 하면 영양을 좋게 할 수 있다.

한정된 땅에는 한정된 양식 외에는 나올 수가 없다. 이 때문에 어떤 사람들은 가족의 수를 줄여야 한다고 주장한다. 그러나 이런 가난한 가정에서는 많은 자녀가 경제적인 소득이다. 10~12살이 되면 아이들에게 들어가는 것보다 나오는 것이 더 많다. 또 아이들이 많으면 부모가 늙을 때 도움받을 기회도 많아진다.

결론적으로 사회, 경제적 보장이 적기 때문에 많은 아이들을 가지게 한다. 그러므로 인구와 땅의 균형을 맞추기 위해 자녀를 적게 가지라는 것은 해답이 아니다. 땅을 공평하게 나누고 임금을 정당하게 주면서 가난을 해결할 여러 가지 방법을 써야 한다. 이렇게 되면 사람들은 가족 수를 줄일 수 있고, 인구와 땅의 균형을 계속 맞출 수 있다(건강과 양식, 사회 문제에 관해서는 *Helping Health Workers Learn*을 참고한다).

돈이 별로 없을 때는 잘 써야 한다. 이 말은 가족이 협력하고 장래를 생각해야 한다는 것이다. 그런데 가난한 가정의 아버지는 돈이 조금 생기면 술이나 담배 사는 데 써 버리고 만다. 이 돈은 영양이 좋은 식품을 사거나 달걀을 낳는 암탉을 사거나 가족들의 건강을 위해 쓸 수 있다. 술 친구들이 술을 함께 마시듯이, 맑은 정신이 들 때 그 친구들이 함께 건강을 위해 의논하고, 함께 해결도 할 수 있을 것이다.

또 어떤 엄마들은 돈이 좀 있으면 사탕이나 음료수(쓰레기 음식)를 아이들에게 사 준다. 이 돈으로 달걀, 우유, 땅콩 등 건강하게 하는 음식을 사 줄 수 있다. 이렇게 하면 같은 돈으로 아이들을 건강하게 할 수 있을 것이다. 이것에 대해 어머니들과 의논하고 해답을 찾아보도록 한다.

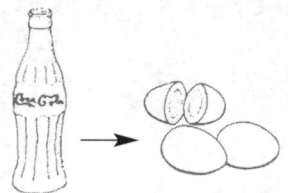

돈이 조금뿐일 때 아이를 건강하게 자라도록 하려면, 사탕이나 음료수 대신 달걀 2개나 땅콩 한 줌을 사 준다.

좋은 음식을 싼값에

세계의 많은 사람들이 양만 많은 탄수화물 음식만을 먹으며, 힘을 더 내게 하며 몸을 건축하고 보호하는 협력식품을 함께 먹지 않는다. 그 주요 이유가 협력음식의 대부분이 우유나 고기처럼 동물성 식품이라 비싸기 때문이다.

대다수 사람들은 동물성 음식을 살 수가 없다. 하지만 가난한 가정은 비싼 고기나 생선을 사는 대신 콩, 완두, 렌즈콩, 땅콩 같은 식물성 식품을 사거나 집에서 가꿔서 옥수수나 쌀 같은 주식과 함께 먹으면 된다.

 대부분의 단백질과 다른 보호식품이 식물성일 때 사람들은 튼튼해지고 건강을 유지할 수 있다.

그러나 가정의 재정과 지역 관습이 허락한다면 가능할 때 동물성 식품을 먹는 것이 현명하다. 이는 단백질이 풍부한 식물일지라도 종종 우리 몸이 필요한 다양한 단백질 모두를 갖고 있지는 않기 때문이다.

또 다양한 식물성 식품을 먹도록 한다. 서로 다른 식물에서 몸에 필요한 여러 가지 단백질, 비타민, 무기질을 섭취할 수 있다. 예를 들어 콩과 옥수수를 섞어 먹는 것이 콩이나 옥수수 한 가지만 먹는 것보다 우리 몸의 필요를 훨씬 잘 채워 준다. 야채나 과일을 곁들이면 더욱 좋다. 적은 돈으로 단백질, 비타민, 무기질을 많이 얻을 수 있는 방법이 있다.

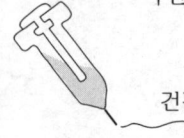

1. 엄마 젖 : 아이에게 가장 값싸고, 건강에 좋고, 완전한 식품이 엄마 젖이다. 엄마가 식물성 음식을 충분히 먹고 완전한 아기 음식인 젖으로 바꿀 수 있다. 엄마 젖은 아기를 위해서도 좋고, 돈도 절약하고 병도 예방한다.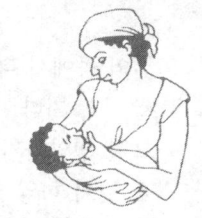
2. 달걀과 닭 : 거의 어디서나 달걀은 값싸고 질 좋은 동물성 단백질 중 하나이다. 엄마 젖을 줄 수 없는 아기에게는 다른 음식과 함께 익혀서 준다. 아기가 좀 크면 엄마 젖과 함께 준다. 또한 달걀 껍질은 삶아서 가루처럼 빻아 음식과 함께 먹으면 좋은데, 이 속에는 임산부에게 생기는 궤양이나 풍치, 근육경련을 예방하는 칼슘이 있다. 집에서 닭을 키우면 가장 값싸고 좋은 동물성 단백질을 제공할 수 있다.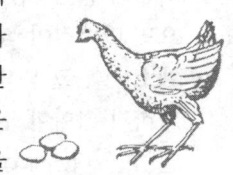
3. 간, 심장, 콩팥, 피 : 특히 단백질, 비타민, 철분(빈혈을 예방)이 많고 일반 고기보다 싸다. 생선도 영양가는 고기와 비슷하고 값은 싸다.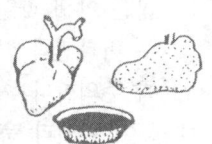
4. 콩, 완두콩, 렌즈콩, 기타 콩 종류 : 이것은 싸고 좋은 단백질 식품이다. 싹이 난 콩을 조리하면 비타민이 더 많다. 콩을 잘 삶아서 체로 거르거나 껍질을 벗겨 빻으면 좋은 이유식이 된다. 콩, 완두, 기타 콩 종류의 식품들은 단백질을 값싸게 줄 뿐 아니라, 농사를 지으면 땅이 좋아지기 때문에 다른 농작물을 잘 자라게 한다. 그러므로 윤작과 혼작이 좋다(36쪽 참고).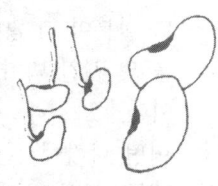
5. 검푸른 채소 잎 : 이것은 철분과 단백질이 좀 들어 있으며 비타민 A는 많이 들어 있다. 고구마, 콩, 완두콩, 호박잎들과 시금치는 특히 영양이 좋다. 이런 식품을 말려서 가루로 빻아 아이들 죽에 섞으면 된다.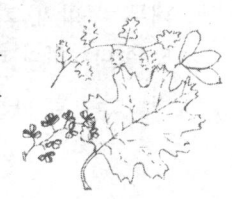

기억!
상추, 양배추 등 연푸른 채소 잎들은 영양이 적다. 검푸른 잎이 많은 채소를 키우는 게 좋다.

6. 카사바 잎 : 이것은 뿌리보다 7배나 단백질과 비타민이 많이 들어 있다. 카사바 잎을 뿌리와 같이 먹으면 같은 값으로 영양을 높일 수 있다. 어린 잎이 가장 좋다.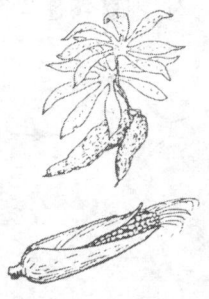
7. 라임에 담근 옥수수 : 옥수수를 라임(레몬과 비슷한 작고 신 과일)에 담궜다가 요리하면 칼슘이 많아지게 된다. 라틴 아메리카 여러 지역에서는 이렇게 한다. 라임에 담그면 비타민(나이아신)과 단백

질이 몸에서 더 잘 활용된다.

8. 쌀, 밀, 기타 곡식 : 이것은 가루로 만들 때 껍질을 벗기지 않으면 영양가가 높다(현미가 좋은 예이다). 껍질을 약간 벗긴 쌀과 밀이 하얗게 빻은 백미나 밀가루보다 단백질과 비타민, 무기질이 많다. 참고로 콩이나 렌틴을 밀, 쌀, 메이즈와 같이 먹으면 단백질이 더 잘 흡수된다.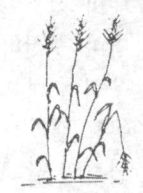

9. 채소, 쌀, 그 외의 음식을 요리할 때는 물을 조금만 붓고, 너무 익히지 말아야 한다. 덜 익히면 비타민과 단백질의 손실을 줄일 수 있다. 채소를 삶고 남은 물은 마시거나 국을 끓이거나 다른 음식에 넣으면 좋다.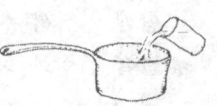

10. 많은 야생 과일과 딸기는 비타민 C와 천연 당분이 많다. 이들은 비타민과 힘을 준다. 하지만 독성 딸기나 과일을 먹지 않도록 주의한다.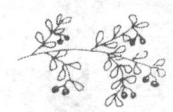

11. 콩이나 기타 음식을 만들 때 쇠 조각이나 말발굽을 넣어서 함께 조리하면 철분이 많아서 빈혈 예방에 좋다. 토마토를 넣으면 철분이 더 많아진다. 철분을 먹는 다른 방법은 레몬에 쇠못을 몇 시간 박아 두었다가 주스로 음료수를 만들어 마시는 것이다.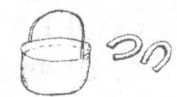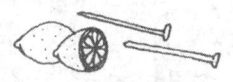

12. 어떤 나라에서는 값싼 아기들의 보충식이 나와 있다. 이들은 대두, 목화씨, 가루분유, 말린 생선 등을 섞어서 만든 것이다. 맛은 다양하나 대체로 영양이 골고루 들어 있다. 여기에다 죽이나 곡류를 섞으면 값싸게 좋은 영양을 얻을 수 있다.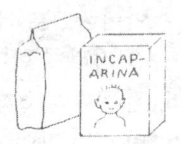

8. 비타민은 어떻게 섭취하나 : 알약, 주사, 시럽으로? 혹은 음식으로?

채소와 과일을 포함해서 음식을 골고루 먹으면 비타민은 충분하다. 비타민 알약, 주사, 시럽 혹은 강장제를 먹는 것보다 음식을 잘 먹는 것이 훨씬 낫다.

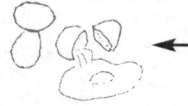 비타민 섭취를 위해서는 알약이나 주사보다 달걀 등 영양가 높은 음식을 먹인다.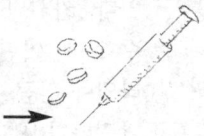

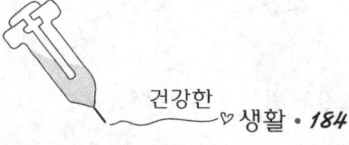

영양가 있는 음식이 부족할 때도 있다. 이럴 때도 음식을 잘 먹고, 비타민은 보충해서 먹으면 된다. 비타민은 먹는 것이 주사보다 값도 싸고 위험도 적다. 하지만 영양은 같다. 비타민을 주사하지 말아야 한다. 비타민 알약을 먹거나, 더 좋은 방법은 비타민이 많이 든 음식을 먹는 것이다.

비타민 제품을 살 때는 아래의 비타민과 무기물이 다 들어 있는지 확인한다.
- 나이아신(니코틴산)
- 비타민 B_1(티아민)
- 비타민 B_2(리보플라빈)
- 철분(황화철 등)-특히 임산부에게 필요하다(빈혈이 있으면 종합 비타민으로는 철분이 부족하다. 철분 알약이 더 좋다.)

어떤 사람들은 아래의 것이 더 필요하다.
- 엽산-임산부에게
- 비타민 A
- 비타민 C(아스코르빈산) ⎫ 어린이들
- 비타민 D
- 요오드(갑상선종이 흔한 지역에서)
- 비타민 B_6(피리독신)-어린이들과 결핵 약을 먹는 사람들
- 칼슘-어린이나 젖을 먹이는 어머니가 우유, 치즈, 라임으로 만든 음식을 충분히 먹지 못해서 칼슘이 부족할 때

---

9. 먹지 않아야 할 음식들

많은 사람들이 먹으면 해로운 음식들이 있고, 특히 아플 때는 그 종류가 더 많다고 생각한다. 매운 음식은 열이 날 때는 먹지 않아야 하고 찬 음식은 찬 병에는 먹지 않아야 한다고 믿는다. 아기를 출산한 산모는 먹지 않아야 할 음식이 특히 많다고 믿고 있다. 이런 믿음이 맞을 경우도 있으나 해를 주는 경우가 더 많다. 아플 때 먹지 않아야 된다고 생각하는 바로 그 음식들이 병이 낫기 위해서는 꼭 필요한 음식인 경우가 매우 많다.

아픈 사람은 건강한 사람보다 영양가 있는 음식이 더 필요하다. 해를 끼치므로 먹지 않아야 하는 음식보다 병이 낫기 위해서 먹어야만 하는 음식에 우리는 훨씬 더 마음을 써야 한다. 건강하게 하는 음식들은 열을 많이 내는 것들과 과일, 채소, 콩, 땅콩, 우유, 고기, 달걀, 생선 같은 것들이다. 또 건강할 때에 해로운 것들은 아플 때에는 훨씬 더 해롭다. 따라서 아래의 것들을 피하도록 한다.

건강할 때 좋은 음식은 아플 때에도 좋다.

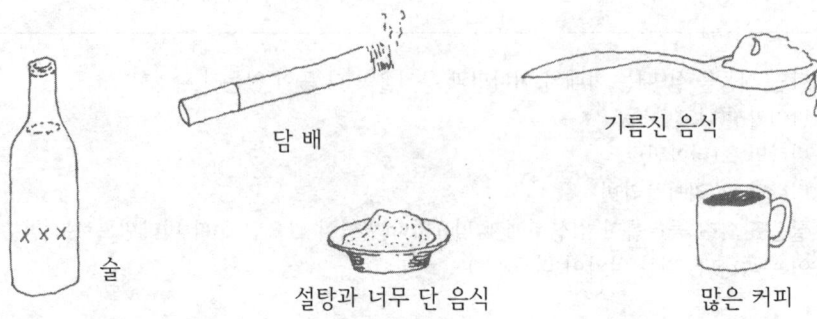

술 / 담배 / 기름진 음식 / 설탕과 너무 단 음식 / 많은 커피

- 술은 간, 위장, 심장, 신경계에 병을 일으키고 악화시킨다. 사회적 문제도 일으킨다.
- 담배는 만성적인 기침, 폐암, 기타 문제들을 일으킬 수 있다(218쪽). 담배는 특히 결핵, 천식, 기관지염 같은 폐 질환을 앓는 사람들에게 해롭다.
- 기름기가 많은 음식이나 커피는 위궤양 등 소화기계의 병을 악화시킬 수 있다.
- 많은 설탕이나 단 음식은 입맛을 잃게 하고 이를 썩게 한다. 하지만 설탕을 음식에 약간 넣었을 경우는 환자나 영양 부족인 아이들에게 열량을 높여 도움이 될 수 있다.

몇 가지 병은 음식을 가려 먹어야 한다. 고혈압, 심장병, 발의 부종이 있는 사람은 소금을 약간만 먹거나 먹지 않아야 한다. 누구든지 소금을 많이 먹으면 해롭다. 위궤양과 당뇨병에는 식이요법이 필요하다(196쪽).

10. 아이들에게 가장 좋은 식사

생후 첫 4개월

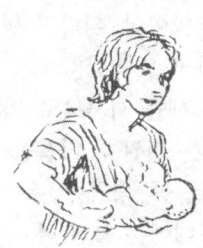

엄마 젖은 아기에게 가장 좋은 순수한 음식이다. 엄마 젖보다 더 좋은 이유식이나 우유를 살 수는 없다. 첫 4~6개월 동안에 엄마 젖만 먹이면 설사나 여러 가지 감염을 예방할 수 있다. 엄마 젖 이외에 차나 물도 주지 말아야 한다. 더운 날에도 주지 말아야 한다.

어떤 엄마들은 자신의 젖은 아기에게 좋지 않다거나 충분하지 않다고 일찍 중단한다. 하지만 엄마 젖은 항상 아기에게 가

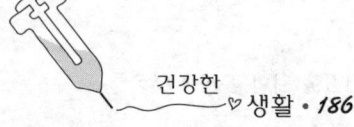

장 영양이 많다. 비록 엄마는 약하고 여위었을지라도 엄마 젖은 영양이 높다. 또 거의 대부분의 엄마들이 아기에게 필요한 양 정도는 만들 수 있다.

 첫 4개월 동안에는 아기에게 엄마 젖 이외는 아무것도 주지 말아야 한다.

- 엄마 젖이 충분하려면 아기에게 젖을 자주 빨리면 된다. 4개월 전에는 아무것도 주지 말아야 한다. 그 후에 다른 음식을 먹더라도 엄마 젖을 계속 준다. 엄마 젖을 먼저 먹이고 다른 음식을 준다.
- 엄마 젖이 거의 나오지 않더라도 결국 충분히 나오게 된다. 엄마가 잘 먹고 물과 우유, 주스 등을 많이 마시는 게 좋다. 아기에게 자주 젖을 빨게 하고 젖을 먹기 전에는 딴 것을 먹이지 말아야 한다. 엄마 젖을 충분히 먹은 후에 컵에다가(젖병이 아니고) 끓인 소 젖이나 염소 젖, 깡통우유, 분유를 먹일 수 있다. 농축된 우유는 먹이지 말아야 한다. 이런 우유에 설탕이나 식물성 기름을 조금 넣는다. 탈지분유일 때는 기름을 한 숟갈 넣는다.

기억!
무슨 우유든지 끓여서 식힌 물을 조금 붓는다. 아래에 두 가지 방법이 있다.

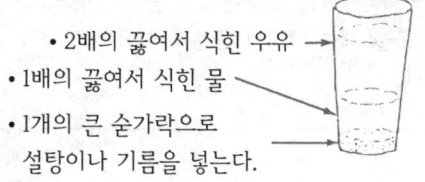

- 2배의 끓여서 식힌 우유
- 1배의 끓여서 식힌 물
- 1개의 큰 숟가락으로 설탕이나 기름을 넣는다.

- 2배의 무가당 농축 우유
- 3배의 끓여서 식힌 물
- 1개의 큰 숟가락으로 설탕이나 기름을 넣는다.

- 가능하면 우유와 물을 끓인다. 우유병보다 컵으로 먹이면 더 안전하다. 우유병과 젖꼭지는 깨끗이 하기가 어려우므로 감염과 설사를 일으킬 수 있다(224쪽). 젖병으로 먹일 때는 먹일 때마다 병과 꼭지를 삶는다.
- 우유를 살 수 없을 때는 쌀, 옥수수 가루, 기타 곡물로 죽을 끓여 먹인다. 여기에 항상 껍질을 벗긴 콩, 달걀, 고기, 닭고기, 그 밖의 단백질 음식을 넣고, 잘 으깨어 미음으로 만들어 먹인다. 가능하면 설탕이나 기름을 넣는 게 좋다.

주의!
옥수수 가루나 쌀죽만 먹으면 아기는 영양이 부족하게 된다. 아기는 잘 자라지 않고 쉽게 병에 걸리고 죽을 수도 있다. 아기는 주식품뿐만 아니라 보조식품도 섞어 먹어야 한다.

4개월에서 한 살까지
1. 두세 살까지는 할 수 있는 한 계속 엄마 젖을 먹인다.
2. 4~6개월이 되면 엄마 젖을 먹이면서 다른 음식도 먹이는데, 항상 엄마 젖을 먼저 먹인 후 다른 음식을 먹인다. 옥수수나 쌀 같은 주 식품에다(177쪽) 물이나 우유로 미음이나 죽을 끓여 먹이기 시작하면 좋다. 열량을 높이기 위해서 식용유를 약간 넣고 며칠 뒤에는 다른 보조식품(176쪽)을 넣는다. 새 음식을 시작할 때는 조금씩 시작하고 한 번에 한 가지씩 더해 간다. 그렇지 않으면 아기가 소화하기가 어렵다. 새 음식은 잘 삶아서 충분히 으깨어야 한다. 처음에는 아기가 잘 삼키도록 엄마 젖을 약간 섞으면 좋다.
3. 주식품(176쪽)에 보조식품을 넣어 값싸고 영양이 좋은 음식을 아기에게 준다. 가장 중요한 것은 열량을 높이는(식용유 등) 식품과 철분이 든(짙은 녹색잎 채소 등) 식품을 함께 주는 것이다.

아기의 위는 작기 때문에 음식을 한꺼번에 많이 먹을 수 없음을 기억한다. 그러므로 아기에게는 음식을 자주 주고 또 주식품에 열량이 높은 보조음식을 섞여 먹여야 한다.

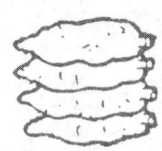 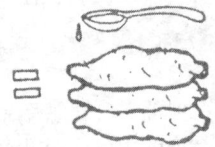 식용유 한 숟가락을 섞어 주면 아기는 전체 음식의 3/4만 먹어도 된다. 이 식용유의 높은 열량으로 아기가 배부를 때는 열량이 충분히 섭취된 상태이기 때문이다.

주의!
6개월에서 2세 사이의 어린이들이 영양부족에 가장 잘 걸린다. 그 이유는 엄마 젖이 아기에게 필요한 모든 영양을 줄 수 없기 때문이다. 그러므로 다른 음식이 필요하다. 그러나 이때 주는 다른 음식도 열량이 충분하지 않은 경우가 많다. 이때 엄마 젖까지 주지 않으면 영양실조에 걸리기가 쉽다.

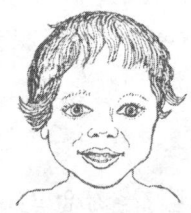 이 나이의 아이들이 건강하려면 :
엄마 젖을 계속 먹인다(전보다 더 많이 먹인다).
영양이 좋은 다른 식품도 먹이는데, 양을 조금씩 더해 간다.
하루에 5번 정도 먹이고 간식도 준다.
음식은 깨끗하고 신선한지 확인한다.
물은 거르거나 끓이거나 정수한다.
아이와 환경을 깨끗이 한다.
아이가 아프면 여러 가지 음식을 더 자주 더 많이 먹이고, 물을 많이 준다.

한 살이 지난 아기들

한 살이 지나면 아기는 어른과 같은 음식을 먹을 수 있으나 엄마 젖은 계속 먹어야 한다. 또한 우유도 마시게 한다.

아이들이 튼튼하고 건강하기 위해서는 주식품을 충분히 먹고, 고열량, 단백질, 비타민, 철분, 무기질(177쪽과 같이)이 든 보조식품도 함께 먹어야 한다. 아이들이 충분히 먹을 수 있도록 따로 접시에 음식을 덜어 주고 천천히 다 먹도록 한다.

아이와 사탕

사탕이나 단것, 혹은 콜라 같은 청량음료에 길들지 않도록 한다. 단것을 많이 먹으면 정말 필요한 음식을 먹지 않으려고 하며, 치아에도 해롭다. 음식이 부족하거나 주식품에 물이나 섬유질이 많으면 설탕이나 식물성 기름을 약간 넣어서 열량을 높이고 음식에 있는 단백질의 활용을 높인다.

아이에게 가장 좋은 음식

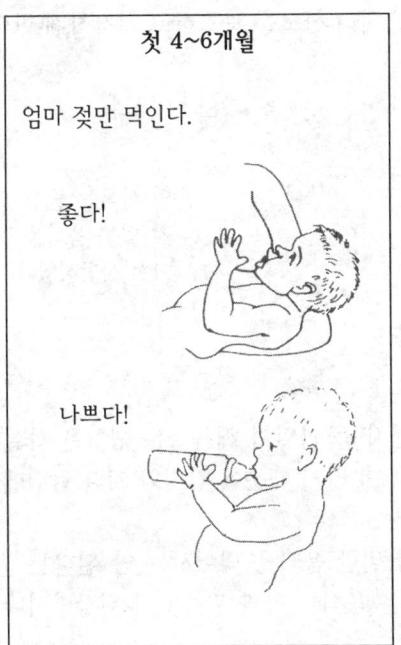
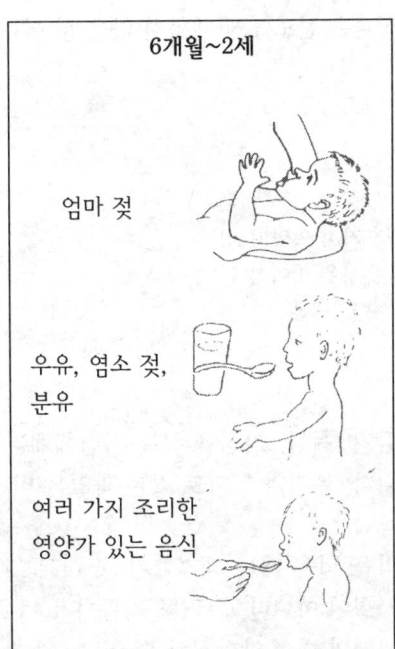

11. 음식에 대한 해로운 생각들

출산 후의 산모들

1. 출산 직후 산모는 가려야 할 음식이 많다는 위험한 생각이 널리 퍼져 있다. 이러한 해로운 생각은 가장 영양가 높은 음식은 산모에게 금하고 허약해지고 빈혈에 걸리게 하는 옥수수 가루, 국수, 쌀죽과 같은 음식만을 먹게 한다. 이것은 출혈을 중지하고 감염에 대한 면역성을 떨어뜨려서 때로는 산모를 죽일 수 있다.

 아기를 낳은 산모는 할 수 있는 한 가장 영양가 높은 음식을 먹어야 한다.

감염과 출혈을 줄이고 젖을 잘 빨리기 위해서 산모는 콩, 달걀, 닭고기와 같은 구성식품과 가능하면 우유제품, 고기, 생선을 많이 먹고 주식품도 먹어야 한다. 또 과일, 채소, 고열량의 보조식품(기름이나 지방)과 같은 보호식품도 먹어야 한다. 이 모든 음식들은 산모에게 해롭지 않을 뿐 아니라 오히려 산모를 보호하고 건강하게 한다.

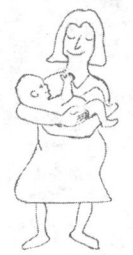 이 산모는 출산 후 여러 가지 영양가 있는 음식을 먹어서 건강하다.

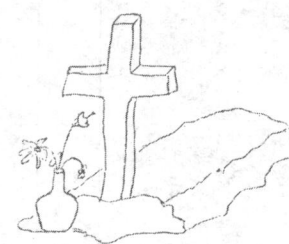 이 산모는 출산 후 영양가 있는 음식을 먹지 않아서 사망하였다.

2. 감기, 독감, 기침을 하는 사람에게는 오렌지 등 과일이 해롭다는 생각은 사실이 아니다. 렌지와 토마토 같은 과일은 비타민 C가 많기 때문에 감기와 기타 감염에 특히 좋다.
3. 약을 먹을 때는 돼지고기, 조미료 같은 특별한 음식을 먹어서는 안 된다는 생각은 사실이 아니다. 그러나 기름기가 너무 많은 음식은 약과 관계없이 위장병이나 소화기계의 병을 악화시킬 수 있다.

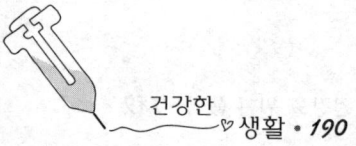

특정한 건강 문제와 특정한 음식

12. 빈혈

 빈혈이 있는 사람은 피가 묽다. 빈혈은 우리 몸이 피를 만들어 내는 것보다 더 빨리 피를 잃거나 파괴되었을 때 생긴다. 큰 상처나 출혈성 궤양, 이질 등으로 피를 잃어 빈혈이 생길 수 있다. 말아야 한다리아도 적혈구를 파괴하여 빈혈을 일으킨다. 철분이 든 음식을 충분히 먹지 못할 때도 빈혈이 생기거나 악화될 수 있다.

 여성들이 필요한 영양을 음식으로 먹지 못하면 월경이나 출산 때 출혈을 하여 빈혈이 올 수 있다. 임산부는 태아를 키우기 위해 별도의 피를 만들어야 되므로 심한 빈혈에 걸릴 위험성이 높다.

 아이들은 철분이 든 음식을 넉넉히 먹지 못하여 빈혈을 일으킨다. 생후 6개월 후에 엄마 젖만 먹이고 다른 음식은 주지 않을 때에도 빈혈이 올 수 있다. 아이들이 심한 빈혈을 일으키는 원인은 흔히 십이지장충(210쪽), 오랜 설사, 이질 때문이다.

증 상

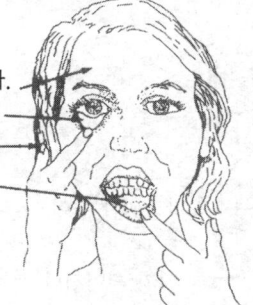

- 피부가 하얗고 투명하다.
- 눈꺼풀의 안쪽이 하얗다.
- 손톱 색깔이 희다.
- 잇몸이 하얗다.

- 약하고 피곤하다.
- 빈혈이 매우 심할 때는 얼굴과 다리가 붓고, 심장이 빨리 뛰고, 숨이 가쁘다.
- 아이나 여성이 흙을 먹고 싶어하면 보통 빈혈에 걸린 것이다.

예방과 치료

1. 철분이 많은 음식을 먹는데 고기, 생선, 닭고기에 철분이 많고, 간에 특히 많다. 잎이 검푸른 채소, 콩, 완두, 렌즈콩에도 철분이 있다.
2. 빈혈이 심할 때는 철분(566쪽, 황화철 알약)을 먹어야 한다. 이것은 빈혈이 있는 임산부에게 특히 중요하다. 간 추출물이나 비타민 B_{12}보다 빈혈에는 황화철 알약이 더 효과가 있다. 철분은 주사로 맞는 대신 먹어야 한다. 철분 주사는 위험하고 알약보다 효과가 적다.
3. 이질(피가 섞인 설사), 십이지장충, 말아야 한다리아, 기타 병으로 빈혈이 생겼을 때

는 병을 치료해야 한다.
4. 빈혈이 심하고 잘 낫지 않으면 의료인의 도움을 받는다. 특히 임산부에게는 중요하다.

여성들이 빈혈에 많이 걸려 있다. 빈혈에 걸린 여성들은 유산과 출산 때는 출혈을 할 위험성이 매우 높다. 임신 중일 때 철분이 많이 든 음식을 많이 먹는 것은 매우 중요하다. 2~3년의 간격을 두고 임신을 하면 엄마의 건강도 회복되고 피도 충분히 만들어진다(20장 참고).

13. 구루병

햇볕을 충분히 쬐지 않은 어린이는 다리가 O자 형으로 굽거나 뼈의 기형이 올 수 있는데, 이것은 비타민 D가 든 우유나 생선 간유의 비타민 D를 먹으면 치료된다. 그러나 가장 쉽고 값싼 예방법은 하루에 최소한 10분 정도 아이가 햇볕을 쬐는 것이다. 여러 차례 더 오래 쬐도 되지만 피부가 화상을 입지 않도록 한다. 오랫동안 비타민 D를 많이 먹는 것은 아이에게 독이 될 수 있으므로 금해야 한다.

구루병의 증상 :

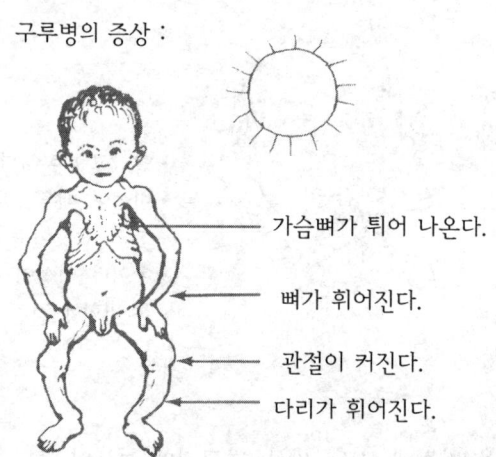

- 가슴뼈가 튀어 나온다.
- 뼈가 휘어진다.
- 관절이 커진다.
- 다리가 휘어진다.

햇볕은 구루병의 예방과 치료에 제일 좋다.

14. 고혈압

고혈압은 심장병, 신장병, 뇌졸중 등 여러 가지 문제를 일으킬 수 있다. 뚱뚱한 사람들이 고혈압에 잘 걸린다.

위험한 고혈압의 증상
- 머리가 자주 아프다.
- 운동을 조금만 해도 심장이 뛰고 숨이 차다.
- 피곤하고 어지럽다.
- 왼쪽 어깨와 가슴이 때때로 아프다.

이런 문제들은 다른 병이 원인일 수도 있으므로 고혈압이 의심되면 건강 섬기미에게 가서 혈압을 재야 한다.

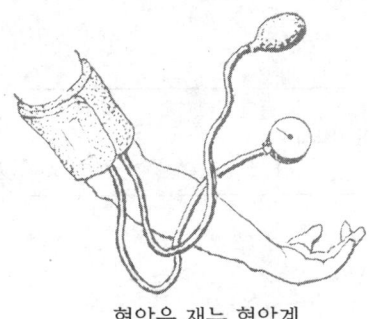

혈압을 재는 혈압계

주의!
고혈압은 처음에는 증상이 없다. 그러나 위험한 증상이 생기기 전에 혈압을 낮춰야 한다. 몸무게가 높거나 고혈압이 의심되면 정기적으로 혈압을 잰다. 혈압을 재는 방법은 446, 447쪽을 참고한다.

고혈압의 예방과 돌보기
- 너무 살찐 사람은 체중을 줄인다(다음 쪽 참고).
- 기름진 음식, 특히 돼지기름, 설탕이나 탄수화물이 많이 든 음식을 줄이고, 항상 돼지기름 대신 식물성 기름을 쓴다.
- 소금은 거의 쓰지 말고 음식은 조리하여 먹는다.
- 담배를 끊고, 술, 커피, 차를 줄인다.
- 혈압이 너무 높으면 건강 섬기미가 혈압을 내리는 약을 줄 수 있다. 그러나 비만일 때는 체중을 줄이고(다음 쪽), 마음을 편히 하는 방법을 배워서 혈압을 낮출 수 있다.

15. 비만인(살찐 사람들)

살이 너무 찌면 건강에 좋지 않다. 살이 찌면 고혈압, 심장병, 뇌졸중, 담석증, 당뇨병, 팔과 다리 관절염 등 여러 가지 문제가 일어나기 쉽다. 살찐 사람들은 아래와 같이 하여 체중을 줄여야 한다.

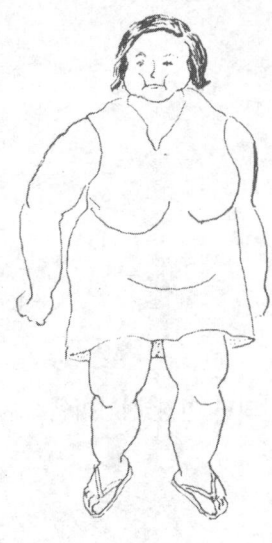

- 기름기가 많은 지방질 음식을 줄인다.
- 설탕이나 단 음식을 줄인다.
- 운동을 더 많이 한다.
- 무엇이든지 너무 많이 먹지 않는다. 특히 옥수수, 빵, 감자, 쌀, 파스타, 카사바 등과 같은 녹말 음식을 주의한다. 살찐 사람들은 식사 때마다 빵이나 옥수수빵을 한 조각 이상 먹지 않아야 한다. 과일, 채소를 더 많이 먹어야 좋다.

예방!
살이 찌기 시작하면 위의 방법을 따르기 시작한다.

 체중을 줄이기 위해서는 지금 먹는 음식의 절반만 먹는다.

16. 변비

   3일 이상 변을 보지 못하거나 변이 단단하면 변비인데 식사를 잘 못하거나(과일, 채소, 섬유질 음식이 부족할 때), 운동부족으로 생기곤 한다. 물을 많이 마시고 과일, 채소, 통밀빵, 카사바, 양배추, 밀기울, 호밀, 당근, 순무, 건포도, 견과, 호박, 해바라기 씨와 같은 섬유질이 든 음식을 많이 먹으면 완화제를 먹는 것보다 좋다. 식물성 기름을 매일 조금씩 음식과 섞어 먹으면 도움이 될 수 있다. 노인들은 특별히 장운동을 위해서 산책이나 운동을 해야 한다.
   4일 이상 변을 보지는 못했으나 심하게 아프지 않으면 마그네시아 같은 약한 완화제를 줄 수는 있으나 완화제를 자주 쓰지는 말아야 한다. 특히 아기나 어린이에게 완화제를 주어서는 안 된다. 아기의 변비가 심하면 항문에 식용 기름을 약간 넣고, 필요하면 손가락에 기름을 묻혀서 항문의 딱딱한 변을 부수어 끄집어 낸다.

 강한 완하제나 설사약은 절대로 쓰지 말아야 한다. 배가 아플 때는 특히 안 된다.

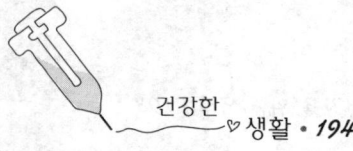

17. 당뇨병

당뇨병은 피 속에 당분이 너무 많기 때문에 생기며, 청소년의 당뇨병과 성인 당뇨병이 있다. 청소년 당뇨병은 증세가 더 심하며 인슐린이라는 약을 써야 한다. 당뇨병은 너무 많이 먹어서 체중이 무거운 40세 이상의 사람들에게 흔하게 나타난다.

초기 증상
- 항상 목이 마르다.
- 오줌을 자주 또 많이 눈다.
- 항상 피곤하다.
- 항상 배가 고프다.
- 몸무게가 준다.

후기의 심한 증상
- 피부가 가렵다.
- 눈이 잘 안 보인다.
- 손, 발에 감각이 약해진다.
- 여성은 질 감염이 자주 온다.
- 발이 헐고 잘 낫지 않는다.
- 의식을 잃는다(매우 심한 경우).

이 모든 증상은 다른 병에도 있다. 따라서 당뇨병 때문인지 알기 위해서는 소변검사를 하여 당을 확인해야 한다. 소변검사의 방법 중 하나는 맛을 보는 것인데, 두 사람 이상이 맛을 보고 모두 달다고 하면 당뇨병일 가능성이 많다.

주의!
에이즈 환자로 의심이 되면 소변을 맛보지 말아야 한다.

또 유리스틱스(Uristix)와 같은 종이를 소변에 넣어서 색깔이 변하면 당이 나온다는 뜻이다. 청소년이나 젊은이가 이런 문제가 있으면 경험이 많은 건강 섬기미나 의료인에게 데려가야 한다. 40세가 넘어서 당뇨병에 걸리면 약 대신 식사를 올바로 하여 조절할 수 있다. 당뇨병 환자의 식사는 매우 중요하며, 일생 동안 조심해야 한다.

당뇨병의 식사

체중이 많이 나가는 사람은 정상이 될 때까지 몸무게를 줄여야 하는데, 당뇨병 환자는 설탕이나 단것, 단것이 든 음식을 절대로 먹지 말아야 하며, 통밀빵, 현미, 보리밥 등 섬유질이 많은 음식을 먹어야 한다. 그러나 콩, 쌀, 감자 같은 탄수화물 식품과 단백질이 많은 음식은 섞어 먹어야 한다.

어른은 가시가 많은 배선인장(노팔선인장, 부채선인장)의 물을 마시면 도움이 된다. 선인장을 잘게 썰어서 이겨 물을 짜서 하루 3번 식사 전에 한 컵 반씩 마신다.

또한 감염과 피부에 상처를 예방하기 위해서 음식을 먹은 후에는 이를 깨끗이 닦고, 피부를 깨끗이 하며, 발이 다치지 않도록 항상 신발을 신어야 한다. 발에 혈액순환이 잘 안 되면(색깔이 거무스름하고 마비가 옴) 발을 높이고 쉰다. 정맥류(정맥이 튀어나온 것)일 때도 그렇게 한다(247쪽).

18. 위궤양, 속쓰림, 위산과다

위산과다와 속쓰림은 기름기 많은 음식이나 술, 커피, 고춧가루 같은 자극적인 음식을 너무 많이 먹음으로 위에 산이 많이 나와서 생긴다. 위와 가슴 한가운데가 불편하며 쓰리는 증상이 나타난다. 심장에 문제가 있을 때도 속이 쓰리다고 하는데, 누울 때 더 심하면 위의 문제가 아니고 심장의 문제다. 위산과다가 자주 또는 오래가면 궤양의 신호다.

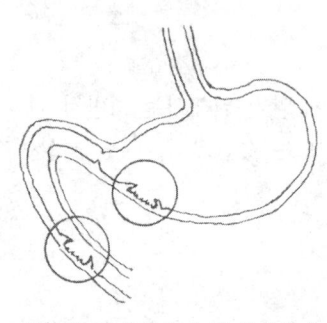

궤양은 위나 창자가 헌 상태이다.

궤양은 위나 소장에 산이 너무 많아서 생긴 만성적인 상처이다. 궤양이 있으면 위가 있는 가슴의 움푹한 부분이 계속적으로 둔하게(날카로울 때도 있음) 아프다. 이때 음식을 먹거나 물을 마시면 좀 낫는다. 음식을 먹은 후 한 시간 뒤나 식사를 걸렀을 때, 술이나 기름기가 많거나 자극적인 음식을 먹으면 심해진다. 위가 자주 아파도 특수 검사(내시경) 없이 위궤양을 진단하기는 어렵다.

궤양이 심하면 토하고 또 빨간 피가 섞이거나 커피 찌꺼기 같은 색의 소화된 피도 섞여 있다. 대변에 섞인 피는 석탄처럼 검다.

주의!
어떤 궤양은 아프지 않고 침묵한다. 갑자기 피를 토하거나 끈적거리는 검은 변을 보는데 이것은 응급상태다. 출혈이 심하여 바로 죽을 수 있으니 빨리 의사의 도움을 받아야 한다.

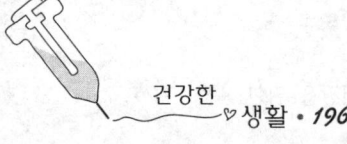

예방과 치료

위나 폐의 문제로 속이 쓰리고 아플 때 재발하지 않도록 혹은 고통을 줄이기 위해서 원칙적인 방법 몇 가지가 있다.

1. 너무 많이 먹지 말아야 하는데, 적게 먹고 간식을 한다. 아프지 않게 하는 음식을 먹는다.
2. 아프게 하는 음식이나 마실 것을 구별하고 피한다. 주로 술 종류, 커피, 매운 양념, 후추, 음료수(소다, 팝, 콜라), 기름진 음식들이다.
3. 밤에 누워 있을 때 속이 쓰리면 등을 올리고 잔다.
4. 물을 많이 마신다. 식사 전후에 큰 컵으로 2잔을 마시는데, 식사 사이에도 물을 많이 자주 마신다. 자주 아프면 물을 계속 마시고 아프지 않을 때도 많이 마신다.
5. 담배를 중단한다. 담배를 피우거나 씹으면 위산이 많아져서 증세가 더 심해진다.
6. 제산제를 먹는다. 가장 좋고 안전한 제산제는 마그네슘과 알루미늄이 든 제산제이다(제산제의 지식, 용량, 주의점은 544쪽을 본다).
7. 심한 통증이나 잘 낫지 않은 궤양에는 시메티딘(Cimetidine, 타가멧, 545쪽)이나 라니티딘(Ranitidine, 545쪽)을 먹는다. 이런 약은 비싸지만 통증을 줄이고 궤양 치료에 효과가 크다. 그러나 궤양은 재발할 수 있다.
8. 알로에 베라가 궤양 치료에 좋다고 여러 지역에서 말하고 있다. 스폰지 같은 잎을 잘게 썰어서 물에 하룻밤 담궈 두었다가 끈적끈적하고 쓰게 된 물을 따라서 두 시간마다 한 잔씩 마신다.

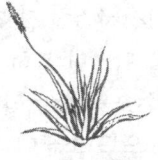

주의!

1. 많은 의사들이 과거에는 궤양 치료에 우유를 권했다. 우유는 통증을 곧 줄이지만 그 후에는 산을 더 나오게 하여 궤양을 더 심하게 한다. 이제는 의사들도 궤양 치료를 위해 우유를 마시지 말아야 한다고 한다.
2. 우유처럼 중조(베이킹소다)와 알카 셀즈 같은 제산제는 위산과다를 즉시 중화하지만, 곧 더 많은 산을 나오게 한다. 이 약들은 가끔 소화불량에는 쓸 수 있으나 궤양 치료에는 결코 쓰지 말아야 한다. 칼슘이 든 제산제도 이와 같다.
3. 아스피린, 철제와 같은 약도 궤양을 악화시킨다. 따라서 속이 쓰리거나 위산과다의 증상이 있으면 피해야 한다. 꼭 먹어야 한다면 음식과 함께 물을 많이 마시거나 제산제와 함께 먹는다. 코르티코-스테로이드는 궤양을 악화시키거나 궤양의 원인이

된다(111쪽).

궤양은 일찍 치료하는 것이 중요하다. 오래가면 출혈이나 복막염으로 위험할 수도 있다. 궤양은 음식을 주의하면 좋아질 수가 있다. 화를 내거나 긴장하거나 신경을 쓰면 궤양이 심해진다. 긴장을 풀고 마음 편히 사는 것을 배우면 도움이 된다. 재발을 예방하기 위해서는 계속 주의를 해야 한다.

더욱 좋은 것은 과식하지 말고 술이나 커피를 줄이고 담배도 중단하여 위산과다가 되지 않도록 하는 것이다.

19. 갑상선종(목이 붓거나 덩울이 있는 증상)

갑상선종이란 갑상선이라는 샘이 기형적으로 커져서 목이 불거져 나온 것이다. 갑상선종은 대체로 음식의 요오드 부족으로 생긴다. 임산부가 요오드 부족의 음식을 먹으면 태아가 죽거나 저능아나 귀머거리로 출산될 수 있다(크레틴병, 400쪽). 이 병은 어머니가 갑상선종이 없어도 생길 수 있다.

갑상선종과 크레틴병은 흙, 물, 음식에 천연 요오드가 거의 없는 고산 지역에서 가장 흔하다. 이런 곳에서 카사바 같은 음식만 많이 먹으면 갑상선종에 더 잘 걸릴 수 있다.

갑상선종의 예방과 치료, 그리고 크레틴병의 예방

갑상선종에 잘 걸리는 지역에서 사는 사람들은 요오드 소금을 먹어야 한다. 요오드 소금을 먹으면 흔히 있는 갑상선종을 예방하고 또 치료에도 좋다. 오래되고 굳은 갑상선종은 수술을 해야 되나 대개는 수술이 필요 없다.

요오드 소금이 없으면 옥도정기를 사용한다. 매일 옥도정기를 물 한 컵에 한 방울씩 떨어뜨려 마신다. 옥도정기를 너무 많이 넣으면 독이 되므로 하루 한 방울 이상 먹지 말아야 한다. 더 심해질 수가 있다. 옥도정기 병은 아이들의 손이 닿지 않는 곳에 둔다. 요오드 소금이 훨씬 안전하다.

갑상선종에는 민간요법이 거의 효과가 없다. 요오드가 든 게와 기타 해산물을 먹으면 효과가 약간 있다. 미역 같은 해초에도 요오드가 있다. 가장 쉬운 방법은 요오드 소금이다. 갑상선종이 흔한 곳에 살거나 갑상선종이 생기면, 카사바나 양배추를 줄이도록 한다.

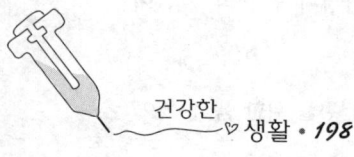

갑상선종의 예방법

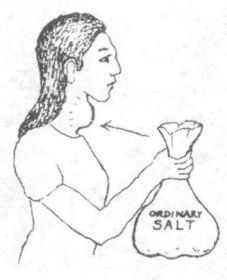
보통 소금

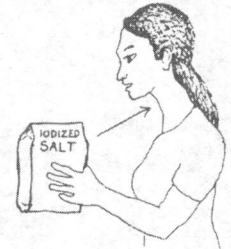
요오드 첨가 소금

보통 소금을 먹지 않는다. 항상 요오드 소금을 먹는다. 요오드 첨가 소금은 보통 소금보다 단지 조금 비싸지만 훨씬 좋다.

주의!
갑상선종 환자가 몸을 떨거나 신경질을 부리며 눈이 불거져 나오면 독성 갑상선종일 수 있으므로 의사의 도움을 받아야 한다.

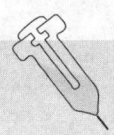
Where There Is No Doctor

12장

예방: 많은 병을 피하는 법

한 되의 예방이 한 말의 치료보다 낫다. 잘 먹고 몸과 집안과 마을을 깨끗이 하고 또 아이들이 예방접종을 받으면 많은 병을 예방할 수 있다. 11장은 잘 먹는 것에 대해서 다루었다면, 본 장에서는 깨끗이 하는 것과 예방접종에 대해 말하려고 한다.

1. 깨끗이 하는 것 – 깨끗하지 않아서 생기는 문제들

깨끗이 하는 것은 장, 피부, 눈, 폐 등 몸 전체의 감염 예방에 매우 중요하다. 개인위생과 공중위생은 둘 다 중요하다. 장에 생기는 흔한 감염은 개인위생과 공중위생이 부족하여 다른 사람에게 전염시킨다. 전염된 사람의 대변에서 수천의 세균과 기생충(혹은 알들)이 다른 사람에게 옮겨진다. 이들은 대변에서 더러운 손가락이나 오염된 음식, 물을 통해 다른 사람의 입에 들어간다. 아래의 것들은 대변에서 입으로 옮겨진 병들이다.

- 설사나 이질(아메바와 박테리아가 원인)
- 장 내 기생충(여러 종류)
- 간염, 장티푸스, 콜레라
- 소아마비 같은 병도 이런 식으로 옮겨질 수 있다.

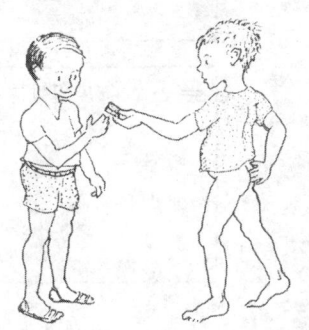

이런 질병이 감염되어 퍼져 나가는 경로는 매우 직접적이다. 예를 들어 기생충을 가진 아이가 대변을 보고 손 씻기를 잊으면, 대변이 묻은 손가락에는 수백 개의 작은 기생충 알(너무 작아서 볼 수는 없다)이 묻어 있다. 이런 기생충 알이 묻은 손으로 친구에게 과자를 주면 친구는 과자에 묻은 기생충 알을 먹게 된다.

곧 친구도 몸속에 기생충을 가지게 된다. 그의 엄마는 아들이 단것을 먹어서 그렇다고 할지 모른다. 그러나 사실은 똥을 먹었기 때문이다. 개, 돼지, 닭 같은 동물들이 장 내 병과 기생충 알을 흔히 퍼뜨린다.

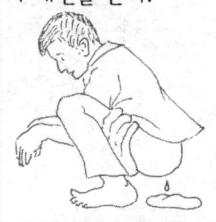
설사나 기생충을 가진 사람이 집 바로 뒤에서 대변을 본다.

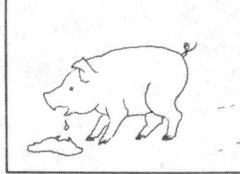
돼지가 코와 발을 대변에 부비며 대변을 먹는다.

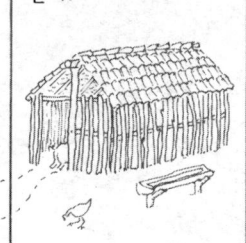
돼지는 집 안에 들어간다.

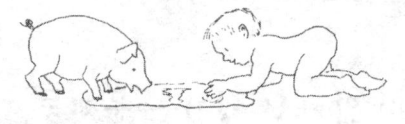
아이는 마루에서 놀고 있다. 이렇게 해서 대변이 아이에게 가게 된다.

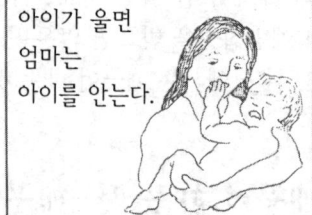
아이가 울면 엄마는 아이를 안는다.

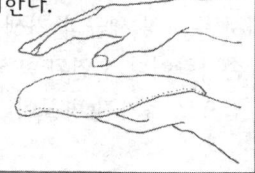
아이를 안은 후 엄마는 손 씻는 것을 잊고 음식을 준비한다.

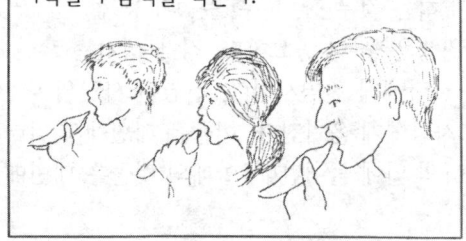
가족들이 음식을 먹는다.

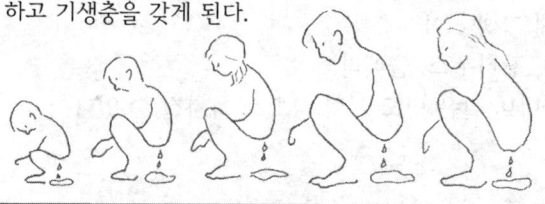
곧 온 가족이 설사를 하고 기생충을 갖게 된다.

기생충 알뿐 아니라 많은 다른 감염들도 위와 같은 방법으로 옮겨진다. 가족들이 아래의 어느 하나만 지켰다면 전염을 예방할 수 있었을 것이다.

- 변소에 갔거나 집에서 멀리 떨어진 곳에서 변을 보았다면
- 가족들이 돼지를 집 안에 들어오지 못하게 했다면
- 아기와 돼지가 같이 놀지 않았다면
- 엄마가 아기를 안은 후 음식을 준비하기 전에 손을 씻었다면

당신의 마을에 설사나 기생충 등 장 내 감염이 많으면 사람들이 깨끗하지 않다고 볼 수 있다. 어린이들이 설사로 많이 죽으면 영양부족도 이유가 될 수 있다. 설사로 사망하는 것을 예방하려면 청결상태와 영양이 좋아야 한다(224쪽 참고).

2. 깨끗이의 지침

개인위생

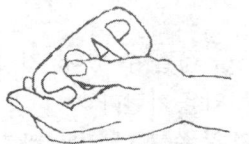

1. 아침에 일어나서, 변을 본 후, 식사 전에는 항상 비누로 꼭 손을 씻는다.

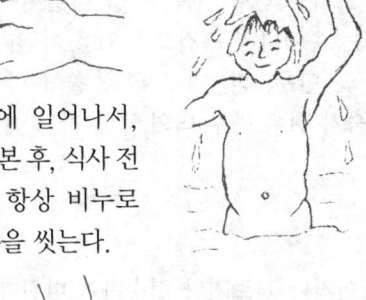

2. 자주 목욕을 한다. 특히 날이 더울 때는 매일 목욕을 해야 한다. 힘들게 일을 했거나 땀을 흘린 후에도 목욕을 한다. 자주 목욕을 하면 피부감염, 비듬, 여드름, 가려움, 발진 등이 예방된다. 환자나 아픈 아이도 매일 목욕을 해야 한다.

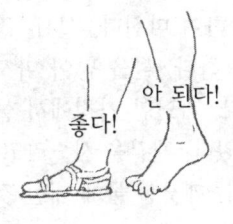

3. 십이지장충이 흔한 지역에서는 아이들도 맨발로 다니지 못하게 한다. 십이지장충 감염은 심한 빈혈을 일으킨다. 십이지장충은 발바닥을 통해 몸속에 들어온다.

4. 매일 이를 닦고 단것을 먹은 후에는 바로 이를 닦는다. 치약과 칫솔이 없으면 소금과 베이킹 소다를 가지고 이를 문질러 닦는다(308쪽). 이의 건강을 위해 자세한 것은 17장을 참고한다.

집 안을 깨끗이

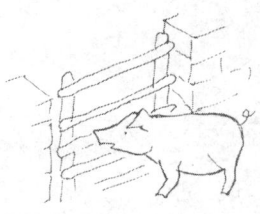
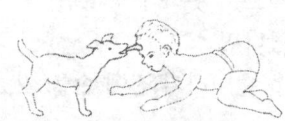

1. 돼지나 기타 동물들이 집 안이나 아이들이 노는 곳에 들어오지 못하게 한다.

2. 개가 아기를 핥거나 침대에 오르지 못하게 한다. 개도 병을 퍼뜨린다.

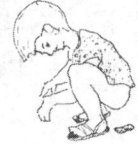

3. 아이들이나 동물들이 집 근처에서 대변을 보았으면 즉시 치우고, 아이들은 꼭 변소에서나 집에서 멀리 떨어진 곳에서 배변을 하도록 가르친다.

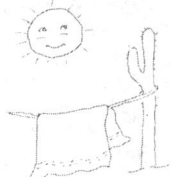

4. 요나 담요를 자주 햇볕에 내다 펼쳐 말린다. 빈대가 있을 때는 침대에 끓인 물을 붓고 같은 날에 요와 담요를 빤다(275쪽).

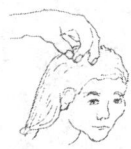

5. 온 가족이 자주 이를 잡는다(275쪽). 이와 벼룩은 많은 병을 옮긴다. 벼룩을 옮기는 개나 다른 동물들을 집 안에 들이지 말아야 한다.

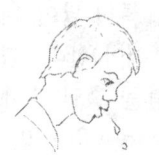

6. 마루에 침을 뱉지 말아야 한다. 침은 병을 옮길 수 있다. 기침이나 재채기를 할 때는 손이나 손수건으로 입을 가린다.

7. 집을 자주 청소하고, 마루, 벽, 가구 밑을 쓸고 닦는다. 바퀴벌레, 빈대, 전갈이 숨기 쉬운 마루 벽의 금이 간 곳이나 구멍을 막는다.

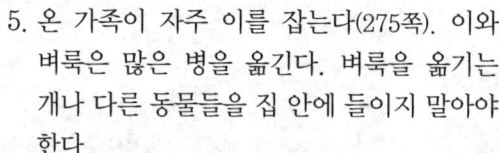

먹고 마실 때의 위생

1. 깨끗한 수도물이 아니면 모든 물은 끓이거나 거르거나 정수하여 마신다. 설사, 장티푸스, 간염, 콜레라가 흔할 때 이것은 아이들에게 특히 중요하다. 물을 많이 마시는 것이 정수된 물을 마시는 것보다 병의 예방에 훨씬 중요하다. 가난한 가정에서 물을 끓이느라고 시간과 돈을 너무 많이 쓰면 득보다 해가 될 수 있다. 땔감을 사느라고 아이들에게 줄 음식 값을 줄이거나 숲을 파괴할 때 더욱 그렇다. 깨끗한 물에 대한 것은 *Helping Health Workers Learn* 15장을 참고한다.

물을 정화하는 값싸고 좋은 방법은 물을 깨끗한 플라스틱 가방이나 병에 담아서 몇 시간 동안 햇볕 아래 두는 것이다. 이렇게 하면 물 속의 세균이 대부분 죽는다.

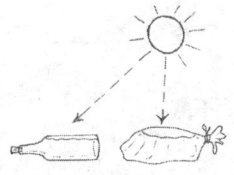

2. 파리나 벌레들이 음식 위에 앉거나 기어 다니지 못하게 한다. 이런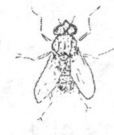
것들은 세균을 옮겨서 병을 퍼뜨린다. 음식 찌꺼기나 더러운 접시들
을 그냥 두면 파리가 모여 든다. 음식은 반드시 덮어 두거나 상자나
찬장에 보관한다.

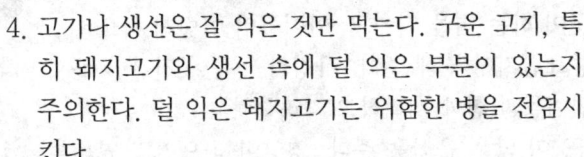
3. 땅에 떨어진 과일은 먹기 전에 잘 씻는다. 또 아이들이 떨어진 음식을
바로 집어먹지 못하게 먼저 씻어야 한다.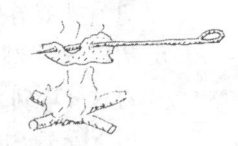
4. 고기나 생선은 잘 익은 것만 먹는다. 구운 고기, 특
히 돼지고기와 생선 속에 덜 익은 부분이 있는지
주의한다. 덜 익은 돼지고기는 위험한 병을 전염시
킨다.
5. 닭고기는 설사병 세균을 옮길 수 있다. 닭고기를 요리했으면 다른 요
리를 하기 전에 손을 씻는다.
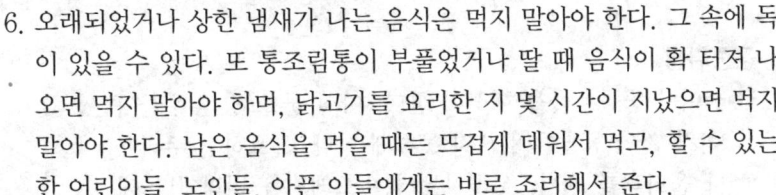
6. 오래되었거나 상한 냄새가 나는 음식은 먹지 말아야 한다. 그 속에 독
이 있을 수 있다. 또 통조림통이 부풀었거나 딸 때 음식이 확 터져 나
오면 먹지 말아야 하며, 닭고기를 요리한 지 몇 시간이 지났으면 먹지
말아야 한다. 남은 음식을 먹을 때는 뜨겁게 데워서 먹고, 할 수 있는
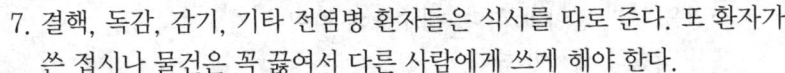
한 어린이들, 노인들, 아픈 이들에게는 바로 조리해서 준다.
7. 결핵, 독감, 감기, 기타 전염병 환자들은 식사를 따로 준다. 또 환자가
쓴 접시나 물건은 꼭 끓여서 다른 사람에게 쓰게 해야 한다.

어린이의 건강을 지키는 법
1. 아픈 아이는 건강한 아이들과 떨어져 자야 한다.

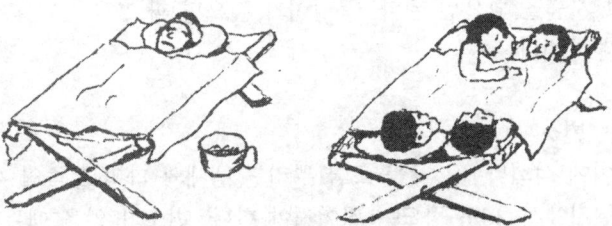

아픈 아이, 종기, 옴이나, 이가 있는 아이들은 건강한 아이들과 항상 떨어져 자야
한다. 백일해, 홍역, 감기 같은 전염병에 걸린 아이는 가능하면 다른 방에서 재운
다. 아기나 어린이들이 가까이 오지 못하게 한다.
2. 결핵에 걸리지 않도록 아이들을 보호한다. 오랫동안 기침을 하거
나 결핵의 증상이 있는 사람들은 기침을 할 때 입을 가리게 하며,
절대로 아이들과 같은 방에 자지 않게 해야 한다. 또 빨리 의사의
치료를 받도록 조치한다.

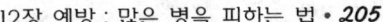

결핵 환자와 같이 사는 어린이는 꼭 결핵 예방접종(비시지 백신)을 받아야 한다.
3. 자주 목욕을 시키고 옷을 갈아 입히고 손톱을 깎아 준다. 균이나 기생충 알은 긴 손톱 밑에 흔히 숨어 있다.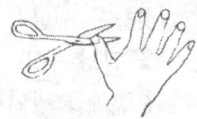
4. 전염병에 걸린 아이는 할 수 있는 한 빨리 치료하여 다른 사람에게 전염시키지 않도록 한다.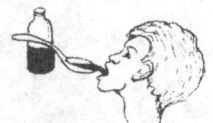
5. 위의 모든 깨끗이 하는 법을 지키고, 아이들이 이렇게 하도록 가르치고 왜 중요한지 설명해 준다. 가정과 마을이 건강한 곳이 되도록 어린이들과 함께 계획하고 격려한다.
6. 아이들에게 영양이 많은 음식을 준다. 영양이 좋으면 감염을 예방할 수 있다. 영양이 나쁜 아이가 죽을 때도 영양이 좋은 아이는 전염병에 저항을 하고 싸울 힘이 있다.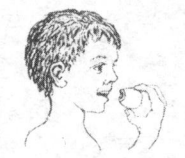

공중위생

1. 샘이나 공동우물을 깨끗이 한다. 마실 물을 긷는 우물이나 샘 가에 동물들이 오지 못하게 한다. 필요하면 주위에 다 울타리를 친다. 우물가에서는 쓰레기를 버리거나 대소변을 보지 말아야 한다. 상수도의 강이나 저수지의 상류를 특별히 깨끗이 한다.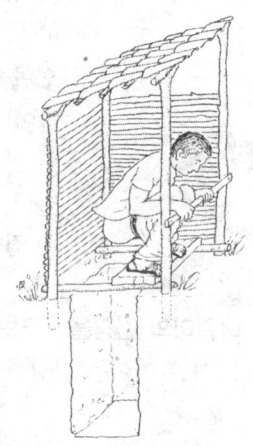
2. 태울 수 있는 쓰레기는 다 태운다. 또 태울 수 없는 쓰레기는 마을에서 먼 곳에 땅을 파서 묻는다.
3. 돼지나 동물들이 인분에 가지 못하도록 변소를 만든다. 구덩이를 파고 지붕을 덮으면 된다. 구덩이가 깊으면 파리나 냄새 문제가 적다.

쉽게 지을 수 있는 변소

변을 본 후 구덩이에 석회나 흙, 재를 조금 뿌리면 냄새와 파리를 줄일 수 있다. 변소는 집과 상수도 수원지에서 20m 정도는 떨어져야 한다. 변소가 없을 때는 식수나 목욕하는 곳에서 멀리 떨어진 곳에 가서 변을 보고, 아이들에게도 꼭 그렇게 가르친다.

 변소가 있으면 많은 병을 예방할 수 있다.

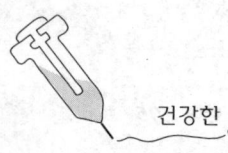

변소를 잘 짓는 방법이 아래에 있다. 변소를 지어서 농사에 좋은 퇴비를 만들 수도 있다.

더 좋은 변소

앞쪽의 변소는 짓기가 쉽고 돈도 거의 들지 않는다. 그러나 덮개가 없어서 파리가 드나든다. 뚜껑이 있는 변소는 파리나 냄새가 적어서 훨씬 좋다. 이런 변소는 슬래브 같은 데다 구멍을 내어 발판을 만들고 덮개로 덮으면 된다. 발판은 슬래브 외에도 나무나 시멘트로 만들 수 있는데 시멘트는 썩지 않기 때문에 더 좋다.

시멘트 판을 만드는 법

1. 약 1m 사방으로 7cm 깊이의 구덩이를 파는데, 구덩이의 바닥을 평평하고 매끄럽게 한다.
2. 1m 사방의 철망이나 철사를 자른다. 철사는 1/4~1/2cm 굵기로 약 10cm 간격으로 한다. 철망의 가운데에 약 25cm 지름의 구멍을 낸다.
3. 철사의 끝을 밑으로 구부리거나 네 귀퉁이에 작은 돌을 놓아서 땅에서 3cm 정도 올라오게 하고 철망을 구덩이에 놓는다.

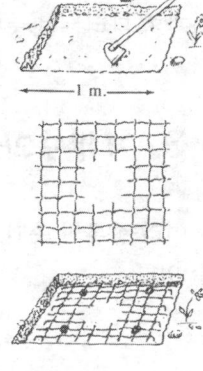

4. 철망의 구멍에 물통을 넣는다.
5. 모래, 자갈, 물을 시멘트에 섞고 5cm 두께로 구덩이에 붓는다(시멘트 1삽에 모래 2삽, 자갈 3삽으로 한다).

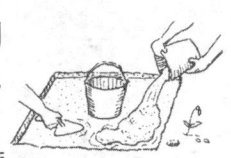

6. 시멘트가 굳기 시작하면 물통을 뽑는다(약 3시간 후). 젖은 천, 모래, 마른 풀, 또는 비닐을 한 장 덮어서 시멘트에 물기가 있게 한다. 3일 후에 변소의 발판이 드러난다.

앉는 변소를 만들려면 그림처럼 시멘트로 좌변기를 만들거나 크기가 다른 물통 2개를 끼워 쓸 수 있다.

덮개 변소를 지을 때는 1m 지름으로 1~2m를 파고 발판을 얹는다. 변소는 집, 우물, 샘, 강, 냇가에서 20m 이상 떨어져야 한다. 사람들이 물을 긷는 곳이면 변소는 그 아래쪽에 있어야 한다.

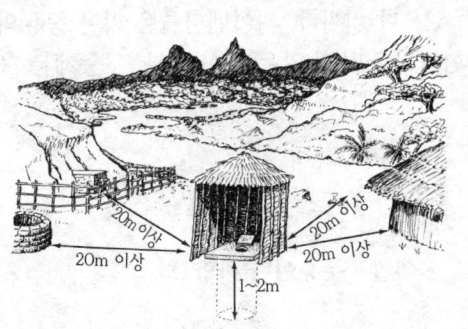

덮개 변소

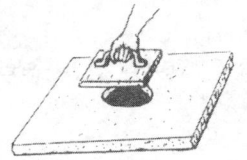
변소를 깨끗이 한다. 발판은 자주 씻고 구멍의 덮개를 만들어 제자리에 둔다. 나무로 덮개를 간단히 만들 수 있다.

방충 변소

환기가 잘 되는 방충 변소는 2m 정도의 사각형 발판에다 구멍을 2개 낸다. 한 구멍에는 환기관을 연결하고 방충망(철망은 더 오래간다)을 씌운다. 나머지 구멍은 변소로 쓰는데 어두워야 하며 덮개는 없다. 이 변소는 냄새와 파리를 없애는 데 좋다. 냄새는 환기관을 따라 올라가며 파리는 방충망에 걸려 죽는다.

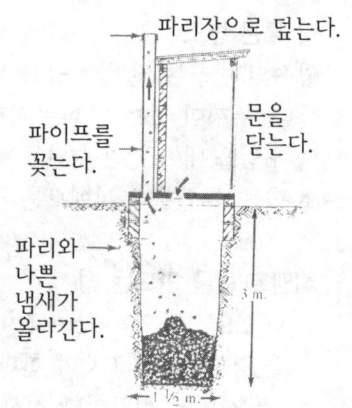

3. 기생충과 내장의 여러 기생충들

여러 종류의 충과 기생충들이 사람의 내장에서 병을 일으킨다. 큰 것들은 대변에서 볼 수 있다.

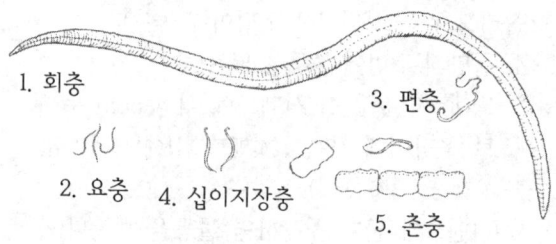

1. 회충
2. 요충
3. 편충
4. 십이지장충
5. 촌충

대변에 흔히 보이는 것은 회충, 요충, 촌충이다. 십이지장충과 편충은 대변에는 보이지 않지만 장 내에 많이 있을 수 있다.

- 기생충 약 : 피페라진은 거의 모든 '구충제'에 들어 있다. 피페라진은 회충과 요충에만 효과가 있으므로 아기나 어린이들에게는 주지 말아야 한다. 메벤다졸(버믹스)이 더 안전하고 여러 종류의 기생충에도 효과가 있다. 알벤다졸과 피란텔도 여러 종류의 기생충에 쓸 수 있으나 비싸다. 티아벤다졸은 많은 종류의 기생충에 쓸 수 있으나 부작용 때문에 위험하므로 쓰지 않는 것이 좋다. 구충제는 531, 532쪽을 참고한다.

4. 회충

- 길이 : 20~30cm
- 색깔 : 분홍이나 하양

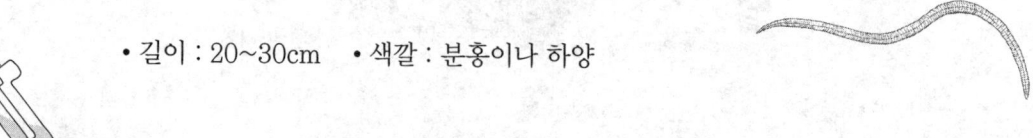

- 전파 경로 : 대변에서 입으로 간다. 깨끗하지 않아서 회충 알이 대변에서 입으로 옮겨진다.
- 건강 문제 : 회충 알을 먹으면 내장에서 부화하여 혈관으로 들어가므로 피부가 가렵다. 어린 내장충들이 폐로 가면 마른기침이나, 심하면 기침에 피가 섞여 나오는데 폐렴에 걸릴 수 있다. 기침을 할 때 올라온 기생충들이 다시 내장에 들어가서 어미 충으로 자란다.
  내장에 회충이 많으면 배가 불편하고 소화불량을 일으키며 몸이 약해진다. 회충이 많은 어린이는 배가 부르고 가끔 천식이나 장폐색에도 걸린다(159쪽). 아이가 열이 있으면 회충이 대변이나 입, 코를 통해 기어 나온다. 또 회충이 호흡기에 들어가면 구토가 난다.
- 예방 : 변소를 사용하고 변을 본 후, 식사 전, 조리하기 전에는 손을 씻는다. 음식에는 파리가 앉지 않게 하는 등 앞에 있는 깨끗이 하는 법을 따른다.
- 치료 : 메벤다졸을 먹으면 회충은 거의 없어진다. 용량은 530쪽을 참고한다. 피페라진도 효과가 있다(531쪽). 어떤 민간요법은 효과가 좀 있다. 파파야 구충제는 65쪽을 참고한다.

기억!
회충에 티아벤다졸을 먹으면 회충이 코나 입으로 와서 구역질이 난다.

5. 요충

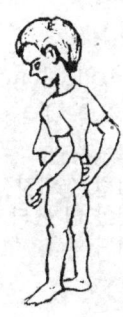

- 길이 : 1cm
- 색깔 : 흰색으로 실처럼 가늘다.
- 전파 경로 : 요충은 항문 주위에 수천 개의 알을 낳기 때문에 밤에는 항문 주위가 가렵다. 어린이가 항문을 긁으면 알이 손톱 밑으로 들어가서 음식이나 물건에 묻게 된다. 이 요충 알이 어린이 자신의 입이나 다른 사람의 입에 들어가 요충을 전염시킨다.
- 건강 문제 : 요충은 별로 위험하지는 않으나 가려워서 아이가 잠을 잘 자지 못한다.
- 치료와 예방
  1. 요충을 가진 아이는 잘 때 항문을 긁지 못하도록 기저귀나 바지를 꼭 맞게 입힌다.
  2. 아이가 잠을 깬 후나 변을 본 후에는 항상 손과 항문 주위를 깨끗이 씻고, 먹기 전에도 항상 손을 씻게 한다.
  3. 손톱을 짧게 깎아 준다.
  4. 옷을 자주 갈아 입히고, 목욕도 자주 시킨다. 특히 손톱과 항문 주위를 잘 씻어

준다.
5. 자기 전에 항문 주위에 바셀린을 발라서 덜 가렵게 한다.
6. 메벤다졸 기생충 약을 먹인다(530쪽). 피페라진도 효과가 좋지만 아기들에게는 쓰지 말아야 한다(531쪽). 아기 한 명이 요충이 있으면 가족 모두 구충제를 먹어야 한다. 마늘 구충제는 64쪽을 참고한다.
7. 최고의 요충 예방은 깨끗이 하는 것이다. 구충제를 먹어 요충을 없애도 개인위생이 깨끗하지 않으면 또다시 감염이 된다. 요충은 6주 정도만 살 수 있다. 깨끗이 하는 법을 잘 지키면 약을 먹지 않아도 요충은 몇 주 내에 거의 사라진다.

6. 편충

- 길이 : 3~5cm   • 색깔 : 분홍이나 회색
- 전파 경로 : 이 기생충은 회충처럼 사람의 대변에서 입으로 전해진다. 편충은 큰 해는 주지 않으나 설사를 일으킬 수 있다. 어린이들은 편충 때문에 내장의 일부가 항문 밖으로 나오곤 한다(직장이 항문 밖으로 빠짐).
- 예방 : 회충과 같다.
- 치료 : 편충이 문제를 일으키면 메벤다졸을 준다. 용량은 530쪽을 참고한다. 직장이 빠졌을 때는 아이를 거꾸로 들고 직장에 찬물을 얹어서 제자리로 완전히 들어가게 한다.

7. 십이지장충

- 길이 : 1cm   • 색깔 : 붉은 색
- 전파 경로 :

3. 어린 십이지장충을 기침으로 뱉어 내게 되고 이를 다시 삼키게 된다.

4. 며칠 후에 설사나 복통을 앓게 된다.

2. 며칠이 지나면 어린 십이지장충이 피를 통해 폐에 도달하고, 이 때문에 마른기침을 하게 된다(간혹 기침에 피가 섞여 나오기도 한다).

5. 십이지장충이 내장의 벽에 달라붙고, 십이지장충이 많아지면 몸이 쇠약해지고 심한 빈혈이 올 수 있다.

1. 어린 십이지장충이 맨발을 통해 침투하고 이 때문에 발이 가렵게 된다.

6. 십이지장충 알이 대변으로 몸 밖에 나가고, 이 알은 축축한 땅에서 부화한다.

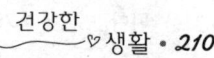

십이지장충은 대변에서는 볼 수 없다. 대변검사를 해야 알 수 있다. 십이지장충 감염은 어린이들에게 가장 파괴적인 병 중에 속한다. 빈혈이 있고, 창백하며, 또 흙을 먹는 어린이는 대개 십이지장충이 있다. 할 수 있는 한 대변검사를 한다.

- 치료 : 메벤다졸을 쓴다. 용량과 주의사항은 530쪽을 참고한다. 철분이 많은 음식을 먹고 철분 알약(191쪽)을 먹어서 빈혈을 치료한다.

 십이지장충의 예방 : 변소에서 변을 보고, 맨발로 다니지 않는다.

8. 촌충

내장 속의 촌충은 길이가 수 미터로 자란다. 대변 속의 납작하고 흰 촌충의 조각들은 1cm 정도이다. 이 촌충의 조각이 떨어져 나와서 속옷에 묻어 있곤 한다. 익지 않은 소고기, 돼지고기, 기타 육류나 생선을 먹어서 촌충에 걸리게 된다.

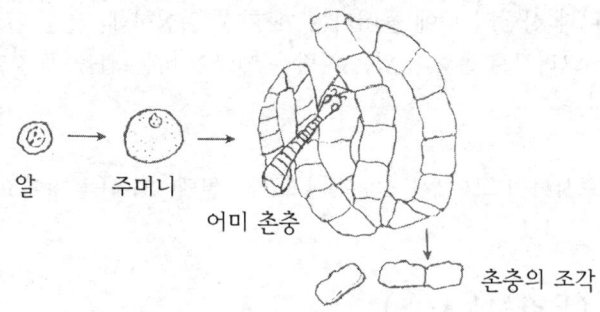

- 예방 : 모든 고기, 특히 돼지고기는 잘 익혀서 먹는다. 구운 고기나 조리한 생선 안쪽에 익지 않은 부분을 확인한다.

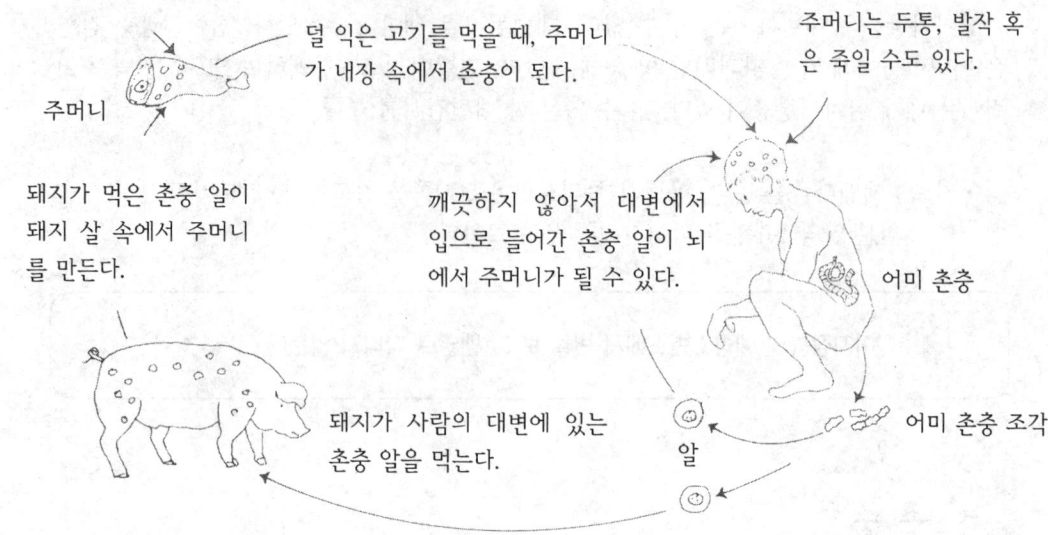

- 건강 문제 : 내장 속의 촌충은 가끔 배를 아프게 하지만 큰 문제는 거의 일으키지 않는다.

알이 든 주머니가 사람의 뇌에 들어가는 게 가장 위험한데, 촌충 알이 대변에서 입으로 갈 때 생긴다. 그러므로 촌충이 있는 사람은 깨끗이 하는 법을 꼭 지켜야 하고 빨리 치료를 받아야 한다.

- 치료 : 니클로사마이드(요메산, 533쪽)나 프라지퀀텔(534쪽)을 먹이고, 지시대로 한다.

9. 선모충(트리치노시스)

선모충은 대변에는 전혀 보이지 않는다. 사람의 내장 속에 숨었다가 근육으로 뚫고 들어간다. 선모충도 촌충처럼 감염된 돼지고기나 기타 고기를 잘 익히지 않은 채 먹을 때 전염이 된다.

- 건강문제 : 감염된 고기를 먹은 양에 따라 문제가 없을 수도 있고 아프거나 죽을 수도 있다. 먹은 지 몇 시간 후에서 5일 사이에 설사와 함께 배가 아플 수 있다. 심하면 아래의 증상이 올 수 있다.

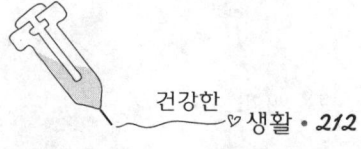

1. 열이 높고 춥다.
2. 근육이 아프다.
3. 눈 주위와 발이 붓기도 한다.
4. 피부에 작은 멍이 생긴다(검거나 푸른 반점).
5. 눈 흰자위에서 피가 난다.
6. 심하면 3~4주 계속될 수 있다.

- 치료 : 즉시 의사의 도움을 받는다. 티아벤다졸이나 메벤다졸이 좋다. 용량은 530, 531쪽을 참고한다(코르티코-스테로이드가 도움이 되지만 의료인의 도움을 받아야 한다).
- 기억 : 같은 돼지고기를 먹은 여러 사람이 다같이 앓으면 선모충증을 의심하고, 의료인의 도움을 받는다.
- 예방 : 고기, 특히 돼지고기를 먹을 때는 꼭 완전히 익혀서 먹고, 자르다가 남은 부스러기 고기를 익히지 않고 절대로 돼지에게 주지 말아야 한다.

10. 아메바

아메바는 장충이 아니고 현미경을 통해서만 볼 수 있는 작은 동물(또는 기생충)이다.

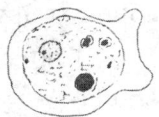
현미경으로 본 아메바

전파경로
아메바에 감염된 사람의 대변에는 수백만 개의 작은 동물이 있다. 위생 시설이 나쁘면 수원지나 음식에 들어가서 다른 사람에게 감염시킨다.

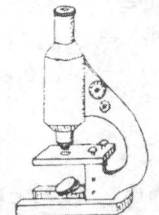
현미경

아메바 감염의 증상
많은 사람들이 아메바를 가지고도 아프지 않다. 아메바는 심한 설사나 이질(피가 섞인 설사)의 흔한 원인이다. 특히 이미 다른 병이나 영양부족으로 약한 사람은 설사나 이질이 더 잘 생긴다. 아메바가 간 속에 들어가서 고름집을 만들어 아프고 위험할 수 있다. 아메바성 이질은 아래의 특징이 있다.

- 설사가 있다 없다 하며 변비도 있다.
- 배가 떨리고 자주 변을 보고 싶은데 아주 적게 나오거나 없으며 점액만 나오기도 한다.
- 점액이 많은 묽은 변(물 같지는 않음)이 나오고 피도 나올 수 있다.
- 심하면 피가 많이 섞여 나오는데, 환자는 매우 약해지고 앓게 된다.

• 열은 없는 편이다.

일반적으로 설사에 피가 섞이면 아메바나 세균 감염 중에 하나다. 그러나 세균성 이질(시겔라)은 갑자기 시작되고 변은 더 묽고 열이 거의 항상 있다(229쪽).

설사 + 피 + 열 = 세균감염(이질균)
설사 + 피 + 열이 없음 = 아메바

이 외에도 피 섞인 설사를 할 수 있으므로 원인을 확실히 알기 위해 대변검사를 한다. 가끔 아메바가 간에 들어가서 고름집이나 주머니를 만든다. 이때 오른쪽 윗배가 아프거나 만지면 아프다. 오른쪽 가슴까지 아프고 걸으면 더 심해진다(쓸개통, 411쪽 ; 간염, 243쪽 ; 간경화, 410쪽과 비교한다). 환자가 기침을 할 때 갈색 물을 뱉으면 아메바성 고름이 폐로 들어갔기 때문이다.

치료
- 의료인의 도움을 받고 대변검사를 할 수 있으면 한다.
- 아메바성 이질은 메트로니다졸로 치료할 수 있다. 가능하면 다이록사나이드 후로에이트나 테트라사이클린을 함께 쓴다. 용량, 치료기간, 주의점은 519쪽을 본다.
- 아메바성 고름집은 아메바성 이질처럼 치료하고 클로로퀸을 10일간 먹인다(514쪽).

예방
변소를 쓰고, 수원지를 보호하며, 깨끗이 하는 법을 따른다. 또 잘 먹고 피로와 술을 줄이는 것은 예방에 중요하다.

11. 지알디아증

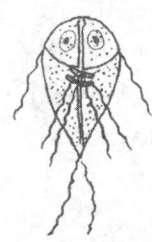

현미경으로 본 지알디아

아메바처럼 지알디아도 내장에 사는 작은 기생충인데, 어린이들의 흔한 설사의 원인이다. 설사는 오래가거나 있다 없다 되풀이한다. 노랗고 냄새가 고약하며 거품이 많은 대변이지만 피나 점액이 없는 설사면 지알디아일 것이다. 배는 가스가 차서 붓고 불편하며 내장이 떨리고 방귀와 트림이 많다. 트림 때는 유황처럼 나쁜 냄새가 난다. 열은 별로 없다.
지알디아 감염은 저절로 낮는 수가 많은데 영양이 좋으면 더 빠르다. 심한 경우는 메트로니다졸(519쪽)로 잘 치료할 수 있다. 퀴나크린(아타브린, 521쪽)은 값싸고 효과도 있지만 부작용이 심할 때가 있다.

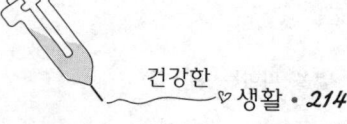

12. 주혈흡충(시스토소미아시스, 빌하지아)

주혈흡충은 피에 들어간 기생충이다. 지역에 따라 여러 종류의 주혈흡충이 있다. 중동과 아프리카에서 흔한 것은 소변에 피가 섞여 나오는 것이다. 아프리카와 남미, 아시아에 있는 것은 피 섞인 설사를 하게 한다. 주혈흡충이 있는 지역에서 소변이나 대변에 피가 섞여 나오면 소대변 검사를 꼭 해서 기생충 알을 확인해야 한다.

증상
- 소변에 피가 섞여 나오는 것이 가장 흔한 증세이다(마지막 몇 방울에 섞인다). 어떤 주혈흡충은 피 섞인 설사를 하게 한다.
- 아랫배와 다리 사이가 아플 수 있다. 특히 소변을 다 눠 갈 때 가장 심하게 아프다. 열이 약간 있고 몸이 약해지며 가렵다.
- 몇 달 혹은 몇 년이 지나 신장이나 간이 심하게 다쳐서 결국 죽게 된다.
- 초기에는 증상이 전혀 없는 수가 있다. 주혈흡충이 매우 흔한 곳에서는 증상이 약간이라도 있거나 배가 아프면 검사를 해야 한다.

치료
프라지퀀텔은 모든 주혈흡충에 효과가 있다. 메트리포네이트와 옥삼니퀸도 일부 주혈흡충에 효과가 있다. 용량은 536쪽을 본다. 약은 경험 있는 건강 섬기미의 지시대로 먹는다.

예방
주혈흡충은 사람으로부터 직접 감염되지 않는다. 이 충은 달팽이 안에 정한 기간 동안 한 번 살아야 한다.

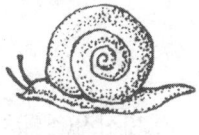

실제 크기의 달팽이

주혈흡충의 전파경로

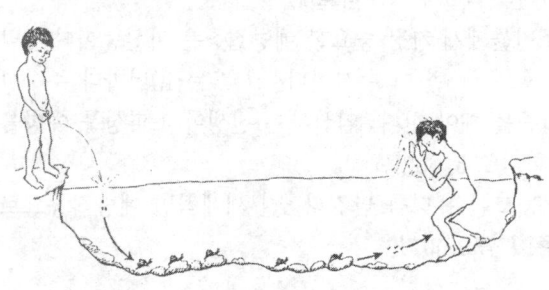

1. 감염된 사람이 물에 대소변을 눈다.
2. 대소변 안에 기생충 알이 있다.
3. 기생충 알이 부화하여 달팽이 안에 들어간다.
4. 유충이 달팽이로부터 나와서 사람의 몸 안에 들어간다.
5. 이 사람이 대소변을 본 물에서 씻거나 수영을 하면 감염된다.

주혈흡충을 예방하려면 달팽이는 죽이고 사람은 치료하는 일을 같이해야 한다. 가장 중요한 것은 반드시 변소에서 대소변을 보고, 목욕을 하거나 식수를 얻는 물가에서는 대소변을 보지 않는 것이다. 주혈흡충처럼 물로 전파되는 기니아충은 441, 442쪽을 본다.

13. 예방접종(백신)-간단하고 확실한 예방

예방접종은 많은 위험한 병을 막아 준다. 당신의 마을에서 건강 섬기미가 예방접종을 하면 아이들을 데리고 가서 예방접종을 한다. 아플 때 치료를 받거나 죽는 것보다 건강할 때 예방접종을 하는 것이 훨씬 좋다. 나라마다 다르긴 하지만 대체로 예방접종은 무료다. 아이들에게 가장 중요한 예방접종은 다음과 같다.

1. 디피티(디프테리아, 백일해, 파상풍) : 충분히 예방하려면 접종을 3번 해야 한다. 출생 후 2개월 때 1차로 하고, 2차는 3개월에, 마지막으로 4개월에 접종한다.
2. 소아마비 : 출생 때와 한 달에 한 번씩 3개월 동안 입에 한 방울씩 넣어 준다(디피티 주사를 줄 때 먹인다). 약을 주기 전과 후 2시간 동안은 젖을 먹이지 않는 것이 좋다.

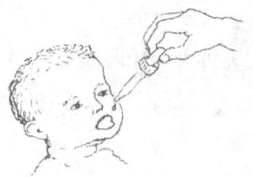

소아마비 예방접종-
약은 달콤하다.

3. 비시지(결핵) : 오른쪽 어깨 위에 한 번 주사한다. 출생 때나 그 이후 언제든지 예방접종을 할 수 있다. 가족 중에 결핵환자가 있으면 빨리 예방접종을 해야 한다. 이 예방접종은 헐거나 흉터를 남길 수 있다.
4. 홍역 : 9~15개월 때 한 번 주사한다(나라마다 약간 다르다).
5. 파상풍 : 어른이나 12세 이상 청소년들에게 가장 중요한 예방접종은 파상풍이다. 3달 동안 매달 한 번씩 주사하고 1년 후에 한 번 더 주사한다. 그 후는 10년마다 주사한다. 모든 사람들이 파상풍 예방접종을 해야 한다. 임산부는 신생아의 파상풍 예방을 위해 임신 중에 예방접종을 해야 한다(255, 332쪽).
6. 천연두 : 왼쪽 어깨 위에 놓는데 둥그런 흉터를 남긴다. 전 세계적인 예방접종으로 천연두는 박멸이 되어서 예방접종이 필요 없다.

지역에 따라 콜레라, 황열병, 장티푸스, 볼거리, 풍진 예방접종을 한다. 세계보건기구

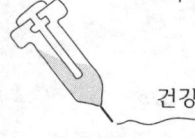

는 나병과 말아야 한다리아, 뇌막염의 예방접종을 개발 중에 있다.

 제때에 아이들에게 예방접종을 하고, 필요한 모든 예방접종을 받았는지 확인한다.

경고!
예방접종 약은 쉽게 상하는데 상하면 효과가 없어진다. 홍역 예방접종 약은 꼭 냉동고에 보관해야 한다. 소아마비 약도 쓰기 직전까지 냉동고에 보관한다. 냉동 후 3개월까지 쓸 수 있다. 그러나 차게 보관하지 않으면 상한다. 디피티와 비시지, 파상풍 약은 낮은 온도(0-8℃)에서 보관하고 얼려서는 안 된다. 좋은 디피티는 흔들면 1시간 정도 뿌옇게 흐려진다. 1시간 전에 맑아지면 상한 것이다. 백신 약을 차게 보관하는 법은 *Helping Health Workers Learn*(건강 섬기미 가르치기) 16장에 있다.

14. 그 외의 병과 상처의 예방법

이 장에서는 개인위생과 공중위생, 예방접종으로서 장 내 감염 및 여러 감염의 예방법을 보았다. 이 책 전체가 영양이 좋은 음식, 민간요법 및 현대의약으로 병과 상처를 예방하고 몸을 건강하게 하는 법을 알리고 있다.

마을 건강 섬기미들에게 드리는 글에서 건강문제를 일으키는 원인들을 주민들이 협력하여 창의적으로 해결하는 것을 읽었다. 나머지 장들은 구체적으로 병의 치료에 대해서 다루겠지만 예방법에 대해서도 알게 될 것이다. 이런 방법들을 실천하면 여러분의 가정과 마을을 건강한 곳으로 가꿀 수 있다. 중병이나 죽음을 예방하는 가장 좋은 방법은 일찍, 옳은 방법으로 치료하는 것이다.

 일찍 옳게 치료하는 것은 중요한 예방의학이다.

이 장을 마치기 전에 예방의 몇 가지를 더 설명하겠다.

15. 건강에 영향을 주는 습관

어떤 습관들은 자신의 건강뿐 아니라 다른 사람들의 건강에도 영향을 준다. 이런 습관

중 많은 것들이 예방될 수 있고 고칠 수 있는 습관이다. 먼저 이런 습관을 고치는 것이 왜 중요한지 알아보자.

술 문제(음주)

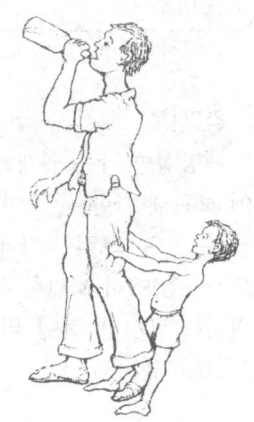

술은 술 마시는 사람의 기분을 잠시 좋게 할지는 모르지만 그 고통은 마시는 사람뿐 아니라 그 가족에게 크다. 가끔가다 조금씩 술을 마시는 것은 괜찮으나 조금씩이 너무나 자주 과음으로 인도한다. 과음과 폭주가 주요 건강문제의 원인이 된다. 또 술을 마시지 않는 사람들까지도 불행하게 한다. 이것은 술 중독자의 건강을 파괴할 뿐 아니라 그의 가족과 지역사회를 파괴한다(간경화, 410쪽 ; 간염, 243쪽). 술을 마실 때는 판단력을 잃고 깨면 자경심이 낮게 되어 불행감과 낭비, 폭력으로 가장 사랑하는 사람들이 가장 파괴를 당하게 된다.

아이들이 굶주리고 있는데도 얼마나 많은 아버지들이 자신의 마지막 남은 돈으로 술을 마시고 마는가? 아버지의 작은 수입을 생활 개선에 쓰지 않고 술값을 낸 결과로 그 가정에 병이 얼마나 많이 생기는가? 얼마나 많은 술 중독자들이 사랑하는 가족들에게 준 마음의 상처 때문에 자신이 미워서 또다시 술을 마시는가?

술이 자신의 건강과 가족들의 행복을 파괴함을 깨달았을 때 가장 먼저 무엇을 해야 하는가? 먼저 술이 원인이라는 것을 인정해야 한다. 그 자신과 다른 사람들에게 정직해야 한다. 어떤 사람들은 간단히 술을 끊어 버린다. 그러나 많은 사람들은 가족과 친구들이 술 끊는 것이 얼마나 어려운지를 이해해 주는 사람들의 도움과 지원이 필요하다. 최근에 술을 끊은 과거의 중독자들이 제일 잘 도울 수 있다. 여러 곳에 치유받은 과거의 술 중독자들이 현재의 술 중독자들을 도와주기 위해서 '무명의 술 해결자'(Alchoholics Anonimous : AA)라는 금주 단체를 만들어 돕고 있다(469쪽).

술 중독은 개인뿐 아니라 사회 전체의 문제다. 이런 인식을 가지고 있는 사회는 술을 끊으려는 사람들에게 힘을 주고 도울 수 있다. 당신이 이 일을 중요하게 생각하면 주민들과 함께 만나서 무슨 일을 해야 되는지 의논한다. 술의 파괴와 지역사회의 활동은 건강 섬기미 가르치기 5장과 27장에 있다.

 사람들이 협력하여 서로 돕고 힘을 실어 주면 많은 문제들이 해결될 수 있다.

담배 문제(흡연)

많은 이유로 담배가 당신과 가족의 건강을 해친다.

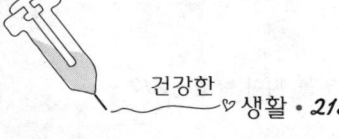

1. 담배는 폐, 입 안, 목구멍, 입술에 암을 일으킬 수 있다(담배를 많이 피울수록 암으로 죽을 가능성이 높다).
2. 담배는 만성 기관지염과 폐기종(이런 병을 앓거나 천식이 있으면 죽을 수 있다) 등 폐에 중병을 일으킨다.
3. 담배는 위궤양을 일으키고 악화시킨다.
4. 담배는 심장병과 뇌졸중의 원인이 되며 이것 때문에 죽을 가능성이 높다.
5. 부모가 담배를 피우면 피우지 않는 부모들의 아이들보다 폐렴과 기타 호흡기병에 걸리기 쉽다.
6. 임신 중 담배를 피운 엄마의 아기는 피우지 않은 엄마의 아기보다 작고 발육이 늦다.
7. 담배를 피우는 부모, 교사, 건강 섬기미, 어른들은 아이들과 젊은이들에게 좋지 않은 본이 되어 이들도 담배를 시작하도록 장려하게 된다.
8. 담배를 피우면 돈이 많이 든다. 별것 아닌 것 같으나 쌓이면 큰 돈이다. 가난한 나라에서 국민 한 명당 쓰는 담배 값이 국민 한 명당 쓰는 건강 비용보다 많다. 담배 값을 음식 값으로 쓰면 아이들과 온 가족이 건강해질 수 있다.

담배를 피울 때의 피해들

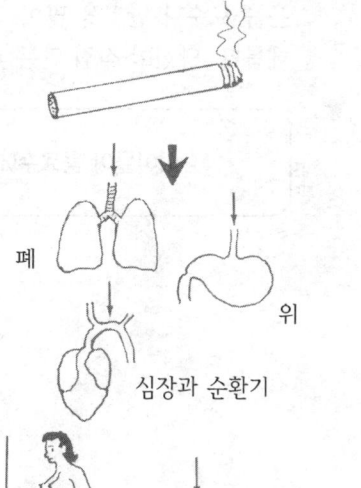
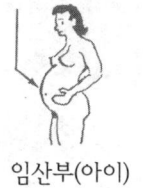 폐
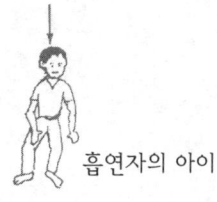 위
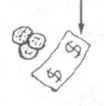 심장과 순환기

임산부(아이)   흡연자의 아이

가정의 생활비 부담

 다른 사람의 건강에 관심이 있으면 자신도 담배를 피우지 말고 다른 사람도 피우지 않도록 권고한다.

음료수(청량음료, 소다, 콜라, 탄산수)
지역에 따라 이런 음료수가 유행이다. 가난한 엄마가 영양부족이 된 아이에게 음료수를 사 주는 것보다는 그 돈으로 달걀을 2개 혹은 영양이 좋은 음식을 사 주는 게 훨씬 좋다.

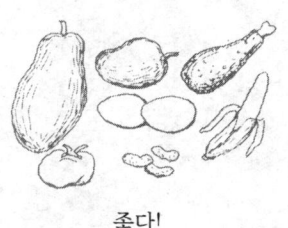 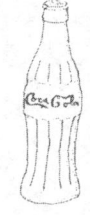

아이들을 건강하게 키우고 싶은데 돈이 조금뿐이면 음료수 대신 달걀을 2개 사거나 영양이 좋은 음식을 산다.

좋다!   나쁘다!

음료수는 설탕 외에는 영양이 없으며, 설탕이 많이 들어 있으므로 비싸다. 또 아이들은 음료수나 단것을 많이 먹으면 이가 썩는다. 음료수는 소화불량이나 위궤양에 특별히 해롭다. 당신이 직접 만든 과일 물이 음료수보다 싸고 영양은 훨씬 좋다.

 아이들이 음료수에 길들여지지 않도록 한다.

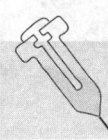

Where There Is No Doctor

13장

흔한 병들

1. 탈수

아이들이 설사로 많이 죽는 이유는 몸에 물이 부족하기 때문이며, 이런 몸의 물 부족을 탈수라고 한다.

탈수는 마시는 물보다 내보내는 물이 많을 때 생긴다. 또 설사를 많이 할 때 생기는데 토하면 더 심해진다. 중병으로 음식이나 물을 잘 먹지 못할 때에도 생긴다. 어느 나이든지 탈수가 오지만 아이들에게는 더 빨리 오고 더 빨리 심해지며 훨씬 위험하다.

 물 같은 설사를 하는 아이들은 탈수의 위험이 있다.

탈수의 증상과 예방 및 치료법을 누구나 알아야 한다. 특히 엄마들은 꼭 알아야 한다.

탈수의 증상
1. 목마른 것이 첫 증세다.
2. 소변을 못 보거나 소변이 없다 : 소변색이 짙은 노란색이다.
3. 갑자기 몸무게가 준다.

4. 눈 주위가 들어가고 눈물을 흘리지 않고 운다.
5. 아기는 대천문이 들어간다.
6. 피부에 탄력성이 없고 쭈글쭈글해진다. 아래처럼 피부를 당겨 올려, 당겨 올라온 피부가 금방 제자리로 들어가지 않고 남아 있다.

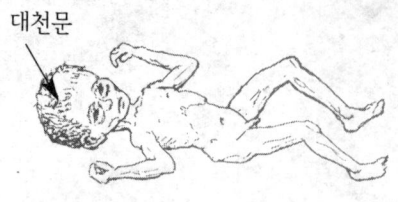

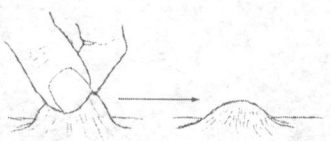

탈수가 심하면 맥박이 빠르고 약하며(143쪽), 그러다가 숨을 깊이 쉬고 열이 나며 경련을 일으킨다(144쪽). 물 같은 설사를 하고 토하면 탈수의 증상을 기다리지 말고 곧 치료를 한다(다음 쪽을 참고).

- 물을 많이 마시게 한다. 활수가 가장 좋다. 죽이나 차, 국물, 맹물도 좋다.
- 음식을 계속 먹인다. 아이(어른)가 먹을 수 있는 한 좋아하는 음식을 자주 많이 준다.
- 아기들은 무엇보다 엄마 젖을 자주 계속 먹인다.

물 설사가 심하면 활수를 마셔서 탈수를 예방하고 치료한다. 이 활수를 5분마다 입에 적셔 준다. 밤낮으로 소변을 볼 때까지 그렇게 한다. 어른은 하루 3리터(3,000cc), 꼬마 아이들은 1리터 혹은 설사를 할 때마다 한 컵씩 준다. 조금씩 입에 자꾸 대 준다. 토하더라도 주는데, 다 토하지는 않기 때문이다.

주의!
탈수가 더 심해지고 다른 위험 증상들이 있으면 의료인의 도움을 받는다(230쪽). 정맥 혈관으로 물을 주어야 할지 모른다.

참고!
어떤 나라에서는 물에 타서 마실 수 있는 활수 꾸러미(ORS)를 구할 수 있다. 이것은 설탕, 소금, 소다, 포타슘이 들어 있다(546쪽). 그러나 집에서 만든 활수, 특히 곡물 활수는 활수 꾸러미보다 훨씬 싸고 안전하며 효과도 좋다.

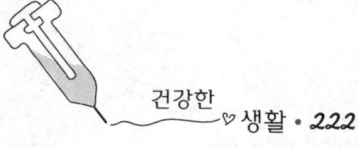

가정에서 활수를 만드는 방법 두 가지	
1. 설탕과 소금을 쓰는 법(설탕원료 당밀도 설탕 대신 쓸 수 있다.) 깨끗한 물 1리터(1,000cc, 반 되)에 소금 1/2찻숟가락, 설탕 8찻숟가락을 넣는다. 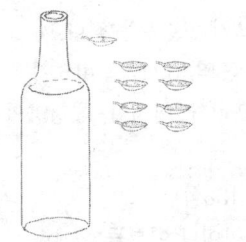 주의! 설탕을 넣기 전 물이 눈물만큼 짠지 확인한다. 과일 주스 반 컵, 코코넛 물, 익은 바나나를 빻은 것을 활수에 넣는다. 이들은 포타슘이 있어서 아이들이 음식과 수분을 잘 먹도록 한다.	2. 곡물가루와 소금을 쓰는 법 (쌀가루가 가장 좋으며, 곱게 빻은 옥수수가루, 밀가루, 수수가루, 삶아 빻은 감자 등을 쓴다.) 물 1리터(1,000cc, 반 되)에 소금 1/2찻숟가락, 곡물가루를 수북이 8찻숟가락을 넣는다. 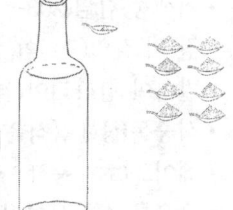 5~7분 정도 죽을 끓이고 식혀서 곧 먹인다. 주의! 먹이기 전에 항상 상하지 않았는지 확인한다. 더운 날은 몇 시간 만에 상할 수 있다.
당신이 사는 지역 형편에 맞춰서 만드는데, 물을 재는 그릇이나 찻숟가락이 없으면 그와 비슷한 것을 쓰면 된다. 아이들에게 죽을 주는 곳이면 물을 많이 부어 준다.	

2. 설사와 이질

대변이 묽거나 물 같으면 설사이며, 점액이나 피가 섞였으면 이질이다. 설사는 가볍거나 심할 수 있다. 또 급성일 수도 있고 만성일 수도 있다. 설사는 아이들에게 훨씬 흔하고 위험하다. 특히 영양이 좋지 않은 아이들에게 그렇다.

설사의 원인은 여러 가지다. 약은 거의 필요 없고 활수와 음식을 잘 먹으면 며칠 안에 낫는다(아이가 잘 먹지 않으면 조금씩 자주 준다). 특별한 치료가 필요한 경우는 드물고 대부분의 설사는 가정에서 치료할 수 있다.

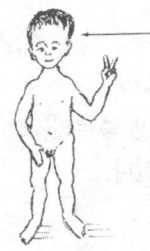 이 아이는 영양이 좋으므로 별로 설사를 하지 않고, 해도 빨리 낫는 편이다.

이 아이는 영양이 좋지 않아서 설사를 자주 하면 죽을 위험성이 많다.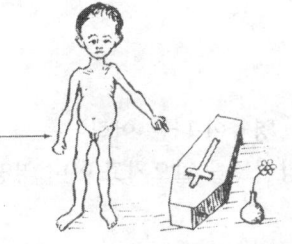

설사의 주요 원인들

- 영양부족 때문이다(225쪽). 영양이 부족하면 아이가 약하기 때문에 다른 이유로 설사가 자주 나고 잘 낫지도 않는다.
- 물이 부족하고 주위환경이 깨끗하지 않으면(변소가 없음) 설사를 일으키는 세균이 퍼진다.
- 바이러스 감염 또는 '장 내 인플루엔자'가 원인이 된다.
- 세균(74쪽), 아메바(213쪽), 지알디아(214쪽)가 장 내에 감염
- 기생충 감염(208-212쪽, 기생충이 설사를 일으키는 경우는 적다.)
- 장 외 감염(중이염, 409쪽 ; 편도선염, 409쪽 ; 홍역, 394쪽 ; 비뇨기 감염, 314쪽)
- 말아야 한다리아(열대성 말아야 한다리아-아프리카, 아시아, 태평양의 일부지역, 259쪽)
- 식중독(상한 음식을 먹을 때, 204쪽)
- 에이즈(초기 증상으로 오랜 설사가 올 수 있다, 433쪽)
- 우유를 소화시키지 못할 때(심한 영양실조의 아이나 어른들 중에)
- 음식을 바꿀 때 아기가 새로운 음식을 소화시키지 못하여(225쪽)
- 알레르기가 있는 음식(해산물, 새우 등, 237쪽) - 아기들이 우유나 가축의 젖에 알레르기를 보인다.
- 암피실린이나 테트라사이클린 같은 약물에 반응(120쪽)
- 설사약, 변비약, 자극성이나 독성이 있는 식물 : 독물 종류
- 설익은 과일이나 기름기 많은 음식을 너무 먹을 때

설사의 예방

여러 가지 원인으로 설사를 하지만, 가장 흔한 원인은 감염과 영양실조이다. 위생과 영양이 좋으면 설사는 거의 예방된다. 물과 음식을 잘 먹고 치료하면 설사로 죽는 아이들은 거의 없을 것이다.

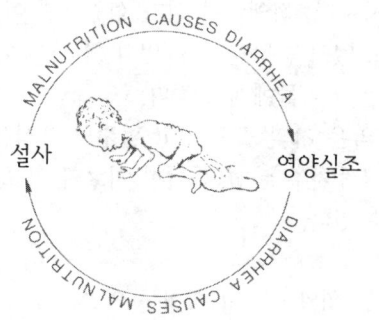

영양실조가 설사를 일으킨다.
설사가 영양실조를 일으킨다.
영양실조와 설사의 악순환으로 많은 어린이들이 죽는다.

영양이 나쁜 어린이는 좋은 어린이보다 설사에 더 자주 걸리고 잘 죽는다. 설사가 영양실조를 일으키고 이미 영양실조가 되었으면 설사는 더 빨리 심해진다.

영양실조는 설사를 일으키고, 설사는 영양실조의 원인이 된다.

이렇게 서로 나빠지도록 악순환을 일으킨다. 그러므로 설사의 예방과 치료를 위해서는 영양상태가 좋은 것이 매우 중요하다.

 영양실조를 예방하여 설사를 예방하고, 설사를 예방하여 영양실조를 예방해야 한다.

어떤 음식이 설사와 많은 병들에 대해 저항하고 싸울 수 있는지 11장을 참고한다. 설사의 예방은 좋은 영양과 깨끗이 하는 데 달려 있다. 12장에는 개인위생과 공중위생에 대한 정보가 많다. 변소의 사용과 깨끗한 물, 흙이나 파리에 오염되지 않도록 음식을 보관하는 법 등이 있다. 다음은 갓난아기들의 설사 예방을 위한 방법이다.

- 갓난아기는 엄마 젖을 먹이고 우유를 먹이지 말아야 한다. 첫 4~6개월은 엄마 젖만 먹인다. 엄마 젖에는 설사를 예방하는 성분이 들어 있다. 엄마 젖을 먹일 수 없을 때는 숟가락으로 우유를 떠 먹인다. 우유병은 깨끗이 하기 어렵고 쉽게 감염을 일으킬 수 있으므로 쓰지 말아야 한다.
- 아기에게 새 음식이나 단단한 음식을 먹일 때는 잘 갈아서 조금씩 먹이고, 엄마 젖과 함께 먹인다. 아기가 새 음식의 소화에 적응을 해야 한다. 한꺼번에 음식을 많이 먹이면 설사를 할 수 있다. 갑자기 엄마 젖을 끊지 말아야 한다. 엄마 젖을 먹이면서 보충식을 준다.
- 아이는 항상 깨끗이 하고, 주위를 깨끗이 한다. 또 입 안에 더러운 것을 넣지 못하게 한다.
- 아이에게 필요 없는 약을 먹이지 말아야 한다.

엄마 젖은 설사 예방에 좋다.

설사 치료
설사는 약이 거의 필요 없다. 심한 설사의 가장 큰 위험은 탈수이며, 설사가 오래갈 때 가장 큰 위험은 영양실조이다. 그러므로 가장 중요한 설사 치료는 물과 음식을 잘 먹는 것이다. 설사의 원인이 무엇이든지 항상 다음과 같이 치료한다.

1. 탈수의 예방과 처치 : 설사를 할 때는 물을 많이 마시게 한다. 설사가 심하거나 탈수 증상이 있으면 활수를 마셔야 한다(223쪽). 환자가 마시지 않으려고 해도 억지로 마시게 한다. 몇 분마다 서너 모금씩 마시게 한다.

2. 영양보충 : 먹을 수 있는 대로 음식을 준다. 어린아이나 영양이 좋지 않은 사람은 특히 더 먹어야 한다. 설사를 할 때는 음식이 빨리 장을 지나가서 흡수가 잘 되지 않으므로 하루에 조금씩 여러 번 먹인다.

- 설사하는 아기는 계속 엄마 젖을 먹여야 한다.
- 체중이 적은 아이가 설사를 할 때는 열량과 단백질이 많이 든 음식을 잘 먹이고 설사가 그치면 평소보다 더 먹여야 한다. 너무 심하거나 구토로 먹지 못하면 음식을 먹을 수 있는 즉시 먹이도록 한다. 활수를 마시면서 음식을 먹도록 도와준다. 음식을 먹이면 처음에는 대변을 자주 보지만 먹어야만 살아난다.
- 체중이 적은 아이가 설사를 며칠간 계속하거나 재발했을 때는 최소한 하루 5~6번씩 음식을 주고 많이 먹인다.

설사 환자를 위한 음식		
구토나 설사가 심해서 음식을 먹지 못해도 물은 마셔야 한다.	먹을 수 있자마자 왼쪽의 물뿐만 아니라 아래의 음식 중에서 골라 골고루 먹어야 한다.	
• 쌀, 옥수수, 감자 죽이나 암죽 • 닭고기, 고기, 달걀, 콩즙 • 단 음료 • 활수 • 엄마 젖	열량식품 • 잘 익거나 조리한 바나나 • 쌀, 오트밀, 또는 잘 조리한 곡물류 • 신선한 옥수수(잘 조리하거나 으깨서) • 감자 • 사과 소스(조리한 것) • 파파야 • (곡물에 설탕이나 식물성 기름을 약간 넣으면 좋다.)	구성식품 • 닭고기(삶거나 구워서) • 달걀(삶아서) • 고기(기름덩이를 빼고 잘 조리해서) • 콩, 렌즈콩, 완두콩(잘 조리하거나 으깨서) • 생선(잘 조리해서) • 우유(문제가 있을 수도 있다. 다음 쪽을 본다.)
먹지 않을 음식		
• 기름이 많은 음식 • 익지 않은 과일	• 설사를 일으키는 모든 음식 • 술 종류	• 양념이 많이 된 음식

설사와 우유

아기에게 가장 좋은 것은 엄마 젖이다. 엄마 젖은 설사를 예방하고 병균과 잘 싸우게 한다. 아이가 설사를 하더라도 계속 엄마 젖을 먹이도록 한다. 우유, 분유, 통조림 우유

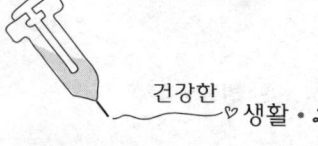

도 열량과 단백질을 주기 때문에 설사를 할 때도 계속 먹여야 한다. 어떤 어린이는 가끔 이런 우유가 설사를 더 심하게 한다. 이때는 우유를 덜 먹이고 음식과 섞어서 준다.

그러나 영양이 좋지 않은 아이가 설사를 할 때는 열량음식과 단백질을 많이 먹여야 함을 꼭 기억한다. 우유를 적게 먹으면 닭고기, 달걀노른자, 생선, 콩을 잘 조리하고 으깨서 보충한다. 콩은 삶아서 껍질을 벗기고 으깨면 소화가 잘 된다. 설사가 나아지면 우유를 조금씩 더 마실 수 있다.

설사약

설사에는 약이 거의 필요 없다. 물론 약을 옳게 써야 할 때도 있다. 그러나 대부분의 경우 약은 거의 효과가 없고 어떤 것은 오히려 해롭다.

아래의 약은 설사 치료에 쓰지 않는 것이 더 좋다.

- 카올린과 펙틴 지사제(카오팩테이트 같은 약, 430쪽)는 대변을 되게 하여 대변수를 줄인다. 이런 약은 탈수나 감염을 해결하지 못한다. 로페라미드(이모듐), 디페녹실레이트(로모틸)와 같은 지사제는 오히려 해롭고 감염을 더 오래가게 한다.

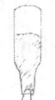 '지사제'는 병뚜껑처럼 병균이 몸에서 나가지 못하게 붙잡고 있다.

- 네오마이신이나 스트렙토마이신이 든 약은 장을 자극해서 득보다 해가 많으므로 쓰지 않아야 한다.
- 암피실린과 테트라사이클린 같은 항생제는 특수한 설사에만 효과가 있다(229쪽). 어린이들에게는 설사의 원인이 될 수 있다. 이런 항생제를 2~3일 써도 효과가 없고 설사가 심해지면 중단한다. 항생제가 원인일지 모른다.
- 클로람페니콜은 가벼운 설사나 아기들에게는 절대로 쓰지 말아야 한다. 매우 위험하다(497쪽).
- 지사제나 완화제는 설사를 할 때는 절대 쓰지 말아야 한다. 설사와 탈수를 더 심하게 한다.

설사의 종류에 맞는 치료

대부분의 설사는 약 없이 물과 음식으로 치료된다. 가끔 약이 필요할 때가 있다. 치료를 생각할 때, 특히 아이들일 때 설사가 내장 이외의 감염으로 올 수 있다는 것을 기억한다. 귀, 목, 비뇨기에 감염이 있는지 항상 확인한다. 이런 곳에 감염이 있으면 치료한다. 그리고 홍역이 있는지도 본다.

아기가 감기가 있을 때 약간 설사를 하면 바이러스나 장 내 몸살일 수가 있다. 이때는 물과 음식으로 치료가 되므로 다른 치료는 필요가 없다. 설사의 진단이 좀 힘들 때는 대변이나 다른 검사가 필요할 때도 있다. 그러나 대부분의 경우 환자에게 묻거나 대변을 살펴보고 증상을 보면 진단을 할 수가 있다. 증상에 따른 치료 지침이 아래에 있다.

1. 갑자기 약간 하는 설사-열은 없음(소화불량? 장 내 몸살?)

물을 많이 마시게 하는데, 특별한 치료는 필요 없다. 카올린과 펙틴(430쪽) 또는 디페녹실레이트(로모틸)와 같은 설사약을 쓰지 말아야 한다. 탈수나 감염 치료에 전혀 도움을 주지 않으며 돈만 낭비한다. 중환자나 아이들에게는 절대 쓰지 말아야 한다.

2. 토하면서 설사를 할 때(여러 가지 원인들이 있다)
- 토할 때, 특히 아이들에게는 탈수가 올 수 있으므로 위험성이 높다. 따라서 활수(223쪽), 차, 국, 마실 수 있는 것은 무엇이나 준다. 또 일부는 몸에 남으므로 토해도 계속 마시게 한다. 5~10분마다 조금씩 마시게 한다. 구토가 곧장 멎지 않으면 프로메타진(554쪽)이나 페노바비탈(560쪽)을 준다.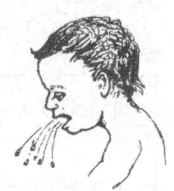
- 토사가 계속되고 탈수가 심해지면 곧 의료인의 도움을 받는다.

3. 점액과 피 섞인 설사-오래가고 열은 없음, 설사와 변비를 번갈아 가며 함(아메바성 이질의 가능성이 있음, 213쪽)

약의 설명서를 따라 메트로니다졸(519쪽)이나 딜록사나이드 프로에이트(520쪽)를 쓴다. 치료를 해도 계속 설사를 하면 의료인의 도움을 받도록 한다.

4. 피가 섞인 설사와 열이 있을 때(시겔라에 의한 세균성 이질?)

코-트리목사졸(499쪽)이나 암피실린(491쪽)을 준다. 시겔라균은 암피실린에 내성이 생긴 곳이 많고 코-트리목사졸도 그렇다. 암피실린이 듣지 않으면 코-트리목사졸을 쓰고 이틀 뒤 마찬가지면 의료인의 도움을 받는다.

5. 열은 심하나 피는 없음
- 탈수가 있으면 열이 좀 있을 수 있다. 활수(223쪽)를 많이 마시게 한다. 몹시 아프고 활수를 마신 지 6시간이 지나도 좋아지지 않으면 의료인의 도움을 받아야 한다.
- 장티푸스의 증상이 있는지 관찰하고 있으면 치료한다(262쪽).
- 열대성 말아야 한다리아가 흔한 곳에서, 특히 비장이 커졌으면 말아야 한다리아를 의심하고 설사와 열을 치료하는 것이 좋다(259쪽).

6. 노란 대변에 냄새가 심하고 거품이 있으며, 피나 점액은 없음. 흔히 배에 가스가 차고, 트림을 할 때 유황 비슷한 악취가 남(지알디아? 214쪽)

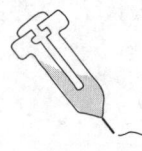

이것은 지알디아 기생충이나 영양실조일 수 있다. 물을 많이 마시고 영양가 있는 음식을 많이 먹고 잘 쉬면 거의 치료된다. 지알디아 감염이 심하면 메트로니다졸(519쪽)로 치료한다. 퀴나크린(아타브린)은 값은 싸지만 부작용이 심하다(521쪽).

7. 오랜 설사(오래 혹은 계속 재발하는 설사)

오랜 설사는 영양실조, 아메바 혹은 지알디아로 감염이 오래된 원인일 수 있다. 아이가 영양 있는 음식을 자주 먹도록 하고(113쪽), 설사가 계속되면 의료인의 도움을 받도록 한다.

8. 쌀뜨물 같은 설사(콜레라?)

쌀뜨물 같은 대변을 쏟으면 콜레라 증상이다. 콜레라가 한 나라에 시작되면 전염병으로 전국에 유행되기 쉬운데, 청소년이나 어른들에게 심하다. 토사와 함께 심한 탈수가 올 수 있다. 탈수 치료를 하면서(223쪽) 테트라사이클린(495쪽)이나 코-트리목사졸(499쪽) 또는 클로람페니콜(497쪽)을 준다. 콜레라가 시작되면 건강복지부에 신고를 하고 의사의 도움을 받도록 한다.

설사가 아주 심하면 '콜레라 침대'를 만들어 설사로 잃는 물의 양을 재고 활수를 그만큼 마시게 해야 한다. 활수를 계속 주고 물을 마실 수 있는 한 많이 마시게 한다.

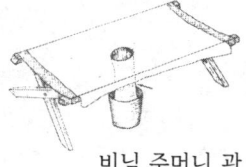
비닐 주머니 관

갓난아기의 설사치료

아기들에게는 설사가 특별히 위험하다. 약을 쓸 필요는 별로 없지만 탈수 때문에 금방 죽을 수 있다. 특별한 간호를 해야 한다.

- 엄마 젖을 계속 주고 활수로 입을 적셔 준다.
- 토하면 엄마 젖을 자주 조금씩 준다. 5~10분마다 활수를 조금씩 준다(구토, 232쪽).
- 엄마 젖이 없으면 우유나 기타 가축의 젖 종류나, 그것도 없으면 두유 같은 대용품에 끓인 물을 반 섞어서 자주 준다. 우유가 설사를 더 심하게 하는 듯하면 다른 단백질을 먹인다(닭고기, 달걀, 살코기, 껍질 벗긴 콩 등을 으깨어 설탕이나 밥물 같은 탄수화물에 넣어 끓인 것).
- 1개월 이하의 갓난아기는 약을 먹이기 전에 의료인과 의논한다. 의료인이 없고 아기가 많이 아프면 암피실린이 든 시럽을 1/2찻숟가락씩 하루 4번 먹인다(491쪽). 다른 항생제는 주지 말아야 한다.

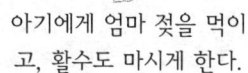
아기에게 엄마 젖을 먹이고, 활수도 마시게 한다.

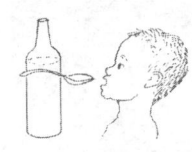

의료인의 도움을 받아야 하는 설사
어린아이들에게는 설사나 이질이 위험하다. 따라서 다음의 경우에는 의료인의 도움을 받아야 한다.

- 4일 이상 계속되고 좋아지지 않을 때-어린아이는 하루 이상 설사를 할 때
- 탈수 증상이 나타나고 심해질 때
- 마시면 토하거나 전혀 마시거나 먹지 못할 때, 활수를 마시면서 3시간이 지나도 계속 토할 때
- 경련이나 발과 얼굴이 부을 때
- 설사가 오기 전에 이미 환자가 많이 아팠거나 약하고 영양이 부족할 때(특히 어린이나 노인의 경우)
- 대변에 피가 많이 섞였으면 설사가 심하지는 않아도 위험할 수 있다(장폐색, 159쪽)

3. 갑자기 설사하는 환자를 돌보는 법

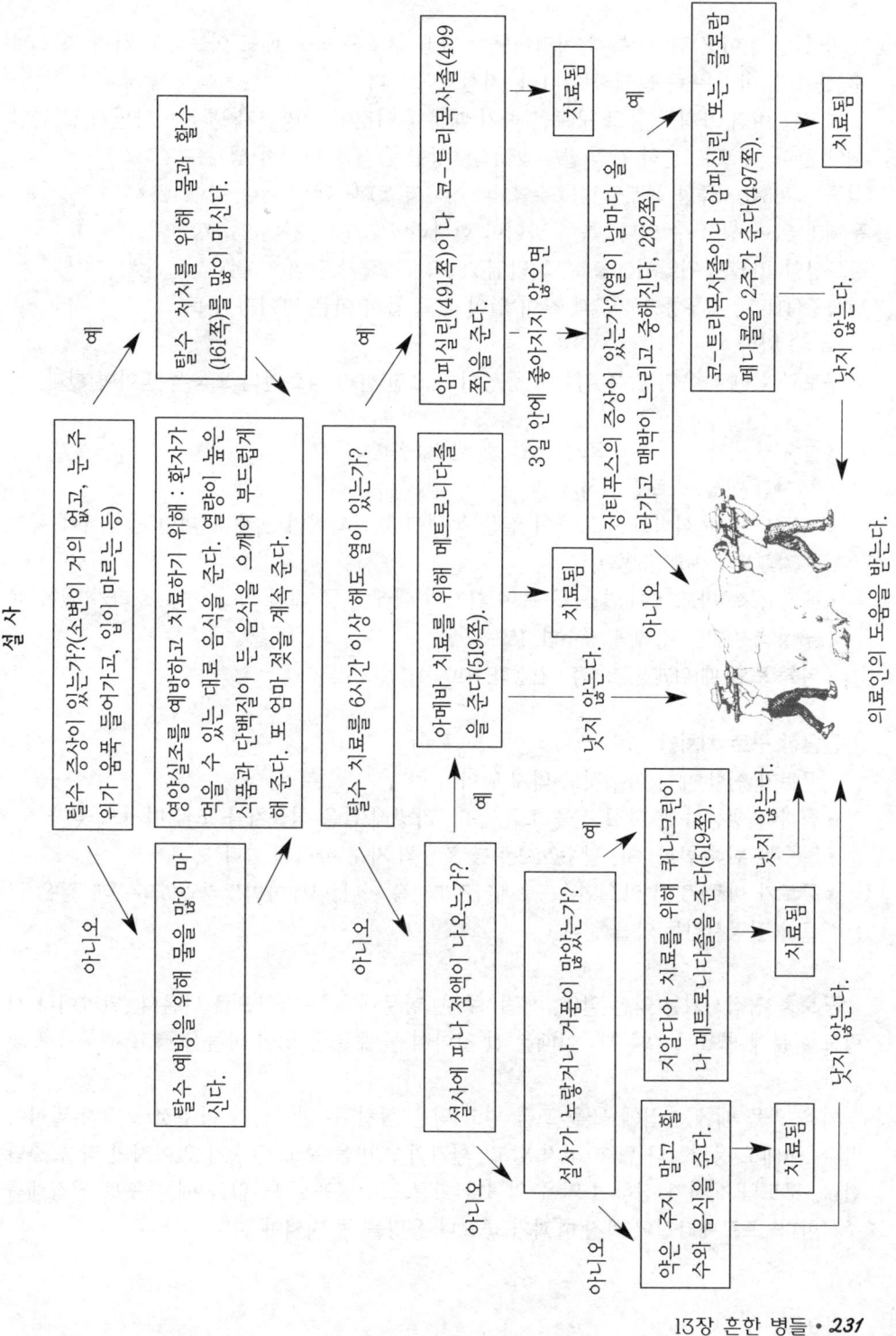

13장 흔한 병들 · 231

4. 구토

별 원인 없이 사람들, 특히 어린이들이 가끔 구토를 하고 배도 아프다고 하며 열도 날 수 있는데, 이것은 큰 문제가 아니며, 저절로 낫는다.

하지만 여러 가지 이유로 구토를 하기 때문에 이것이 중병인지 별것이 아닌지 잘 관찰해야 한다. 구토는 흔히 감염(설사, 224쪽), 상한 음식을 먹어서 생기는 식중독(205쪽), 급성 복부질병(충수염이나 장폐색 등)과 같은 위나 장에 문제가 있어 생길 수 있다. 특히 말아야 한다리아(259쪽), 간염(243쪽), 편도선염(409쪽), 귀앓이(409쪽), 뇌막염(258쪽), 비뇨기 감염(315쪽), 담낭통증(411쪽), 편두통(233쪽)과 같이 열이 높고 몹시 아픈 병이면 구토가 날 수 있다.

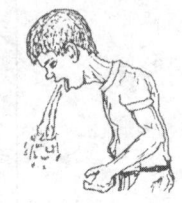

구토와 함께 다음과 같은 위험한 증상이 있으면 빨리 의료인의 도움을 받아야 한다.

- 탈수 증세가 심해지고 조절이 안 될 때(223쪽)
- 24시간 이상 구토를 심하게 할 때
- 구토가 매우 심하고 구토물이 짙은 녹색이나 갈색이며 냄새가 대변 냄새처럼 독할 때(장폐색의 증상, 159쪽)
- 배가 계속 아프고 대변을 못 보며 환자의 배에 귀를 대어 봐도 아무 소리가 없을 때 (급성 복부질병 : 장폐색, 충수염, 159쪽)
- 피를 토할 때(위궤양, 191쪽 ; 간경화, 410쪽)

간단한 구토 처치법
- 구토가 심할 때는 아무것도 먹지 말아야 한다.
- 콜라나 생강이 든 마실 것을 조금 준다. 카밀레 같은 식물차를 조금 마셔도 좋다.
- 탈수를 위해 콜라, 차, 활수(223쪽)를 조금씩 자주 마시게 한다.
- 구토가 바로 멎지 않으면, 프로메타진(554쪽)이나 디펜하이드라민(555쪽)과 같은 구토를 진정시키는 약을 준다.

구토를 진정시키는 약은 알약, 시럽, 주사, 항문에 넣는 좌약으로 나온다. 알약이나 시럽도 항문에 넣을 수 있는데, 이때는 잘 갈아서 물에 조금 섞어 바늘을 빼고 주사기로 넣는다.

약을 먹을 때에는 입에 물을 조금 넣고 약을 삼킨 후 한 5분간 아무것도 먹지 말아야 한다. 절대로 용량보다 많이 먹지 말고, 환자가 소변을 보고 탈수가 없어지면 약을 중단한다. 구토와 설사가 심하여 약을 먹거나 항문으로 넣을 수도 없을 때는 구토 진정제를 주사한다. 프로메타진이 가장 효과가 좋으나 용량을 꼭 지켜야 한다.

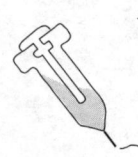

5. 두통과 편두통

머리가 아프면 그냥 쉬고 아스피린을 먹으면 낫는다. 목 뒤에 뜨거운 물수건을 대고 목과 어깨를 부드럽게 문지르면 좋다. 집에서 쓰는 방법들 중에 효과 있는 것들도 있다.

그냥 머리가 아프거나 마음을 써서 그러면 의약품뿐 아니라 민간요법도 좋다.

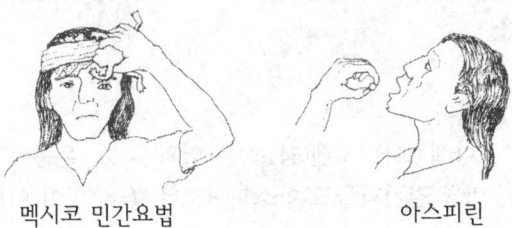

멕시코 민간요법   아스피린

열을 나게 하는 모든 병은 머리도 아프게 한다. 그러나 증세가 심하면 뇌막염의 증상이 있는지 확인해야 한다(258쪽). 자꾸 재발되면 만성병이나 영양실조일 수 있다. 이때는 잘 먹고 많이 자는 것이 중요하다. 그래도 계속되면 의료인의 도움을 받도록 한다.

편두통은 머리의 한 부분만 아픈데 맥이 뛰는 것을 느낀다. 자주 올 수도 있고 몇 달, 몇 년 간격으로 올 수도 있다. 편두통이 오면 보통 눈이 희미해지면서 반짝거리는 점들이 보이다가 손발이 저리기 시작한다. 그리고 머리가 몹시 아프기 시작하는데 몇 시간 혹은 며칠간 가며, 구토도 난다. 편두통은 매우 많이 아프지만 위험하지는 않다. 편두통을 멈추려면 첫 증상이 올 때 다음 방법을 쓴다.

- 아스피린 2알을 진한 커피나 홍차와 함께 마신다.
- 어둡고 조용한 곳에 누워서 긴장을 풀고 쉰다. 문제거리를 생각하지 말아야 한다.
- 심하면 아스피린을 코데인이나 다른 진정제와 함께 먹는다. 또 카페인이 든 에르고타민(카펠코트, 542쪽) 알약을 먹는다. 처음에는 2알을 먹고 덜 아프면 30분마다 1알씩 나을 때까지 먹는다. 그러나 하루에 6알 이상 먹지는 말아야 한다.

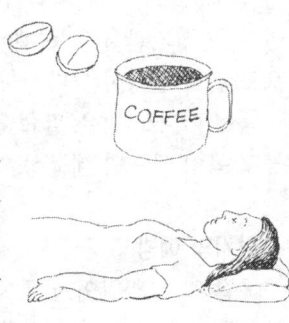

주의!
임신 중에는 카펠코트를 먹지 말아야 한다.

6. 감기와 독감

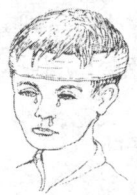
감기와 몸살은 같은 감염인데 콧물, 기침과 함께 목이 아프고 가끔 열도 나며 관절통의 증상이 있다. 어린아이는 설사도 조금 한다.

감기와 몸살은 약 없이도 낫는다. 페니실린, 테트라사이클린, 기타 항생제는 도움이 전혀 되지 않을 뿐 아니라 해를 줄 수 있으므로 절대 쓰지 말아야 한다.

- 물을 많이 마시고 잘 쉰다.
- 아스피린(539쪽)이나 아세트아미노펜(541쪽)은 열과 두통, 온몸이 쑤시는 것을 없애는 데 효과가 많다. 비싼 감기약들도 아스피린보다 좋은 것이 아니다. 돈을 낭비할 이유가 있는가?
- 가릴 음식은 없다. 그러나 과일 주스 특히 오렌지 주스나 레몬 주스가 좋다.

기침이나 코가 막히면 다음 쪽을 본다.

주의!
가벼운 감기에 걸린 아이들에게 어떤 종류든지 항생제나 주사를 주어서는 안 된다. 도움이 안 될 뿐 아니라 해롭게 할 수 있다. 가끔 소아마비 바이러스 때문에 감기 같은 증상이 오는데 이때 주사를 맞으면 소아마비의 마비가 올 수 있다(397쪽).

감기나 몸살이 1주일 이상 가고 열이 오르며 가래가 많고 기침을 하면서 숨이 가쁘고 가슴이 아프면 기관지염이나 폐렴(242쪽)으로 간다고 볼 수 있다. 이때는 항생제를 써야 한다. 만성기관지염 등 폐에 병이 있거나 잘 움직이지 않는 노인들은 감기를 앓다가 폐렴으로 갈 위험성이 높다.

목이 아파도 약은 필요 없고 따끈한 물로 입 안을 헹궈 내면 좋다. 그러나 갑자기 열도 높고 목이 아프면 세균성 인후염일지 모르니 치료를 받아야 한다(409쪽).

감기의 예방
- 잘 자고 영양이 좋은 음식을 골고루 잘 먹으면 감기몸살을 예방할 수 있다. 오렌지, 토마토 등과 같이 비타민 C가 많은 과일을 먹인다.
- 몸이 춥거나 젖으면 감기에 걸린다는 일반적인 생각과는 달리(춥고, 젖고, 피곤하면 감기를 더 악화시킬 수는 있다), 감기는 다른 환자의 기침 속에 있는 바이러스가 공기를 통해 전염되어서 걸린다.
- 다른 사람에게 감기를 옮기지 않도록 감기 환자는 따로 먹고 따로 자는 것이 좋다. 특히 아이들과 멀리 떨어져 있도록 하고 기침이나 재채기를 할 때는 코와 입을 가리

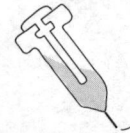

도록 한다.
- 감기로 귀앓이(409쪽)까지 되지 않도록 코를 세게 풀지 말고 닦아 낸다. 아이들에게도 이렇게 가르친다.

7. 코가 막히고 콧물이 흐를 때

감기나 알르레기(다음 쪽)가 있으면 코가 막히고 콧물이 흐를 수 있다. 콧물이 너무 많이 나오면 아이들은 중이염(귀의 감염), 어른은 축농증일 수 있다. 막힌 코를 뚫는 방법은 아래와 같다.

1. 어린아이는 그림처럼 흡입기나 바늘을 뺀 주사기로 조심스럽게 콧물을 빨아 낸다.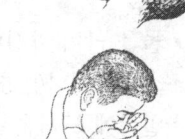
2. 큰 아이나 어른은 손으로 소금물을 코로 들이마시면 도움이 된다.
3. 뜨거운 김을 들이마시면(239쪽) 도움이 된다.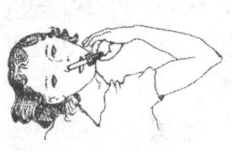
4. 코는 풀지 말고 나온 콧물을 닦는다. 코를 세게 풀면 귀앓이나 축농증이 올 수 있다.
5. 감기 후에 중이염(귀앓이)이나 축농증이 잘 생기면 페닐에프린(549쪽) 같은 충혈 완하제로 예방을 한다. 또 에페드린 알약(551쪽)을 물약으로 만들어, 소금물을 코로 들이마신 후 그림처럼 에페드린 물약을 코에 떨어뜨린다.

고개를 옆으로 젖히고 2~3방울을 콧구멍 안으로 넣고, 2~3분 기다린 후 다른 쪽도 같이 한다. 충혈 완하제 시럽(페닐에프린 등)도 효과가 있다.

주의!
충혈 완하제를 하루에 3번 이상 또 3일 이상 쓰지 말아야 한다.

 중이염와 축농증을 예방하기 위해서 코는 세게 풀지 말고 닦아 내야 한다.

8. 축농증

축농증은 코 쪽으로 열려 있는 얼굴의 빈 뼈 안에 급성이나 만성으로 염증이 생긴 것이다. 귀나 목의 감염 혹은 심한 감기 후에 생긴다.

증 상
- 눈 위, 아래가 아프다(이 부분을 두드리거나 고개를 숙이면 더 아프다).
- 끈적거리는 코나 고름이 코 안에 가득하고 냄새가 독하며 코가 자주 막힌다.
- 가끔 열이 난다.
- 이도 몇 개 아프다.

치 료
- 물을 많이 마신다.
- 소금물이나(235쪽) 뜨거운 김을 코로 들이마신다(239쪽).
- 얼굴에 뜨거운 찜질을 한다.
- 페닐에프린(네오시네피린, 549쪽)과 같은 충혈 완화제를 쓴다.
- 테트라사이클린(495쪽), 암피실린(491쪽), 페니실린(486쪽) 같은 항생제를 쓴다.
- 나아지지 않으면 의료인의 도움을 받는다.

예 방
감기 때문에 코가 막힐 때는 코 속을 깨끗이 한다(235쪽대로 한다).

9. 건초열(알레르기성 비염)

콧물이 나고 눈이 가려운데 이것은 숨을 들이쉴 때 공기에 있는 어떤 물질에 알레르기 반응을 일으켰기 때문이다(다음 쪽을 참고). 일 년 중 특별히 그런 때가 있다.

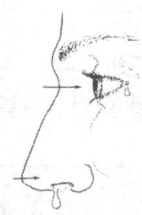

치 료
클로르페니라민(556쪽)과 같은 항히스타민제를 쓴다. 멀미약에 쓰는 디멘히드리네이트(드라마민, 556쪽)도 효과가 있다.

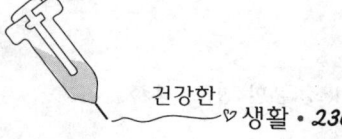

예 방

알레르기 반응을 일으키는 원인 물질을 알아내(먼지, 닭털, 꽃가루, 곰팡이 등) 이것들을 피한다.

10. 알레르기 반응

알레르기는 어떤 물질에 꺼리거나 반응하는 것인데 아래의 경우에 생긴다.

- 숨을 들이마실 때
- 먹을 때
- 주사를 맞을 때
- 피부에 접촉되었을 때

알레르기 반응은 별것이 아닐 수도 있으나 매우 심할 수도 있다.

- 가렵거나 피부에 작은 혹이나 두드러기가 생긴다(278쪽).
- 콧물이 흐르고 눈이 가렵고 충혈된다(건초열, 236쪽).
- 목이 칼칼하거나 숨 쉬기가 어렵거나 기침이 나온다(다음 쪽).
- 알레르기성 쇼크(135쪽).
- 설사(우유가 안 맞는 어린이는 설사도 한다, 227쪽).

알레르기는 감염이 아니므로 전염을 시키지는 않으나 부모가 알레르기성 체질이면 자녀들도 그럴 가능성이 높다. 알레르기는 연중 어떤 계절에라도 알레르기 반응을 일으키는 물질과 접촉을 하면 심해진다. 알레르기 반응의 흔한 원인들은 다음과 같다.

- 어떤 종류의 꽃가루나 풀
- 닭털
- 먼지
- 털을 넣은 베개나 솜
- 곰팡가 핀 담요나 옷
- 어떤 약품들, 특히 페니실린이나 말 혈청(135쪽)을 주사했을 때
- 고양이 같은 동물의 털
- 특수한 음식, 특히 생선, 조개, 맥주 등

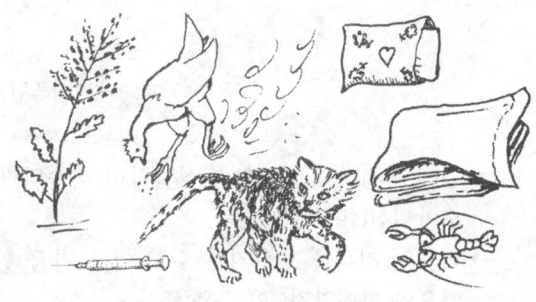

11. 천식

천식환자는 숨을 쉴 때 힘들고 공격을 당하는 듯하다. 특히 내쉴 때 쉭쉭 소리가 난다. 숨을 들이쉴 때는 목 밑의 빗장뼈 안쪽과 갈비뼈 사이의 피부가 쑥 들어간다. 공기가 부족하여 손과 입술이 파래질 수도 있다. 목 혈관이 커질 수도 있으며, 일반적으로 열은 없다.

천식은 어릴 때 시작하는 경우가 많으며 일생 문제가 될 수 있다. 천식은 전염병은 아니다. 그러나 친척 중에 천식이

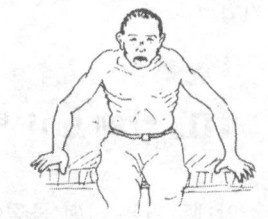

숨을 쉬기 위해서 앉아 있다.

있는 아이들에게 더 많다. 일 년 중 어떤 달이나 밤에 더 심하며, 수년간 천식이 계속되면 폐기종이 될 수 있다(241쪽).

천식발작은 알레르기 반응을 일으키는 물질을 들이쉬거나 먹을 때 생긴다(237쪽). 어린이들은 감기로 시작하는 수가 많다. 신경이 예민할 때나 걱정을 할 때도 올 수 있다.

치 료

- 집 안에서 천식이 심하면 공기가 좋고 깨끗한 바깥으로 나가는 게 좋다. 편안하게 해 주고, 안심시켜 준다.
- 물을 많이 마시게 한다. 물은 끈끈한 가래를 녹이고 숨을 쉽게 쉬도록 한다. 더운 김을 들이마시면 좋다(239쪽).
- 심하지 않으면 에페드린, 테오필린, 살부타몰(551쪽)을 준다.
- 심하면 에페드린이나 살부타몰을 쓴다.
- 아주 심하면 에피네프린(아드레날린)을 주사한다. 어른은 1/3cc, 7~12세의 어린이는 1/5cc를 주사한다. 30분마다 3번까지 주사를 줄 수 있다. 주의할 점을 553쪽을 참고한다.

에피네프린 주사는 피부 바로 밑에 준다.

- 열이 나거나 3일 이상 천식발작이 계속되면 테트라사이클린 캡슐(495쪽)이나 에리스로마이신(494쪽)을 준다.
- 회충이 천식을 일으키는 수도 아주 가끔 있다. 회충이 있을 것 같은 아이가 천식이 있으면 피페라진(531쪽)을 준다.
- 그래도 좋아지지 않으면 의료인의 도움을 받도록 한다.

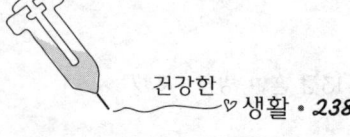

예방

천식발작을 일으키는 물질을 들이마시거나 먹지 말고, 집과 일터를 항상 깨끗이 해야 한다. 닭이나 동물들을 집 안에 들이지 말고, 이부자리는 바깥 햇볕에 말린다. 밖에서 가끔 자는 것도 좋다. 매일 8잔 정도의 물을 마셔서 가래침을 묽게 한다. 공기가 맑은 곳으로 이사를 가면 좋아질 수 있다.

 담배는 폐에 해를 많이 주므로 천식 환자는 담배를 끊어야 한다.

12. 기침

기침 자체는 병이 아니고 목, 폐, 기관지에 생기는 여러 병의 증상 중에 하나다. 다음은 여러 종류의 기침을 일으키는 몇 가지 원인들이다.

가래가 조금 혹은 거의 없는 마른기침	가래가 많거나 적은 기침	목이 쉬고 숨 쉬기 어려운 기침
감기나 몸살(234쪽)	기관지염(241쪽)	천식(238쪽)
기생충이 폐를 뚫고 갈 때(208쪽)	폐렴(242쪽)	백일해(396쪽)
홍역(394쪽)	천식(238쪽)	디프테리아(397쪽)
흡연자의 기침(218쪽)	흡연자의 기침, 특히 아침에 일어날 때(218쪽)	심장질환(407쪽)
		목에 무엇이 있을 때(145쪽)

오래 계속되는 기침	피를 토하는 기침
결핵(251쪽)	결핵(251쪽)
담배 피우는 이나 광부들의 기침(218쪽)	폐렴(노란색, 녹색 피가 섞인 가래, 242쪽)
천식(반복되는 발작, 238쪽)	심한 기생충 감염(208쪽)
만성 기관지염(241쪽)	폐나 목의 암
폐기종(241쪽)	

기침은 호흡계를 깨끗이 하고 목과 폐 안의 가래(고름이 있는 점액)와 세균을 없애려는 몸의 활동이다. 그러므로 기침에 가래가 나오면 기침이 나지 않도록 약을 먹을 것이 아니라 가래를 묽게 해서 뱉어 내야 한다.

기침 치료

1. 가래를 묽게 하고 기침을 멈추려면 물을 많이 마신다. 이것은 어떤 약보다도 효과가 있다.

2. 뜨거운 김을 마신다. 물통에 아주 뜨거운 물을 부어 발 앞에 놓고 앉은 후, 김이 새지 않도록 천을 쓰고 15분간 김을 깊이 들이마시기를 하루 여러 번 한다. 박하, 유칼립투스 잎, 베이퍼럽을 물에 섞으면 좋아하는 사람들도 있다. 그러나 뜨거운 김만으로도 효과가 좋다.

주의!
천식에는 유칼립투스나 베이퍼럽은 쓰지 말아야 한다. 천식을 악화시킬 수 있다.

3. 모든 종류의 기침, 특히 마른기침에는 다음과 같은 기침 시럽을 2~3시간마다 1찻숟가락씩 먹인다.

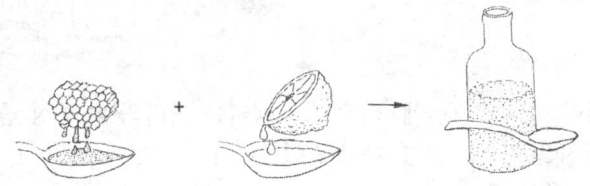

꿀과 레몬 주스를 섞는다.

주의!
1세 미만의 아기는 꿀 대신 설탕으로 시럽을 만든다.

4. 잠을 잘 수 없을 만큼 마른기침이 심하면 코데인(550쪽)을 섞는다. 코데인과 함께 아스피린을 먹으면(아스피린만 먹어도 됨) 좋다. 가래가 많거나 숨 소리가 쌔액색거리면 코데인을 쓰지 말아야 한다.
5. 쌔액색거리는 기침(숨 쉬기가 어렵고 소리가 난다)은 천식(238쪽), 만성 기관지염(241쪽), 심장질환(407쪽)을 본다.
6. 기침의 원인을 찾아 치료한다. 기침이 오래가거나, 피, 고름, 냄새가 나는 가래가 나오고, 몸무게가 줄거나 숨 쉬기가 계속 힘이 들면 의료인의 도움을 받도록 한다.
7. 기침하는 사람은 누구나 담배를 피워서는 안 된다. 담배는 폐에 크게 해를 준다.

 기침 예방은 금연이 최우선이다.
기침 치료를 위해서는 병의 원인을 치료하고 금연한다.
기침을 줄이고 가래침을 묽게 하려면 물을 많이 마시고 금연한다.

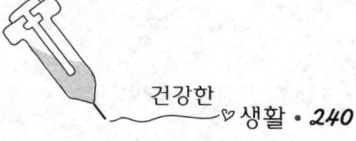

폐에 있는 가래침을 나오게 하는 법(체위로 가래 뽑기)

나이가 많거나 허약하여 가래침이 나올 만큼 기침을 하지 못할 때는 물을 많이 마신다. 그리고 아래의 방법을 써 본다.

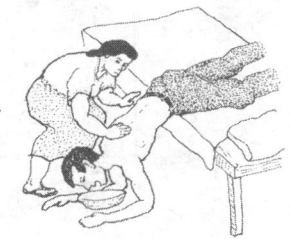

- 가래침이 묽어지도록 더운 김을 들이마신다.
- 그림처럼 머리와 가슴을 침대 아래로 내리고 등을 살짝 쳐 준다. 가래침이 나오기 쉽다.

13. 기관지염

기관지염은 공기가 폐로 들어가는 길인 기관지에 염증이 생긴 것이다. 시끄러운 기침을 하고 가래침이나 점액이 나온다. 바이러스가 기관지염의 원인일 때가 많으므로 항생제는 별 도움이 안 된다. 기관지염을 일주일 이상 앓고 폐렴(다음 쪽) 증상이 있거나 오랫동안 폐의 병이 이미 있을 때만 항생제를 쓴다.

만성 기관지염

증 상

- 가래가 있는 기침이 몇 달 혹은 몇 년씩 계속된다. 때로 기침이 심하고 열이 날 때도 있다. 결핵이나 천식 같은 오랜 병이 없는 사람이 이런 기침을 하면 만성 기관지염일 가능성이 많다.
- 담배를 많이 피우는 노인에게 가장 흔하다.
- 만성 기관지염은 고칠 수 없는 중병인 폐기종이 되기도 하는데, 이것은 폐의 작은 공기주머니들이 터지는 것이다. 폐기종은 숨을 쉬기 어렵게 하고 특히 운동을 할 때 심하며, 가슴은 술통처럼 커진다.

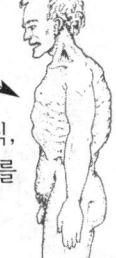

술통 같은 가슴

폐기종은 오랜 천식, 기관지염 혹은 담배를 피우면 생길 수 있다.

치 료

- 담배를 끊는다.
- 에페드린이나 테오필린(551쪽)이 든 천식 약을 먹는다.
- 만성 기관지염을 앓는 사람이 감기나 몸살에 걸려 열이 나면 꼭 암피실린이나 테트라사이클린을 먹어야 한다.
- 기침을 해도 끈적한 가래가 나오지 않으면 뜨거운 김을 들이마시고(239쪽) 체위로

가래 뽑기(241쪽)를 한다.

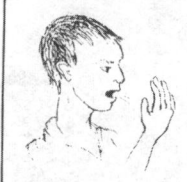 오랜 기침을 하면
(혹은 예방을 원하면)
담배를 끊어야 한다.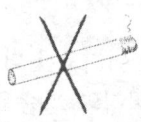

14. 폐 렴

폐렴은 급성 감염이 폐에 생긴 것인데 아이나 노인, 홍역, 백일해, 독감, 기관지염, 천식, 혹은 중병 후에 잘 생긴다. 에이즈 환자도 잘 걸린다.

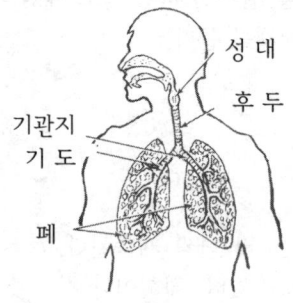

증 상
- 갑자기 춥고 열이 많이 난다.
- 숨이 빠르고 얕으며 글글거리거나 쌔액색 소리가 난다. 숨 쉴 때마다 콧구멍이 커진다.
- 갓난아기나 노인, 매우 허약한 사람은 폐렴이 심해도 별로 열이 나지 않을 때가 있다.
- 기침을 하면 노란색, 초록색, 녹물 같은 가래침에 피가 섞일 수도 있다.
- 가슴이 가끔 아프다.
- 얼굴이 매우 아파 보인다.
- 얼굴이나 입술에 물집(310쪽)이 흔히 생긴다.

매우 아픈 아이가 1분에 50번 이상 숨을 얕게 쉴 때는 폐렴일 가능성이 높다(호흡이 빠르고 깊으면 탈수〈221쪽〉나 과호흡〈79쪽〉인지 확인한다).

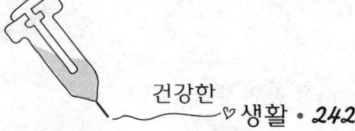

치 료

- 폐렴은 항생제의 사용에 따라 생사가 걸릴 수 있다. 페니실린(486쪽), 코-트리목사졸(499쪽), 에리스로마이신(494쪽)을 준다. 병이 심하고 어른이면 프로카인 페니실린(490쪽) 40만(250mg)을 하루에 2~3번 주사로 준다. 혹은 암피실린(491쪽) 500mg을 하루 네 번 먹인다. 어린이는 어른의 1/4이나 1/2을 준다. 6세 이하의 아이들에게는 암피실린이 가장 좋은 편이다.
- 열을 내리고 덜 아프도록 아스피린(539쪽)이나 아세트아미노펜(541쪽)을 준다.
- 물을 많이 마시고 음식을 많이 먹게 한다. 음식을 잘 먹지 못하면 죽이나 활수를 먹인다(223쪽).
- 물을 많이 마시고 뜨거운 김을 들이마시면(239쪽) 기침이 가라앉고 가래도 묽어진다. 체위로 가래 뽑기(241쪽)도 좋다.
- 숨을 쉴 때 쌔액색거리면, 테오필린이나 에페드린이 든 천식 약이 도움을 줄 수 있다.

15. 간염

간염은 바이러스의 감염으로 간을 상하게 하는 것이다. 간염을 열병(81쪽)이라고 부르는 곳도 있으나 열이 크게 나지는 않는다. 간염은 아이들에게는 별 문제가 아니나 어른들이나 임산부들에게는 중하다. 한 2주간 심하게 앓은 후 1~3개월 정도 몸이 약해진다(황달이 없어진 후 3주 정도의 기간에는 다른 사람에게 간염을 쉽게 전염시킨다).

증 상

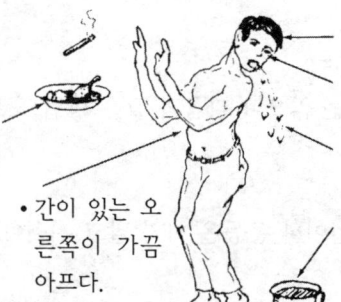

- 음식을 잘 먹지 않고 담배도 거절하며 수일씩 음식을 입에 대지 않기도 한다.
- 간이 있는 오른쪽이 가끔 아프다.
- 열이 좀 나는 수도 있다.
- 며칠이 지나면 눈이 노랗게 된다.
- 음식을 보거나 냄새를 맡으면 토하기도 한다.
- 소변은 콜라 색으로 대변은 하양색으로 변한다.

치 료

- 간염에 항생제는 효과가 없다. 어떤 약은 이미 병든 간에 해를 더 주므로 약을 주지 말아야 한다.
- 많이 쉬고 물을 많이 마신다. 음식을 먹지 못하면 오렌지 주스, 파파야 등 과일과 고

기국물, 채소국을 주어서 비타민을 먹게 한다.
- 토하지 않도록 한다(232쪽).
- 먹을 수 있을 때 음식을 골고루 준다. 단백질 음식과 채소, 과일을 준다(176-177쪽). 단 아픈 간에 단백질(고기, 달걀, 생선 등) 음식을 너무 많이 주면 간이 부담을 가져서 더 나빠질 수 있다. 기름기 많은 음식은 피한다. 6개월 정도는 어떤 종류의 술도 마시면 안 된다.

예 방
- 간염 바이러스는 환자의 대변에서 물, 음식에 퍼지고 이를 먹는 사람이 전염된다. 다른 사람들에게 간염을 전염시키지 않도록 환자의 대변은 땅에 묻거나 태우고 환자를 아주 깨끗이 해야 한다. 간호하는 사람은 환자를 만진 후 꼭 손을 씻어야 한다.
- 아이들은 간염에 걸려도 증상 없이 전염을 시키므로 가족 모두 깨끗이 하는 법을 따라야 한다(203-208쪽).
- 간염이 치료되고 증상이 없어지더라도 3주 정도는 다른 사람에게 전염을 시키지 않도록 조심한다. 그릇은 따로 쓰고, 성관계(콘돔을 쓸지라도)와 음식과 관련된 일을 하지 말아야 한다.

주의!
간염은 소독되지 않은 바늘로 주사를 맞을 때도 전염이 되므로 주사 전에는 항상 주사 바늘과 주사기를 끓여서 소독한다(140쪽).

16. 관절염

노인들의 오랜 관절염은 완치되지는 않으나 다음과 같은 방법으로 덜 아프게 할 수는 있다.

- 아픈 관절을 다치게 하는 심한 일이나 운동은 하지 말고 쉬어야 한다. 열이 약간 있을 때는 낮잠을 자면 좋다.
- 아픈 관절에 뜨거운 찜질을 한다(271쪽).
- 아스피린을 먹으면 덜 아프다. 어른은 3알씩 하루에 4~6번 먹어야 하는데 다른 병을 앓을 때보다 더 먹게 된다. 아스피린을 먹은 후 귀가 멍하면 양을 줄인다. 또 아스피린 때문에 위가 쓰리지 않도록 음식과 같이 먹거나 물을 많이 마신다. 계속 위가 아프면 음식과 물뿐 아니라, 말록스나 겔루실과 같은 제산제를 한 숟가락 먹인다.
- 아픈 관절의 운동이 유지되고 범위가 커지도록 간단한 운동을 한다.

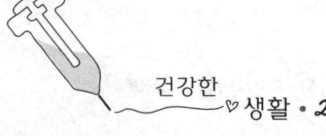

한쪽 관절만 붓고 열이 나면 세균 감염일 수 있으므로 페니실린 (486쪽) 같은 항생제를 쓰고 의료인의 도움을 받아야 한다.

젊은이나 어린이가 관절이 아프면 류머티스 열(393쪽)이나 결핵 (251쪽) 같은 중병일 수 있다. 관절통은 *Disabled Village Children* (마을에 사는 장애 어린이들) 15, 16장을 참고한다.

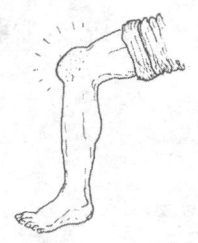

17. 등, 허리의 아픔

등, 허리의 통증은 아래와 같이 원인이 여러 가지이다.

기침을 하고 몸무게가 줄며 등의 위쪽이 계속 아프면 폐결핵일지 모른다(251쪽).

아이의 등 가운데가 아프며 특히 등뼈에 혹 같은 것이 생기면 척추결핵일지 모른다.

무거운 것을 들거나 힘든 일을 한 후에 허리가 심하게 아프면 삐었을 가능성이 높다.

허리를 펴거나 돌릴 때 허리 쪽이 갑자기 몹시 아프기 시작하면 디스크일 수 있다.

한쪽 다리나 발이 아프거나 마비가 오고 약해지면 신경이 눌린 탓일 수 있다.

어깨를 늘어뜨리고 바르지 않은 자세로 서거나 앉으면 등이 아프다고 볼 수 있다.

노인들 중에 오랫동안 등이 아프다면 관절염일 가능성이 높다.

오른쪽 등 위쪽이 아플 때는 담낭에 문제가 있을 수 있다(411쪽).

이 부위가 갑자기 혹은 오랫동안 아팠다면 비뇨기계에 문제가 있을 수 있다(314쪽).

여성들이 생리나 임신 중에 허리가 조금 아픈 것은 정상이다(330쪽).

난소, 자궁, 직장의 병 때문에 아래쪽 허리가 아플 수 있다.

등, 허리 통증의 치료와 예방

- 결핵, 비뇨기 감염, 담낭의 문제 등으로 허리가 아프면 치료를 해야 한다. 중병 같아 보이면 의료인의 도움을 받는다.
- 임신이나 생리 때문에 허리가 아프면 아래의 방법을 쓰면 나을 수 있다.

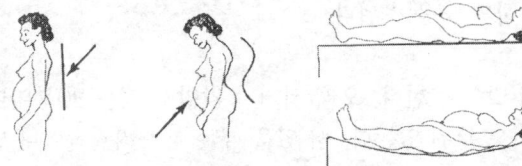
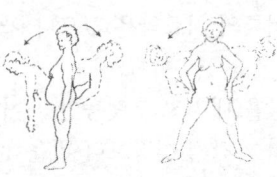

언제나 똑바로 선다.   잘 때는 평평한 바닥에 누워 잔다.   아주 천천히 등 구부리기 운동을 한다.

- 아스피린을 먹고 따끈한 물수건 찜질을 하면(271쪽) 거의 없어진다.
- 갑자기 아래 허리가 심하게 아픈 것이 구부리거나, 무거운 것을 들거나, 삐어서 생

13장 흔한 병들 • **245**

졌다면 아래의 방법으로 빨리 덜 아프게 할 수 있다.

한쪽 발을 반대편 무릎 아래로
집어넣고 눕힌다.

한쪽 어깨를 누르고 무릎을 반대편으로
지긋이 당기면 등이 꼬인다.
반대편도 그렇게 한다.

주의!
상처가 있거나 떨어져서 아플 때는 이렇게 하지 말아야 한다.

- 무엇을 들거나 허리를 돌릴 때 갑자기 아프기 시작하여
  등을 굽힐 때 더 아프고 다리까지 아프거나 발에 감각
  이 없고 약해지면서 칼로 찌르듯이 아프면 심한 문제
  다. 등뼈 사이의 쿠션 역할을 하는 디스크가 빠져서 신경이 눌릴 수 있기 때문이다.
  등을 평평한 바닥에 쭉 펴고 며칠 누워 쉬는 것이 가장 좋다. 무릎과 허리 밑에 베개
  같은 것을 고이면 좋다.
- 아스피린을 먹고 뜨거운 물수건 찜질을 며칠간 한다. 낫지 않으면 의사의 도움을 받
  아야 한다.

18. 정맥류

정맥류는 정맥혈관이 붓고 꼬여서 아프다. 노인이나 임산부, 아이를 많이 낳은 여성의
다리에 흔하다.

치료
정맥류의 치료약은 없으나 아래처럼 하면 도움이 된다.

- 발을 내리고 오랫동안 서거나 앉지 말아야 한다. 오래 서거나 앉았을 때는 30분마다
  몇 분간씩 심장보다 발을 높게 올리고 누워 있는다. 서 있을 때는 제자리걸음이나 발
  뒤꿈치를 들었다 놓았다 한다. 잠잘 때는 발을 올리고 잔다(베개, 의
  자 등).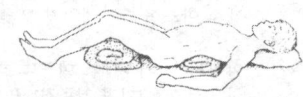
- 신축 양말을 신거나 붕대로 다리를 감으면 정맥을 지지한다. 그러
  나 밤에는 꼭 풀고 자야 한다.

- 이렇게 정맥을 보호하면 발목의 오랜 궤양이나 정맥류성 궤양의 예방에 좋다(288쪽).

19. 치질

치질은 항문이나 직장에 생기는 정맥류인데 작은 혹 같다. 아플 때도 있지만 위험하지는 않다. 임신 중에 잘 생기지만 사라지곤 한다.

- 쓴 식물액(개암, 선인장, 익모초 등)을 치질에 바르면 줄어들기도 한다. 그 후 치질 좌약을 넣는다(564쪽).
- 따뜻한 물에 앉아 있으면 잘 낫는다.
- 변비 때문에 생긴 치질에는 섬유질이 많은 양배추, 무청, 카사바 같은 채소와 과일을 많이 먹는다.
- 치질이 아주 크면 수술을 해야 하므로 의료인의 도움을 받아야 한다.

치질에서 피가 날 때는 깨끗한 천으로 누르면 멈춘다. 계속 피가 나면 의료인의 도움을 받도록 한다. 치질 속의 엉킨 핏덩어리를 뽑아 내면 피가 멈출 수도 있다. 그림처럼 족집게를 물에 끓여서 소독을 한 후에 핏덩어리를 뽑아 낸다.

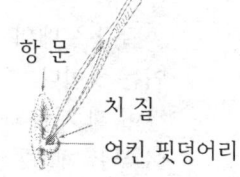

주의!
치질을 잘라 내지 말아야 한다. 출혈이 심하여 죽을 수도 있다.

20. 발이나 몸의 어떤 부분이 부을 때

발이 붓는 것은 별 문제가 아닐 수도 있고 중병일 수도 있다. 특히 얼굴이나 몸의 다른 곳도 부었으면 중병일 수 있다. 임신 마지막 3개월 때에 임산부들의 발이 흔히 붓는 것은 별 문제가 아니다. 이것은 태아의 무게로 다리의 정맥이 눌려서 혈액순환이 잘 안되기 때문이다. 그러나 임산부의 손과 얼굴이 붓고, 어지럽고, 눈이 흐리며, 소변을 잘 보지 못한다면 임신중독을 생각해야 한다(331쪽). 이런 경우에는 즉시 의료인의 도움을 받아야 한다. 노인들이 한곳에 오래 앉아 있거나 서 있으면 혈액순환이 잘 되지 않아서 발이 붓는 수가 많다. 그러나 노인들은 심장병(407쪽)이나 신장병(315쪽)으로 발이 부을 수 있다.

아이들은 빈혈(191쪽)이나 영양실조(173쪽)가 있을 때 발이 붓기도 한다. 심할 때는 얼굴과 손도 붓는다(단백질 결핍성 영양실조, 180쪽).

치 료

발을 붓게 하는 병의 원인을 치료한다. 싱거운 음식이나 아예 소금이 들지 않은 음식을 먹는 게 좋다. 소변을 잘 보게 하는 식물성 차도 도움이 된다(옥수수 수염, 64쪽). 아래처럼 치료한다.

발이 부었을 때

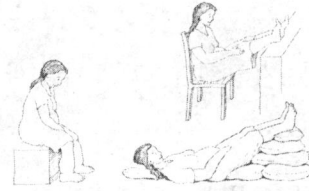

발을 내리고 오랫동안 앉아 있지 말아야 한다. 발이 더 붓는다.
앉을 때는 발을 올린다. 이렇게 하면 부기가 줄어든다.
하루에 몇 번씩 발을 올려놓는데, 심장보다 높게 올린다.
잘 때도 발을 올리고 잔다.

21. 탈장

탈장은 배의 근육이 열렸거나 찢어져서 내장의 일부가 피부 밑으로 나와서 혹처럼 보이는 것이다. 무거운 것을 들거나 힘을 쓸 때(특히 산모가 아기를 낳을 때) 잘 나타난다. 탈장이 된 채로 태어나는 신생아도 있다(400쪽). 남자의 탈장은 사타구니에 흔하다. 임파선이 부을 때(155쪽)도 사타구니에 몽우리가 만져지지만 아래의 그림처럼 탈장과 구별이 될 수 있다.

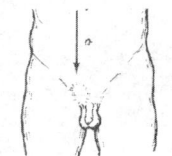

탈장은 흔히 여기에 생긴다.　　　　　　　　　　임파선은 흔히 여기에 있다.

손가락으로 몽우리를 느낄 수 있다.
기침을 할 때(또는 무거운 것을 들 때)
커진다.

기침을 해도 커지지 않는다.

탈장을 예방하는 방법

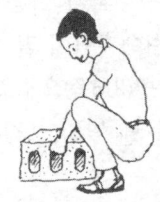 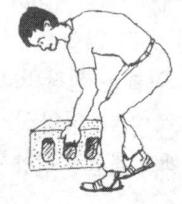

무거운 것을 들 때 이렇게 한다.　　이렇게 하지 말아야 한다.

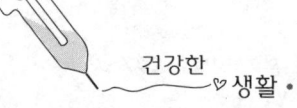

탈장과 함께 사는 법
- 무거운 물건을 들지 않도록 한다.
- 탈장대를 쓴다.

간단한 탈장대 사용법

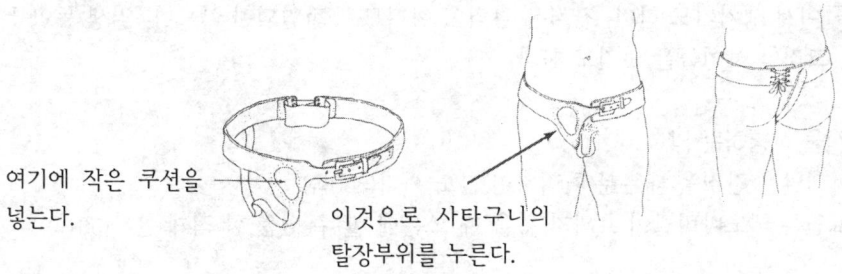

여기에 작은 쿠션을 넣는다.

이것으로 사타구니의 탈장부위를 누른다.

주의!
탈장이 갑자기 커지고 아프면 다리를 올리고 누워서 나온 탈장을 살살 눌러 다시 들어가도록 한다. 잘 들어가지 않으면 의료인의 도움을 받도록 한다.

탈장이 몹시 아프고 구토를 하면서 대변을 보지 못하면 매우 위험하므로 응급 수술을 해야 할지도 모른다. 급히 의료인의 도움을 받도록 하고, 그동안 충수염의 처치를 한다(160쪽).

22. 발작(경련)

갑자기 의식을 잃고 이상하게 몸을 떨면 경련이라고 한다. 경련은 머리에 문제가 있어서 생긴다. 아이들의 경우 열이 높거나 탈수가 심할 때 경련이 온다. 아주 심할 때는 뇌막염, 뇌성 말아야 한다리아, 중독이 원인일 수도 있다. 경련이 자주 일어나는 사람은 간질일 수도 있다.

- 발작의 원인을 찾아 그 원인을 치료한다.
- 아이가 열이 높으면 곧 찬물로 열을 내린다(142쪽).
- 아이가 탈수가 되었으면 활수로 관장을 천천히 해 주고 의료인의 도움을 받는다. 발작 때는 입으로 아무것도 먹여서는 안 된다.
- 뇌막염의 증상이 보이면(258쪽) 즉시 처치를 시작하고 의사의 도움을 받는다.
- 뇌성 말라리아가 의심스러우면 클로로퀸(515쪽)을 주사한다.

간 질

간질환자는 경련을 하지만 그 외에는 건강하다. 경련은 시간마다, 날마다, 혹은 달마다, 해마다 온다. 경련이 오면 눈이 안으로 말려들어 가지만, 가벼운 간질은 깜빡 아찔하거나 야릇한 움직임이나 행동으로 끝난다. 어떤 가정에는 유전으로 간질을 앓는 사람이 더 많다. 간질은 출산 때 머리를 다치거나 어릴 때 열이 높았거나 촌충(211쪽)이 머리에 물집을 만들어서 생기기도 한다. 간질은 감염이 아니므로 전염되지 않으나, 일생 동안 문제가 된다. 그러나 아이들은 낫기도 한다.

간질 발작을 예방하는 약
- 페노바비탈은 간질을 대부분 처리하며 값도 싸다(560쪽).
- 페니토인은 페노바비탈이 효과가 없을 때 쓰는데 할 수 있는 한 적게 쓴다(561쪽).

기억!
이 약들은 간질을 치료하는 것이 아니고 발작을 예방하는데, 대부분 평생 먹어야 한다.

발작 처치법
- 환자가 자신을 다치게 하지 않도록 주위의 단단하거나 날카로운 것들을 치운다.
- 발작 때는 혀를 깨물지 않도록 하고 음식, 마실 것, 약 등 어떤 것도 입 안에 넣지 말아야 한다. 발작 후에는 환자가 둔해지거나 졸릴 수 있는데, 그대로 자게 한다.
- 경련이 오래가면 페노바비탈이나 페니토인을 주사한다. 용량은 560~561쪽을 참고한다. 주사 후 15분이 지나도 계속되면 주사를 한 번 더 준다. 다이아제팜(발륨, 562쪽)이나 페노바비탈을 정맥주사로 줄 수 있으면 준다. 물약이나 주사약은 바늘을 뺀 플라스틱 주사기로 항문에 넣어 준다. 다이아제팜이나 페노바비탈 알약을 갈아서 물에 탄 후 항문으로 준다.

더 자세한 것은 *Disabled Village Children*(마을에 사는 장애 어린이들) 29장을 참고한다.

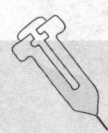

Where There Is No Doctor

14장

의료인이 도와야 할 중병

이 장에서는 의료인이 돕지 않으면 치료가 어렵거나 불가능한 중병을 취급한다. 시골에서는 구하기 힘든 약이 필요한 병들이며, 민간 치료가 처리할 수 없는 병들이다. 이런 병이 들면 일찍 의사에게 갈수록 나을 가능성도 높다.

주의!
다른 장에 있는 병들도 중병이 많으므로 의료인의 도움을 받아야 한다. 100쪽에 있는 중병의 위험 증상을 참고한다.

1. 결핵(소모성 중병)

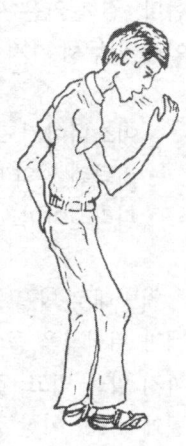

폐의 결핵은 만성병으로서 다른 사람에게 전염을 시키며 누구든지 걸릴 수 있다. 그러나 특히 15~35세 사이에 잘 걸린다—에이즈 환자, 몸이 약하거나 영양이 부족한 사람, 결핵환자와 함께 사는 사람들이 잘 걸린다.

결핵은 치료할 수 있다. 그러나 수천 명의 사람들이 무가치하게 죽고 있다. 결핵의 치료와 예방을 위해서 일찍 치료하는 것은 매우 중요하다. 그러므로 결핵의 증상을 알고 일찍 환자를 찾는 것은 아주 중요하다.

가장 흔한 결핵의 증상들
- 오랜 기침이 있는데 아침에 일어날 때 일반적으로 더 심하다.
- 오후에 열이 좀 나며 밤에는 식은땀을 흘린다.
- 가슴이나 등이 아플 수 있다.
- 점점 몸무게가 줄고 약해진다.

결핵 말기로서 중병일 때
- 피를 토하며 기침을 한다(피는 조금 토하는 편이지만 많이 토할 때도 있다).
- 피부가 창백하고 미끈거린다. 짙은 피부 색깔의 사람들도 색이 옅어지는데, 특히 얼굴이 그렇다.
- 목이 쉰다(매우 중할 때).

아이들의 경우
아이들은 기침이 나중에 올 수 있으므로 아래의 증상이 있는지 본다.

- 몸무게가 계속 주는지
- 열이 자주 나는지
- 피부색이 창백해지는지
- 목이나(임파선에 몽우리) 배가 붓는지

결핵은 폐에 잘 온다. 그러나 몸 어디든지 갈 수 있으며 아이들에게는 뇌막염을 일으키기도 한다(258쪽). 피부에도 간다(286쪽).

결핵에 걸린 것 같다면 의료인에게 간다. 결핵의 증상이 처음 나타나면 보건소에 가서 보건 요원에게 피부 검사와 가슴사진(엑스레이)을 찍고 결핵균이 있는지 가래침 검사를 한다. 결핵 약은 세계 거의 모든 나라에서 무료로 준다. 가까운 보건소에 가서 물어본다. 아래의 두세 가지 혹은 4가지 약을 줄 것이다.

- 이소니아지드(아여나) 알약(505쪽)
- 리팜핀 알약(505쪽)
- 피라진아미드 정제(506쪽)
- 에탐부톨 알약(507쪽)
- 스트렙토마이신 주사(507쪽)
- 티아세타존 정제(508쪽)

처방대로 약을 쓰는 것은 아주 중요하다. 두 가지 약을 함께 먹어야 한다. 치료법의 선택과 위험성을 줄이는 것은 505~507쪽을 참고한다. 건강 요원이 완전히 나았다고 할 때까지 약을 먹고, 절대로 나은 것 같다고 약을 중단해서는 안 된다. 완전히 나으려면 6개월에서 1년 이상 걸린다.

가능한 한 잘 먹어야 하며, 열량이 높은 음식을 많이 먹고 단백질과 비타민이 많이 든 음식도 많이 먹는다(113-114쪽).

많이 쉬어야 한다. 가능하면 직장을 그만두고 힘이 날 때까지 쉬도록 한다. 이때부터 피곤하거나 숨 쉬기가 힘들 정도로 일하지 말아야 하고, 항상 잘 쉬고 잠을 잘 자야 한다. 결핵이 몸의 어떤 곳에 있더라도 치료는 폐결핵과 같다. 목의 임파선 결핵, 배의 결핵, 피부 결핵(286쪽), 관절 결핵(무릎 포함) 모두 같은 치료를 한다. 아이들의 등뼈 혹은 하반신 마비를 예방하기 위해서 수술을 해야 할 때도 있다(*Disabled Village Children*, 41쪽).

결핵은 매우 전염이 잘 된다. 결핵환자가 집에 있으면(특히 아이들) 다른 사람도 결핵에 걸릴 가능성이 아주 높다.

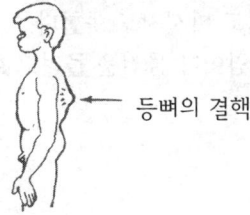
← 등뼈의 결핵

집안에 결핵환자가 있으면
- 집안 사람 모두 결핵 검사를 받는다(튜버쿨린 검사).
- 아이들은 결핵 예방접종(비시지 백신)을 맞게 한다.
- 모든 식구들, 특히 어린이들은 영양이 좋은 음식을 많이 먹게 한다.
- 결핵 환자는 기침을 전혀 하지 않을 때까지 아이들과 음식을 따로 먹고 잠도 따로 자고 할 수 있으면 딴 방을 쓴다.
- 결핵 환자가 기침을 할 때는 손으로 입을 가려야 한다. 절대로 땅바닥에 침을 뱉지 말아야 한다.
- 가족 중에 몸무게가 줄어드는 것 등 결핵증상이 있는지 잘 관찰한다. 전염의 위험성이 없어져도 모든 가족들, 특히 어린이들은 매달 몸무게를 재도록 한다.

결핵 환자의 가족들은 서서히 전염이 된다. 가족 중에 결핵 증상이 있으면 곧 검사를 하고 치료를 시작해야 한다.

 결핵 예방은 일찍 찾고 완전히 치료하는 것이 핵심이다.

2. 광견병

광견병은 미친 동물, 즉 미친 개, 고양이, 여우, 늑대, 스컹크, 재칼에게 물려서 전염된다. 박쥐나 기타 동물들도 전염을 시킨다.

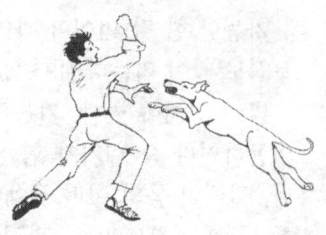

광견병의 증상

광견병에 걸린 동물
- 이상하게 행동하는데, 슬퍼 보이고 불안해하며 흥분한다.
- 입에 거품을 품고, 음식도 못 먹고 마시지도 못한다.
- 사나워지면서(미치면서) 아무 사람이나 물건을 물려고 한다.
- 5~7일 안에 죽는다.

사람의 경우
- 물린 자리가 따갑고 아프다.
- 금방 울음을 그친 사람처럼 숨을 쉰다.
- 음식을 삼키려면 아프고 힘이 든다. 침이 끈적거리고 많아진다.
- 정신은 맑지만 매우 예민하고 흥분한다. 또 광적 경련을 한다.
- 죽기 전에는 경련발작과 마비가 온다.

광견병에 걸린 동물이 물었다고 생각되면
- 일주일간 동물을 묶거나 우리에 가두어 둔다.
- 상처를 비누, 물, 과산화수소로 깨끗이 씻고, 상처를 덮지 말고 열어 둔다.
- 한 주가 지나기 전에 동물이 죽으면(죽였거나 잡지 못해도), 곧 보건소에 가서 항광견병 주사를 맞힌다.

광견병의 증상은 물린 후 10일~2년 사이(평균 3-7주)에 처음으로 나타난다. 증상이 나타나기 전에 치료를 해야 한다. 병이 나타나면 생명을 구할 의학적 치료는 없다.

예 방
- 광견병이 의심되는 모든 동물은 죽여서 땅에 묻는다(혹은 일주일간 가두어 둔다).
- 개에게 광견병 예방접종을 한다.
- 병을 앓거나 이상하게 행동하는 동물 가까이에 아이들은 가지 않게 한다.

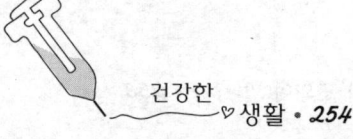

아프거나 이상한 행동을 하는 동물은 매우 조심을 해야 한다. 물지는 않아도 동물의 침이 상처에 닿으면 광견병에 걸릴 수 있다.

3. 파상풍

파상풍은 동물이나 사람의 대변에 사는 세균이 상처가 날 때 몸으로 들어와서 생긴다. 상처가 깊거나 더러우면 더욱 위험하다.

파상풍이 생기기 쉬운 상처

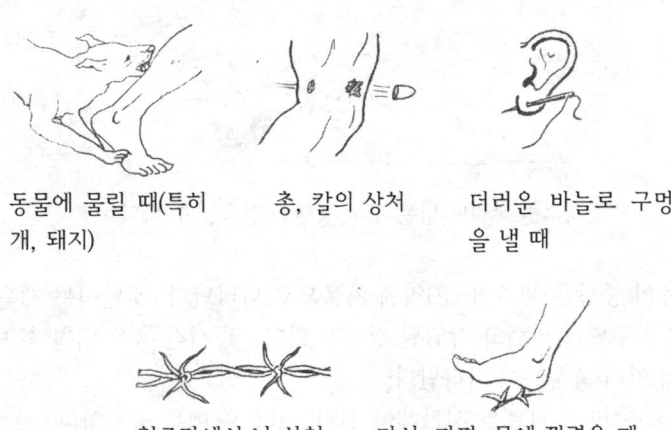

동물에 물릴 때(특히 개, 돼지)   총, 칼의 상처   더러운 바늘로 구멍을 낼 때

철조망에서 난 상처   가시, 파편, 못에 찔렸을 때

갓난이(신생아)가 파상풍에 걸리는 원인

탯줄 부위가 깨끗하지 않거나 깨끗이 하는 간단한 법을 지키지 않았기 때문이다. 아래의 경우 파상풍에 걸릴 가능성이 많다.

- 가위, 칼 등을 끓이지 않은 채 혹은 충분히 깨끗하지 않은 상태로 탯줄을 자를 때
- 탯줄을 배에서 가깝게 자르지 않았을 때(344쪽)
- 탯줄을 꼭 덮고 말리지 않았을 때

그림과 같이 탯줄을 배 가까이에서 자르지 않고 길게 자르면 파상풍에 걸릴 위험이 크다.

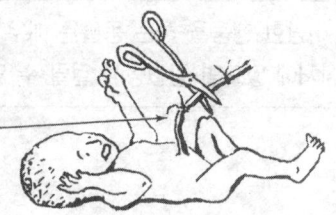

파상풍의 증상

- 감염된 상처가 있다(상처를 찾지 못할 수도 있다).
- 삼킬 때 불편하거나 어렵다.
- 턱이 뻣뻣하다가 목과 몸도 뻣뻣해진다. 정상적으로 걷지 못한다.
- 턱이 갑자기 몹시 아프고 떨리다가 몸 전체가 그렇게 된다. 환자를 움직이거나 만지면 그림처럼 갑자기 발작이 일어난다.

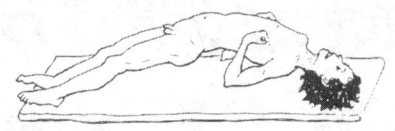

갑작스런 소리나 밝은 빛도 경련을 일으킬 수 있다.

갓난이 파상풍의 증상은 생후 3~10일에 처음으로 나타난다. 갓난이는 계속 울고 젖을 빨지 못한다. 배꼽 주위가 더럽고 감염된 경우가 많다. 몇 시간 혹은 며칠 후 턱이 뻣뻣해지면서 파상풍의 여러 증상들이 나타난다.

첫 증상이 있으면 바로 치료를 시작해야 한다. 이것은 매우 중요하다. 파상풍이 의심되면(계속 울고 젖을 빨지 않을 때) 다음 검사를 하도록 한다.

무릎 반사 검사

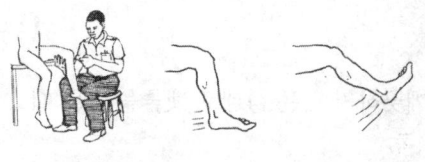

다리에 힘을 빼고 내린 후 손가락 마디로 무릎을 친다.
다리가 약간 들리면 정상이고, 다리가 높이 들리면 파상풍 같은 중병이다(뇌막염, 약물중독, 쥐약 때문일 수 있다).

갓난이가 파상풍이 의심될 때 이 검사는 특별히 도움이 된다.

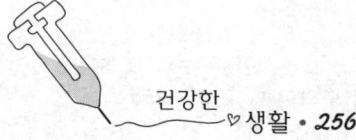

파상풍의 증상이 있으면 어떻게 하나?

파상풍은 죽음과 직결된다. 첫 증상이 있으면 바로 의료인의 도움을 받아야 한다. 만약 의료인의 도움이 늦어지면 아래처럼 하도록 한다.

- 감염된 상처나 아픈 곳이 있는지 몸 전체를 살펴본다. 상처에는 고름이 있을 때가 많다. 상처를 열고 끓여서 식힌 물과 비누로 깨끗이 씻는다. 흙, 고름, 가시, 지푸라기 등이 있다면 완전히 끄집어낸다. 과산화수소가 있으면 상처에 많이 붓고, 없으면 물로 씻고 또 씻는다.
- 프로카인 페니실린 1백만을 즉시 주사하고 12시간마다 준다(490쪽). 갓난이는 결정성 페니실린이 더 좋다. 페니실린이 없으면 테트라사이클린 같은 항생제를 주사한다.
- 구할 수 있으면 인간 면역 글로불린 5천 혹은 파상풍 항독소 4~5만을 주사한다. 주의할 점은 135, 558쪽을 참고한다. 인간 면역 글로불린은 중증 알레르기 반응이 적어 덜 위험하지만 비싸고 구하기가 어렵다.
- 환자가 음식을 삼킬 수 있으면 영양이 많고 부드러운 음식을 조금씩 자주 준다.
- 경련을 줄이도록 페노바비탈(용량은 560쪽 참고)이나 다이아제팜(바륨, 562쪽)을 주사한다. 어른은 10~20mg으로 시작하여 필요대로 올린다.
- 환자를 최소한만 움직이게 하고 만지거나 시끄러운 소리, 밝은 빛을 막는다.
- 주사기에 고무 튜브를 꽂아서 입 안과 목의 침들이 있으면 빨아낸다. 기도(숨 쉬는 길)를 깨끗이 해야 되기 때문이다.
- 갓난이가 파상풍에 걸렸으면 건강 섬기미나 의사가 코를 통해 위에 튜브를 넣고 엄마 젖을 먹인다. 엄마 젖은 영양과 감염과 싸울 면역성을 준다.

파상풍의 예방

최고로 좋은 병원에서도 파상풍 환자의 반은 죽는다. 파상풍은 예방이 치료보다 훨씬 쉽다.

- 예방접종 : 파상풍의 확실한 예방이다. 아이와 어른 모두 예방접종을 해야 한다. 가족 모두 가까운 보건소에 가서 예방접종을 한다(216쪽). 10년마다 예방접종을 하여 안전하게 한다. 임산부가 예방접종을 하면 갓난이의 파상풍을 예방할 수 있다(332쪽).
- 상처, 특히 깊고 더러운 상처는 깨끗이 씻고 156쪽대로 한다.
- 상처가 아주 크고 깊고 더러우면 의료인의 도움을 받는다. 파상풍 예방접종을 받지 않았으면 페니실린을 주사로 맞는다. 파상풍 항독소 주사도 생각해 본다(558쪽).
- 갓난이를 깨끗이 하는 것은 파상풍 예방에 아주 중요하다. 탯줄을 자르는 가위는 꼭 소독을 하고(344쪽), 탯줄은 짧게 자르고 배꼽 주위를 깨끗이 한다.

이 아기의 탯줄은 짧고
잘 마르도록 열어 두었다.

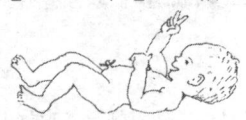

갓난이가 건강하다.

이 아기의 탯줄은 길고
배꼽을 꼭 싸서 마르지 못하고 있다.

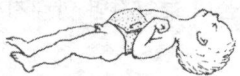

갓난이는 파상풍으로 죽었다.

4. 뇌막염

뇌막염은 뇌에 감염이 되는 중병으로 어린이들에게 더 많다. 또 홍역, 볼거리, 백일해, 중이염 같은 감염의 합병증으로 올 수도 있다. 결핵을 앓는 엄마의 아기가 생후 몇 개월 만에 결핵성 뇌막염에 걸리기도 한다.

증 상

- 열이 높다.
- 머리가 몹시 아프다.
- 목이 굳고 뻣뻣해진다. 아이가 매우 아파 보이며 그림처럼 머리와 목을 뒤로 뻗치고 눕는다.
- 무릎 사이에 목을 넣지 못할 만큼 뻣뻣하다.
- 1살 미만의 아이는 대천문(머리 가운데 말랑말랑한 곳)이 붓는다.
- 구토가 흔히 있다.
- 아기나 어린이의 뇌막염은 일찍 알 수 없을 때가 있다. 아이가 이상하게 우는데(뇌막염 울음) 엄마가 가슴에 안아도 울고 무척 졸려 보인다.
- 경련이나 이상한 행동도 때때로 한다.
- 점점 심해지면서 의식을 잃고 조용해지기 시작한다.
- 결핵성 뇌막염은 며칠 혹은 몇 주에 걸쳐 천천히 오지만, 대부분의 뇌막염은 시간을 다투며 며칠 내에 끝나 버린다.

치 료

빨리 의사에게 가야 하며, 가는 동안 아래와 같이 한다.

- 암피실린 500mg을 4시간마다 주사로 준다(491쪽). 결정성 페니실린 100만을 4시간마다 주사한다(489쪽). 있으면 클로람페니콜도 준다(497쪽).

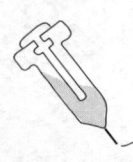

- 열(40℃ 이상)이 높으면 젖은 수건을 얹어서 열을 내리고 아세트아미노펜이나 아스피린을 먹인다(539-541쪽).
- 엄마가 결핵이거나 아기가 결핵성 뇌막염으로 의심되면, 체중 5kg당 0.2㎖의 스트렙토마이신을 주사하고 즉시 의사에게 간다. 결핵이 아닌 뇌막염이면 암피실린이나 페니실린을 준다.

예 방

엄마가 결핵 환자인 갓난이의 결핵성 뇌막염을 예방하려면 출생 직후 비시지 예방접종을 한다. 0.05㎖(평균 용량인 0.1㎖의 절반)를 준다. 다른 결핵 예방법은 251~252쪽을 본다.

5. 말라리아(학질)

말라리아는 피가 감염되어 오한과 함께 열이 아주 높게 난다. 말라리아는 모기가 퍼뜨리는데, 모기가 말라리아에 감염된 환자의 피를 빨아서 다른 사람에게 물 때 넣어 준다.

증 상
아래와 같은 3단계로 보통 나타난다.

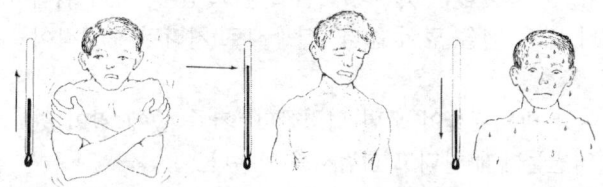

1. 처음에 오한이 온다. 머리도 아프다. 15분~1시간 정도 온몸을 후들후들 떤다.
2. 오한 후 40℃가 넘는 고열이 난다. 몸이 약해지며 피부가 붉어지고 헛소리를 할 때도 있다. 열이 몇 시간 혹은 며칠 계속된다.
3. 마지막으로 땀을 쏟고 열은 내린다. 말라리아 열이 내린 후 환자는 약해 보이지만 괜찮은 것 같다.

- 말라리아에 걸리면 2~3일 간격으로 열이 나지만(말라리아의 종류에 따라 다르다), 처음에는 거의 매일 열이 난다. 그런데 열이 규칙적이지 않기 때문에 이유 없이 고열이 나면 말라리아 피검사를 해야 한다.
- 오랜 말라리아는 비장을 커지게 하거나 빈혈을 일으킬 수 있다(191쪽).
- 아이들은 하루나 이틀 만에 빈혈과 하얀 피부로 변한다. 말라리아가 뇌에 가면(뇌성

말라리아) 경련을 하고 의식을 잃는다. 손바닥은 푸른색이 도는 회색이 되고, 숨은 가쁘고 깊다(기억 : 엄마 젖을 먹지 않은 아이는 말라리아에 더 잘 걸린다).

분류와 치료
- 말라리아가 의심되고 높은 열이 반복되면 보건소에 가서 피검사를 한다. 특히 위험한 열대성 말라리아가 흔한 곳에서는 즉시 치료를 받아야 한다.
- 말라리아가 흔한 곳에서 원인 모를 고열이 나면 말라리아 치료를 하고, 그 지역에서 효과가 가장 좋다고 하는 말라리아 약을 먹인다(말라리아 약과 처치는 512~518쪽을 참고).
- 약을 먹고 좋아지다가 며칠 후 다시 열이 높아지면 약을 바꿔야 할지 모른다. 가까운 보건소에서 도움을 받도록 한다.
- 말라리아가 의심되는 사람이 경련을 하거나 뇌막염의 증상(258쪽)이 있으면 뇌성 말라리아일 수 있다. 즉시 말라리아 약을 주사한다(513쪽).

말라리아(뎅기열 포함) 예방법
말라리아는 덥고 비가 많이 오는 계절에 주로 생긴다. 주민들이 협력하면 예방할 수 있다.

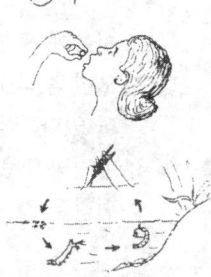

1. 모기를 피한다. 모기가 없는 곳에서 이불을 덮고 잔다. 아기 위에는 모기장이나 얇은 천을 덮어 준다. 살충제로 처리된 모기장이 가장 좋다.
2. 마을에 말라리아 방역원들이 오면 협력한다. 가족 중에 열이 있는 사람은 방역원들에게 알리고 피검사를 받는다.
3. 말라리아가 의심되면 빨리 치료를 받는다. 병이 나은 후에는 모기가 물어도 다른 사람에게 전염시키지는 않는다.
4. 모기와 모기 알을 박멸한다. 모기는 흐르지 않는 물 속에서 번식하므로 집 근처의 연못이나 웅덩이, 깡통, 깨진 항아리 등 물이 고일 만한 곳을 깨끗이 청소한다. 모기가 번식하는 웅덩이나 습지는 물이 잘 빠지게 하고 기름을 조금 붓는다. 또 대나무에 모래를 넣고 위에 꽂아 놓는다.
5. 항말라리아 약을 규칙적으로 먹으면 예방이 되고 후유증을 줄일 수 있다. 512~518쪽을 본다.

6. 뎅기열

뎅기열은 말라리아와 혼동될 때가 있는데 모기가 뎅기 바이러스를 전염시킨 병이다. 최근에 여러 나라에서 퍼지고 있다. 덥고 비가 많이 오는 계절에 주로 유행한다(한꺼번에 많은 사람이 걸린다). 뎅기열은 여러 번 걸릴 수 있는데 그 다음은 더 심해진다. 뎅기열은 모기를 없애고 위와 같이 하여 모기에 물리지 않도록 해야 예방할 수 있다.

증상
- 오한과 함께 갑자기 열이 높아진다.
- 머리와 목, 전신이 몹시 아프다.
- 환자는 대단히 아프고 약해지고 처절해 보인다.
- 3~4일이 지나면 몇 시간 혹은 이틀 정도 좋아 보인다.
- 하루, 이틀이 지나 다시 돌아오는데 이때는 손발에 발진도 나타난다.
- 발진은 팔, 다리로 퍼지고 마지막에는 몸 전체에 퍼진다(얼굴에는 별로 없다).
- 동남아시아에서는 심한 뎅기열이 피부 아래에서 출혈(작은 까만 점)을 하고 위험한 내출혈도 일으킨다.

치료
- 치료약은 없다. 그러나 며칠이 지나면 저절로 낫는다.
- 많이 쉬고 물을 많이 마신다. 열과 진통을 위해서 아세트아미노펜을 먹는다(아스피린은 안 된다).
- 출혈이 심하면 쇼크에 대비한다(143쪽).

7. 브루셀라(파상열, 몰타열)

브루셀라는 이 병에 감염된 소나 염소의 젖을 그냥 마셔서 생긴다. 또 감염된 소, 염소, 돼지를 돌보는 동안 피부의 상처나 숨 쉴 때 병균이 따라 들어가서 감염이 된다.

브루셀라증의 예방 :
끓이지 않은 동물의 젖은 절대로 마시지 말아야 한다.

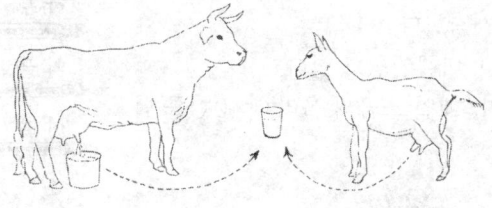

증상

- 열과 오한으로 시작되는데 매우 천천히 나타나며 피곤하고 허약해지며 입맛이 떨어지고 머리와 때로 관절이 아프다.
- 열이 약간 있거나 심할 수도 있는데 오후에 시작해서 새벽에 땀을 잔뜩 흘린 후에 끝난다. 만성이 되면 며칠간 열이 없다가 다시 나타난다. 치료하지 않으면 몇 년이고 간다.
- 목, 겨드랑이, 사타구니의 임파선이 붓기도 한다(155쪽).

치료

- 브루셀라 같아 보이면 다른 병과 혼돈되기 쉬우므로 의료인의 도움을 받는다. 치료는 오래 걸리고 비용도 비싸다.
- 테트라사이클린을 어른은 250mg 캡슐 2개씩 하루에 4번 3주간 먹는다. 주의점은 495쪽을 참고한다. 코-트리목사졸도 쓴다(용량과 주의점은 499쪽을 본다).

예방

- 소와 염소의 젖은 끓인 것이나 저온 살균된 것만 마신다. 브루셀라가 흔한 곳에서는 끓이지 않고 만든 치즈를 먹지 말아야 한다.
- 소, 염소, 돼지를 돌볼 때는 조심한다. 특히 피부의 상처나 베인 곳이 있으면 더욱 조심한다.
- 방역원과 협력하여 가축의 건강을 좋게 한다.

8. 장티푸스

장티푸스는 장이 감염되어 몸 전체를 아프게 한다. 이 병은 대변의 병균이 입으로 들어가서 생기는데 감염된 음식이나 물이 원인이다. 그리고 유행병이 된다. 장티푸스를 열병이라고도 부르는데 가장 위험한 병 중에 하나이다.

증상

첫째 주
- 감기나 독감처럼 시작한다.
- 머리와 목이 아프며 마른기침도 한다.
- 열이 오르내리다가, 매일 조금씩 올라서 40°C를 넘게 된다.

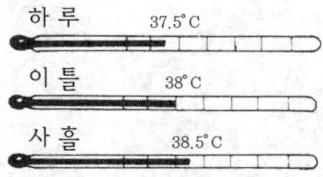

- 열에 비해 맥박은 천천히 뛰는 편이다. 30분마다 맥박과 열을 잰다. 열은 올라가고 맥박은 느려지면 장티푸스일 가능성이 높다(81쪽).
- 구토, 설사, 변비도 올 수 있다.

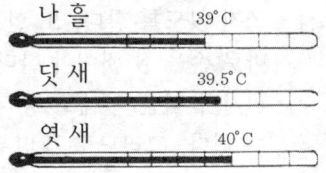

둘째 주
- 열이 높고 맥박은 천천히 뛴다.
- 분홍색 점이 몸에 몇 개 나타날 수 있다.
- 몸을 떤다.
- 헛소리를 한다(환자는 제대로 생각을 못한다).
- 약해지고 몸무게가 줄고 탈수 증상이 나타난다.

셋째 주
- 합병증이 없으면 열과 장티푸스 증상은 없어지기 시작한다.

치료
- 의료인의 도움을 받는다.
- 클로람페니콜과 암피실린이 효과가 없는 곳에서는 코-트리목사졸(499쪽)을 2주간 먹인다.
- 클로람페니콜(497쪽)을 어른에게는 250mg 3캡슐을 하루 4번 최소한 2주간 준다. 클로람페니콜이 없으면 암피실린(491쪽)이나 테트라사이클린(495쪽)을 준다.
- 차가운 물수건으로 열을 내린다(142쪽).
- 물을 많이 마시게 하고, 탈수(221쪽)를 예방하기 위해 국, 주스, 활수 등을 준다.
- 영양이 많은 음식을 죽이나 미음으로 먹인다.
- 열이 완전히 내릴 때까지 누워 있게 한다.
- 피똥이나 복막염(159쪽), 폐렴(242쪽) 증상이 있으면 곧 병원에 간다.

예방
- 장티푸스균이 있는 대변이 물이나 음식을 오염시키지 않도록 한다. 12장의 "개인 및 공중위생"의 원칙을 따르도록 한다. 변소를 지어 쓰는데, 변소는 식수를 얻는 물가에서 멀리 떨어져 있어야 한다.
- 장티푸스는 홍수나 자연재해 후에 잘 생기므로 이럴 때는 특히 깨끗이 해야 한다. 또한 마시는 물은 특별히 깨끗해야 한다. 마을에 장티푸스가 생겼으면 마시는 물은 모두 끓이고 오염된 물과 음식의 원인을 찾도록 한다.
- 더 퍼지지 않도록 장티푸스 환자는 방을 따로 써야 한다. 환자와 그릇을 절대로 같이

쓰지 않도록 한다. 또 환자의 대변은 태우거나 깊이 묻어야 하며, 간호한 후에는 곧바로 손을 잘 씻어야 한다.
- 환자가 나은 후에도 장티푸스균을 가진 보균자가 되어 다른 사람에게 전염을 시킬 수 있다. 그러므로 장티푸스를 앓은 사람은 특별히 개인위생을 철저히 하고 식당이나 음식을 만지는 곳에서 일하지 않도록 한다. 암피실린이 장티푸스 보균자를 치료하는 데 도움이 될 수 있다.

9. 발진티푸스

발진티푸스는 장티푸스와 비슷하나 다른 병이다. 이 병은 아래의 것들에 물려서 전염된다.

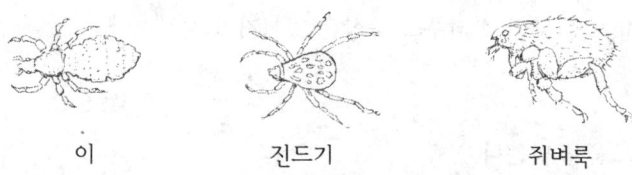

이   진드기   쥐벼룩

증 상
- 발진티푸스는 감기가 심한 것처럼 시작된다. 1~2주 후에 열이 나면서 춥고 머리가 아프고 근육과 가슴도 아프다.
- 열이 며칠 난 후 발진티푸스 반점이 겨드랑이에서부터 몸통에, 그리고 팔, 다리에 나타난다(얼굴, 손바닥, 발바닥에는 없다). 이런 반점은 작은 멍처럼 보인다.
- 발진티푸스 열은 한 2주 이상 계속된다. 이 병은 아이들에게는 별 문제가 아니나 노인들에게는 중병이다. 유행성 발진티푸스는 특히 위험하다.
- 진드기로 전염되는 발진티푸스는 물린 곳이 크게 헐고 아프며 임파선이 붓는다.

치 료
- 발진티푸스가 의심되면 의사의 도움을 받도록 한다. 특수 검사를 해야 할지도 모른다.
- 테트라사이클린을 어른은 250mg 캡슐 2알을 하루 4번 7일간 먹인다(495쪽). 클로람페니콜도 효과가 있으나 부작용이 많다(497쪽).

예 방
- 항상 깨끗이 하고, 온 가족이 규칙적으로 몸과 옷의 이를 없앤다.
- 개의 진드기를 없애 주고 집 안에 개가 들어오지 못하게 한다.

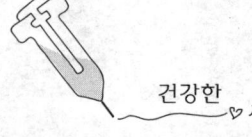

- 고양이를 키우거나 쥐덫을 놓아서 쥐를 잡는다(쥐약은 가축과 아이들에게 위험하므로 쓰지 않도록 한다).
- 쥐벼룩을 없앤다. 쥐벼룩이 오를 수 있으므로 죽은 쥐는 만지지 말고, 쥐와 벼룩을 태우거나 물에 떠내려가게 한다. 쥐구멍이나 쥐 집에는 살충제를 뿌린다.

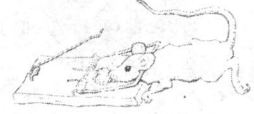

10. 나병(한센병)

약간 감염된 나병은 천천히 수년에 걸쳐서 발전한다. 나병은 치료받지 않은 사람에 의해서 이 병에 저항력이 약한 사람에게 전염된다. 나병이 흔한 곳에 사는 아이들은 6~12개월마다 검사를 해야 한다. 특히 집안에 이 병을 앓는 사람이 있을 경우는 더욱 그렇다.

증 상

나병은 여러 가지 피부문제를 일으키는데, 손발에 감각이 없어지고 마비를 일으킨다. 나병의 처음 증상은 피부에 작은 반점이 생기는 것인데 가렵거나 아프지 않고 천천히 자라난다. 처음에는 반점 안의 감각이 정상이나, 반점 안의 감각이 약해지거나 없어지면(95쪽 참고) 아마 나병일 것이다.

몸 전체, 특히 얼굴, 팔, 등, 엉덩이, 다리 등의 피부에 반점이 있는지 본다.

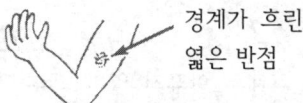

경계가 흐린 엷은 반점

반점은 주변의 피부와는 색깔이 다르지만 완전히 하얗거나 반짝거리지는 않는다.

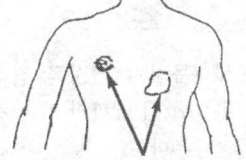

백선 같은 반점이지만 부어오르지는 않는다.

후기 증상은 환자의 선천적인 저항력에 따라 다르다. 아래의 증상이 있는지 관찰한다.

- 손발이 저리거나 감각이 약하거나 없어진다. 피부 반점에 감각이 없거나 기형이 생긴다.
- 손발이 약간 약해지고 기형이 생긴다.
- 피부 아래의 신경이 부어서 두꺼운 줄처럼 된다. 누르면 아플 때도 있고 아프지 않을 때도 있다.

쳐진 발

새 발톱 모양의 발가락

이곳에 신경이 두꺼워졌는지 확인한다.

심하면 아래의 증상이 있을 수 있다.

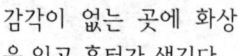
감각이 없는 곳에 화상을 입고 흉터가 생긴다.

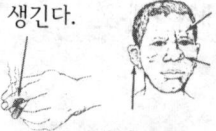
눈썹이 없어진다. 눈이 먼다.
코가 기형이 된다.
귓밥이 두껍고 울퉁불퉁하다.
손이나 발바닥이 아프지는 않고 헌다.
손발이 마비되고 기형이 온다.

나병의 치료

나병은 나을 수 있다. 그러나 약은 수년간 먹어야 하는데, 특효약은 답손이다. 가능하면 리팜핀과 클로파지민(510-511쪽)을 함께 먹는다. '나병 반응'(열, 반점, 통증, 손발 부음, 눈이 상함)이 있거나 더 심해지더라도 약은 계속 먹고 의료인의 도움을 받도록 한다.

손, 발과 눈의 손상 예방

손, 발의 큰 상처는 나병 때문에 생긴 것이 아니므로 예방될 수 있다. 이런 것들은 환자가 감각을 잃었기 때문에 자신을 보호하지 못해서 생긴 것이다. 예를 들면 정상적인 감각을 가진 사람은 오래 걸으면 발에 물집이 생기고 아파서 절뚝거리면서 걸음을 멈춘다.

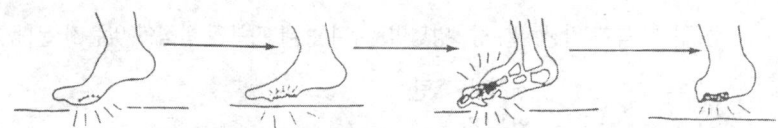

나병환자는 물집이 생겨도 통증을 느끼지 못한다.
물집이 터지고 감염이 될 때까지 계속 걷는다.
그래도 아프지 않기 때문에 계속 걷고 감염은 더 심해지고 뼈까지 간다.
드디어 뼈는 부서지고 기형이 심해진다.

1. 손발을 베게 하거나 멍이나 물집 화상을 입게 하는 것에서 보호한다. 맨발로 다니지 말고, 특히 날카로운 돌이나 가시가 있는 곳에서는 꼭 신이나 샌들을 신는다. 부드러운 천을 신발 안과 샌들의 끈 아래에 깐다.
   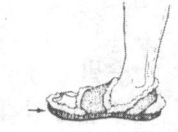
   일이나 요리를 할 때 장갑을 끼고, 뜨거워 보이는 것은 절대로 그냥 쥐지 말고 두꺼운 장갑을 끼든지 두꺼운 천을 대고 잡는다. 날카로운 것이나 뜨거운 것을 취급하는 일은 최대한으로 피하고, 담배를 피우지 않는다.
   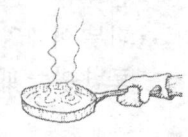
2. 매일 저녁 손, 발을 검사한다(힘든 일이나 멀리 걸을 때는 더 자주 검사한다). 환자 자신

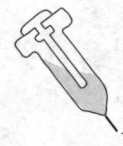

이나 다른 사람이 검사할 수 있다. 베었거나 멍이 들었거나 가시에 찔렸는지 살펴본다. 또 손, 발 어디가 빨갛거나 뜨겁거나 부었거나 물집이 시작되는지 본다. 이런 것이 있으면 일을 그만두고 완전히 나을 때까지 쉬도록 한다. 이렇게 하여 피부를 튼튼하고 강하게 하고, 헐지 않도록 한다.
3. 피부가 헐었으면 깨끗이 씻고 완전히 나을 때까지 쉰다. 그리고 또 다치지 않도록 아주 조심한다.
4. 눈을 보호한다. 눈이 다치는 주요 원인은 눈을 충분히 깜박이지 않아서 생긴다. 이는 눈에 감각이 없기 때문이다. 눈을 자주 깜박여서 눈물을 충분하게 하여 눈을 깨끗하게 한다. 눈을 깜빡이기 힘들면 자주 꼭 감는다. 특히 먼지가 날 때는 그렇게 한다. 눈 옆에도 그늘이 지는 선글라스를 쓰고 햇볕을 가리는 모자도 쓴다. 또한 항상 눈을 깨끗이 하고 파리가 앉지 않도록 한다.

이렇게 하고 일찍 치료를 하면 나병으로 생기는 거의 모든 기형을 예방할 수 있다. 더 자세한 것은 *Disabled Village Children*(마을에 사는 장애 어린이들) 26장을 참고한다.

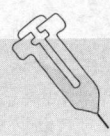 Where There Is No Doctor 15장

피부병

어떤 피부병은 단순히 피부 문제로 버짐, 기저귀 발진, 사마귀 같은 것들이다. 그러나 어떤 피부병은 몸에 생긴 병의 증상인데 홍역, 궤양, 영양실조의 반점 등이다. 어떤 궤양이나 피부 문제는 중병의 증상인데 결핵, 매독, 나병 같은 것들이다. 이 장에서는 시골에 흔히 있는 피부병을 취급하고 있다. 그런데 피부병은 수백 가지가 있고 비슷해 보이는 것도 많은데, 치료는 완전히 다르다.

 피부병이 심하거나 치료를 해도 나빠지면 의료인의 도움을 받는다.

1. 피부병 치료의 원칙들

많은 피부병이 그에 맞는 특수 치료법이 있으나 도움이 되는 몇 가지 원칙들이 있다.

1. 원칙 1 : 피부가 뜨겁고 아프고 고름이 나오면 뜨거운 것으로 치료하는데, 수건으로 뜨거운 물찜질을 한다.
2. 원칙 2 : 피부가 가렵고 쏘는 것 같으며 진물이 나면 찬 것으로 치료하는데, 수건으로 찬물 찜질을 한다.

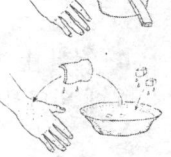

원칙 1에 대한 설명
- 염증(피부가 빨갛거나 거무스름함)
- 부었음
- 아픔
- 열(뜨겁게 느껴짐)
- 고름

위와 같이 피부에 감염이 심하면 다음과 같이 한다.

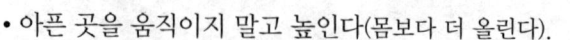

- 아픈 곳을 움직이지 말고 높인다(몸보다 더 올린다).
- 뜨겁고 젖은 수건으로 덮는다.
- 감염이 심하거나 열이 나면 항생제를 준다(페니실린, 설파제, 에리스로마이신 등).

임파선이 붓고 감염된 피부 위로 붉은 줄이 있거나 나쁜 냄새가 나며 치료를 해도 좋아지지 않을 때는 위험한 증세니 항생제를 쓰고 의료인의 도움을 받는다.

원칙 2에 대한 설명
피부에 물집, 딱지, 진물, 가려움, 따끔거림, 화상이 있으면 아래처럼 한다.

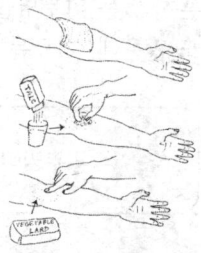

- 식초를 약간 섞은 찬물에 수건을 담갔다가 피부를 덮는다(깨끗하거나 끓인 물 1,000cc에 2찻숟가락의 식초를 넣는다).
- 좀 덜 아프고 진물도 멈추고 새살이 나오면 탈큠을 탄 물을 살짝 바른다(탈큠 가루와 물은 1:1 비율).
- 거의 나아서 새살이 나오고 단단해지고 껍질이 벗겨지면 식물성 기름이나 몸에 바르는 기름으로 살살 문지른다.

3. 원칙 3
햇볕에 타서 피부에 문제가 생겼으면 햇볕을 보지 않게 한다.

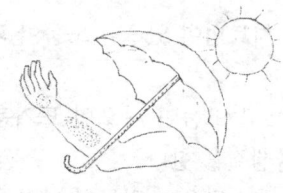

4. 원칙 4
옷에 비벼서 문제가 생겼다면 옷을 벗고 10~20분간 2~3번씩 햇볕을 쬔다.

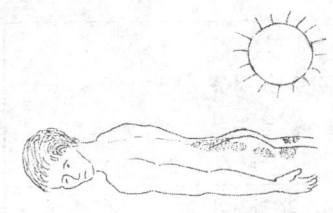

2. 뜨거운 물 찜질을 하는 법

1. 물을 끓여서 손으로 잡을 만큼 식힌다.
2. 깨끗한 수건을 아픈 곳보다 조금 더 크게 접어서 뜨거운 물에 담궜다가 물을 짜낸다.
3. 뜨거운 물수건을 아픈 곳에 덮는다.
4. 비닐로 수건 위를 감는다.
5. 수건으로 다시 싸서 빨리 식지 않도록 한다.
6. 손을 높인다.
7. 수건이 식으면 다시 뜨거운 물에 담궈서 처음처럼 한다.

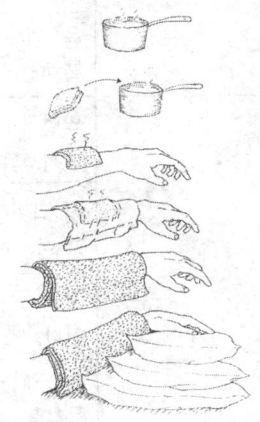

3. 피부병-진단 지침

이런 것들이 피부에 있음	증 상		병 명	참고쪽
작은 것이 여드름처럼 아프다.	아주 가렵고 좁쌀 같은 것이 손가락 사이에서 시작하여 손목이나 허리로 갈 때		옴	274
	곤충에 물린 곳을 긁어서 고름이 나고 염증이 생겼을 때 (임파선이 붓기도 함)		세균에 감염	277
	반짝거리는 노란 딱지가 이리저리 번질 때		부스럼(균에 의한 감염)	277
	젊은이들의 얼굴에 나는 여드름, 때로 가슴과 등에도 있고 고름도 있다.		여드름	285
	생식기에 생긴 종기로 가렵거나 아프지 않다. 통증과 고름이 있다.	가렵거나 아프치 않음 / 아프고 고름이 남	매독, 성병성 임파 육아종, 연성하감	318, 319, 438

열려진 큰 상처나 궤양	크고 오래가며 낫지 않는 상처로서 주위의 피부가 검붉을 때 - 정맥류를 앓는 노인의 발목이나 주위에 있다.		혈액순환 문제로 온 궤양 (당뇨병의 가능성)	287, 288, 196
	오래 누워 있던 환자의 관절이나 뼈, 튀어나온 부분에 생긴다.		욕창	289
	손발에 감각이 없다. (바늘에 찔려도 아프지 않다.)		나병	265
	몸 어디서나 혹이 나와 아플 때		리슈마니아	441
피부에 혹	뜨겁고 아프고 부었다. 터지면서 고름이 나온다.		종기나 농양	278
	젖 먹이는 엄마의 젖이 뜨겁고 아프다.		유방염(균에 감염), 암일 수도 있다.	360, 361
	처음에는 아프지 않다가 커진다.		암(임파선 쪽을 참고)	361, 155
	처음에는 아프지 않은 머리, 목, 몸 위쪽에 생긴 동그란 혹 몇 개(나중에는 몸통과 허벅지에도 생긴다.)		강물 맹아 (임파선 쪽도 참고)	304, 155
임파선이 부었다.	목에서 종기가 계속 터지고 흉이 진다.		임파선 결핵 (결핵의 일종)	286
	사타구니의 종기가 계속 터지고 흉이 진다.		성병성 임파육아종, 성병 - 연성하감	319, 437
커다란 상처나 점 같은 것 / 검은 점 / 흰 점	임산부의 이마나 볼에 거무스름한 점		임신 기미	282
	팔, 다리, 목, 얼굴이 햇빛에 탄 피부처럼 갈라진다.		영양 부족	283, 284
	아이의 발이 붓고 검붉은 점과 벗겨진 피부가 나타난다.		영양 부족	283, 284
	특히 아이의 얼굴, 몸에 불규칙하고 동그란 점이 생긴다.		곰팡이 감염	280

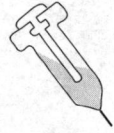
건강한 생활

흰 점	손, 발, 입술의 흰 점		발갛거나 파란 발진이 시작됨	열대성 백반성 감염	282
			별 증상 없이 시작됨	백반(색은 변해도 괜찮다.)	
붉은 점	붉은 물집 같이 생긴 점이 아이의 볼과 무릎에 있다.			습 진	291
	빨갛고 뜨겁고 아픈 점이 크고 빨리 번진다.			단독(매우 심한 세균 감염)	287
	아기의 다리 사이에 생긴 벌건 피부			소변이나 열 때문에 난 기저귀 열	289
	피부가 닿는 곳이 쇠고기 살처럼 붉은 점에 우유 같은 진물이 있다.			곰팡이 감염	323
붉거나 회색 점	붉거나 회색의 부풀은 피부에 회색 비늘 같은 것이 특히 팔목, 무릎에 생겨서 오래간다.			건색 (혹은 결핵)	291, 286
사마귀	단순 사마귀, 크지 않다.			사마귀 (바이러스 감염)	284
	남녀의 생식기나 항문에 사마귀 같은 것			생식기 사마귀	437
	큰 사마귀(1cm 이상), 팔이나 발에 잘 생긴다.			피부 결핵	286
원 형 (원의 둘레가 붉게 오르고 안은 괜찮다.)	작은 반지 모양이 커지거나 번지며 매우 가렵다.			윤선, 백선(곰팡이 감염)	280
	둘레가 두껍고 큰 동그라미로 가렵지 않음			중증 매독	318
	(바늘로 찔러도) 감각 없는 큰 동그라미			나 병	265
	작은 반지 모양으로 가운데가 들어갈 수도 있는데 관자놀이, 코, 목에 잘 온다.			피부암	286
	부르트거나 두드러기 같은 매우 가려운 발진이나 점 (갑자기 생기고 빨리 없어진다.)			알레르기 반응	278
물 집	물집과 함께 매우 가렵고 진물이 난다.			접촉성 피부염	280

	작은 물집이 온몸에 나고 열이 있다.		수 두	394
물 집	아픈 물집들이 몸 한쪽에만 줄이나 송이 모양으로 나타난다.		대상포진	280
	잿빛의 악취 나는 공기가 든 물집		괴저(매우 심한 세균 감염)	287
작은 붉은 반점이나 발진이 온 몸에 퍼짐, 열	온몸에 발진이 있고 매우 아프다.		홍 역	394
	고열이 난 후 분홍색 반점이 온몸에 드문드문 생긴다. 위독하다.		장티푸스	262

4. 옴 (7년 가려움)

옴은 어린이들에게 흔하다. 아주 가렵고 좁쌀 같은 것이 온몸에 생긴다. 가장 흔한 곳은 아래와 같다.

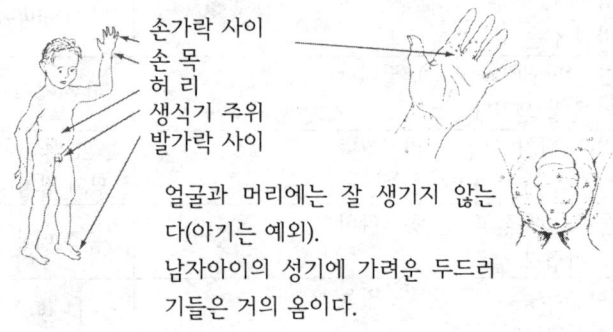

손가락 사이
손 목
허 리
생식기 주위
발가락 사이

얼굴과 머리에는 잘 생기지 않는다(아기는 예외).
남자아이의 성기에 가려운 두드러기들은 거의 옴이다.

옴은 벼룩과 진드기 비슷한 작은 벌레가 피부 밑에 굴을 만들기 때문에 생긴다. 옴은 옴이 생긴 곳을 만지거나 옷, 이불을 통해 옮겨진다. 옴은 긁으면 감염이 되어 고름이 나고 임파선이 붓거나 열이 나기도 한다.

치 료
- 한 사람이 옮았으면 집안 식구 모두 치료를 받아야 한다.
- 깨끗이 하는 것이 가장 중요하다. 매일 목욕을 하고 옷을 갈아 입는다.
- 모든 옷과 이부자리를 빨아서 햇볕에 말린다.

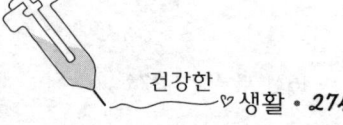

- 린데인(감마 벤젠 헥사클로라이드, 429쪽)과 바셀린으로 다음과 같은 연고를 만든다(429쪽). 린데인을 양이나 가축의 살충제로 쓰는 나라도 있다.
  비누와 뜨거운 물로 온몸을 문질러서 아주 깨끗하게 씻고, 바셀린 15에 린데인 1을 데운 후 식혀서 연고를 만들고 몸 전체에 연고를 바르고 하루 후에 잘 씻는다(얼굴도 옴이 있으면 바른다). 씻은 후에 깨끗한 옷과 이부자리를 쓴다. 일주일 후에 한 번 더 한다.
- 린데인 연고 대신 레몬 반쪽에 린데인 4방울을 넣고 5분 뒤에 심한 데부터 시작해서 온몸에 문지른다.

참고!
린데인은 연고나 물약(크웰, 감맥산, 527쪽)으로 살 수 있으나 더 비싸다.

주의!
린데인을 자주 쓰면 중독을 일으킬 수 있으므로 일주일에 한 번만 쓰고 철저하게 씻는다. 한 살 이하의 아기에게는 쓰지 말아야 하는데, 안전한 치료법은 다음 쪽을 참고한다.

- 유황 가루를 몸에 바르는 기름과 1 : 10으로 섞어서 하루에 세 번 3일간 전신에 바른다.
- 벤질 벤조에이트 로션(528쪽)
- 크로타미톤(유락스, 529쪽)

5. 이

이는 머리, 몸, 생식기 털에 생기는 세 종류가 있다. 이는 가렵고 때로 염증도 생기게 하며, 임파도 붓게 한다. 이가 오르지 않기 위해서는 개인위생을 철저히 한다. 옷과 이부자리를 깨끗이 빨고 햇볕에 말리고, 목욕을 자주 하고 머리를 자주 감는다. 또 아이들의 머리를 검사하고 이가 있으면 바로 잡고, 이가 있는 아이와 재우지 않는다.

치료
머리와 생식기 털에 있는 이는 약 없이 비누나 샴푸로 10분 정도 잘 감으면 없어질 수 있다. 매일 깨끗이 씻고 살이 가는 빗으로 10일 정도 빗는다.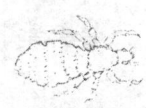

- 필요하다면 린데인과 물을 1 : 10으로 섞은 물로 비누를 칠해서 머리를 감는다. 이때

린데인이 눈에 들어가지 않도록 조심한다. 거품은 15분 후에 깨끗이 헹구고, 일주일 후에 한 번 더 한다. 피페로닐과 피레드린이 든 약물도 효과가 있고 안전하다.
- 서캐(이의 알)는 따뜻한 물에 식초를 1 : 1로 넣고 머리를 30분 동안 담궜다가 살이 가는 빗으로 빗어서 없앤다.

몸에 생긴 이는 더운물에 몸을 담그고 비누로 깨끗이 씻는데, 이렇게 10일간 한다. 머리는 살이 가는 빗으로 빗고 필요하면 옴 치료처럼 한다. 특히 옷과 이부자리를 깨끗이 한다.

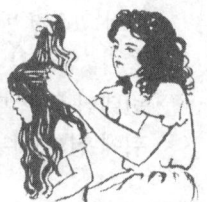

6. 빈대

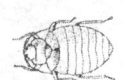

침대 매트리스, 이부자리, 가구, 벽 등에 숨어 있는 작고 납작한 벌레인데, 밤에는 집단으로 줄을 지어서 물기 때문에 자국을 남기기도 한다.

빈대를 없애려면 이부자리를 빨고 침대 틀과 사이에 끓는 물을 부으면 된다. 또 매트리스, 천으로 된 가구, 요 등에는 유황을 뿌리고 3주 동안 쓰지 말고, 가구를 다시 쓰기 전에 유황을 깨끗이 없애야 한다. 빈대의 예방을 위해 이부자리, 매트리스, 침대 등은 햇볕에 자주 말리는 것이 좋다.

7. 벼룩과 진드기

진드기는 위험한 감염과 마비를 전염시킬 수 있다. 하지만 몇 시간만 잘 살피면 예방할 수 있다. 진드기가 많은 곳을 걸어왔으면 몸 전체를 잘 살피고 진드기를 잡으면 된다.

진드기가 딱 붙었으면 머리가 피부 속에 남아 있지 않는지 확인한다. 머리가 남아 있으면 감염이 되므로 진드기의 몸통만 당기지 않는다. 진드기를 뗄 때는 다음과 같이 한다.

- 쪽집게를 최대한으로 입 가까이에 대고 뽑는데 피부를 찌르고 있는 부분을 잡는다 (불룩한 배를 누르지 않는다). 진드기를 살살 그러나 꼭 잡아 뺀다. 빼낸 진드기는 만지지 말고 태운다.
- 불을 붙이든지 알코올을 얹는다.

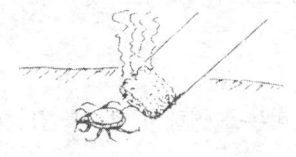
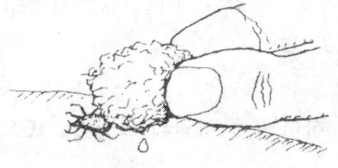

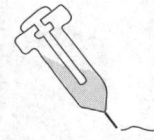

작은 진드기는 옴을 치료할 때처럼 한다(524쪽). 진드기나 벼룩이 물어서 가렵거나 아프면 아스피린을 먹고 가벼운 치료를 한다.

진드기나 벼룩을 예방하려면 들이나 숲속에 가기 전에 유황가루를 뿌린다. 특히 발목, 손목, 허리, 겨드랑이에 뿌린다.

8. 고름이 생긴 작은 종기

더러운 손톱으로 벌레에 물린 곳이나 옴을 긁어서 감염이 되면 작은 고름집이 생기게 된다.

치료와 예방
- 비누로 깨끗이 씻은 후에 끓여서 식힌 물에 담그고 딱지를 뗀다. 고름이 없어질 때까지 매일 해야 한다.
- 작은 곳은 공기가 들어가도록 덮지 말고, 큰 곳은 반창고를 붙이고 자주 갈아 준다.
- 고름집 주위의 피부가 빨갛고 뜨겁든지, 열이 나거나 붉은 선이 임파선을 타고 가면 페니실린(493쪽)이나 설파제(498쪽) 같은 항생제를 쓴다.
- 긁지 말아야 한다. 긁으면 더 심해지고 번져 간다. 아기들의 손톱은 짧게 깎고 긁지 못하도록 손에 장갑이나 양말을 씌어 준다.
- 종기나 피부 감염이 있는 아이는 다른 아이들과 놀거나 자게 하게 말아야 한다. 이런 감염은 쉽게 옮겨진다.

9. 부스럼

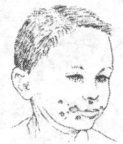

반짝거리며 노란 딱지가 앉는데 박테리아 감염으로서 잘 퍼진다. 아이들의 얼굴, 특히 입 주위에 잘 생긴다. 부스럼으로부터 직접 전염되거나 혹은 부스럼을 만진 손으로 전염이 된다.

치 료
- 하루 서너 번 끓여서 식힌 물과 비누로 잘 씻고 딱지는 불려서 떼어 낸다.
- 젠티안 바이올렛(524쪽)이나 폴리스포린 같은 바시트라신 항생제가 든 연고(429쪽)를 바른다.

- 부스럼이 퍼져서 열이 나면 페니실린이나 디크록사실린을 먹인다(486쪽). 페니실린에 알레르기가 있거나 이런 약들에 별 효과가 없으면 에리스로마이신이나 코-트리목사졸을 준다.

예 방
- 깨끗이 하는 법을(262쪽)을 따르고, 매일 아이들을 씻기고 빈대나 벌레에 물리지 않게 한다. 또 아기가 옴에 걸렸을 때는 빨리 치료한다.
- 부스럼이 있는 아이는 다른 아이들과 자지 않게 하고, 곧바로 치료한다.

10. 종기와 농양

종기나 농양은 감염이 되어 피부 밑에 고름집이 생긴 것이다. 이것은 털의 뿌리가 감염이 되어 생길 수 있으며, 혹은 찔렸거나 더러운 바늘로 주사를 맞았을 때 생긴다. 종기는 아프고 주위의 피부가 빨갛고 뜨겁다. 종기는 임파선이 붓고 열이 나게도 한다.

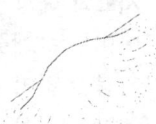

치 료
- 종기 위에 하루에도 여러 번 뜨거운 찜질을 한다.
- 종기가 저절로 터지도록 두고, 터진 후에도 계속 뜨거운 찜질을 한다. 고름은 나오도록 하나 누르거나 짜지는 말아야 한다. 그러면 감염이 다른 곳으로 퍼질 수 있다.
- 농양이 매우 아프고 2~3일간 뜨거운 찜질을 해도 터지지 않으면 칼로 가르고 고름이 나오도록 한다. 그러면 덜 아프게 된다. 하지만 이럴 경우에는 가능하면 의료인의 도움을 받도록 한다.
- 종기 때문에 임파선이 붓고 열이 나면 페니실린(486쪽)이나 에리스로마이신(494쪽)을 먹인다.

11. 가려운 발진, 두드러기 (피부의 알레르기 반응)

무엇을 만질 때, 먹을 때, 주사를 맞을 때, 혹은 숨을 쉴 때 두드러기나 발진이 생기는 수가 있다. 자세한 것은 237쪽의 알레르기 반응을 참고한다. 두드러기는 벌에 물린 것처럼 피부가 두껍게 부어오르면서 참을 수 없도록 가렵다. 이런 것들은 금방 생겼다 없어졌다 하며 이곳저곳으로 옮겨 간다.

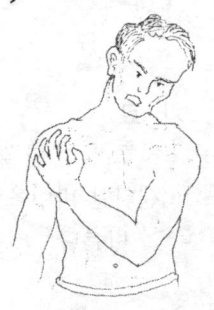

약을 먹은 후에 생기는 반응은 어떤 것이라도 잘 관찰해야 한다. 특히 페니실린과 뱀에 물렸을 때 주는 항독소나 말의 혈청으로 만든 해독제를 쓸 때는 더욱 잘 관찰해야 한다. 주사 후 몇 분 후부터 10일 안에 두드러기나 발진이 생길 수 있다.

 약이나 주사 후에 두드러기나 발진 등 알레르기 반응이 생기면 평생 그 약을 다시 써서는 안 된다. 알레르기성 쇼크 예방은 아주 중요하다(135쪽).

가려움 치료
- 시원한 찬물로 씻거나 찜질을 하는데, 찬물이나 얼음물을 쓴다.
- 귀리를 넣은 찬 찜질도 좋다. 귀리를 끓여 거른 후 차게 하여 찜질을 하면 된다(녹말을 써도 된다).
- 가려움이 심하면 클로르페니라민 같은 항히스타민제를 먹인다(556쪽).
- 아기가 가려워서 긁지 않도록 손톱을 짧게 깎아 주고 장갑이나 양말로 손을 씌운다.

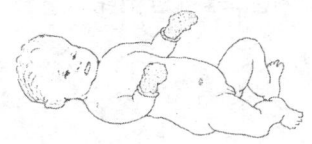

12. 피부를 가렵게 하거나 욱신거리게 하는 식물과 물질들

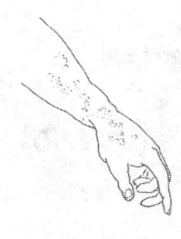

쐐기풀, 가시나무, 덩굴 옻나무 등의 식물들은 피부에 닿으면 물집을 생기게 하고 트거나 가렵게 한다. 어떤 애벌레나 곤충들의 진물과 털도 이와 같은 증상을 일으킨다.

알레르기가 있는 사람은 무엇을 만졌거나 어떤 특정 물질이 피부와 닿아서 두드러기나 진물이 나며 아픈 반점도 생길 수 있다. 고무신, 시계줄, 귀 약, 기타 얼굴에 바르는 화장품, 향수, 비누 등도 이런 문제를 일으킬 수 있다.

치 료
이런 것들은 원인이 되는 것들과 접촉을 하지 않으면 저절로 없어지며, 귀리 반죽이나 찬물 찜질로 가려움을 줄일 수 있다. 아스피린이나 항히스타민(553쪽)도 도움이 된다. 심하면 코르티손이나 코르티코-스테로이드(428쪽)가 든 연고를 바르고 깨끗이 하여서 감염을 예방한다.

13. 대상포진

증상
몸 한쪽에 갑자기 한 줄 혹은 엉킨 몹시 아픈 물집이 생기면 대상포진이 거의 확실하다. 주로 등, 가슴, 목, 얼굴에 나타난다. 이런 물집들은 2~3주 후에 저절로 없어지지만 물집이 없어진 후에도 계속 아프거나 오랜 후에 다시 아플 수 있다. 대상포진은 수두의 원인인 바이러스가 일으키는데 수두를 앓았던 사람에게 생길 수 있다. 위험하지는 않다. 그러나 암이나 에이즈 같은 중병의 시작일 수도 있다.

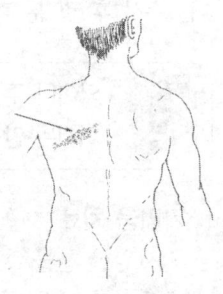

치료
- 발진이 옷에 닿지 않도록 발진 위에 밴드를 댄다.
- 덜 아프도록 아스피린을 준다(항생제는 도움이 안 된다).

14. 백선(곰팡이 감염)

곰팡이 감염은 몸의 어디나 생길 수 있다. 그러나 자주 생기는 곳은 다음과 같다.

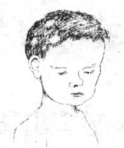 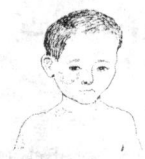 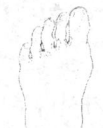 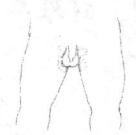

머리(백선)　　머리카락이 없는 곳(윤선)　　손가락이나 발가락 사이(무좀)　　사타구니

곰팡이 감염은 주로 반지 모양으로 자라며 가렵다. 머리의 백선은 동그랗고 비늘 같은 것이 생기고 머리가 빠진다. 손톱에 감염되면 거칠고 두꺼워진다.

치료
- 매일 물과 비누로 깨끗이 씻는데, 이것이 치료의 전부이다(524쪽).
- 감염된 곳을 말리고 햇볕을 쬐게 한다. 또 내의를 자주 갈아 입고 양말도 그렇게 한다. 땀이 날 때는 특히 그렇게 한다.
- 설파와 라드를 1:10으로 섞어서 바른다.
- 살리시릭이나 언디사일레닉 산, 또는 톨납테이트(티낙틴, 525쪽)가 든 연고나 파우더

는 손, 발가락 사이와 사타구니의 곰팡이에 효과가 있다.
- 머리에 곰팡이가 심하고 넓게 번졌으며 위의 치료에도 낫지 않을 때는 그리세오풀빈을 먹게 한다. 어른은 1g, 아이는 1/2g을 하루 한 번씩 먹는다(526쪽). 완전히 치료하기 위해서는 몇 주 혹은 몇 달을 계속 먹어야 할 때도 있다.
- 머리의 백선은 사춘기(1-14살)가 되면 거의 없어진다. 하지만 만약 크게 부어 고름이 생겼으면 머리카락을 모두 뽑아 내고 그리세오풀빈을 먹는 것이 좋다.

곰팡이 감염 예방법
백선과 모든 곰팡이 감염은 잘 퍼진다. 예방을 위해서는 다음과 같이 한다.

- 감염된 아이는 다른 아이들과 자지 않게 한다.
- 빗, 옷, 수건은 자기 것만 쓴다. 다른 사람의 것을 쓸 때는 깨끗이 빨았는지 확인한다.
- 감염된 아이는 빨리 치료한다.

15. 얼굴과 몸의 흰 점

전풍은 곰팡이가 약간 감염된 것인데 목, 가슴, 등에 모양 없이 피부보다 연하거나 짙은 색의 경계가 분명한 점이다. 가렵지 않고 의학적으로도 대수롭지 않다.

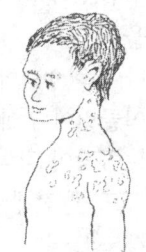

치료
- 설파와 라드의 비율을 1 : 10으로 해서 연고를 만들어 매일 바른다. 혹은 항진균 연고를 쓴다.
- 티오황산나트륨이 더 좋다. 이것은 사진을 현상할 때 쓰는 '하이포'이다. 티오황산나트륨 한 찻숟가락을 한 잔의 물에 녹여서 바르고, 식초를 묻힌 천으로 부빈다.
- 재발 방지를 위해 2주에 한 번씩 이렇게 한다.
- 황화설파이드나 휫필드 연고도 좋다(525쪽).

바깥에 많이 나가 있는 피부가 검은 아이들의 뺨에 흰 점이 생길 수 있다. 전풍만큼 가장자리가 분명하지는 않다. 이 점은 감염이 아니고 대수롭지도 않다. 아이가 크면 없어지므로 치료가 필요 없다. 흔히 생각하는 것과는 달리 이런 점은 빈혈 증상이 아니다. 영양제나 비타민

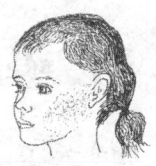

이 도움이 되지 않는다. 이 점은 뺨에만 생기고, 치료가 필요 없다.

주의!
옅은 반점은 나병의 초기증상일 수도 있다(265쪽). 나병의 반점은 순백색은 아니고 핀으로 찌르면 감각이 떨어져 있다. 나병이 흔한 지역이면 검사를 받는 게 좋다.

백반증(피부의 흰 부분)

어떤 사람은 피부의 여러 부분에서 자연적인 색깔(색소)을 잃는다. 그리고 하얀 반점들이 손, 발, 얼굴, 상체에 잘 나타난다. 정상적인 피부색깔을 잃는 백반증은 병이 아니다. 이것은 노인들의 흰머리처럼 자연적이다. 치료나 도움이 필요 없으며 흰 피부에 아연산화물 연고를 바르거나 옷을 입어서 햇볕에 타지 않도록 하면 된다. 색상이 든 크림을 발라 눈에 덜 띄게 하는 것도 좋다.

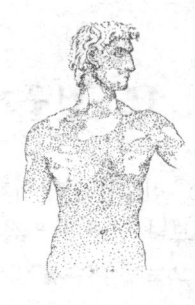

흰 점의 기타 원인들

어떤 병은 백반증 같은 흰 점을 일으킨다. 남미의 열대 백반성 피부염(핀타)은 전염성인데 푸르거나 붉은 여드름처럼 시작해서 흰 점을 남긴다. 치료를 위해 벤자민 페니실린 240만을 엉덩이에 주사한다(한쪽 엉덩이에 120만씩). 페니실린에 알레르기가 있으면 테트라사이클린이나 에리스로마이신 500mg을 하루 4번 15일간 준다.

곰팡이 감염도 흰 점을 만들 수 있다(전풍). 아이들의 심한 영양실조도 몸 전체 혹은 일부의 피부와 털의 색깔을 옅게 한다(콰시오코, 펠라그라).

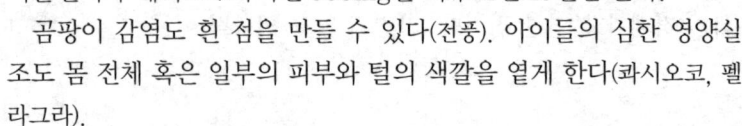

16. 임신 기미

임신한 여성들 중 많은 이들이 얼굴과 유방, 배 가운데에 짙은 회색의 점이 생긴다. 산후에 없어지기도 하고 그렇지 않을 수도 있다. 피임약을 먹을 때도 기미가 생길 수 있다. 이것은 정상이며 치료가 필요하지 않다.

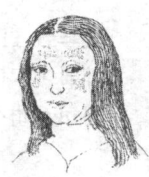

17. 펠라그라와 영양실조로 오는 피부병들

펠라그라는 피부, 소화기, 신경계에 영향을 주는 영양실조 중에 하나이다. 몸의 구성과 보호에 필요한 콩, 고기, 달걀, 채소가 부족하고 옥수수 등 탄수화물 음식만 먹을 때 생긴다.

영양실조의 피부증상(181쪽)

펠라그라에 걸린 어른은 피부가 건조하고 터져 있다. 햇볕에 의해 피부가 탄 것처럼 피부의 껍질이 벗겨진다.

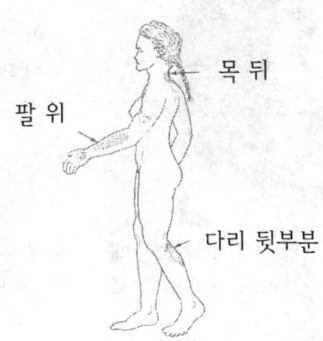

영양실조가 된 아이들의 다리는 멍이 든 것 같고 피부가 벗겨지면서 통증이 온다. 발목과 발은 붓는다(180쪽).

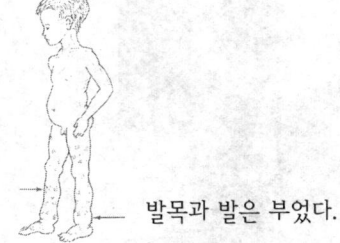

이런 증상이 있을 때는 영양실조의 다른 증상도 있다. 배가 부르고, 입가가 헐며, 혀는 빨갛고 아프다. 허약하고 입맛이 없어지며 몸무게가 줄어드는 등의 증상들이 나타난다 (11, 12장).

치 료
- 영양실조를 없애는 음식을 먹이는데, 콩, 렌즈콩, 땅콩, 닭고기, 생선, 달걀, 고기, 치즈 등을 매일 먹인다. 옥수수 대신 가능하면 밀겨울 포함한 밀가루 음식을 준다.
- 심한 펠라그라나 영양실조에는 비타민을 먹으면 좋다. 그러나 음식이 가장 좋다. 종합 비타민은 특히 비타민 B가 많아야 하고, 그 중에 나이아신이 많아야 한다.

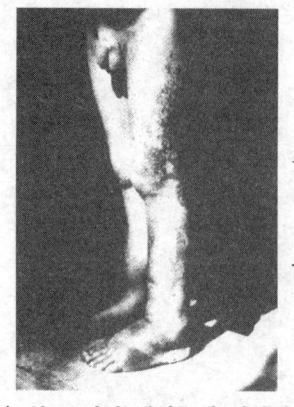
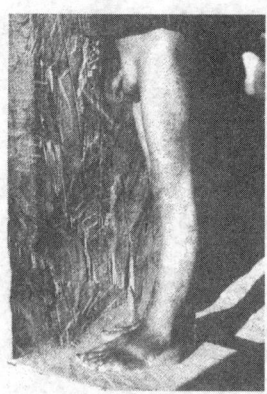

← 잘 먹기 전의 아이

→ 잘 먹은 후의 아이

다리와 발은 붓고 점이 생겼는데 영양실조 때문이다. 단백질과 비타민이 있는 음식은 먹지 않고 옥수수만 먹었다.

옥수수뿐 아니라 콩과 달걀을 1주일 먹고 난 후 부기는 빠졌고 점도 거의 없어졌다.

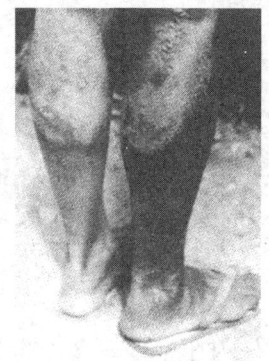
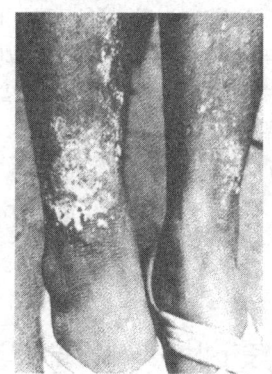

이 여인의 불에 댄 것 같은 다리는 펠라그라 증상이다(283쪽).

이 여인의 흰 점이 있는 다리는 열대성 백반성 피부염(핀타)이다(282쪽).

18. 사마귀

사마귀, 특히 아이들의 사마귀는 3~5년이 지나면 저절로 없어진다. 발바닥의 납작하고 아픈 사마귀는 티눈일 때가 많다.

치료
• 그 지방에서 하는 대로 하면 없어지는 때가 많다. 그러나 강한 산이나 독이 있는 식물은 쓰면 안 된다. 사마귀보다 문제가 더 커질 수

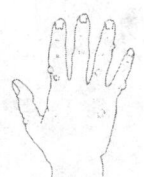
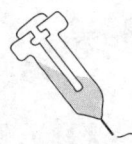

있다.
- 티눈이 많이 아프면 건강 섬기미가 빼낼 수 있다.
- 생식기나 질에 난 사마귀는 529쪽을 참고한다.

19. 티 눈

티눈은 피부의 한 부분이 딱딱하고 두껍게 된 것이다. 샌들이나 신발이 닿는 발, 발가락 끼리 붙어 있는 곳에 잘 생긴다. 티눈은 매우 아플 수가 있다.

치료
- 티눈을 누르지 않는 샌들이나 신을 신는다.
- 다음과 같이 하여 덜 아프게 한다.

1. 발을 따뜻한 물에 15분간 담근다.
2. 손톱 다듬는 줄칼 등으로 티눈이 얇아질 때까지 다듬는다.
3. 발가락 사이에 솜이나 부드러운 천을 끼워서 신이나 발가락에 눌리지 않게 한다. 발가락 옆의 티눈에는 두꺼운 천이나 부드러운 마분지를 대고 가운데에 구멍을 뚫는다.

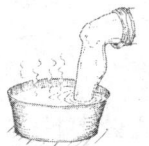

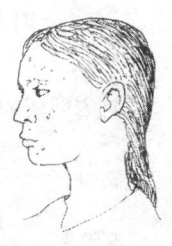

솜을 말은 것

솜 또는 마분지

20. 여드름

젊은이들의 얼굴, 가슴, 등에 여드름이 생기는 수가 있는데, 특히 기름기가 많은 피부에 잘 생긴다. 여드름은 작은 멍울인데 끝에 고름이 끼거나 먼지가 까맣게 앉을 수 있다. 때로 매우 아프고 커지기도 한다.

치료
- 비누와 뜨거운 물로 하루 2번씩 얼굴을 씻는다.
- 가능하면 이틀마다 머리를 감는다.
- 햇빛은 여드름을 없애는 데 도움이 된다. 여드름이 난 곳에 햇빛을 쬐게 한다.
- 잘 먹고, 물을 많이 마시고, 많이 잔다.

- 피부나 머리에 기름기 있는 로션을 바르지 않는다.
- 알코올과 유황을 10 : 1로 섞어서 자기 전에 얼굴에 바른다.
- 이렇게 해도 낫지 않으면 테트라사이클린 한 캡슐을 하루 4번씩 3일간 먹고, 그 다음은 하루 2캡슐을 먹는다. 몇 달씩 하루 1~2캡슐을 먹어야 할 때도 있다.

21. 피부암

피부암은 피부가 옅은 색이고 햇빛에 오래 있는 사람들에게 많이 생긴다. 또 햇빛을 많이 받는 부분에 잘 생긴다.

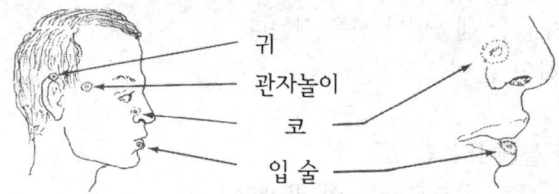

피부암은 여러 모양으로 나타나는데 진주 색깔에 가운데는 구멍이 있고 조금씩 자라기 시작한다. 일찍 치료하면 대부분의 피부암은 위험하지 않다. 수술을 해서 암을 잘라 내면 되는데, 오랫동안 피부가 이렇게 아팠으면 건강 섬기미에게 보이도록 한다.

피부암을 예방하려면 피부가 옅을 경우 항상 모자를 쓰거나 햇볕을 직접 쬐지 않으면 된다. 피부암 수술을 한 후에도 햇볕에서 일을 해야 하면 햇볕을 차단하는 크림을 바른다. 징크 옥사이드는 싸고 효과도 좋다.

22. 피부 결핵과 임파선 결핵

폐결핵의 세균이 피부결핵을 일으키는데 아프지는 않다.

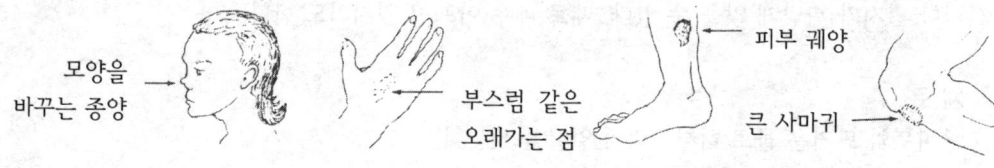

피부 결핵은 서서히 심해지며, 몇 달이나 몇 년을 두고 왔다갔다 한다. 결핵은 임파선에도 감염이 되는데 목과 어깨 사이의 뼈 안쪽에 나타난다. 멍울이 커지면서 고름이 나오

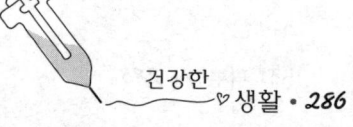

며 낫는 것 같다가 다시 고름이 나오는데도 아프지는 않다.

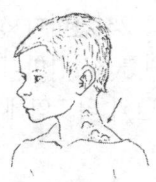
임파선 결핵이나 경부 임파선 결핵

치료
임파가 오랫동안 아프고 헐고 부으면 의료인을 찾아가서 검사를 하고 원인을 알아낸다. 피부암의 치료는 폐암의 치료와 같다. 재발을 예방하기 위해 피부가 완전히 나은 뒤에도 몇 달 더 약을 먹어야 한다.

23. 단독과 봉와직염

단독은 매우 아픈 심한 피부 감염이다. 경계가 뚜렷하고 화끈거리며 새빨갛게 부은 점이 빨리 피부로 번진다. 코 끝이나 얼굴에서 주로 시작하는데, 임파선이 붓고 열이 나며 오한이 난다.

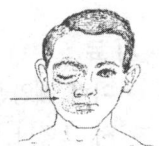

봉와직염도 몹시 아프며 몸 어디든지 생기는 급성 감염이다. 피부가 찢어진 후에 감염이 깊이 생겨 퍼지는 것인데 단독처럼 경계가 분명하지는 않다.

치료
최대한으로 빨리 치료를 시작해야 하는데, 40만 단위의 페니실린 알약을 하루 4번 먹는다. 심하면 80만 단위의 프로카인 페니실린을 매일 주사한다(490쪽). 감염이 없어져도 항생제를 이틀 더 쓴다. 또한 뜨거운 찜질을 하고 덜 아프도록 아스피린을 먹는다.

24. 괴저

괴저는 대단히 위험한 상처의 감염인데 나쁜 냄새가 나는 회갈색의 진물이 잡힌다. 상처 주위에는 검은 물집이 생기고 근육에는 공기 방울이 생긴다. 괴저는 상처가 난 후 6시간~3일 사이에 생긴다. 금방 악화되고 퍼지는데 치료를 하지 않으면 며칠 내에 죽는다.

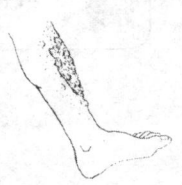

치료
- 상처를 할 수 있는 한 넓게 열고, 끓여서 식힌 물에다 비누로 깨끗이 씻는다. 죽었거나 다친 살을 깨끗이 잘라 내고 과산화수소로 2시간마다 상처를 씻는다.
- 페니실린(가능하면 크리스탈린으로) 1백만 단위를 3시간마다 주사한다.
- 상처를 열어 놓아서 공기가 들어가게 하고, 빨리 의료인에게 간다.

25. 혈액순환 문제 때문에 생긴 피부 궤양

피부 궤양이나 크게 헌 상처는 여러 가지 원인이 있다(135쪽). 노인들, 특히 정맥류를 앓는 여인들의 발목에 생긴 오랜 피부 궤양은 혈액순환이 원인이다. 피가 다리에서 빨리 흐르지 못해서 생긴 것이다. 이런 궤양은 아주 커질 수 있다. 궤양 주위의 피부는 짙푸르고 반짝거리며 매우 얇아진다. 또한 대부분 발이 붓는다.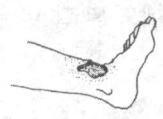

치료
- 이런 궤양은 매우 천천히 낫는다. 그것도 잘 치료할 경우에 한해서 그렇다. 가장 중요한 것은 발을 가능한 한 자주 높이 올리는 것이다. 잘 때에는 발을 베개 위에 올리고 낮에는 15~20분마다 올리고 쉬게 한다. 걷는 것은 혈액순환에 도움을 준다. 그러나 한곳에 오래 서 있거나 발을 내리고 앉으면 해롭다.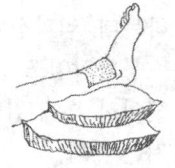
- 궤양은 약한 소금물(1리터의 끓인 물에 소금을 1찻숟가락 넣음)에 따뜻한 찜질을 한다. 또 소독가제나 깨끗한 헝겊으로 궤양을 가려 주고 늘 깨끗하게 해야 한다.
- 탄력 스타킹이나 붕대로 다리를 지지해 준다. 궤양이 나아도 계속 탄력 스타킹을 쓰고 발은 높이는 게 좋다. 연약한 피부를 긁거나 상처를 내지 않도록 매우 조심한다.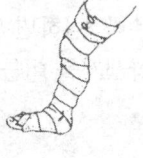
- 꿀과 설탕이 도움이 될 수 있다(289쪽).

 피부 궤양을 주의하고 정맥류는 일찍 치료한다(247쪽).

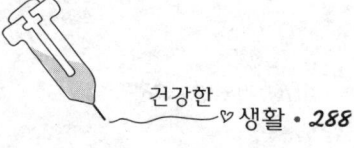

26. 욕창

오랫동안 열려진 이 아픈 상처는 환자가 힘이 없어서 자리에서 돌아눕지 못하여 생기는데, 몹시 마르고 약한 노인에게 잘 생긴다. 욕창은 요와 닿는 부분의 뼈 부분 즉, 엉덩이, 등, 무릎, 발 등에 잘 생기는데 욕창에 대해 자세한 것은 *Disabled Village Children* 24장을 참고한다.

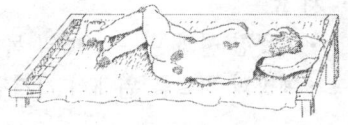

예방

- 환자를 시간마다 돌아눕히는데, 눕혔다가 엎드리게 했다가 왼쪽으로 오른쪽으로 눕힌다.
- 매일 목욕을 시키고 아기용 피부 기름을 바르고 부벼 준다.
- 부드러운 이부자리를 쓰고 부드러운 베개들로 받쳐 준다. 또 매일 이부자리를 갈고 대소변이나 구토물로 젖을 때는 바로 갈아 준다.
- 푹신한 방석을 뼈가 요에 닿은 부분에 받쳐 준다.
- 환자를 가능한 한 잘 먹인다. 못 먹으면 비타민이나 철분알약을 준다(184쪽).
- 오랫동안 몹시 아픈 아이는 엄마의 무릎에 자주 앉힌다.

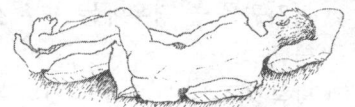

치료

- 위에 있는 모든 것을 한다.
- 하루에 세 번씩 끓여서 식힌 물과 비누로 씻기고 딱지는 살살 잘라 낸다. 시원한 물로 잘 씻어 낸다.
- 감염과 잘 싸우고 빨리 낫도록 하기 위해서 꿀이나 설탕 반죽을 채운다. 꿀이나 설탕 반죽이 제일 쉽다. 하루 2번씩 깨끗이 한 후 반죽을 채우면 된다. 단 꿀이나 설탕 반죽이 진물 때문에 너무 연해지면 세균을 죽이는 대신에 세균에게 영양공급을 하게 되므로 더 나빠진다.

27. 아기의 피부 문제

기저귀 발진

붉은 반점들이 다리와 엉덩이에 생기는데 기저귀나 이부자리의

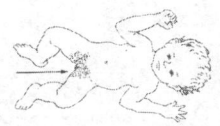

소변 때문에 생긴다.

치료
- 따뜻한 물과 비누로 매일 목욕을 시키고, 깨끗이 말려 준다.
- 예방과 치료를 위해서 기저귀를 채우지 말고 발가벗기고 햇볕을 쬐게 한다.

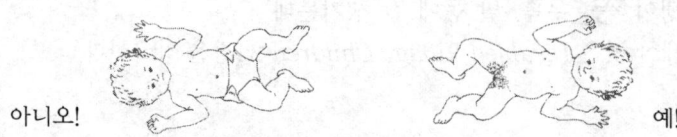

아니오!   예!

발가벗기는 것이 가장 좋다.

- 기저귀를 쓸 경우에는 자주 갈아 주고, 기저귀를 빤 후에는 식초를 약간 넣어서 헹군다.
- 탈쿰 가루는 쓰지 않는 것이 좋다. 꼭 쓰려면 반점이 없어진 후에 쓴다.

아기 비듬
아기 비듬은 기름진 노란색 딱지가 머리에 생기는 것이다. 피부는 발갛고 자극되어 있다. 아기 비듬은 머리를 자주 감겨 주지 않거나 무엇을 쓰고 있으면 생긴다.

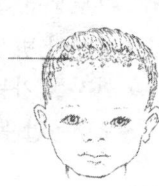

비듬

치료
- 머리를 매일 감기고, 가능하면 약이 든 비누를 쓴다(524쪽).
- 비듬과 딱지를 살살 떼어 내는데, 따뜻한 물수건으로 머리를 싸 두었다가 비듬과 딱지가 불었을 때 뗀다.
- 아기의 머리는 공기가 잘 통하고 햇볕을 받을 수 있도록 덮지 않는다.

아기의 머리를 모자나 천으로 덮지 않는다. 또 아무것도 얹지 않는다.

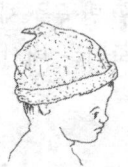

아니오

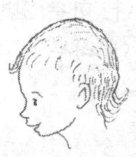

예

벗기는 것이 가장 좋다.

- 감염의 증상이 있으면 부스럼처럼 치료한다(277쪽).

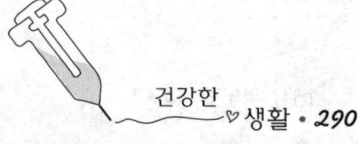

28. 습진(작은 물집의 붉은 반점들)

증상
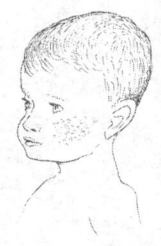
- 어린이들 : 뺨에 때로는 팔과 손에 붉은 반점이 나온다. 반점은 아프고 진물이 나는데, 터지기도 하고 물이 새기도 한다.
- 큰 아이들이나 어른들 : 마른 습진으로서 무릎과 팔꿈치 안쪽에 흔하다.
- 감염이 아니고 알레르기 반응이 더 많다.

치료
- 차가운 찜질을 한다.
- 감염 증상(155쪽)이 보이면 부스럼(277쪽)처럼 치료한다.
- 습지에 햇볕을 쪼인다.
- 낫지 않으면 코르티손이나 코르티코-스테로이드를 쓴다(524쪽). 코울타르도 쓸 수 있지만 이때는 의료인의 도움을 받는다.

29. 건선

증상
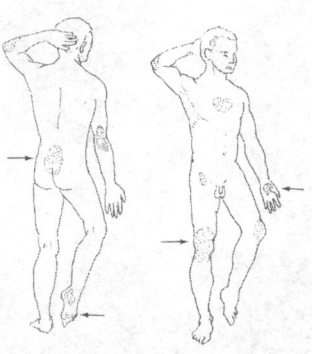
- 붉거나 청회색의 빛을 띤 두껍고 거친 반점에 희거나 은빛 같은 비늘이 덮여 있으며, 옆의 그림에 표시한 곳에 잘 생긴다.
- 오래가며 재발도 잘한다. 감염도 아니고 위험하지도 않다.

치료
- 햇볕을 자주 쬐면 좋다.
- 바닷물에 씻어도 좋다.
- 의료인의 도움을 받아야 하는데, 치료는 오래 걸린다.

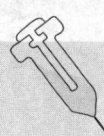

Where There Is No Doctor

16장

눈

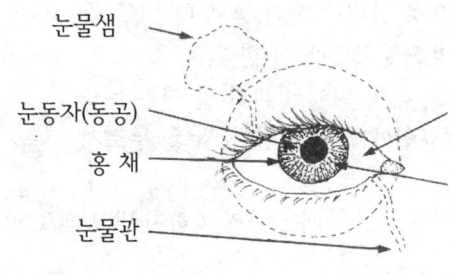

눈물샘

눈동자(동공)

홍채

눈물관

결막은 흰자위를 덮고 있는 얇은 막이다.

각막은 맑고 투명한 막인데 동공과 홍채를 덮고 있다.

1. 위험증상

눈은 섬세하므로 조심스럽게 보살펴야 한다. 아래의 증상은 위험하므로 빨리 의료인의 도움을 받아야 한다.

1. 안구가 찢어졌거나 터진 상처
2. 각막이 아프며 회색 점이 있고 주위는 발갛게 되었을 때(각막 궤양).
3. 눈 안이 몹시 아플 때(홍채염이나 녹내장의 가능성이 있다).
4. 머리나 눈이 아프고 동공의 크기가 다를 때 : 눈동자(동공)의 크기가 많이 다를 때는 뇌에 문제, 뇌졸

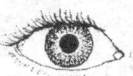 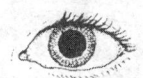

293

중, 눈의 상처, 녹내장, 홍채염일 수가 있는데 매우 위험한 상태이다(눈동자의 크기가 약간 다를 때는 정상이다).
5. 안구 속 각막 뒤에 피가 찼을 때
6. 한쪽 눈 혹은 양쪽 눈의 시력이 나빠지기 시작할 때
7. 눈의 염증이 5~6일간 항생제 안연고를 넣어도 낫지 않을 때

2. 눈의 상처

안구에 생긴 상처는 어떤 것이라도 위험하다. 실명의 원인이 될 수 있다. 각막의 상처도 잘 치료하지 않으면 감염이 되어 시력이 나빠질 수 있다. 안구의 상처가 깊어서 망막까지 가면 특히 위험하다. 주먹 같은 무딘 것으로 맞았을지라도 안구에 피가 차면 위험하다(296쪽). 며칠 뒤 갑자기 많이 아프면 급성 녹내장일 수 있으므로 특히 위험하다(293쪽).

치 료

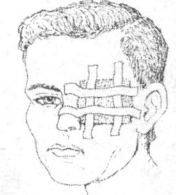

- 상처가 난 눈으로 잘 볼 수 있으면 항생제 안연고를 넣고 깨끗하고 부드러우나 두꺼운 천으로 안대를 한다. 하루나 이틀 만에 좋아지지 않으면 의료인의 도움을 받도록 한다.
- 상처를 잘 볼 수 없고 깊을 때, 각막 뒤에서 피가 날 때는 눈을 깨끗한 천으로 덮고 바로 의료인에게 가야 한다. 눈을 누르지 않도록 한다.
- 눈 속에 가시나 조각이 단단하게 박혔을 때는 빼려고 하지 말고 의료인에게 가야 한다.

3. 눈에서 먼지나 이물질을 없애는 법

환자가 눈을 감고 위아래, 좌우로 눈을 돌리게 한다. 그 다음은 눈을 뜨고 아래위를 보도록 한다. 이렇게 하면 눈물이 나오기 때문에 저절로 먼지가 나올 수 있다. 혹은 깨끗한 물을 눈에 많이 붓거나 깨끗한 천을 눈 한쪽에 대거나 젖은 면봉을 살짝 대서 먼지나 모래를 뺀다(295쪽). 위쪽 눈꺼풀 안에 무엇이 있으면 얇은 막대기로 눈거풀을 올리고 찾아본다. 이렇게 찾을 때 환자는 눈을 아래로 떠야 한다.

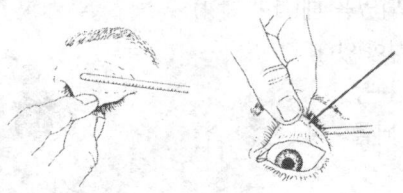

먼지 등은 흔히 눈꺼풀 가장자리에 몰려 있다. 깨끗한 천 끝으로 닦아 낸다. 만약 찾아서 닦아 내지 못하겠으면 항생제 안연고를 넣고 천을 덮고 의료인에게 간다.

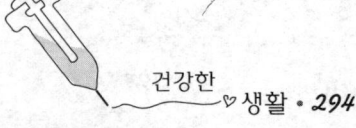

4. 화학 물질에 화상을 입었을 때

배터리 액, 양잿물, 휘발유, 살충제 등이 눈에 들어가면 위험할 수 있다. 곧바로 눈을 뜨게 하고 깨끗한 물을 눈에 30분 정도 붓는다. 혹은 아프지 않을 때까지 붓는다. 이때 물이 반대쪽 눈에 들어가지 않도록 주의한다.

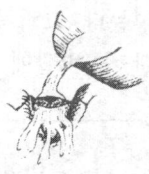

5. 충혈되고 아픈 눈 – 여러 가지 원인들

눈이 충혈이 되고 아픈 것은 여러 가지 원인들이 있다. 옳은 치료는 원인을 바로 찾는 데서부터 시작되므로 증상을 자세히 살펴야 한다. 아래의 표가 원인을 찾는 데 도움을 줄 것이다.

눈 안의 먼지 같은 이물질(294쪽)	한쪽 눈에만 주로 있다. 충혈, 아픈 정도는 다르다.
눈의 화상, 해로운 물이 들어갔다(295쪽).	한쪽 또는 양쪽 눈 – 충혈, 아픈 정도는 다르다.
빨간 눈(결막염, 295쪽) 건초염(알레르기성 결막염, 236쪽) 트라코마(296쪽) 홍역(394쪽)	양쪽 눈에 주로 생긴다. 한쪽에서 시작하여 더 심할 수 있다. 빨간 핏발이 눈 가장자리에서 가장 심하다. 타는 듯이 아프나 심하지는 않다.
급성 녹내장(293쪽) 홍채염(293쪽) 각막의 상처나 궤양(301쪽)	한쪽 눈에만 주로 생긴다 – 각막 옆이 매우 빨갛다. 아주 아플 때가 많다.

6. 결막염

한쪽 또는 양쪽 눈이 빨갛고 눈곱이 끼며 화상을 입은 것처럼 아프나 심하지는 않다. 자고 나면 아래와 위의 눈꺼풀이 붙어 있곤 한다. 아이들에게 흔히 나타난다.

치 료

끓인 물에 깨끗한 수건을 적셔서 눈곱을 닦아 내고 항생제 안연고를 넣는다. 그림처럼 아래쪽 눈꺼풀을 손으로 잡아 내리고 안연고를 넣는다. 눈 바깥에 연고를 넣으면 효과가 없다.

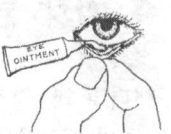

 안연고 튜브가 눈에 닿지 않도록 한다.

예 방

결막염은 전염성이 강하므로 다른 사람에게 잘 전염된다. 결막염에 걸린 아이는 다른 아이들과 놀거나 자지 못하게 하고, 수건을 따로 쓰게 한다. 또 눈을 만진 후에는 꼭 손을 씻게 한다.

7. 트라코마

트라코마는 결막염의 일종으로서 서서히 악화된다. 몇 달이나 몇 년씩 가며, 일찍 치료하지 않으면 실명할 수도 있다. 손에 의한 접촉이나 파리를 통해 전염되는데, 가난하고 사람이 많아 복잡한 곳에서 잘 생긴다.

증 상

- 트라코마는 결막염처럼 눈이 빨개지고 눈물이 많이 나곤 한다.
- 한 달 정도 지나면 294쪽처럼 눈꺼풀 안쪽에 분홍빛 회색의 작은 응어리들이 생긴다.
- 눈의 흰자위가 약간 빨갛다.
- 자세히 보거나 확대경으로 보면 각막 위쪽 끝이 회색인데, 이것은 작은 새로운 혈관이 그 안에 있기 때문이다.
- 작은 응어리와 새 혈관이 있으면 거의 트라코마로 볼 수 있다.
- 몇 년 후에는 눈꺼풀에 응어리는 없어지고 흰 흉터는 남는다.

이 흉터는 눈꺼풀을 두껍게 하여 눈을 뜨고 감는데 어려움을 준다.

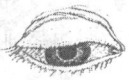 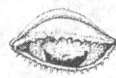

또 속눈썹이 안으로 들어와서 각막을 찌르기 때문에 실명을 할 수도 있다.

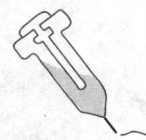

치료

1%의 테트라사이클린 안연고를 하루 3번, 또는 3%의 안연고를 하루 한 번씩 30일간 넣는다. 테트라사이클린 또는 설폰아마이드를 2~3주간 먹는다.

예 방

일찍 완전히 치료하면 전염을 예방한다. 트라코마 환자가 집에 있으면 모두, 특히 어린이들은 눈 검사를 자주 하고 증상이 있으면 즉시 치료한다. 날마다 얼굴을 씻으면 예방에 좋다. 12장의 깨끗이 하는 법을 따르는 것이 아주 중요하다.

 깨끗이 하면 트라코마를 예방할 수 있다.

8. 갓난이에게 생기는 눈의 감염(갓난이 결막염)

출생 이틀 안에 갓난이의 눈이 빨갛게 붓고 눈곱이 많이 나오면 임질 감염일 가능성이 높다(316쪽). 맹인이 되지 않도록 빨리 치료를 해야 한다. 출생 1~3주 만에 눈의 감염이 오면 클라미디아일 가능성이 높다. 이런 감염은 출산 때 어머니의 산도에서 전염이 된 것이다.

임질의 치료

- 카나마이신(427쪽) 50~75mg을 1번 주사하거나 크리스탈린 페니실린 20만 단위를 하루 2번 3일간 주사한다. 또는 코-트리목사졸 시럽을 찻숟가락으로 1/2씩 하루 2번 일주일간 먹인다(구할 수 있다면 세프트리악손 125mg을 1번 주사하는 게 가장 좋다).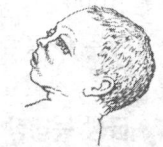
- 테트라사이클린 안연고를 쓸 수도 있다. 첫날에는 매시간 조금씩 넣고 다음날부터 2주간 동안 하루 3번씩 넣는다(295쪽대로 눈의 고름을 깨끗이 닦아 낸다).

클라미디아의 치료

위와 같이 테트라사이클린 안연고로 치료한다. 또 에리스로마이신 시럽 30mg을 하루 4번 2주간 먹인다(이는 클라미디아로 때문에 생기는 폐렴을 치료한다).

예 방

모든 갓난이의 눈은 임질과 클라미디아로부터 보호를 해야 한다. 아기의 부모, 특히 아버지가 소변을 볼 때 아프면 치료해야 한다(어머니는 자신도 모르게 걸려 있을 수 있다). 출생 즉시 양쪽 눈에 질산은 1% 안약을 한 번만 넣는다. 질산은 안약이 없으면 테트라사이클린 안연고를 넣는다. 갓난이의 눈에 임질이나 클라미디아 감염증상이 있으면 부모 모두 치료를 받아야 한다.

9. 홍채염(홍채에 생기는 염증)

증상

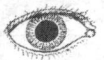 정상적인 눈 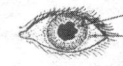 홍채염이 있는 눈
동공은 작고 끝에 굴곡이 진다.
홍채 주위가 빨갛다.
몹시 아프다.

홍채염은 주로 한쪽 눈에만 온다. 몹시 아픈데 갑자기 혹은 서서히 온다. 밝은 빛에서 더 아프고 만져도 더 아프다. 결막염처럼 눈곱은 없으며, 희미하게 보인다. 빨리 전문 의료인에게 가 응급치료를 해야 한다. 항생제는 효과가 없다.

10. 녹내장

이 위험한 병은 눈의 압력(안압)이 높아서 생긴다. 40세 이후에 잘 생기며 실명의 흔한 원인이다. 실명을 예방하기 위해서는 녹내장의 증상을 알아서 빨리 치료해야 한다. 녹내장에는 두 종류가 있다.

급성 녹내장
머리나 눈이 몹시 아프면서 갑자기 시작된다. 눈은 충혈이 되고 시력이 흐려진다. 안구을 만져 보면 돌처럼 딱딱하다. 구토도 있을 수 있으며 동공은 건강한 눈보다 크다. 곧 치료하지 않으면 며칠 안에 시력을 잃게 될 수도 있다. 수술이 필요할 때가 많으므로 빨리 전문적인 치료를 받아야 한다.

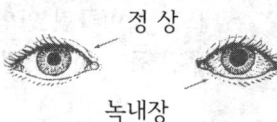
정상
녹내장

만성 녹내장
눈의 압력이 서서히 올라가는데 별로 아프지는 않다. 시력은 서서히 잃어 가는데 가장자리부터 안 보이기 시작하여 시야가 좁아지기 때문에 시력감소를 느끼지 못할 때가 많

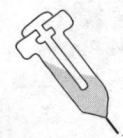

다. 진단을 할 때 시야검사가 도움이 된다.
한쪽 눈을 가리고 바로 앞의 것을 똑바로 보게 한다. 그림처럼 옆에서부터 손가락을 움직여서 어디서부터 보이는지 알아낸다.

녹내장 검사

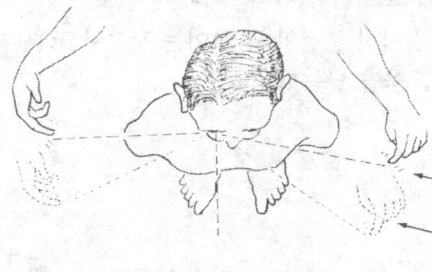

← 정상이면 여기서부터 보인다.
← 녹내장이면 손이 더 앞으로 나와야 보인다.

녹내장이면 시야가 훨씬 좁아진 것을 알 수 있다. 일찍 병을 알면 특효약인 필로카핀으로 시력을 잃는 것을 예방할 수 있다. 안압을 수시로 재서 용량을 조절해야 한다. 안약은 일생 동안 넣어야 하며, 수술이 확실한 치료이다.

예 방
40세 이상으로 가족 중에 녹내장이 있으면 1년에 1번씩 안압을 재 본다.

11. 눈물샘의 감염

증 상
눈 밑, 코 옆이 빨갛게 부어 있고 아파하며 눈물을 많이 흘린다.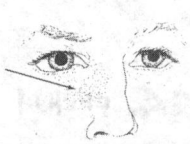
부은 부분을 살짝 눌러 보면 눈 끝에서 고름이 나올 것이다.

치 료
- 뜨거운 수건을 댄다.
- 항생제 안연고나 안약을 넣는다.
- 페니실린을 먹는다.

12. 잘 보이지 않을 때

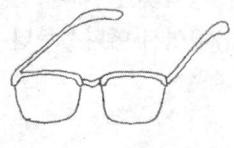

잘 보이지 않거나 책을 읽을 때 머리나 눈이 아픈 어린이들은 안경이 필요하다. 이런 어린이는 시력검사를 해야 한다. 노인은 나이가 들면서 가까운 것이 잘 보이지 않는다. 이때는 돋보기를 써야 한다. 돋보기는 40cm쯤 떨어진 물건이 잘 보이는 것으로 고른다. 돋보기 안경을 써도 해결되지 않으면 의료인의 도움을 받는다.

13. 사시(사팔뜨기)

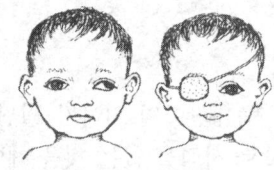

다음의 그림처럼 아이의 눈이 가끔 제멋대로 움직이지만 볼 때 정상이면 걱정할 필요는 없다. 저절로 좋아지기 때문이다. 그러나 눈이 항상 치우쳐 있으면 일찍 치료를 받지 않으면 시력이 계속 나빠질 수 있다. 할 수 있는 한 빨리 안과 의사를 만나 정상적인 눈을 가리든지 수술이나 특수 안경을 쓰든지 좋은 치료방법을 택한다. 나이가 들어서 수술을 하면 눈은 교정이 되어 보기가 좋지만 시력은 회복되지 않는다.

주의!
모든 아이는 4살 정도에 눈 검사를 해야 한다. 그림의 'E표'를 써 본다. *Helping Health Workers Learn*(건강 섬기미 가르치기)의 65~79쪽을 참고한다. 한쪽 눈씩 따로 검사를 한다. 한쪽이나 양쪽의 시력이 나쁘면 안과의사에게 가야 한다.

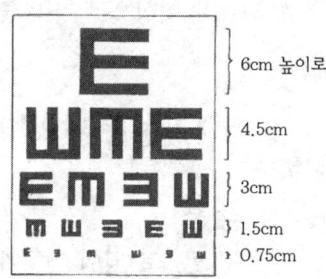

14. 다래끼

빨갛게 부은 몽우리가 눈꺼풀 끝에 생긴다. 소금을 약간 탄 따뜻한 물수건 찜질을 한다. 하루 3번 항생제 안연고를 넣으면 다른 곳에 생기는 다래끼를 예방할 수 있다.

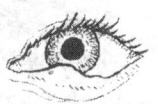

15. 익상편

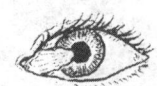

코 쪽 눈 끝에서 각막 쪽까지 두꺼운 살이 천천히 커진다. 해, 바람, 먼

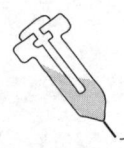

지 등이 더 악화시킨다. 검은 안경이 자극을 줄이고 자라는 속도도 늦출 수 있다. 동공을 덮기 전에 수술을 해야 하는데, 수술 후에도 재발이 잘 된다.

조개껍질 가루를 넣는 민간치료는 해로우며, 찬 물수건 찜질이나 카모밀(설탕을 넣지 않고 끓여 식힌 것) 물을 넣으면 덜 가렵고 덜 따가워진다.

16. 긁힘, 궤양, 각막의 흉터

각막은 아주 얇고 섬세하여, 긁혔거나 감염이 되면 몹시 아프고 헐 수가 있다. 밝은 곳에서 자세히 보면 각막에 회색이나 덜 반짝거리는 부분을 볼 수 있다. 잘 치료하지 않으면 각막 궤양은 시력을 잃게 할 수 있다. 항생제 안연고를 하루 4번 7일간 넣고 페니실린을 주고(426쪽) 안대를 한다. 이틀 후에도 낫지 않으면 의료인에게 간다.

각막의 흉터는 아프지 않고 각막에 흰 점 같은 것이 있다. 이는 각막궤양, 화상 등의 상처로 생길 수 있다. 두 눈 다 안 보이더라도 빛을 알 수 있으면 한쪽 눈만 수술(각막이식)을 하고 시력을 회복한다. 수술은 비용이 많이 들기 때문에 한쪽 눈에만 흉터가 있고 다른 쪽은 정상이라면 수술을 하지 말고 정상적인 눈이 다치지 않도록 잘 보호해야 한다.

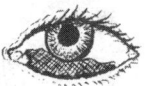

17. 흰 눈자위의 출혈

아프지 않고 흰 눈자위에 피가 고이는 것은 무거운 것을 들 때, 기침을 심하게 할 때(백일해), 눈을 얻어맞았을 때 생긴다. 이것은 눈의 작은 모세혈관이 터진 것인데 위험하지는 않고 특별히 치료 없이 한 2주 후에 없어진다. 갓난이의 눈에 약간 피가 있는 것은 정상이므로 치료할 필요가 없다.

18. 각막 뒤의 출혈(전방출혈)

각막 뒤의 출혈은 위험하다. 주먹으로 맞았거나 기타 이유로 생긴다. 아프고 잘 안 보이면 빨리 안과 의사에게 가도록 한다. 약간 아프고 잘 보이면 안대를 하고 자리에 누워 며칠간 쉬도록 한다. 그 후 더 아프고 눈이 굳어지면(녹내장, 293쪽 참고) 빨리 안과 의사에게 가야 한다.

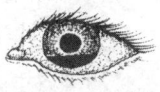

19. 각막 뒤의 고름(전방축농)

각막 뒤에 고름이 있으면 염증이 심하다는 뜻이다. 각막 궤양 때도 이럴 수가 있는데 위험하니 빨리 치료를 받아야 한다. 페니실린을 주도록 하는데(486쪽), 궤양이 잘 치료되면 고름도 없어진다.

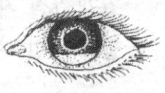

20. 백내장

동공 뒤 렌즈가 뿌옇게 되어 불빛에 비추면 동공이 희거나 회색으로 보인다. 백내장은 노인들에게 많지만 아이들에게도 가끔 생긴다. 백내장으로 실명이 되었으나 빛을 분간하고 동작도 알 수 있을 때는 수술을 하면 시력이 회복될 수 있다. 수술 후에는 도수 높은 안경을 써야 하는데, 적응하려면 시간이 걸린다. 약으로는 치료할 수 없다. 수술 때 인공 렌즈를 넣어서 도수 높은 안경을 쓰지 않아도 되는 방법도 있다.

21. 야맹증과 안구 건조증(비타민 A 부족)

1~5살의 아이들에게 흔하다. 이것은 비타민 A의 부족인데 일찍 치료하지 않으면 시력을 잃게 될 수 있다.

증상
- 아이의 밤눈이 어두어지는데, 어두우면 다른 사람들만큼 보지 못한다.
- 눈이 점점 건조해지면서 흰 눈자위가 빛을 잃고 주름이 생기기 시작한다.
- 눈에 작은 회색 물집 몽우리가 생긴다(바이토츠 점).
- 심해지면 각막도 마르고 빛을 잃고 나중에는 작은 구멍이 생길 수 있다.
- 각막이 힘을 잃고 부풀어 터지기도 한다. 별로 아프지는 않으나 염증, 상처의 흉터로 시력을 잃게 될 수도 있다.
- 야맹증은 아이가 설사, 백일해, 결핵 등으로 몸이 아플 때 시작되거나 심해진다. 따라서 병을 앓거나 몸무게가 낮은 어린이는 눈 검사를 해야 한다. 아이의 눈꺼풀을 올리고 비타민 A 결핍 증상이 있는지 살핀다.

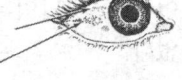

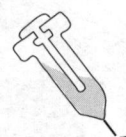

예방과 치료

야맹증은 비타민 A가 많이 든 음식을 많이 먹으면 쉽게 예방된다.

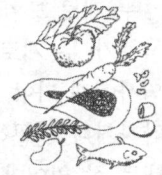

- 2살까지 할 수 있는 한 엄마 젖을 먹인다.
- 6개월이 되면 짙은 초록, 빨강, 노란색의 채소, 과일(파파야, 망고, 토마토, 케일)을 먹이기 시작한다. 우유, 간, 달걀 등도 비타민 A가 많다.
- 아이가 이런 음식을 안 먹거나 야맹증, 안구 건조의 증상이 있으면 6개월마다 비타민 A 20만 단위(60mg 레티놀 캡슐이나 물약)를 먹인다. 1살 이하이면 10만을 먹인다.
- 심하면 첫날 비타민 A 20만을 먹이고 다음날 20만을, 2주 후에 다시 20만을 먹인다. 1살 이하의 아이는 절반(10만 단위)을 먹인다.
- 안구 건조증이 흔한 곳에서는 젖을 먹이는 엄마와 임신 6개월 된 임산부에게 비타민 A 20만 단위를 한 번 먹인다.

주의!

비타민 A를 너무 많이 먹으면 독성이 생긴다. 따라서 꼭 위와 같이 해야 한다.

아이의 눈이 빛을 잃고 각막에 구멍이 나고 부풀어 오를 정도로 심하면 의료인의 도움을 받는다. 안대를 하고 곧 비타민 A 10만 단위를 주사로 준다.

 검푸른 채소 잎이나 노랗거나 빨간 과일과 채소는 어린이들이 시력을 잃는 것을 예방한다.

22. 눈앞에 점이나 파리 같은 것이 보일 때

노인들이 벽이나 하늘 같은 밝은 것을 볼 때 작은 점들이 움직인다고 한다. 이런 점들은 눈이 움직일 때 따라 움직이며 작은 파리같이 보인다. 이것은 위험하지 않고 치료도 필요 없다. 그러나 갑자기 점들이 많아지고 한쪽 눈이 안 보이기 시작하면 응급 상황이다(망막 박리). 곧바로 의사에게 가야 한다.

23. 두 개로 보일 때

두 개로 보일 때는 여러 가지 이유가 있다. 갑자기 혹은 점점 물체가 두 개로 보이기 시작하면 중병일 가능성이 높다. 빨리 의사에게 가야 한다. 두 개로 보이다가 안 보이다가 하면 몸이 약하거나 피곤하거나 영양부족 때문이다. 11장에 제시된 내용 대로 잘 먹어야 한다. 그래도 낫지 않으면 의료인의 도움을 받도록 한다.

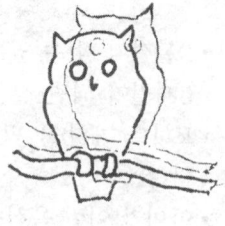

24. 강변장님(회선사상충)

강변장님은 아프리카, 멕시코 남부, 중앙아메리카, 남아메리카 북부 등 여러 곳에서 흔하다. 작고 등이 볼록한 검은 파리가 사람에게 전염을 시킨다. 검은 파리가 전염된 환자를 물고 난 후 건강한 사람을 다시 물 때 전염을 시킨다.

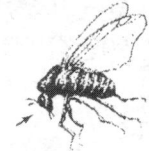

증상

- 검은 파리가 물어서 기생충을 사람의 몸속에 넣으면 몇 달 후에 피부 밑에 몽우리가 생긴다. 아메리카에서는 머리와 위쪽 몸에 몽우리가 잘 생긴다. 몽우리는 3~6개 정도이며 2~3cm가 되도록 커진다. 별로 아프지는 않다.
- 기생충 알이 몸에 퍼질 때는 가렵다.
- 등, 어깨, 엉덩이뼈가 아프고 또 몸 전체도 아프다.
- 사타구니의 임파선이 커진다.
- 배, 등의 피부가 두꺼워지고 귤껍질처럼 구멍 모양이 생긴다. 한쪽에서 반대쪽으로 빛을 비추면 잘 보인다.
- 치료하지 않으면 노인처럼 피부에 주름이 진다. 다리 앞쪽에 흰 점이 생길 수 있으며, 몸 아래와 몸통에 건조한 발진이 있을 수도 있다.
- 눈에 생긴 문제는 시력을 잃게 하는 경우가 많다. 처음에는 눈물이 나고 빨갛게 되며 홍채염 증상이 있다(293쪽). 그 후 안구 건조증처럼 각막이 빛을 잃고 작은 구멍 같은 것들이 생긴다(302쪽). 결국 각막의 상처, 백내장, 녹내장 등으로 시력을 잃게 된다.

치 료
일찍 치료하면 시력을 잃지 않을 수 있다. 회선사상충이 많은 곳에서는 증상이 있으면 곧 진단을 하고 치료를 받아야 한다.

- 아이버멕틴(멕티잔)이 특효약이다. 보건소에서 무료로 줄 것이다. 디에틸카바마진과 슈라민도 쓸 수 있으나 해롭게 할 수가 있는데, 눈에 손상이 왔을 때는 더욱 그렇다. 용량은 경험 있는 건강 섬기미의 도움을 받는다(429쪽).
- 항히스타민제는 가려움을 줄여 준다(553쪽).
- 몽우리를 일찍 수술하면 기생충의 알을 줄일 수 있다.

예 방
- 검은 파리는 물살이 센 강물에서 알을 낳는다. 물살이 센 강물이 들어온 웅덩이나 저수지를 깨끗이 처리하면 파리를 없앨 수 있다.
- 바깥에서 잠을 자지 말고(특히 낮에) 파리에 물리지 않도록 한다.
- 검은 파리 박멸 사업을 한다.
- 일찍 치료하면 병이 퍼지는 것과 시력을 잃는 것을 예방할 수 있다.

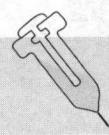 Where There Is No Doctor

17장

이, 잇몸, 입

1. 이와 잇몸 돌보기

이와 잇몸 돌보기는 중요하다.

- 음식을 잘 씹어 소화하려면 튼튼하고 건강한 이가 있어야 한다.
- 썩은 이와 잇몸병으로 아픈 것은 잘 보살피면 예방할 수 있다.
- 이를 잘 보살피지 않아 생긴 썩은 이는 몸의 다른 곳에 심한 감염을 일으킬 수 있다.

이와 잇몸을 건강하게 하려면
1. 단 것을 줄인다. 단 음식들(벌꿀, 사탕, 과자류, 설탕을 많이 넣은 차나 커피, 콜라 등의 음료수)은 이를 빨리 썩게 한다. 아이들의 이가 튼튼하기를 바라면 단것이나 음료수에 습관을 들이지 말아야 한다.

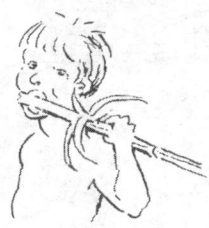

이 아이는 단것을 좋아한다.
그러나 이 아이는 더 이상 단것을 못 먹을 것이다(이가 없음).

2. 이를 매일 잘 닦아야 하며, 단것을 먹은 후에는 바로 이를 닦아야 한다. 아기의 이가 날 때부터 이를 닦아 주고, 자라서는 스스로 하게 하고 올바르게 닦는지 확인한다.

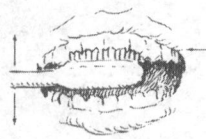

이를 위아래로 닦을 것
좌우로는 절대로 닦지 말 것
이의 앞뒤와 위아래를 잘 닦을 것

3. 물에 불소를 넣거나 불소를 이에 직접 바르면 충치예방에 좋다. 건강사업 중에는 일 년에 한두 번씩 아이들의 이에 불소를 발라 준다. 이런 기회가 오면 놓치지 않도록 한다.

주의!
불소를 많이 먹으면 독성이 생긴다. 따라서 아이들의 손이 닿지 않는 곳에 보관한다.

4. 큰 아기에게 우유병으로 빨리지 않는다. 우유병을 계속 빨면 이가 단물에 젖어서 쉽게 썩는다(우유를 먹이지 않는 것이 최고다, 353쪽).

잇솔이 없을 때

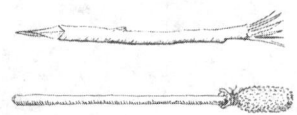

나무의 잔가지를 이렇게 뾰쪽하게 하여 이 사이를 깨끗이 한다. 이 부분의 끝을 씹어서 고운 섬유를 잇솔로 쓴다.

거친 타올 조각을 나무 끝에 찬찬히 매서 잇솔로 쓴다.

치약이 없을 때

물이면 충분하다. 이를 문지르면 되는데, 약간 거친 것으로 문지를 때 이가 깨끗해진다. 소금이나 숯가루로 이를 닦는 이들도 있다. 소금과 베이킹소다를 1 : 1로 섞어서 치약가루를 만들 수도 있다. 잇솔을 물에 약간 찍으면 치약가루가 잘 묻는다.

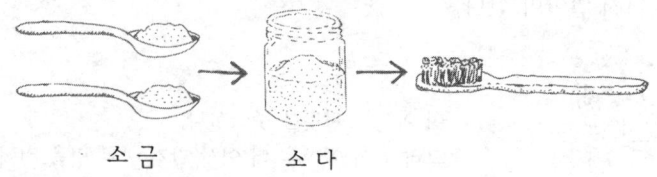

소 금   소 다

충치가 이미 생겼으면(썩어서 구멍이 크게 났을 때)

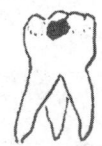

아프고 고름주머니가 생기지 않도록 단것을 줄이고 식사 후에는 이를 닦

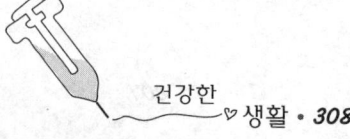

는다.
가능하면 곧 치과 의료인에게 간다. 일찍 가면 치과 의료인이 이를 깨끗하게 하고, 충치의 구멍을 막아서 이가 보존될 수 있다.

2. 이 아픔과 고름집

덜 아프게(진통) 하는 법
- 충치의 구멍을 잘 닦고 음식물 찌꺼기를 없앤다. 또 따뜻한 소금물로 입 안을 헹구게 한다.
- 아스피린 같은 진통제를 준다.
- 염증이 심하면(붓거나, 고름이 있거나, 임파선이 커지고 아프면) 항생제를 쓴다. 페니실린 알약(426쪽)이나 설파제(427쪽), 테트라사이클린 캅셀(어른에게만 쓴다, 427쪽)이 있다.

계속 아프면 이를 빼야 될지도 모른다.
고름 주머니는 염증이 전신으로 퍼지기 전에 곧 치료를 해야 한다.

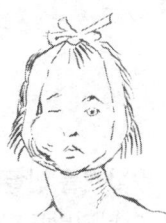

충치에 염증이 생기면 이가 아프다. 농양(고름집)은 염증이 이 뿌리에 와서 고름집을 만들었기 때문이다.

3. 잇몸 감염(농루 : 고름이 흘러내리는 것)

염증(빨갛게 부은 것)이 있고 아픈 잇몸은 피가 잘 나는데 그 원인은

1. 이나 잇몸을 잘 닦지 않았기 때문이다.
2. 영양 있는 음식물을 먹지 못했기 때문이다(영양부족).

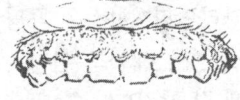

예방과 치료
- 음식을 먹은 후에는 꼭 이를 닦고 이 사이에 낀 찌꺼기를 없애고 이와 잇몸 사이의 누런 딱지(프레그)를 긁어 낸다. 또 가는 명주실을 정기적으로 이 사이에 끼워서 훑어

내면 잇몸 밑을 깨끗이 할 수 있다. 처음에는 잇몸에서 피가 나올 수도 있지만 잇몸이 건강해지면 피는 안 난다.
- 비타민이 많이 든 음식, 특히 달걀, 고기, 콩, 푸른 채소나 오렌지, 레몬, 토마토 등 과일(11장을 참고)을 많이 먹는다. 단것, 끈적한 것, 이 사이에 잘 끼는 질긴 음식은 피한다.

주의!
간질약인 페니토인(다이란틴)과 같은 약은 잇몸을 붓게 하고 비정상적으로 자라게 할 수 있다(561쪽). 이때는 건강 섬기미와 의논하여 약을 바꾸도록 한다.

4. 입가가 헐거나 갈라짐

아이의 입가가 좁아지면서 아프면 영양부족이다. 이때는 비타민과 단백질이 많은 음식을 먹는다. 우유, 고기, 생선, 완두콩, 땅콩, 달걀, 과일, 푸른 채소 등의 음식이 좋다.

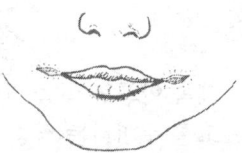

5. 입 안의 백태나 흰 점

혓바닥에 가는 흰 털이 덮였을 때
여러 가지 병들이 혓바닥이나 입천장에 희거나 누런 덮개를 만든다. 이것은 특히 열이 있을 때 많이 나온다. 큰 병 때문이 아닐지라도 소금과 소다를 탄 따뜻한 물로 하루 몇 번씩 이를 닦으면 좋다. 열이 있는 아이의 입 속에 소금가루 같은 작은 흰 점들은 홍역의 이른 증상일 가능성이 있다(394쪽).

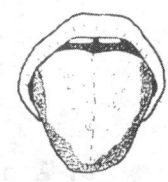

아구창
입 안이나 혓바닥에 생고기에 우유찌꺼기가 엉겨 붙은 것 같은 증상이 나타난다. 이것은 곰팡이 감염인데 모닐리아시스라고 한다. 아구창은 갓난이, 에이즈 환자, 항생제, 특히 테라마이신이나 암피실린을 먹을 때 잘 생긴다.
꼭 써야 하지 않으면 항생제를 중단하고, 젠티안 바이올렛을 입 안에 바른다. 마늘을 씹거나 요구르트를 먹으면 도움이 된다. 심하면 니스타틴을 쓰도록 한다(429쪽).

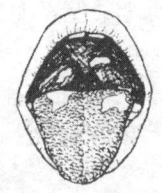

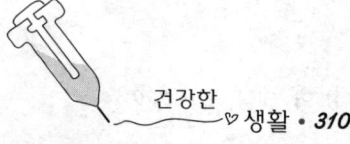

입 안의 궤양

입술 안쪽이나 입 안이 하얗게 허는데 아주 아프다. 열이나 스트레스(걱정)가 많을 때 생긴다. 소금물로 헹구고 이를 닦으면 1~3주 후에 없어진다. 과산화수소나 스테로이드 연고를 바르도록 한다(428쪽). 항생제는 효과가 없다.

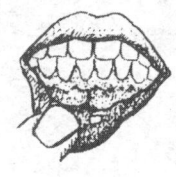

6. 찬 궤양과 더운 물집

입술(또는 생식기)에 작고 아픈 물집이 생기고, 이것이 터지면서 딱지를 만든다. 열이나 스트레스 후에 생길 수 있다. 원인은 헤르페스 바이러스이다. 대개 1~2주 후에 낫는다. 물집이 시작될 때 얼음을 1시간 정도 대고 있으면 빨리 나을 수 있다. 명반(백반), 박하, 쓴 식물즙(65쪽)을 아픈 곳에 바르면 좋다. 약은 별 효과가 없다(437쪽). 이와 잇몸에 대해서는 「치과의사가 없는 곳에」란 책을 참고한다.

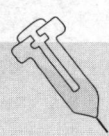

Where There Is No Doctor

18장

비뇨기와 생식기

비뇨기는 피 속의 찌꺼기를 소변으로 버리는 기관이다.

콩팥(신장)은 피를 걸러서 소변을 만드며,

방광은 소변을 보관하는 주머니이다. 방광에 소변이 차면 늘어지면서 커진다.

요도관은 소변을 방광(오줌통)으로 보낸다.

요도는 남자는 성기를 통해서, 여자는 소음순 사이의 작은 구멍을 통해서 소변을 버린다.

생식기는 성기관이다.

• 남자

방광(오줌통)
요 도
음경 또는 남성 생식기
음낭 또는 고환(불알) 주머니

정 관
전립선은 정자를 운반하는 액체를 만든다.
고환(불알)은 정자를 만드는데, 정자는 꼬리가 달린 작은 세포이며 여성의 난자(알)와 합쳐져서 임신이 된다.

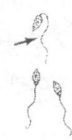

313

• 여자

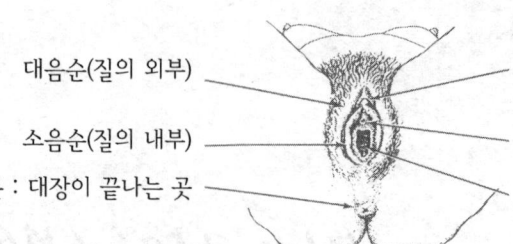

대음순(질의 외부)
소음순(질의 내부)
항문 : 대장이 끝나는 곳
음핵 : 남자의 음경과 같이 가장 예민한 부분
요도구 : 소변이 나오는 구멍
질구 또는 출산구

1. 비뇨기 계통의 장애

비뇨기계에는 많은 병이 있는데 따로 떼어 설명을 하기가 쉽지 않다. 어떤 병은 가벼우나 어떤 병은 아주 위험하다. 같은 병이라도 남녀 간에 다르게 나타날 수 있으며, 위험한 병도 가벼운 증상으로 시작될 수 있다. 이 책에서 이러한 병들을 진단하기는 어렵다. 따라서 가능하면 건강 섬기미의 도움을 받도록 한다.

비뇨기계의 흔한 문제들
1. 요로 감염 : 여성에게 흔하며 주로 성관계 때 감염이 되지만, 임신 때나 그 외에도 생긴다.
2. 신장석 혹은 방광석(신장이나 방광에 돌이 생기는 것)
3. 전립선의 문제(전립선이 커져서 소변을 잘 보지 못하는데 노인에게 흔하다.)
4. 임질 혹은 클라미디아 감염(소변이 잘 안 나오거나 소변을 볼 때 아프며 성관계 때 전염된다.)
5. 시스토소미아시스가 소변에 피가 나오도록 하는 세계에 가장 흔한 원인이다. 이 병은 기생충 감염에서 다룬다(215쪽).

요로 감염

증 상
• 열이 나고 춥고 머리가 아프다.
• 옆구리가 가끔 아프다.
• 소변을 볼 때 아프고 자주 소변을 본다.
• 소변을 참을 수 없다(특히 아이들의 경우).
• 소변 색깔이 탁하거나 벌겋다(피 색깔이 난다).
• 방광에 소변이 남아 있는 느낌이 들 때도 있다.
• 아랫쪽 등 뒤가 가끔 아프다(콩팥).

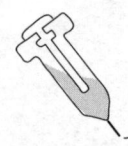

- 다리까지 아프다.
- 심하면 신장병이 되어 다리와 얼굴이 붓는다.

많은 여성들이 요로 감염으로 고생을 하며, 여자가 남자보다 잘 걸린다. 소변을 볼 때 아프고 소변을 자주 보는 증상뿐일 때도 있다. 소변에 피가 섞이거나 아랫배가 아플 때도 자주 있다. 등 가운데나 아래쪽이 아프다가 양쪽 갈비뼈로 올라가고 열이 나면 중병일 수 있다.

치 료
- 물을 많이 마신다. 가벼운 비뇨기 병은 약 없이 물만 많이 마셔도 낫곤 한다. 처음 3~4시간에는 30분마다 물을 한 잔씩 마신다. 물을 많이 마시는 습관을 가진다(소변을 잘 보지 못하고 손이나 얼굴이 붓는 사람은 물을 많이 마시면 안 된다).

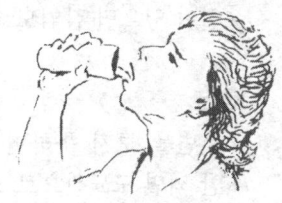

- 물을 많이 마셔도 좋아지지 않거나 열이 있으면 코-트리목사졸이나 다른 설파제(427쪽), 암피실린(426쪽), 또는 테트라사이클린(427쪽)을 먹는다. 사용법과 용량을 주의하고 완전히 염증을 없애려면 10일 이상 약을 먹어야 한다. 이런 종류의 약(특히 설파제)을 먹을 때는 계속 물을 많이 마셔야 한다.
- 그래도 낫지 않으면 빨리 의료인의 도움을 받도록 한다.

2. 신장이나 방광의 돌

증 상
- 찌르는 듯이 몹시 아프게 시작한다. 아래쪽의 등, 옆구리, 또는 아랫배와 남성의 생식기 밑이 아프다.
- 요로가 막히면 소변을 보기가 어렵거나 전혀 볼 수 없다. 소변을 보기 시작할 때 피가 떨어질 수도 있다.
- 요로 감염도 있을 수 있다.

치 료
- 위의 비뇨기 염증 치료와 같이해야 한다.
- 아스피린이나 진통제 및 진경제(요로의 경련을 풀어 주는 약)를 쓴다(430쪽).
- 누워서 오줌을 누게 한다. 이렇게 하면 요로를 막는 방광 속의 돌이 뒤로 가서 요로 입구를 열리게 할 수 있다.

- 심하면 건강 섬기미의 도움을 받는다. 수술을 해야 할 때도 있다.

3. 양성 전립선의 비대

40세 이상의 남성에게 가장 흔하며, 이것은 방광과 요로 사이의 전립선이 커진 것이다.

- 소변보기가 힘들며 때론 대변도 보기가 힘들다. 소변은 겨우 떨어지며 점점 심해지면 완전히 막힌다. 며칠씩 소변을 못 볼 수도 있다.
- 열이 있으면 감염도 되었다는 뜻이다.

치료
- 소변을 보지 못하면 더운물 통에 이렇게 앉는다. 그래도 안 되면 도뇨관으로 소변을 뽑아야 한다(320-321쪽).
- 열이 있으면 암피실린(426쪽)이나 테트라사이클린(495쪽) 같은 항생제를 쓴다.
- 의료인의 도움을 받는다. 심하거나 만성이 되면 수술을 해야 한다.

주의!
소변을 잘 보지 못할 때는 전립선 병과 임질(혹은 클라미디아 감염)을 감별해야 한다. 남자 노인은 양성 전립선의 비대가 대부분이나 젊은 남자, 특히 성병이 있는 사람과 성관계를 한 지 며칠 혹은 몇 주가 되었으면 임질이나 클라미디아 감염 가능성이 높다.

4. 성관계를 통해서 전염되는 병(성병)

성관계 때 전염되는 흔한 병을 살펴보자. 임질, 클라미디아, 매독, 사타구니의 임파선 파열, 후천성 면역결핍증(에이즈)과 생식기 궤양의 원인인 성병들(생식기 허을피스, 생식기 사마귀, 연성하감)은 부록 2를 참고한다(433-438쪽).

5. 임질과 클라미디아 감염

성관계 때 주로 전염이 되는데 증상이 처음에는 비슷하다. 임질과 클라미디아 둘 다 감염된 경우가 많아서 한꺼번에 치료를 해야 한다.

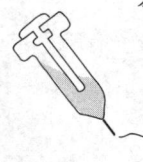

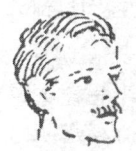 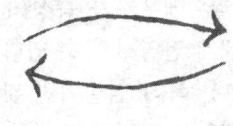 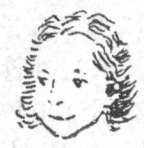

증상

남성
- 소변보기가 어렵고 아프다.
- 생식기에서 고름이 나온다.
- 아프면서 음낭이 붓는 수가 있다.

여성
- 처음에는 증상이 없다(소변을 볼 때 아프고 질 분비물이 조금 나올 수 있다).
- 임질에 걸린 임산부가 출산 전에 치료를 받지 않아 갓난이의 눈에 염증이 생겨 맹인이 되는 수가 있다(293쪽).

몇 주나 몇 달 후
- 한쪽이나 양쪽 무릎, 발목, 손목이 아프며 붓거나 여러 가지 문제들이 생긴다.
- 온몸에 발진이나 궤양이 생긴다.
- 불임이 될 수 있다.

몇 주나 몇 달 후
- 아랫배가 아프다(324쪽과 골반염을 참고한다).
- 월경불순
- 불임증
- 비뇨기계 문제들(315쪽)

남성은 임질의 첫 증상이 성관계 후 2~5일 후에 시작된다(또는 3일 전후). 여성은 몇 주에서 몇 달이 갈 수 있다. 증상이 없어도 일단 감염이 되면 며칠 후부터 성관계를 하는 상대에게 전염시킬 수가 있다.

임질의 치료
- 과거에는 페니실린으로 치료를 하였으나 이제는 많은 곳에서 임질균이 페니실린에 저항성을 가지고 있으므로 다른 항생제를 써야 한다. 여러분의 마을에서 효과가 있고 구할 수 있는 약이 어떤 것인지 의료인과 의논한다. 임질과 클라미디아 감염에 쓰는 약은 427쪽에 있다. 치료를 시작하고 2~3일이 지나도 분비물이 있고, 계속 아프면 임질균이 그 약에 저항성을 가졌거나 환자가 클라미디아에도 감염되었을 가능성이 높다.
- 여성이 임질이나 클라미디아에 감염이 되었는데 열도 나고 아랫배도 아프면 골반염을 앓고 있을 가능성이 있다(325쪽).
- 임질이나 클라미디아에 걸린 사람과 성관계를 한 사람은 모두, 특히 감염자의 배우

자는 반드시 치료를 받아야 한다. 배우자가 증상이 없어도 치료해야 한다. 부부가 같이 치료를 받지 않으면 서로에게 전염시킬 수 있다.
- 어머니가 클라미디아에 걸렸거나, 특히 임질이면 갓난이의 눈을 보호해야 한다. 그렇지 않으면 갓난이가 나중에 맹인이 될 수 있다. 치료는 502쪽을 참고한다.

주의!
임질이나 클라미디아에 감염된 사람은 자신도 모르게 매독에도 걸려 있을 수 있다. 임질이나 클라미디아를 치료하면 초기 매독은 예방을 하지만 완전히 치료를 할 수는 없다. 매독은 따로 완전히 치료한다.

임질과 기타 성병의 예방은 320쪽을 참고한다.

6. 매독

매독은 성관계 때 전염되는 흔하고도 무서운 병이다.

증상

- 처음에는 약간 헐기만 하는 매독성 궤양이 성관계 2~5일 후에 나타난다. 이것은 뾰루지, 물집, 궤양 같은데 남녀의 생식기에서 생긴다. 가끔 입술, 손가락, 항문, 입에도 생긴다. 이 궤양은 다른 사람에게 쉽게 전염되는 세균이 가득하다. 아프지 않으며, 여성의 경우 질 안에 생기면 자신도 모른다. 그러나 다른 사람에게는 쉽게 전염을 시킨다.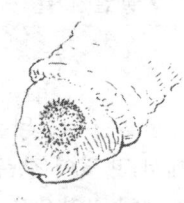
- 매독성 궤양은 며칠 있다가 치료를 안 해도 저절로 없어진다. 그러나 병은 심해지고 온몸에 퍼진다.
- 몇 주 혹은 몇 달 후에 목이 아프거나 입 안이 헐거나 열이 나고 관절이 부을 수 있다. 이런 증상이 피부에도 나타날 수 있다.

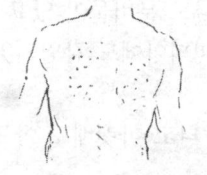
온몸에 발진이나 여드름 같은 것이 생기며 아프다.

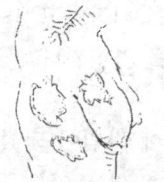
가락지 같은 두드러기

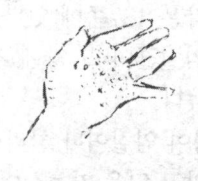
손발이 가려운 빨간 반점

이런 모든 증상은 저절로 없어지기 때문에 환자는 나았다고 생각하지만 병은 심해지고 있다. 치료를 잘하지 않으면 매독은 온몸으로 퍼지는데 심장병, 마비, 정신병 등 여러 가지 병을 일으킨다.

주의!
생식기에 여드름 같은 피부병이나 궤양이 생겼다가 몇 주 후에 피부에 뭐가 나거나 병이 생기면 매독으로 보고, 의료인의 도움을 받아야 한다.

매독의 치료(완치를 위해서는 완전한 치료가 중시)
- 증상이 있은 지 1년 미만이면, 240만 단위의 벤자딘 페니실린을 1번에 주사하는데, 양 엉덩이에 반씩 주사한다. 페니실린에 과민증이 있으면 테트라사이클린 500mg을 하루에 4번 15일간 먹인다.
- 증상이 있은 지 1년 이상이면 240만 단위의 벤자딘 페니실린을 양 엉덩이에 반씩 주사한다. 1주에 한 번씩 3주 동안 주사하여 전체 720만 단위가 되게 한다.
- 매독 가능성이 있는 사람은 곧바로 의료인을 찾아간다. 검사를 하지 않더라도 꼭 치료해야 한다.
- 매독 환자와 성관계를 했으면 반드시 치료한다.

기억!
임산부나 젖을 먹이는 엄마로서 페니실린 알레르기가 있으면 에리스로마이신을 테트라사이클린과 같은 양으로 먹는다(495쪽).

매독의 예방은 다음 쪽을 참고한다.

7. 사타구니의 임파선 파열

증상
- 남성 : 사타구니에 크고 검은 덩어리가 생기며 터져서 고름이 나오고 아물다가는 다시 터진다.
- 여성 : 남성과 같다. 혹은 항문이 아프면서 진물이 나는 궤양이 생긴다.

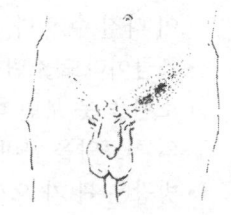

치료
- 의료인의 도움을 받는다.

- 어른은 테트라사이클린 250mg 캡셀 2알을 하루에 4번, 2주간 먹는다. 궤양이 완전히 나을 때까지 일체의 성관계를 하지 말아야 한다.

주의!
사타구니 임파선 파열은 성병의 일종인 연성하감의 증상일 수도 있다(438쪽).

성병의 전염 예방
1. 성관계를 할 사람을 조심한다 : 여러 사람과 성관계를 하는 사람은 훨씬 더 성병에 걸리기 쉽다. 특히 매춘인들은 감염 가능성이 많다. 성병을 예방하려면 믿을 수 있는 한 사람과만 성관계를 갖고, 다른 사람과는 항상 콘돔을 쓴다. 하지만 콘돔은 성병예방에 도움은 되지만 완전하지는 않다.
2. 곧바로 치료한다 : 병에 걸렸으면 곧바로 치료를 하여 다른 사람에게 전염시키지 않는다. 치료 후 3일간은 성관계를 하지 않는다(에이즈는 아직 완전한 치료법이 없다).
3. 치료가 필요한 사람에게는 알려 준다 : 자신이 성병에 걸린 것을 알면 성관계를 한 사람에게 알려 주어서 치료를 받도록 한다. 특히 남성은 동침한 여성에게 꼭 알려 준다. 왜냐하면 여성은 다른 사람에게 전염을 잘 시키며(특히 갓난이는 장님이 될 수 있다), 여성은 불임이 될 수도 있다.
4. 다른 사람을 돕는다 : 친구가 성병에 걸리면 곧 치료를 받도록 도와주고 치료가 끝날 때까지 성관계를 하지 않도록 한다.

8. 도뇨관을 쓸 때와 방법

도뇨관을 써야 할 때와 쓰지 않아야 할 때
- 의료인이 없거나 도뇨관(방광에서 오줌을 빼내는 고무관)이 절대적으로 필요할 때 이외에는 쓰지 않는다. 잘못하면 위험한 감염이 생기거나 요관이 다칠 수 있다.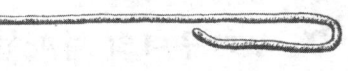
- 조금이라도 소변을 볼 수 있으면 도뇨관을 쓰지 않는다.
- 소변을 못 보면 더운 물통에 앉아서 시도해 본다(316쪽). 그리고 임질이나 전립선 병의 치료약을 곧바로 쓰도록 한다.
- 방광은 꽉 차 오르고 아프지만 소변을 볼 수는 없고 소변 때문에 중독증세(요독증)가 있으면 도뇨관을 쓴다.

요독증의 증상
- 숨 쉴 때에 오줌냄새가 난다.
- 다리와 얼굴이 붓는다.
- 구토, 탈진, 정신착란이 온다.

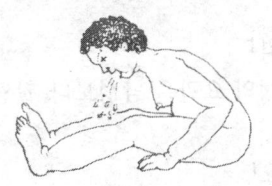

기억!
소변보기가 어렵거나 양성 전립성 비대, 신장결석(콩팥의 돌멩이)이 있는 사람은 급할 때 쓸 수 있도록 도뇨관을 준비해 둔다.

도뇨관을 넣는 법

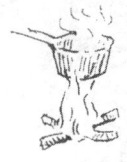 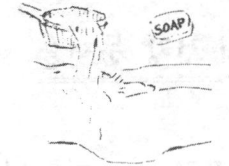 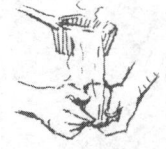

1. 도뇨관을 15분간 물에 끓인다(주사기나 다른 기구도 끓인다).
2. 남성의 생식기 포피나 여성의 음순 사이와 생식기 주변을 깨끗이 씻는다.
3. 손을 가능하면 베타딘 같은 수술 때 쓰는 물비누로 씻는데, 손을 씻은 후에는 소독된 것이나 매우 깨끗한 것만 만진다.

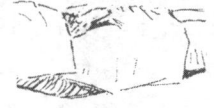 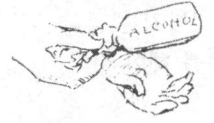 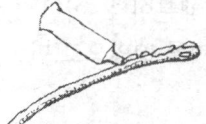

4. 생식기 주위를 깨끗한 수건으로 덮는다.
5. 소독된 장갑을 끼거나 알코올이나 수술용 물비누로 손을 잘 씻는다.
6. 소독된 윤활제(물에 녹는 케이 와이 젤리 등)를 도뇨관에 바른다. 기름이나 바셀린은 쓰지 않는다.

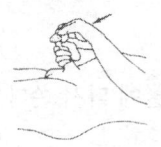 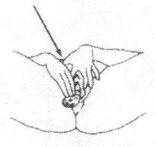 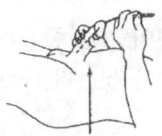 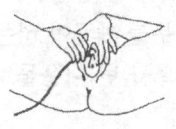

7. 포피를 뒤로 당기고 음순 사이는 벌려서 소독솜을 비누에 적셔서 요도입구를 닦는다.
8. 포피는 당기고, 음순 사이는 벌려서 도뇨관을 살살 요도입구로 밀어 넣는다. 음경은 이런 방향으로 잡아야 한다.

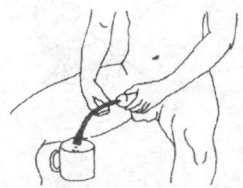

9. 남성은 소변이 나올 때까지 도뇨관을 밀어 넣고 3cm를 더 밀어 넣는다.

기억!
여성의 요관은 남성보다 훨씬 짧다.

중요!
환자가 요독증 증세가 있고 방광이 너무 차서 늘어났으면 소변을 한꺼번에 다 빼지 말고 도뇨관을 잡았다 놓았다 하거나, 도뇨관의 한쪽을 잡아서 소변이 천천히 나오도록 한다(한 시간에 걸쳐서 다 나오도록 한다).
출산 후 6시간이 지나도 소변을 못 보고 방광이 꽉 찼으면 도뇨관을 넣어야 할 때가 있다. 그러나 방광이 차지 않았으면 물을 많이 마시게 한다.

여성들의 건강 문제들

9. 질분비(냉, 질에서 나오는 끈끈하며 고름 같은 분비물)

모든 여성들은 우유 같이 맑은 냉이 약간 있다. 가렵지도 않고 냄새도 없으면 정상이다. 그러나 많은 여성들이, 특히 임신 때는 질이 가려운 냉이 있다. 이런 것은 여러 가지의 감염 때문이다. 이런 것들은 귀찮지만 위험하지는 않다. 다만 이질이나 크라미디아이면 갓난이를 맹인으로 만들 수 있으므로 치료를 해야 한다.

1. 얇은 거품의 연두색이나 흰색을 띤 가렵고 나쁜 냄새가 나는 냉이 나오면 트리코모나스 감염이다. 소변을 볼 때 아프며 음부가 아프거나 붓는다. 분비물에 피가 나오기도 한다.

치 료
- 음부를 깨끗이 하는 것이 가장 중요하다.
- 식초를 탄 더운물로 질을 씻는다. 식초가 없으면 레몬 주스를 물에 타서 쓴다.

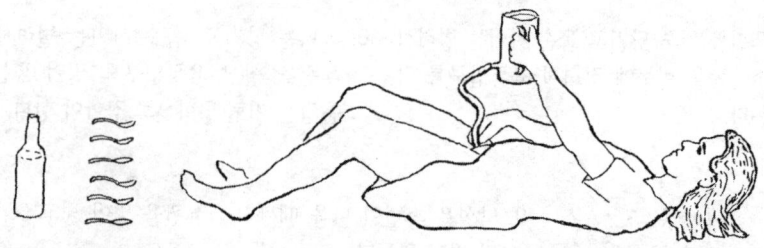

질을 씻을 때는 끓여서 식힌 물 1리터에 식초 6찻숟가락을 탄다.

 물을 천천히 3분 정도 흘러내리게 하고, 질 속으로 6cm 이상은 넣지 말아야 한다.

기억!
임신 마지막 4주간이나 출산 후 6주 동안에는 질을 씻지 말아야 한다. 분비물이 많을 때 니스타틴 알약을 넣으면 도움이 된다(다음 쪽의 2번을 참고한다).

• 마늘 한쪽을 질에 넣어도 좋다(깐 마늘을 빻지 말고 깨끗한 천에 싸서 질에 넣는다).
• 질 씻는 기구로 낮에 2번 씻고 매일 밤 새 마늘을 14일간 넣는다.
• 그래도 낫지 않으면 메트로니다졸이나 트리코모나스 감염에 쓰는 질정을 넣는다. 혹은 메트로니다졸 알약을 먹는다(522쪽).

중요!
트리코모나스에 걸린 아내의 남편은 증상이 없어도 걸렸을 가능성이 높다(남편이 소변을 볼 때 화끈거리며 아파한다). 아내가 메트로니다졸로 치료를 받는다면 남편도 약을 먹고 치료를 받아야 한다.

2. 치즈 혹은 우유가 썩을 때 모양이고 곰팡이나 빵 냄새가 나는 흰 냉이 나오면 진균(곰팡이균) 감염일 수 있다(모닐리아 감염, 칸디다). 몹시 가려울 수 있으며, 음순이 새빨갛고 상처가 난 듯이 아프다. 또 소변을 볼 때는 화끈거린다. 곰팡이 감염은 임산부, 병든 사람, 당뇨병 환자(195쪽), 항생제나 피임약을 먹는 사람들에게 흔하다.

치료
식초를 섞은 물(322쪽)이나 젠티안 바이올렛을 섞어서 질을 씻는다. 젠티안 바이오렛은 물과 1 : 50으로 섞는다(물 0.5리터에 2찻숟가락). 혹은 니스타틴 질정이나 곰팡이 감염에 쓰는 약을 쓴다. 사용법은 429쪽에 있다. 설탕을 넣지 않은 요구르트를 질에 넣으면 곰팡이 치료에 도움이 된다고 한다.

주의!
절대 항생제를 쓰지 말아야 한다. 이것은 곰팡이 감염을 더 심하게 한다.

3. 냄새가 나쁜 우유색의 냉이면 이것은 박테리아의 감염이다. 트리코모나스가 아닌지 구별하기 위해서 검사를 해야 한다. 식초를 넣은 물(322쪽)이나 포비돈 요오드(물 1

리터에 베타딘 6찻숟가락)로 질을 씻는다(384쪽). 깐 마늘을 매일 밤 2주간 동안 넣어 보고(323쪽), 그래도 낫지 않으면 메트로니다졸로 치료한다(522쪽).
4. 회갈색 물 같은 냉에 피가 줄처럼 섞이고 냄새가 나쁘면 암 같은 위험한 병일 수도 있다(363쪽). 열이 나면 항생제를 쓴다(가능하면 암피실린과 테트라사이클린을 함께 쓴다, 491-495쪽). 즉시 의료인의 도움을 받도록 한다.

기억!
냉이 계속 나오고 치료에도 효과가 없으면 건강 섬기미에게 간다.

10. 여성병의 감염 예방

1. 항상 생식기를 깨끗이 하고 할 수 있으면 매일 목욕을 하고 순한 비누로 잘 닦는다.
2. 성관계 후 소변을 보면 요로 감염을 예방할 수 있다(임신은 예방이 되지 않는다).
3. 대변을 본 후에는 항상 앞에서 뒤로 닦는다.

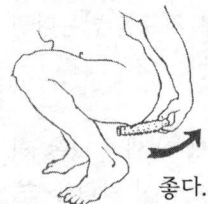
좋다.

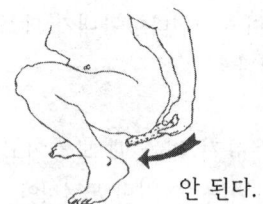
안 된다.

앞쪽으로 닦으면 세균, 아메바, 기생충이 요로 입구나 질 안으로 들어갈 수 있다. 여아들도 이렇게 가르치면 스스로 그렇게 하고 커서도 그렇게 한다.

11. 여성들의 아랫배 가운데가 아프거나 불편함

이 책의 몇 곳에서 설명했듯이 이런 증상은 여러 원인으로 온다. 아래의 것들을 물어 보면 어디를 진찰해야 할지 알 수 있다.

아랫배가 아픈 원인들
1. 생리통(328쪽) : 생리 직전이나 생리 기간에 심한가?
2. 방광염(315쪽) : 아랫배 가운데가 아픈 가장 흔한 이유이다. 소변을 자주 보고 소변을 볼 때 아픈가?

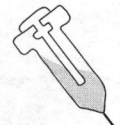

3. 골반염 : 임질이나 클라미디아 감염 후기에 아랫배가 아프거나 열이 나면서 생긴다 (502쪽). 심하지 않으면 임질 치료(502쪽)를 하고 테트라사이클린(495쪽)이나 에리스로마이신(494쪽)을 14일간 먹는다. 증상이 심하면 400~500mg의 메트로니다졸을 하루 세 번 10일간 먹는다. 피임을 위해 자궁 내 장치를 하고 있다면 빼내지 않아도 된다. 건강 섬기미의 도움을 받도록 한다.
4. 아랫배에 덩어리가 만져짐 : 362쪽을 참고로 하는데, 난소낭종과 난소암일 수가 있다. 경험이 많은 건강 섬기미에게 진찰을 받도록 한다.
5. 자궁 외 임신(태아가 자궁 밖에서 임신되어 자라는 임신, 363쪽) : 몹시 아프다가 안 아프다가 하며 출혈을 한다. 임신의 이른 증상이 있고(328-329쪽) 어지럽고 힘이 없다. 생명이 위독하므로 빨리 의사에게 가야 한다.
6. 유산의 합병증(450쪽) : 열, 질에서 엉킨 피와 함께 출혈, 배 아픔, 소변볼 때 어려움, 쇼크 증상 등이 올 수 있다. 출산 때 열을 치료하듯이 항생제를 주고(358쪽) 곧 병원으로 가야 한다. 생명이 위험할 수 있다.
7. 장이나 직장의 감염 등(214쪽) : 먹은 것이나 장운동과 관련해서 아픈가?

위의 문제들 중에 어떤 것은 별것이 아니지만 어떤 것은 위험하다. 그리고 구별하기가 어렵다. 따라서 그에 맞는 검사와 진찰을 해야 한다.

 아픈 원인이 확실하지 않고 치료를 해도 낫지 않으면 바로 의료인의 도움을 받아야 한다.

12. 불임의 남성과 여성

남녀가 임신을 하고 싶지만 안 될 때가 있다. 이런 경우는 원인에 따라서 몇 가지로 생각해 볼 수 있다.

흔한 불임의 원인
1. 수태불능 : 남녀의 신체적 문제로 임신을 못 한다. 선천적으로 불임일 수도 있다.
2. 몸이 약하거나 영양부족 : 심한 빈혈, 영양이나 요오드 부족의 여성은 임신이 잘 안 된다. 또 임신이 된 줄도 모르고 유산을 하곤 한다(363쪽). 영양이나 요오드 부족으로 임신이 안 되거나 유산을 하면 영양이 많은 음식과 요오드가 섞인 소금을 먹어야 한다. 빈혈이 심하면 철제 약을 먹어야 한다(328-329쪽). 이렇게 하면 임신할 가능성이 높고 건강한 아기를 낳을 수도 있다.

3. 오랜 성병 감염 : 특히 임질이나 클라미디아의 감염으로 골반염(325쪽)이 있는 여성에게는 불임이 흔하다. 심해지기 전에 치료하면 임신이 될 수도 있다. 임질과 클라미디아 감염을 예방하고 일찍 치료하면 불임을 줄일 수 있다.
4. 남성의 정자 수가 정상보다 적으면 여성을 임신하게 할 수 없다. 이때는 여성의 임신 기간까지 성관계를 하지 말고 기다린다. 여성의 임신 기간은 매달 생리가 시작 된 후 그 다음 달 생리 기간의 중간 날짜이다(생리 주기법과 점액법을 참고, 373-374쪽). 이렇게 하면 남성의 정자를 모아 놨다가 여성이 임신할 수 있을 기간에 한꺼번에 줄 수 있다.

기억!

불임 남녀들에게는 호르몬 등 여러 가지 약들이 전혀 효과가 없다. 특히 남성의 경우는 더욱 그렇다. 민간요법과 미신적인 방법도 효과가 없다. 이런데 돈을 낭비할 이유가 없다.

임신을 하여 아기를 낳지 못하더라도 행복하고 의미 있는 생활을 충분히 할 수 있다.

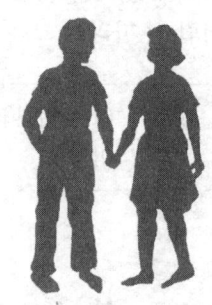

- 부모가 없는 아이를 입양하여 키울 수 있다. 많은 가정들이 자신이 낳은 아이들처럼 입양아들을 키우면서 행복해한다.
- 당신이 건강 섬기미로서 혹은 여러 가지 방법으로 지역사회에 도움을 줄 수 있다. 이렇게 하면 몇 명의 내 자녀보다 더 많은 사람이 도움을 받을 수 있다.
- 아이를 못 가지는 것이 수치라고 생각하는 마을에 산다면 이런 불임 부부가 협력해서 단체를 만들고 도움이 필요한 사람들을 도와줌으로 자신의 아이를 가지는 것만이 가장 가치 있는 일은 아니고 여러 가지 가치 있는 일이 있음을 알릴 수 있을 것이다.

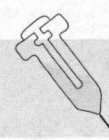
Where There Is No Doctor

19장

어머니와 조산원을 위하여

1. 생리 주기

대부분의 소녀들은 11~16살 사이에 첫 생리를 하게 되는데, 이때부터 임신을 할 수 있다는 뜻이다. 생리 주기는 보통 28일마다 오며 3~6일 동안 하게 된다. 그러나 사람에 따라 이 시기는 많이 다르다. 또한 청소년기 때는 이 기간이 불규칙적이고 아플 때가 많은데 이것은 정상이다.

생리 기간 중에 아프면

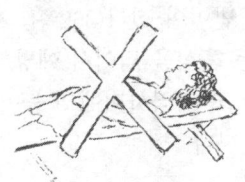
누워 있을 필요가 없다. 누워 있으면 더 아플 수 있다.

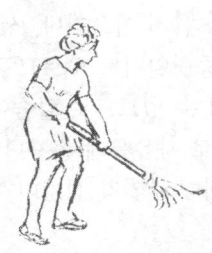
걷거나 가벼운 일, 운동을 하면 좋다.

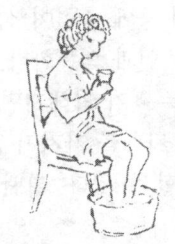
따뜻한 것을 마시거나 뜨거운 물에 발을 담근다.

매우 아프면 아스피린이나 이부프로펜(진통 소염제)을 먹고 누워서 배를 따뜻한 것으로 눌러 주면 좋다(539쪽). 생리 기간 때는 깨끗이 하고 잘 자고 잘 먹으면서 평소에 하던 일을 하면 된다. 이 기간에 성생활을 해도 괜찮다. 그러나 상대방이 에이즈 환자이면 전염될 가능성이 더 높다.

비정상적인 생리의 증세들
- 매달 생리 기간이 다를 때 어떤 사람들에게는 괜찮지만 어떤 사람들은 만성병이나 빈혈, 영양실조, 감염, 자궁 내 혹(종양)의 증세일 수 있다.
- 월경이 제때에 없으면 임신인 경우도 있다. 그러나 월경을 시작한 지 얼마 안 되는 십대 소녀들이나 40이 넘은 여성의 경우 월경을 거르거나 주기가 불규칙한 것은 정상인 경우가 많다. 걱정이 있거나 마음이 편안하지 않을 때도 월경을 거르는 수가 있다.
- 생리 기간이 많이 지났고 평소 때보다 출혈이 많고 길면 유산일 가능성이 있다.
- 생리 기간이 6일이 넘고 출혈이 많고 한 달에 한 번 이상 오면 의료인에게 가야 한다.

2. 폐경기(월경이 끝나는 때)

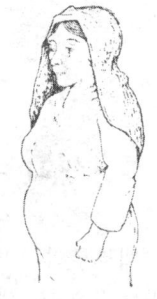

생리가 끝나는 것을 폐경기라고 하는데 이는 더 이상 임신을 하지 않는다는 뜻이다. 보통 이런 삶의 변화는 40~50살에 온다. 몇 달 동안 생리가 불규칙하다가 다시 오지 않는다. 폐경기에 성생활을 멈출 이유는 없다. 그러나 이 기간에도 임신을 할 수 있으므로 아기를 원치 않으면 완전히 멈출 때까지 피임을 해야 한다.

폐경기가 시작되면 임신을 했다고 생각할 수 있다. 그러다가 3~4개월 후 다시 출혈을 하면 유산을 했다고 생각할 수 있으나 사실은 폐경기라고 알려 준다. 폐경기의 기간에는 정상적인 변화들이 있는데, 불안, 걱정, 몸이 화끈거림, 온몸이 아픔, 이유 없는 슬픔 등이다. 하지만 이런 현상들은 폐경기가 끝나면 다시 좋아진다.

폐경기 중에 출혈이 심하고 배가 몹시 아프거나, 생리가 끝난 몇 달 뒤에 다시 출혈을 하면 의료인과 의논한다. 암이나 중병일지도 모르므로 진찰을 받아야 한다(362쪽). 폐경기 후에는 뼈가 약해지면서 부러질 수 있으므로 칼슘이 많이 든 음식을 먹어서 예방해야 한다. 또 자녀를 가지지 않게 됨으로 자유롭게 손자녀를 보살피고 지역사회에 도움이 되는 일을 할 수 있다. 어떤 이들은 이때에 건강 섬기미가 되기도 한다.

3. 임신

임신의 증세
다음은 임신의 정상 증세이다.

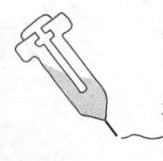

- 생리가 없어진다(첫 번째 증세).
- 입덧이 생긴다(아침에 매스껍고 구토가 흔히 있으며 2~3달이 되면 더 심할 수가 있다).
- 소변이 자주 마렵다.
- 배가 불러 온다.
- 젖가슴이 커지고 만지면 아프다.
- 임신 기미가 생긴다(얼굴, 젖가슴, 배에 거무스름한 점이 생긴다).
- 다섯 달쯤 되면 아기가 뱃속에서 움직이기 시작한다.

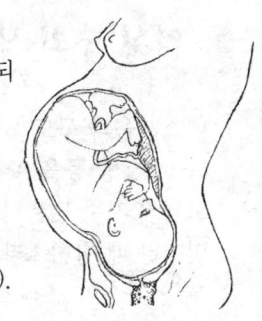

4. 임신 중에 어떻게 하면 건강할 수 있을까?

- 몸무게가 정상적으로 늘어나도록 잘 먹는 것이 가장 중요하다. 여윈 사람은 더욱 그렇다. 아기를 가진 어머니는 단백질, 비타민, 무기질과 특히 철분이 많이 든 음식을 먹어야 한다(11장을 참고).
- 요오드(옥도)가 든 소금을 먹으면 사산을 줄이고, 태아가 잘 자라도록 한다(그러나 소금을 너무 먹으면 발이 붓는 등 문제들이 생길 수 있으니 조심한다).
- 몸을 깨끗이 한다. 목욕을 규칙적으로 하고 자주 씻고 식사 후에는 이를 닦는다.
- 임신 마지막 달에는 질을 씻지 말고 성관계를 하지 않는 것이 좋다. 양막(양수가 있는 막)이 터져서 병균이 들어갈 수 있다.
- 약은 되도록 쓰지 말아야 한다. 어떤 약은 태아를 잘 자라지 못하게 한다. 원칙적으로 건강 섬기미나 의료인이 처방한 약 이외에는 쓰지 말아야 한다. 의료인이 약을 주려고 하면 임신한 것을 알려 준다. 꼭 필요하면 아세트아미노펜(타이레놀)이나 제산제를 가끔 가다가 한 번씩은 쓸 수 있다. 비타민과 철분제는 용량을 정확하게 먹으면 몸에 좋다.
- 임신 때는 술, 담배를 끊어야 한다. 술, 담배는 임산부에게도 나쁘고 자라는 태아에게도 해를 준다.
- 홍역을 앓는 사람을 피한다. 특히 풍진을 앓는 아이 옆에는 가지 말아야 한다(풍진, 395쪽).
- 평상시의 일을 하고 운동도 하되, 너무 피곤하게는 하지 않는다.
- 태아에게 해를 줄 수 있으므로 독물과 화학약품을 피한다. 살충제, 제초제, 화학약품 공장 근처에서 일하지 말고, 이런 약품 통에 음식들을 담지 말아야 한다. 또한 화학약품에서 나오는 연기나 가루를 마시지 말아야 한다.

5. 임신 중의 작은 불편들

1. 매스꺼움과 구토 : 임신 2~3달에 심해지는데 아침에 더하다. 마른 음식, 즉 크래커나 마른 빵 등을 아침, 저녁에 먹으면 도움이 된다. 음식을 한꺼번에 많이 먹지 말고 조금씩 자주 먹는다. 기름진 것을 줄인다. 박하를 넣은 차도 좋다. 심하면 자기 전과 일어날 때 항히스타민제(553쪽)를 먹는 것도 좋다.

2. 위나 가슴이 쓰리고 아플 때 : 음식을 조금씩 자주 먹고 물을 많이 마신다(소화불량과 속 쓰림, 196쪽). 제산제, 특히 탄산칼슘이 도움이 된다(544쪽). 단단한 사탕을 빨면 좋다. 베개나 담요로 가슴과 머리를 높이고 자 본다.

3. 발이 부을 때 : 낮에도 발을 올리고 몇 번씩 쉰다(248쪽). 소금이나 짠 음식을 줄인다. 옥수수대로 만든 차도 좋다(12장). 발, 얼굴, 손까지 부으면 의료인에게 간다. 발이 붓는 이유는 태아의 압력 때문인데 7~9개월에 많이 그렇다. 빈혈이 있거나 영양이 나쁘면 더 심하다. 영양이 좋은 음식을 많이 먹는다.

4. 허리가 아플 때 : 임신 때 흔하다. 운동을 하고 앉거나 설 때 등을 똑바로 펴면 좋다(245쪽).

5. 빈혈과 영양실조 : 농어촌의 많은 여인들이 빈혈이기 때문에 임신을 하면 더 심해진다. 태아가 잘 크려면 임산부는 잘 먹어야 한다. 임산부가 창백하고 약하며 빈혈과 영양부족이 있으면(173, 191쪽) 단백질과 철분이 많은 음식을 많이 먹어야 한다. 예를 들면 메주콩, 땅콩, 닭고기, 우유, 치즈, 달걀, 소고기, 생선, 짙푸르고 노란 또한 빨간색 채소, 과일이다. 영양이 많은 음식을 잘 먹을 수 없는 임산부 중에 빈혈이 있으면 철제약을 먹어야 한다(566쪽). 출산 때 위험한 출혈에도 피가 충분히 있어야 한다. 철제에 엽산과 비타민 C가 들어 있으면 더욱 좋다(비타민 C는 몸속에서 철분이 쓰여지도록 한다).

6. 정맥의 늘어남(정맥류) : 이것은 태아가 다리의 정맥에 무게를 주기 때문인데 임신 때 흔히 있다. 할 수 있는 한 자주 다리를 올린다(247쪽). 다리가 많이 붓고 아프면 신축붕대나 스타킹을 신고, 밤에는 이것을 푼다.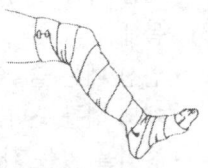

7. 치질 : 이것은 항문의 정맥류이다. 이것도 태아의 무게 때문에 생긴다. 덜 아프게 하려면 옆의 그림처럼 무릎을 꿇고 엉덩이를 높인다. 혹은 따뜻한 목욕탕 물에 앉아 있는다(247쪽).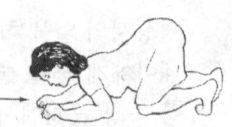

8. 변비 : 물을 많이 마시고, 섬유질이 많은 카사바, 양배추, 무 잎 등을 많이 먹는다. 또 운동을 많이 하고, 강한 변비약을 쓰지 않도록 한다.

6. 임신 중의 위험한 증상들

1. 출혈 : 임신 중에는 적은 출혈도 위험하다. 이것은 유산이나 자궁 외 임신일 수 있다. 임산부는 가만히 누워 있고 건강 섬기미를 부른다. 임신 6개월 이후의 출혈은 태반이 산도를 막은 전치태반 때문이다. 전문가가 돕지 않으면 심한 출혈로 죽을 수 있다. 내진을 하거나 질 속에 무엇을 넣지 말고, 빨리 병원으로 옮긴다.
2. 심한 빈혈 : 힘없이 피곤하며 창백하거나 피부색이 하얗게 된다(빈혈의 증상, 191쪽). 이런 빈혈을 치료하지 않으면 아기를 낳을 때 출혈 때문에 죽을 수 있다. 심하면 음식만으로는 되지 않으므로 건강 섬기미로부터 철제약을 받아서 먹는다. 가능하면 병원에서 분만을 하여 출혈을 대비한다.
3. 부종 : 발, 손, 얼굴이 부을 뿐 아니라, 머리가 아프며 어지럽고 눈이 흐려지면 임신중독의 증세이다. 갑자기 몸무게가 늘고 혈압이 높아지며 단백질 섞인 소변을 보면 역시 임신중독증의 증세이다. 건강 섬기미에게 가도록 한다.

임신중독증의 치료
- 조용히 누워 있는다.
- 단백질이 많고 싱거운 음식을 먹는다.
- 빨리 낫지 않고 희미하게 보이며 얼굴이 붓고 경련이 있으면 곧 의료인에게 가야 한다. 생명이 위험하다.

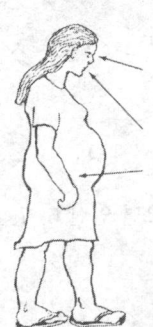

임신 마지막 3개월에
머리가 아프거나 희미하게 보이고
얼굴과 손이 부으면 임신중독증일 수 있다.
바로 의사에게 찾아간다.

다리만 부었으면 별 문제는 없다.
그러나 다른 임신중독증의 증상이 있나 살피고 싱겁게 먹는다.

임신중독증의 예방
영양과 단백질이 많은 음식을(113쪽) 최대한 싱겁게 먹는다.

7. 산전 진찰

건강원과 조산원들은 임산부가 산전 진찰을 정기적으로 받고 임신 때의 건강을 의논하도록 격려하고 있다. 산전 진찰에서 많은 것을 배우기 때문에 문제를 예방할 뿐 아니라 건강한 아기를 낳도록 도울 수 있다.

이 책을 읽는 분이 조산원이면 임산부들이 산전 진찰을 받으러 오게 하거나, 직접 방문하여 엄마가 될 분들(태어날 아기를 포함하여)에게 꼭 필요한 건강 돌보기를 하도록 한다. 임신 첫 6개월에는 한 달에 한 번, 7~8개월까지는 한 달에 두 번, 마지막 달에는 일주일에 한 번 산전 진찰을 하면 좋다.

8. 산전 진찰에서 중요한 것들

1. 의논한다

임산부에게 무슨 문제가 있는지 필요한 것은 무엇인지 물어본다. 몇 번째 임신인지, 마지막 임신은 언제였는지, 임신 때나 출산 때에 문제가 있었는지 물어본다. 임산부와 태아를 위해서 임산부가 해야 할 아래의 것들을 의논하도록 한다.

- 음식 섭취 : 열량이 높은 음식, 단백질, 비타민, 철분, 칼슘이 많은 음식을 먹도록 권한다(11장).
- 깨끗이 하게 한다(12장).
- 꼭 필요한 약만 쓴다(114쪽).
- 술(218쪽)과 담배(218쪽)와 마약을 끊는다(452쪽).
- 운동을 충분히 하고 잘 쉰다.
- 신생아의 파상풍 예방을 위해 예방접종을 한다(이전에 맞지 않았으면 임신 6, 7, 8개월째 맞고, 맞았으면 임신 7개월째 추가 접종만 한다).

2. 영양

임산부의 영양상태가 좋아 보이는가? 창백하지는 않은가? 빈혈이 있는 것 같으면 음식을 잘 먹고 가능하면 철분제를 먹도록 한다. 엽산이나 비타민 C가 든 철분제를 준다. 입덧(330쪽)이나 속이 쓰리면(196쪽) 해결한다.

임산부의 몸무게가 정상적으로 늘고 있는지 가능하면 방문 때마다 잰다. 임신 9개월 때 8~9kg이 늘면 정상이다. 몸무게가 늘지 않으면 위험 증세이며, 마지막 달에 갑자기 늘어도 위험 증세이다. 저울이 없으면 임산부를 살펴보고, 혹은 그림처럼 저울을 만들어 본다.

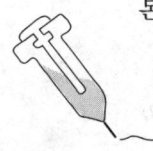

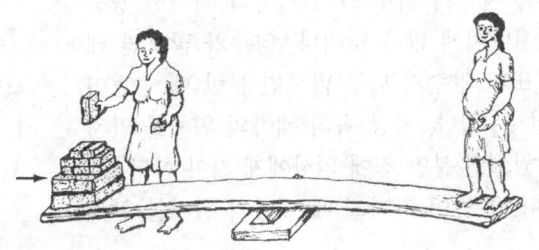
무게를 아는 벽돌이나 물건들

3. 사소한 문제점들
임신 중에 흔한 문제들이 있는지 물어보고, 이런 것들이 큰 문제가 아님을 설명해 준다. 또 해결책을 가르쳐 준다(330쪽).

4. 위험한 증세들
331쪽의 위험 증상들을 하나씩 점검하고, 방문할 때마다 임산부의 맥박을 잰다. 나중에 문제가 생기면(임신중독증이나 심한 출혈로 오는 쇼크 등) 변화의 파악에 필요하다. 혈압계가 있으면 혈압을 재고(446쪽), 몸무게도 잰다. 특히 다음의 위험증세들을 잘 살핀다.

임신중독증의 증세(331쪽)
- 갑자기 몸무게가 늘어난다.
- 손과 얼굴이 붓는다.
- 혈압이 높아진다.
- 빈혈이 심하다(191쪽).
- 출혈이 있다(331쪽).

소변의 단백질과 당을 잴 수 있는 종이를 가지고 있는 조산원들도 있다. 소변에 단백질이 많으면 임신중독, 당이 많으면 당뇨병일 수도 있다. 위험증세가 있으면 빨리 의료인의 도움을 받는다. 338쪽에 있는 특히 위험한 증세들이 있는지 확인하고 하나라도 있으면 병원에서 분만하는 것이 안전하다.

5. 자궁 내의 태아의 성장과 위치
산전 진찰 때마다 배를 만져 보고 임산부 자신도 할 수 있도록 가르쳐 준다.

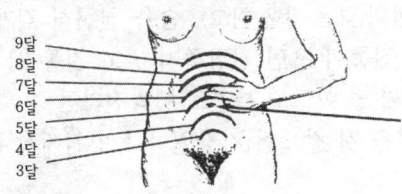

자궁은 매달 손가락 너비 2개 정도씩 커진다.
임신 4개월 반이 될 때 자궁은 배꼽까지 커진다.

자궁이 매달 배꼽에서부터 손가락 몇 개 위까지 늘어나는지 혹은 줄어드는지 기록한다. 자궁이 너무 크거나 빨리 커지면 쌍둥이를 가졌거나 양수가 지나치게 많은 탓이다. 양수가 많으면 태아를 만지기가 힘들다. 또한 양수가 너무 많으면 분만 때 출혈이 심하고 기형아가 태어날 수 있다. 자궁 속의 태아의 위치를 만져본다. 태아가 옆으로 누웠으면 분만 전에 의사에게 가야 한다. 수술을 해야 할지도 모른다. 분만이 가까울 때 태아의 위치를 알려면 339쪽을 본다.

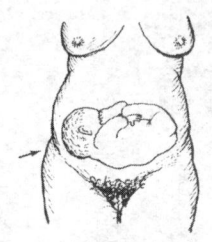

6. 태아의 심음과 태동

임신 5개월이 되면 태아의 심음(심장이 뛰는 소리)을 들을 수 있고 태동을 느낄 수 있다. 임산부의 배에 귀를 대면 태아의 심음을 들을 수도 있으나 듣기 어려울 수도 있다. 태아 심음기로 들으면 잘 들린다(없으면 진흙관을 굽거나 나무관으로 만들 수 있다).

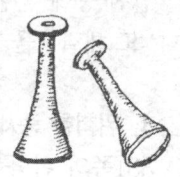

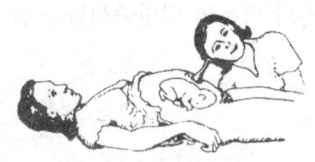

마지막 달에 심음이 배꼽 밑에서 잘 들리면 태아의 머리가 아래에 있으므로 분만 때 머리부터 나온다.

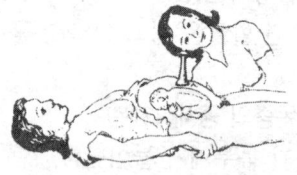

심음이 배꼽 위에서 잘 들리면 태아의 머리가 위에 있으므로 분만 때 엉덩이부터 먼저 나온다.

태아의 심박수는 어른의 2배 정도 된다. 초침이 있는 시계로 태아의 심박수를 세어본다. 1분에 120~160번 정도 뛰면 정상이고, 120번 이하이면 잘못되고 있다는 뜻이다(간혹 임산부의 심음을 세는 등 잘못 셀 수가 있다. 태아의 심음을 듣기는 쉽지 않으므로 연습을 해야 한다).

7. 분만 준비

분만 때가 가까우면 임산부를 자주 만나 이전에 분만을 했으면 얼마나 오래 걸렸는지, 문제가 있었는지 물어본다. 식사 후에는 한 시간씩 하루 두 번 누워서 쉬게 한다. 분만을 쉽게 하고 덜 아프도록 하는 방법을 이야기한다(다음 장을 참고). 숨을 천천히 깊게 쉬는 것을 연습하여 진통이 올 때를 대비케 한다. 진통이 오면 긴장하지 말고 진통 사이에는 쉬어서 힘을 낭비하지 않게 하는데, 그럼으로써 덜 아프고 분만도 빨라진다.

분만 전에 문제가 있는 것 같고 도울 수 없을 것 같으면 건강원이나 병원에서 분만토

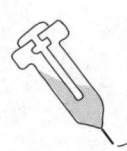

록 한다. 진통이 시작되기 전에 임산부를 반드시 병원근처에 있게 한다.

 분만 예정일을 아는 법 :
마지막 생리가 시작된 달에서 3개월을 빼고 시작한 날에 7일을 더한다. 예를 들어 마지막 생리 시작일이 5월 10일이었다고 할 때, 5월 10일 − 3월 = 2월 10일이다. 여기에 7일을 더하면 2월 17일경이 분만 예정일이다.

8. 기 록

임신의 진행을 알 수 있도록 기록을 해 둔다. 다음 장의 예를 보고 당신에게 알맞도록 해 본다. 종이가 크면 좋다. 임산부가 기록부를 보관하고 산전 진찰 때마다 가져오게 한다.

산전 진찰 기록부

이름 _____ 나이 _____ 자녀수 _____ 자녀의 나이 _____ 마지막 출산일 _____
마지막 월경일 _____ 출산 예정일 _____ 과거 임신 중 생긴 어려운 일들 _____

방문 날짜	자주 생기는 일들	일반적인 건강과 사사로운 일들	빈혈 (얼마나 심한지)	위험증세 (409쪽)	부종	맥박	체온	몸무게	혈압	소변에 나오는 단백질	소변에 나오는 당	태아의 위치	자궁의 크기 (배꼽 아래까지 몇 개의 손가락 이내)
1													−
2	피곤, 매스꺼움, 아침 구토												−
3													−
4	자궁이 배꼽에 와 있다.												0
5													+
6	태아의 심장이 뛰고 태동시작												+ 1차 예방주사
7													+ 2차 예방주사
8	발의 부종, 변비, 속이 답답함, 정맥류, 숨이 가쁘다. 소변이 자주 마렵다. 태아가 아랫배에서 움직인다.												+ 3차 예방주사
9 첫째주													+
둘째주													+
셋째주													+
넷째주													+
출산													

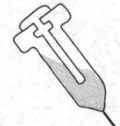

9. 분만 전에 임산부가 준비할 것들

임신 7개월까지는 아래의 것들을 준비해야 한다.

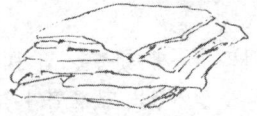 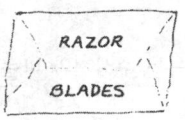 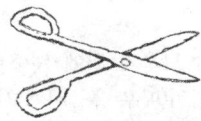

깨끗한 천이나 옷감들을 많이 준비한다.

면도날 새것(탯줄을 자르기 전까지는 포장을 열지 않는다.

새 면도날이 없으면, 깨끗하고 녹이 슬지 않은 가위를 준비하고 탯줄을 끊기 바로 전에 물에 끓인다.

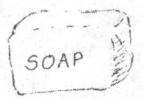 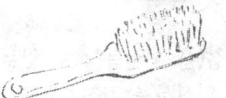 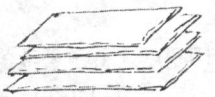

소독용 비누(혹은 일반 비누)

손과 손톱을 깨끗이 씻을 수 있는 솔

아기의 배꼽을 덮을 소독된 가제나 아주 깨끗한 천

아기를 받을 건강 섬기미가 손을 깨끗이 씻은 후에 다시 손을 닦을 알코올

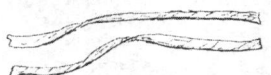 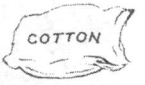 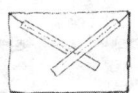

탯줄을 묶을 실이나 깨끗하고 긴 천 조각

깨끗한 솜

천 조각이나 실을 봉투에 넣고 봉하여 오븐에 굽든지 다리미질을 해 둔다.

조산원이나 분만을 돕는 이들이 준비할 기구

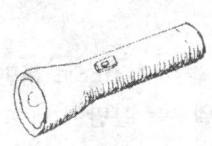 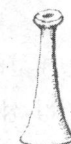 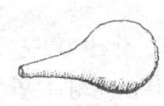

손전등

태아 심음기(태아 청진기)-어머니의 배에서 태아의 심음을 들을 수 있도록

고무관-아기의 입이나 코에 있는 점액을 빨아 내도록

19장 어머니와 조산원을 위하여 • 337

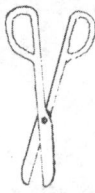 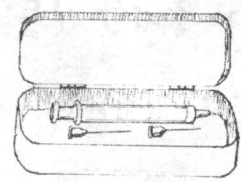 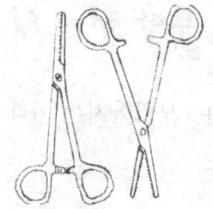

아기가 다 나오기 전에 탯줄을 자를 무딘 가위(매우 응급시에 사용)   소독된 주사기와 바늘   클램프 두 개-탯줄을 죄거나 산도가 찢어졌을 때 출혈이 있는 정맥을 죄기 위해

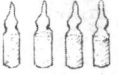 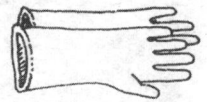 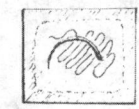

에르고노빈(혹은 에르고메트린) 주사용 3~4개   고무나 플라스틱 장갑(끓여 소독할 수 있는 것, 140쪽)-출산 때 임산부를 진찰, 산도가 찢어져서 꿰맬 때, 아기를 받고 진찰할 때   소독된 바늘과 실-찢어진 산도를 꿰맬 때

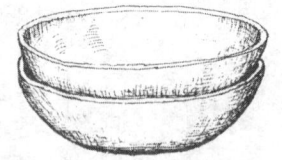 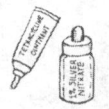

큰 대야 두 개-하나는 손을 씻기 위해서, 또 한 개는 태반(후산)을 놓고 관찰하기 위해서   태아의 눈에 위험한 감염을 예방하기 위한 1% 질산은 안약, 테트라사이클린 안연고, 또는 에리스로마이신 안연고

10. 분만 준비

분만은 자연스러운 일이다. 임산부가 건강하고 분만과정이 순조롭다면 스스로 분만을 할 수 있다. 정상 분만일 때는 조산원이나 건강 섬기미가 손을 덜 댈수록 분만이 더 순조롭다. 하지만 때로는 어머니와 아기의 생명이 위험한 어려움도 있을 수 있다. 분만이 어렵거나 생명이 위험하다고 생각되는 어떤 것이라도 보이면 경험 있는 조산원이나 의사가 있어야만 한다.

조산원이나 의사가 도와야 할 위험한 증세들(가능하면 병원으로 가야 한다)
• 분만 예정일 3주 전에 규칙적인 진통이 시작될 때

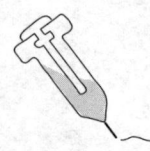

- 진통 전에 출혈이 있을 때
- 임신중독증의 증상이 있을 때(331쪽)
- 임산부가 만성병이나 급성병을 앓고 있을 때
- 임산부가 빈혈이 심하거나 지혈이 잘 안될 때(베었을 때 등)
- 임산부의 나이가 15세 이하, 40세 이상 혹은 35세 이상인 초산부
- 5~6명 이상의 아이들을 가진 임산부
- 임산부의 키가 너무 작거나 골반이 좁을 때(349쪽)
- 이전 분만 때 심한 문제나 출혈이 있었을 때
- 임산부에게 당뇨병이나 심장병이 있을 때
- 임산부에게 탈장이 있을 때
- 쌍둥이를 임신한 것 같을 때(351쪽)
- 자궁 안 태아의 위치가 비정상일 때
- 양수가 터지고 몇 시간이 지나도 진통이 시작되지 않을 때(열까지 있으면 더 위험하다.)
- 출산이 연기될 때(9개월 2주 이상)

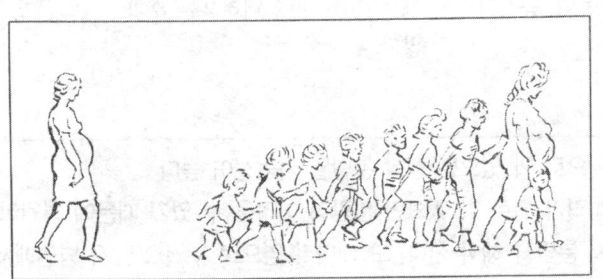

첫 출산 그리고 아기를 많이 낳은 후의 마지막 출산 때에 문제가 생기기 쉽다.

태아의 위치를 아는 법
태아의 위치가 정상일 때 머리가 아래에 있는지 아래와 같이 만져 본다.

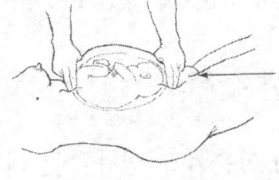

1. 숨을 길게 내쉬도록 하고, 여기에 엄지와 두 손가락으로 치골 바로 위를 누른다. 그 후 한쪽 손으로 자궁의 위쪽 끝을 만져 본다.

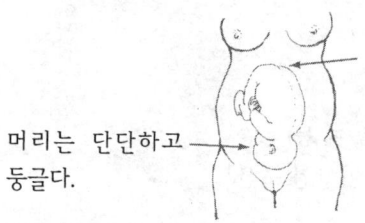 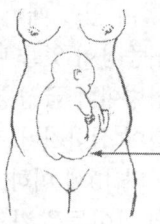

머리는 단단하고 둥글다.

태아의 엉덩이는 크고 넓다.
엉덩이가 위에 있으면 넓게 만져진다.

엉덩이가 아래에 있으면 넓게 만져진다.

2. 조심스럽게 한 손으로 옆으로 밀어 본다. 그 다음 두 손으로 밀어 본다.

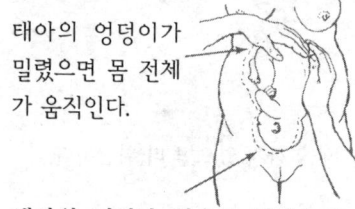 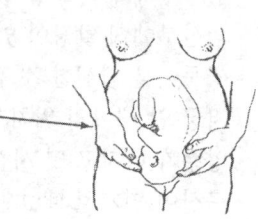

태아의 엉덩이가 밀렸으면 몸 전체가 움직인다.

태아의 머리가 옆으로 밀렸으면 목을 굽히기 때문에 등이 움직이지 않는다.

태아가 자궁 안에서 높이 있으면 머리를 약간 움직일 수 있다. 또 태아의 머리가 골반에 내려와 있으면 머리가 움직이지 않는다.
초산 때는 분만 2주 전에 태아의 머리가 내려와 있으나 경산 때는 진통 전에 내려오는 수가 많다.

> 머리가 밑으로 와 있으면 정상 분만일 가능성이 높다.
> 하지만 머리가 위로 가 있으면 분만이 어려울 수 있기 때문에 병원이나 병원 가까운 곳에서 분만을 해야 한다. 또 태아가 옆으로 누웠으면 꼭 병원에서 분만을 한다. 어머니와 태아의 생명이 위험할 수 있다(349쪽).

11. 분만이 가까운 증상

- 분만 며칠 전에는 태아가 뱃속에서 아래로 내려가므로 임산부는 숨 쉬기가 쉬워진다. 그러나 방광을 누르기 때문에 소변이 자주 보고 싶어진다(초산 때는 분만 4주 전부터 이럴 수가 있다).
- 분만 직전 작은 점액 덩어리(젤리 같은)가 빠질 수 있다. 분만 2~3일 전에 나올 수도 있다. 점액 덩어리에 피가 비치는 것도 정상이다.
- 수축(자궁이 갑자기 단단해짐) 혹은 진통이 분만 며칠 전부터 있을 수도 있다. 처음에는 진통의 간격이 길지만(몇 시간마다 몇 분씩), 진통이 심하고 규칙적이며 간격이 짧아지면 분만이 시작되는 것이다.

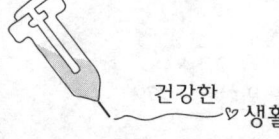

- 분만 몇 주 전에 연습 진통을 하는 임산부도 있다. 이것은 정상이다. 아주 드물게는 가짜 진통이 있는데 점점 심하다가 몇 시간씩 며칠씩 멈췄다가 없어진다. 이런 진통이나 실제 진통도 조금씩 걷거나 따뜻한 물에 목욕을 하고 쉬면 도움이 된다. 가짜 진통도 분만을 위해 자궁을 준비하는 데 도움을 준다.

산통은 자궁이 단단해지거나 수축이 되어서 생긴다.

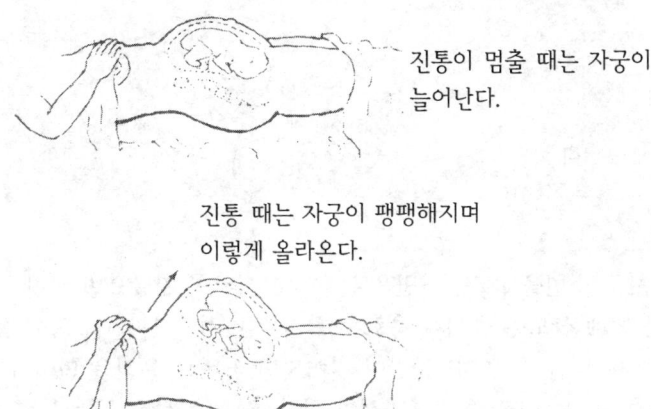

진통이 멈출 때는 자궁이 늘어난다.

진통 때는 자궁이 팽팽해지며 이렇게 올라온다.

이런 진통으로 태아는 아래로 내려오고 자궁의 입구는 조금씩 열린다.

태아를 감싸고 있는 양막은 분만이 시작된 후 터지고 양수가 쏟아진다. 진통이 오기 전에 양수가 쏟아지면 분만이 시작되었다고 볼 수 있다. 양수가 터진 후에는 임산부를 매우 깨끗하게 해야 한다. 왔다 갔다 걸으면 분만이 빨라진다. 또한 감염이 되지 않도록 성관계, 물에 앉는 것, 질을 씻는 일을 하지 말아야 한다. 12시간 안에 출산을 못하면 의료인의 도움을 받도록 한다.

12. 분만의 단계

분만에는 아래의 3단계가 있다.

- 1단계 : 진통이 강해지면서 태아가 산도까지 내려오는 단계이다.
- 2단계 : 태아가 산도에서 산모의 몸 밖으로 나오는 단계이다.
- 3단계 : 태아가 나온 후 태반이 나오는 단계이다.

분만 첫째 단계는 초산일 때는 10~20시간 이상, 두 번째부터는 7~10시간 정도 걸리지만, 사람에 따라 많이 다르다. 분만 첫 단계에 서둘러서 출산을 하려고 하지 말고, 천천히 진행하는 것이 순리이다. 산모는 분만이 진행되는 것 같지 않아 걱정을 할 수 있다. 이 때 모든 산모들이 그렇다고 안심시켜 준다. 태아가 산도로 내려오기 전에 산모가 힘을 주지 않도록 한다. 힘을 주어야 할 때를 산모는 느낄 수 있다. 산모는 대소변을 보아서 대장과 방광을 비워 두어야 한다. 대소변이 산모에게 남아 있으면 태아가 산도를 통과하는 길을 막는다.

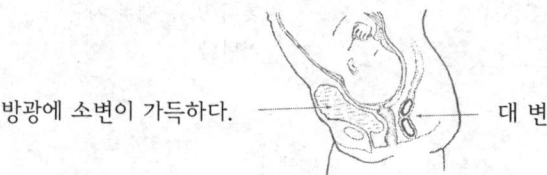

방광에 소변이 가득하다.   대 변

산모는 자주 소변을 보고, 대변을 본 후 몇 시간이 지났으면 관장을 해야 분만이 쉬워진다. 분만 중에 산모는 물이나 음료수를 자주 마셔야 하는데, 몸에 물이 부족하면 분만이 늦어지거나 멈출 수 있다. 분만이 길어지면 가벼운 음식을 먹어야 한다. 토하면 진통 사이에 활수, 녹차, 과일 주스를 마셔야 한다. 산모는 몸을 돌려 눕고 걸어다니기도 해야 한다. 똑바로 오랫동안 누워 있지 않게 한다.

분만 첫 단계에 조산원이나 건강 섬기미가 할 일
- 산모의 배, 음부, 엉덩이, 다리를 따뜻한 비눗물로 잘 씻는다. 분만은 깨끗하고 밝은 곳에서 한다.
- 깨끗한 천이나 수건, 신문을 깔고 젖거나 더러워지는 대로 갈아 준다.
- 쓰지 않은 새 면도날이나 가위를 15분간 물에 끓여서 소독을 한다. 탯줄을 자를 때까지 끓인 통의 물을 부어 내고 그대로 보관한다.

절대로 산모의 배를 주무르거나 누르지 말고 산모에게 힘을 주라고 하지 말아야 한다. 산모가 두려워하거나 많이 아파하면 진통 때는 숨을 깊이 길게 천천히 쉬고, 쉴 때는 정상으로 쉬게 한다. 이렇게 숨을 쉬면 좀 덜 아프고 안정도 된다. 이렇게 아픔으로 아기가 태어날 수 있으며 다른 산모들도 그렇다고 용기를 준다.

분만 둘째 단계 때에 아기가 태어난다. 이때에 양수가 터지면서 아기가 나올 수도 있다. 첫째 단계보다 쉽고 2시간 정도 걸린다. 진통 때는 온 힘을 다해서 산모가 힘을 준다. 진통 사이사이에 산모는 지쳐 보이고 반쯤 잠을 자는 것 같다. 이것은 정상이다. 아기가 나오도록 산모는 큰 숨을 쉬면서 대변을 볼 때처럼 배의 근육에 힘을 준다. 양수가 터진 후 아기가 천천히 나오면 산모는 무릎을 아래 그림처럼 한다.

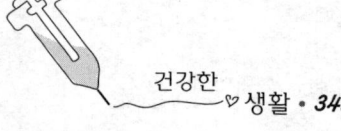

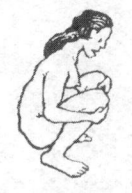 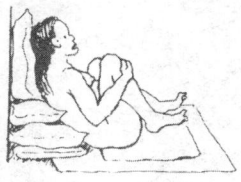 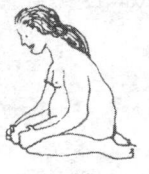 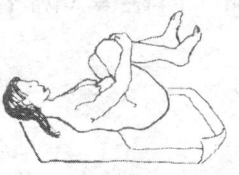

쭈그리고 앉기　　기대고 앉기　　무릎을 꿇기　　혹은 눕기

　산도의 입구가 얇아지고 태아의 머리가 보이기 시작하면 건강 섬기미는 출산을 위한 모든 준비를 하고 있어야 한다. 이때는 아기의 머리가 천천히 나오도록 산모는 힘을 뺀다. 산도가 찢어지지 않도록 예방하기 위해서이다(351쪽에 상세내용 참고).

　정상분만 때 건강 섬기미는 산도에 손이나 손가락을 절대로 넣지 말아야 한다. 손을 넣는 것이 출산 후 산모에게 위험한 감염을 일으키는 가장 흔한 원인이다. 아기의 머리가 나오기 시작하면 건강 섬기미는 아기의 머리를 받친다. 그러나 절대로 아기의 머리를 당기지 말아야 한다.

　가능하면 장갑을 낀다. 이것은 산모, 아기, 건강 섬기미의 건강을 보호하기 위해서이다. 요즘은 이것이 훨씬 더 중요해졌다.

정상적으로 아기의 머리가 먼저 나옴

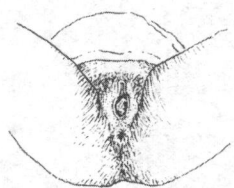 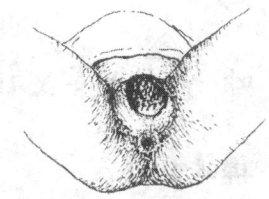

1. 힘을 세게 준다.

2. 힘을 주지 않는다. 숨을 짧고 빠르게 쉬게 한다. 이렇게 함으로 산도의 입구가 찢어지는 것을 예방할 수 있다(351쪽).

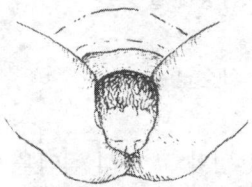 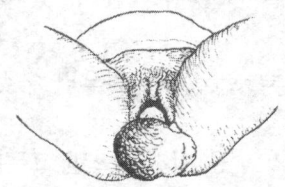

3. 머리가 나올 때 대체로 얼굴이 아래로 향한다. 입이나 코에 태변이 묻었으면 즉시 닦는다(344쪽).

4. 아기의 몸이 옆으로 방향을 돌리는데 이것은 어깨가 빠져 나오도록 하기 위해서이다.

머리가 나온 후 어깨가 걸렸으면

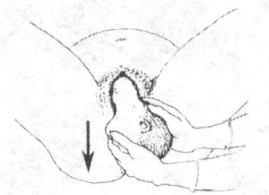

1. 조산원은 아기의 머리를 손으로 잡고 조심스럽게 아래로 내린다. 그러면 어깨가 빠져 나올 수 있다.

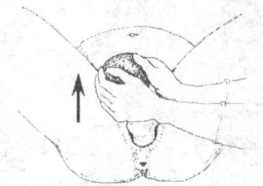

2. 그 다음 머리를 약간 올리면 다른 쪽 어깨가 빠져 나올 수 있다.

모든 힘은 산모에게서 나와야 한다. 건강 섬기미는 머리를 당기거나 아기의 목을 비틀거나 굽히지 말아야 한다. 아기가 다칠 수 있다.

분만 셋째 단계
이 단계는 아기가 나온 후부터 태반이 나올 때까지이다. 태반은 아기가 나온 후 5분에서 1시간 이내에 다 나온다. 그동안 아기를 돌보고, 출혈이 많거나(347쪽) 1시간이 지나도 태반이 나오지 않으면 의료인의 도움을 받는다.

13. 출산할 때 갓난이 돌보기

갓난이가 태어난 직후에 할 일
- 갓난이의 머리를 낮추어서 입과 목 안의 점액들이 나오도록 한다. 이것은 갓난이가 첫 숨을 쉴 때까지 한다.
- 탯줄을 묶기 전까지 갓난이를 산모보다 낮은 곳에 둔다. 갓난이가 피를 더 많이 받을 수 있어서 더 건강해질 수 있다.
- 갓난이가 바로 숨을 쉬지 않으면 수건이나 천으로 등을 부벼 준다.
- 그래도 아기가 숨을 쉬지 않으면 고무관으로 입과 코 안의 점액을 빨아내거나 손가락에 깨끗한 천을 감아서 입 안을 닦아 낸다.
- 갓난이가 1분이 지나도 숨을 쉬지 않으면 즉시 입을 대고 인공호흡을 시작한다(147쪽).
- 갓난이를 깨끗한 천으로 싸 준다. 갓난이를 따뜻하게 하는 것은 매우 중요하다. 조

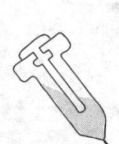

산아(예정일보다 일찍 태어난 아기)는 특히 따뜻하게 해야 한다.

탯줄을 자르는 법

갓난이가 태어난 후 탯줄은 맥박이 뛰고 팽팽하며 푸른빛을 띠게 된다. 하지만 조금 있으면 탯줄은 가늘어지고 하얀색으로 변한다. 맥박도 멎는다. 이때 아주 깨끗하고 마른 끈이나 실로 두 곳을 단단히 묶는다. 이런 끈이나 실은 금방 다림질을 했거나 오븐에서 뜨겁게 한 것이라야 한다. 그림처럼 묶은 가운데를 자른다.

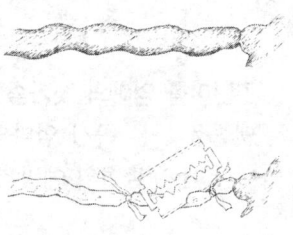

중요!

한 번도 쓰지 않은 깨끗한 새 면도날로 자르는데, 면도날을 열기 전에 손을 깨끗이 씻어야 한다. 소독한 고무장갑이나 플라스틱 장갑을 껴도 좋다. 새 면도날이 없으면 금방 끓인 가위를 쓴다. 탯줄을 아기 가까이에 묶고 자르는데, 아기 쪽에서 2cm 정도만 남긴다. 이렇게 하면 신생아 파상풍을 예방할 수 있다(255쪽).

14. 자른 탯줄의 관리

탯줄 자른 자리의 감염 예방은 말리는 것이 가장 좋다. 잘 마르려면 공기가 잘 통해야 한다. 방 안이 아주 깨끗하고 파리가 없으면 탯줄을 덮지 말고 먼지나 파리가 있으면 살짝 덮는다. 소독된 거즈로 덮으면 가장 좋다. 그림처럼 물에 끓여서 소독한 가위로 자른다.

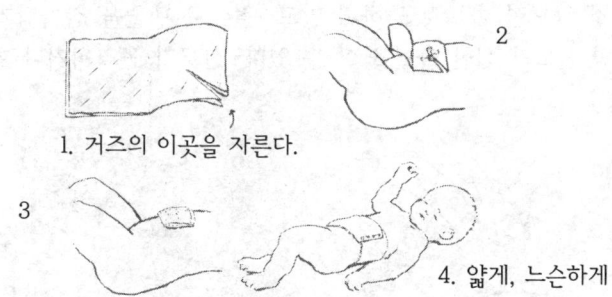

1. 거즈의 이곳을 자른다.
3.
4. 얇게, 느슨하게

소독된 거즈가 없으면 깨끗한 천을 다림질하여 바로 배꼽을 덮는다. 복대를 쓰지 말고, 꼭 쓰고 싶으면 얇고 가벼운 천으로 헐렁하게 하여 공기가 잘 들어가도록 한다. 이때 꼭 싸지 않도록 한다. 아기 기저귀로 배꼽을 덮어서 탯줄이 오줌에 젖지 않도록 한다.

갓난이를 깨끗이 하기

깨끗하고 따뜻한 물수건으로 피나 물기를 살살 닦는다. 탯줄이 떨어질 때까지 목욕을 시키지 않는 것이 좋다(5-8일은 걸린다). 배꼽이 떨어지면 자극성 없는 비누로 매일 목욕을 시킨다.

갓난이를 엄마의 젖가슴 위에 안긴다

탯줄을 자른 즉시 엄마의 가슴에 갓난이를 안긴다. 이렇게 하면 태반이 빨리 나올 뿐 아니라 산후 출혈의 예방과 조절에 좋다.

15. 태반이 나옴

갓난이가 나온 후 5분~1시간 사이에 태반이 나온다. 그러나 몇 시간이 걸리는 수도 있다(아래 그림을 참조).

태반 검사

태반이 나오면 완전히 다 나왔는지 태반을 들어서 잘 살펴본다. 태반이 찢어졌거나 일부가 없으면 의료인의 도움을 받도록 한다. 태반 조각이 자궁 내에 남아 있으면 계속 피를 흘리거나 감염을 일으킬 수 있다.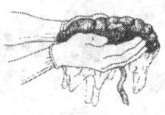

태반이 제때에 나오지 않을 경우

출혈이 많지 않으면 아무것도 하지 말고, 절대로 탯줄을 잡아당기지도 말아야 한다. 탯줄을 당기면 산모가 심한 출혈을 할 수 있다. 산모가 웅크리거나 힘을 주면 태반이 나올 수가 있다.

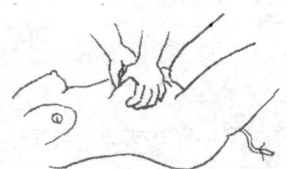 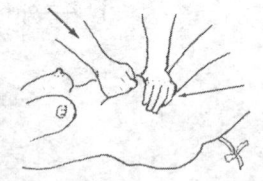

산모가 출혈을 하면 배 위로 자궁을 만져 보고, 자궁이 부드러우면 아래처럼 한다. 자궁이 단단해질 때까지 조심스럽게 마사지를 한다. 이렇게 하여 자궁이 수축되면 태반이 나올 수 있다.

출혈이 계속되고 태반은 나오지 않으면 자궁의 아랫부분을 받치면서 윗부분을 아주 조심스럽게 아래로 민다. 그래도 태반은 나오지 않고 피가 많이 나오면 피가 멎도록(다음 쪽) 다음과 같이 하면서 의료인의 도움을 받는다.

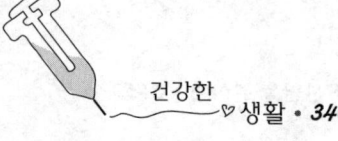

16. 심한 출혈

태반이 나올 때 피도 약간 나올 수 있다. 몇 분간 피가 나오다가 멈추는데 총 250cc(한 컵) 정도 된다(출산 후 며칠간 피가 나오지만 심하지는 않다).

경고!
밖으로는 피가 나오지 않으나 산모의 몸 안에서 출혈이 되는 수가 있다. 그러므로 산모의 자궁을 만져 봐야 한다. 배가 커지면 자궁에 피가 차고 있는 것인지도 모른다. 맥박을 재고 쇼크 증상이 있는지 살펴본다(143쪽). 갓난이가 엄마의 젖을 빨면 산모의 심한 출혈 예방과 조절에 좋다. 갓난이가 빨지 못하면 남편이 젖꼭지를 부드럽게 당기거나 맛사지를 한다. 이렇게 하면 피튜이트린이라는 호르몬이 나와서 출혈을 조절하는 데 좋다. 심한 출혈이 계속되거나 방울 피가 떨어져서 피를 많이 잃고 있다면 아래처럼 한다.

- 곧바로 의료인의 도움을 받는다. 피가 바로 멎지 않으면 수혈을 해야 한다.
- 에르고노빈이나 옥시토신이 있으면 다음 쪽의 설명대로 주사한다. 태반이 나오지 않았으면 에르고노빈 대신에 옥시토신을 준다.
- 산모는 물을 많이 마셔야 한다(물, 주스, 차, 국, 활수, 223쪽). 산모의 의식이 흐려지고 맥박이 빠르고 약해지는 등 쇼크 증상이 보이면 머리를 낮추고 다리를 올린다(143쪽).
- 피를 많이 쏟아 산모의 생명이 위태로우면 아래처럼 해서 피를 멈추게 한다.

자궁이 단단해질 때까지 아랫배를 마사지한다.
출혈이 없으면 5분마다 자궁이 단단한지 확인한다. 단단하지 않으면 다시 마사지를 한다.
자궁이 단단해지고 출혈이 없으면 마사지를 멈추고, 매분 확인한다. 자궁이 부드러워지면 다시 마사지를 한다.

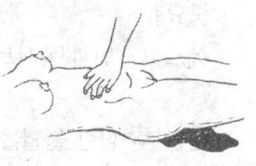

- 자궁 마사지를 해도 피가 계속 나오면

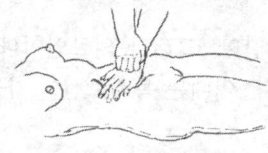

배꼽 바로 밑에 한 손을 얹고 다른 손은 위에 얹고 힘을 다해 누른다. 피가 멈춘 후에도 한참 더 누른다.

- 그래도 계속 피가 나면

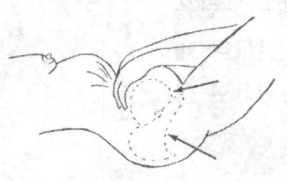

두 손으로 자궁 윗부분을 잡고, 자궁을 약간 올린 후 접히도록 당겨서 골반의 뼈에 대고 누른다. 힘을 다해 누르고 손에 힘이 딸리면 몸의 힘으로 누른다. 의료인이 도울 때까지 혹은 피가 멈추고도 몇 분 더 누른다.

기억!
아직도 어떤 의사들은 출혈을 멈추기 위해 비타민 K를 쓰지만 출산과 관련된 출혈, 유산, 임신 중절에는 효과가 없다.

17. 옥시토신계 약의 바른 사용법 : 에르고노빈, 옥시토신, 피토신 등

옥시토신 계통의 약은 에르고노빈, 에르고메트린, 옥시토신이 있다. 이런 약은 자궁과 자궁혈관을 수축시킨다. 중요한 약이지만 위험한 약이기도 하다. 잘못 쓰면 산모와 자궁 안의 태아가 함께 죽을 수가 있다. 하지만 잘 쓰면 산모와 태아의 생명을 살릴 수 있다. 올바른 사용법은 아래와 같다.

분만 후 출혈을 줄이기 위해
이것이 가장 중요한 목적이다. 태반이 나온 후 출혈이 심하면 0.2mg 앰플(혹은 0.2mg의 알약을 둘)의 에르고노빈 혹은 에르고메트린 말레이트 주사(563쪽)를 3시간마다 한 번 혹은 출혈이 멈출 때까지 준다. 출혈이 멈추면 한 앰플(혹은 알약 한 개)을 24시간 동안 4시간마다 한 번씩 준다. 에르고노빈이 없거나 태반이 나오기 전에 출혈이 심하면 옥시토신(564쪽)을 대신 주사한다.

중요!
에르고노빈과 옥시토신은 출산 전에 심한 출혈을 대비해 준비하되, 꼭 필요할 때만 쓴다.

분만 후 심한 출혈을 예방하기 위해
과거 분만 때 출혈이 심했던 산모에게는 태반이 나온 즉시 에르고노빈 1앰플(혹은 2알)을 주사한다. 24시간 동안 4시간에 한 번씩 준다.

자연유산의 출혈을 예방하기 위해(363쪽)
옥시토신은 위험한 약이므로 잘 아는 조산원이 써야 한다. 그러나 의료인이나 병원은 멀고 피가 점점 많이 쏟아지면 위와 같이 옥시토신을 쓴다. 이때는 옥시토신이 가장 좋다.

주의!
에르고노빈이나 에르고트레이트, 피토신, 혹은 피튜이트린은 분만을 빨리 하도록 혹은 산모가 힘을 잘 주도록 주면 산모나 태아에게 아주 위험하다. 아기가 나오기 전에 옥시토신이 필요한 경

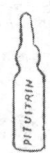
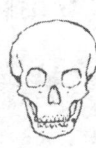
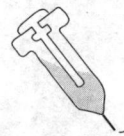

우는 아주 드물다. 이때는 잘 훈련받은 조산원이 써야 한다. 옥시토신은 아기가 나오기 전에는 절대로 쓰면 안 된다.

산모에게 힘을 주고 분만을 빠르고 쉽게 하는 안전한 약은 없다. 산모가 분만 때 힘을 내려면 임신 9개월 동안에 영양이 좋은 음식을 먹어야 한다(173쪽). 또한 아기의 터울을 조절하여 임신 전에 충분히 힘을 회복하도록 해야 한다(가족계획, 365쪽).

18. 난산(이상 분만)

분만 중에 심한 문제가 있으면 빨리 의료인의 도움을 받아야 한다. 여러 가지 문제가 생길 수 있는데 문제가 되지 않는 것도 있고 중한 것도 있다. 아래와 같은 문제들이 주로 일어난다.

분만이 멈추거나 느려진다
양수는 터졌고 진통은 강한데도 분만이 늦어지고 있다. 이때는 여러 가지 원인이 있다.

- 산모가 두려워하거나 당황할 때 진통이 늦춰지거나 멈춰질 수 있다. 산모와 이야기를 하고 긴장을 풀게 한다. 또 용기를 주고, 분만이 늦어지고 있으나 별 문제는 없다고 알려 준다. 움직이고 마시고 먹고 걷도록 한다. 젖꼭지를 마사지하거나 빨면 분만을 빨리 할 수 있다.
- 태아의 위치가 다를 때 그럴 수 있다. 이럴 경우에는 진통이 없을 때 산모의 배를 만져서 태아가 옆으로 누웠는지 확인해 본다. 조산원이 산모의 배를 잘 만져서 태아를 돌릴 수도 있다. 진통이 없을 때 조금씩 조심스럽게 태아의 머리를 돌려 본다. 머리가 아래로 올 때까지 하는데, 힘을 주지 말아야 한다. 그렇게 하면 자궁이나 태반이 찢어지거나 탯줄이 엉킬 수가 있다. 태아가 돌려지지 않으면 병원으로 가야 한다.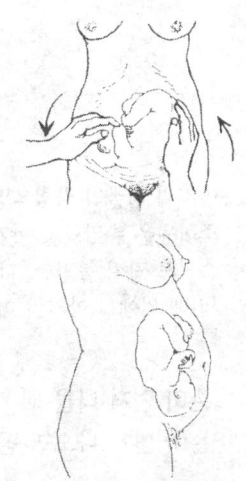
- 태아가 엄마의 배쪽으로 있을 때 그럴 수 있다. 이 경우에는 둥그런 등이 만져지는 대신에 태아의 팔, 다리가 만져진다. 이것은 별 문제가 아니다. 오직 분만이 늦어지고 산모의 등이 좀더 아플 것이다. 몸을 자주 움직이도록 하여 태아가 위치를 바꾸도록 도와준다. 산모는 손과 무릎을 더 쓴다.
- 태아의 머리가 골반보다 클 때 그럴 수 있는데, 산모의 골반이 작거나 키가 남편보다 훨씬 작을 경우에 그렇다. 정상분만을 한 적이 있는 산모는 이럴 때가 거의 없다. 태아가 내려오지 않을 때 이를 추측할 수 있으며, 병원에 가서 제왕절개 수술을 해야

할지도 모른다. 골반이 특히 작거나 키가 작으면 첫 분만은 병원 근처나 병원에서 해야 한다.
- 산모가 토하고 물을 잘 마시지 않고 있으면 탈수가 될 수 있다. 탈수가 되면 진통이 느려지거나 멈출 수 있다. 진통이 없을 때 활수나 물을 먹인다.

둔위 분만(엉덩이가 먼저 나오는 것)
조산원이 산모의 배를 만져 보고(340쪽) 태아의 심음을 들음으로(334쪽) 태아가 엉덩이로 앉아 있음을 알 수 있다.

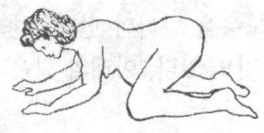 그림처럼 엎드리면 분만이 좀 쉬워진다.

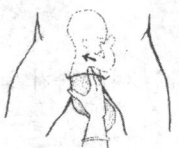 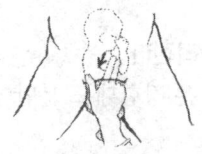

태아의 다리가 먼저 나오면(팔이 아니고) 조산원은 손을 깨끗이 씻고 알코올로 잘 닦은 뒤(혹은 소독된 장갑을 끼고)에 그림처럼 손가락으로 아기의 어깨를 밀어 올린다.

아기의 팔을 몸쪽으로 붙인다.

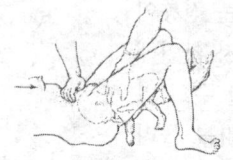 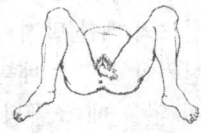

아기의 얼굴이 걸렸으면 산모를 바로 눕게 한다. 조산원은 손가락을 아기의 입에 넣어 얼굴을 가슴으로 당겨 붙인다. 다른 사람은 그림처럼 산모의 배 위에서 아기의 머리를 민다.

산모가 힘을 주게 하고, 절대로 아기의 몸을 잡아당기지 말아야 한다.

손이 먼저 나올 때
손이 먼저 나오면 곧바로 의사의 도움을 받아야 한다. 수술을 해야 할지 모른다.

탯줄이 아기의 목에 감겨서 아기가 나오지 못할 때
이 경우에는 탯줄을 풀어 본다. 풀지 못할 때는 탯줄을 묶거나 클램프로 잡아서 무딘 가위로 탯줄을 자른다.

입과 코에 태변(아기 똥)이 묻었을 때
양수가 터졌을 때 양수색이 검으면 태아의 첫 번째 변, 즉 태변일 것이다. 이때는 태아가 위험할 수 있다. 아기가 숨을 쉬어 태변이 폐로 들어가면 죽을 수도 있다. 아기의 머리가 나오면 즉시 산모는 힘을 주지 말고 짧고 빠르게 숨을 쉬라고 한다. 빨리 입과 코 안의 태변을 고무관으로 빨아내고, 아기가 숨을 쉬더라도 태변이 다 나올 때까지 계속 빨아낸다.

쌍둥이 분만
쌍둥이 분만은 한 명의 아기를 낳는 것보다 더 어렵고 위험할 수 있다. 안전을 위해서 병원에서 낳도록 한다. 쌍둥이는 진통이 일찍 시작되기 때문에 임신 7개월 때부터 병원 가까이에 있어야 한다.

쌍둥이 임신의 증세
- 배가 빨리 불러 오고 자궁이 일반 산모보다 크다. 마지막 달에는 특히 커진다(333쪽).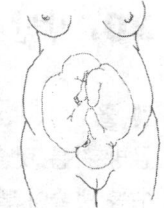
- 임산부의 체중이 정상보다 빨리 늘어나고 입덧, 두통, 정맥류, 치질, 부종, 호흡곤란 등의 임신 때 흔히 있는 문제가 특히 심할 때는 쌍둥이를 의심할 수 있다.
- 3~4개 이상의 큰 덩어리(머리나 엉덩이)가 만져지면 쌍둥이일 가능성이 높다.
- 어머니의 심장 소리가 아니고 아기의 심장 소리가 두 개로 들린다(구별하기 어렵다).
- 마지막 달에 잘 쉬고 일을 지나치게 하지 않으면 쌍둥이가 일찍 태어나지 않을 수 있다.

쌍둥이는 일반적으로 작기 때문에 특히 잘 보살펴야 한다. 쌍둥이는 비정상이며, 마법에 걸렸다고 생각하는 것은 틀렸다.

19. 산도가 찢어짐(산도 파열)

두 아기가 나오기 위해서 산도는 많이 늘어나야 한다. 산도가 찢어질 수 있다. 첫 아기가 쌍둥이면 산도가 찢어질 가능성이 아주 높다. 그러나 특별히 조심을 하면 산도 파열을 예방할 수 있다. 하지만 만일 산도가 찢어졌으면 태반이 나온 후에 경험이 많은 조산원이 조심스럽게 꿰매도록 한다.

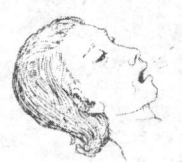
아기의 머리가 나올 때 산모가 힘을 주지 않게 한다.
그러면 산도가 충분히 늘어날 시간을 가지게 된다.
힘을 주지 않으려면 산모는 숨을 빨리 자주 쉬어야 한다.

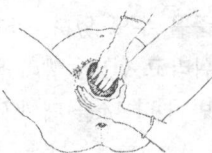
산도가 늘어날 때 조산원은 그림처럼 한 손으로 아기의 머리를 받치고, 다른 한 손으로는 아기의 머리가 너무 빨리 나오지 않도록 조심스럽게 잡는다.

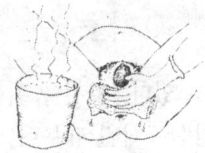
산도가 늘어나기 시작할 때 산도 밑을 따뜻한 물로 찜질을 한다. 혹은 기름으로 마사지를 해 준다.

20. 갓난이 돌보기

탯줄

금방 자른 탯줄이 감염되지 않도록 깨끗이 하고 말리는 것은 아주 중요하다. 빨리 마를수록 탯줄이 빨리 떨어지고 배꼽이 깨끗이 낫는다. 그러므로 배꼽을 천으로 감지 말고 천을 대려면 헐렁하게 한다(257, 345쪽).

눈

갓난이가 눈에 위험한 결막염이 걸리지 않도록 태어나자마자 1%의 질산은 안약이나 테트라사이클린, 또는 에리스로마이신 안연고를 넣어 준다(293, 538쪽). 부모 중 한 명이라도 임질이나 클라미디아 성병 감염의 증상이 있는 갓난이에게는 꼭 안약을 넣어 준다(316쪽).

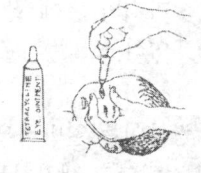

갓난이를 따뜻하게 해 준다 — 너무 덥게는 하지 않는다

갓난이를 춥지 않게 해야 하지만 덥게도 하지 말아야 한다. 내가 따뜻한 옷을 입은 것처럼 아기에게도 입힌다.

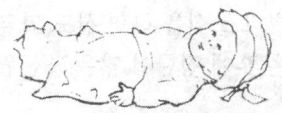
추운 날씨에는
아기를 춥지 않게 잘 싸 준다.

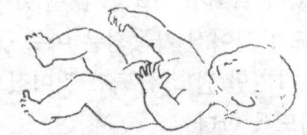
더운 날씨(또는 아기에게 열이 있을 때)에는
아기 옷을 벗겨 둔다.

아기를 적당히 따뜻하게 해 주려면 어머니 품에 두는 것이 가장 좋다. 특히 일찍 태어났거나 작거나 몸무게가 적을 때는 더욱 어머니 품에 두어야 한다. 작은 아기, 조산아, 몸무게가 낮은 아기의 특별 간호는 440쪽을 참고한다.

깨끗이 하기
12장의 깨끗이 하는 법을 따르는 것은 중요하며, 아래와 같은 것에 특히 주의한다.

- 아기의 기저귀가 대소변으로 젖거나 더러워질 때마다 갈아 준다. 만약 아기의 엉덩이가 빨갛게 되었으면 더 자주 갈아 주는데, 기저귀를 채우지 않으면 더욱 좋다(289쪽).
- 탯줄(배꼽)이 떨어진 후에는 아기를 연한 세숫비누와 따뜻한 물로 매일 목욕을 시킨다.
- 파리나 모기가 있으면 모기장을 치거나 얇은 천으로 덮는다.
- 환자들, 특히 피부의 상처, 감기, 목이 아프거나, 결핵, 기타 앓는 사람들 옆에 아기를 두지 않는다. 아기를 만져서도 안 된다.
- 담배 연기나 오염된 공기, 먼지 등이 없는 깨끗하고 조용한 곳에 아기를 둔다.

젖 먹이기
엄마 젖은 아기들에게 가장 좋은 음식이다(아기들에게 가장 좋은 음식은 186쪽을 참고). 엄마 젖을 빠는 아기들은 더 건강하고 더 튼튼하게 자라고 죽을 가능성도 적다. 그 이유는 아래와 같다.

- 엄마 젖에는 아기에게 필요한 모든 영양이 골고루 다 들어 있다. 어떤 우유나 분유와 비교할 수 없다.
- 엄마 젖은 깨끗하다. 다른 음식, 특히 우유를 젖병으로 먹일 때는 설사나 여러 가지 병을 예방할 정도로 깨끗이 하기는 매우 어렵다.
- 엄마 젖의 온도는 항상 알맞다.
- 엄마 젖에는 설사, 홍역, 소아마비 등의 병을 예방하는 항체가 들어 있다.

아기를 낳자마자 엄마 젖을 먹여야 한다. 처음 며칠 동안은 젖이 많이 나오지 않으나 이것은 정상이다. 2시간마다 엄마 젖을 먹이도록 하는데, 아기가 젖을 빨면 젖이 점점 많아진다. 아기가 건강하게 보이고, 몸무게가 늘고, 소변을 규칙적으로 보면, 엄마 젖이 충분하다는 뜻이다. 4~6개월간은 엄마 젖만 먹는 것이 가장 좋다. 5~6개월이 지나면 엄마 젖을 먹이면서 영양이 있는 음식을 먹인다.

엄마 젖을 늘리는 법
- 물을 많이 마신다.
- 우유, 우유제품, 몸을 구성하는 음식을 많이 먹는다(176쪽).
- 많이 자고, 너무 피곤하게 하지 않게 하며, 마음이 상하지 않도록 한다.
- 젖을 자주 먹인다. 적어도 2시간마다 먹인다.

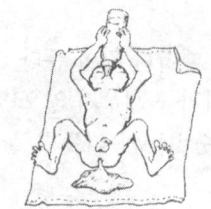
우유를 먹는 아기들은
자주 아프고 죽을 가능성이 높다.

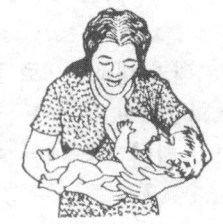
엄마 젖을 먹는 아기들은 건강하다.

갓난이에게 약을 줄 때 조심할 것

갓난이에게는 대부분의 약들이 위험하다. 따라서 아기에게는 확실히 필요한 약을 절대로 필요할 때에만 쓴다. 약의 용량을 정확히 알고 절대로 그 이상은 주지 않도록 한다. 크로람페니콜은 갓난이에게 특히 위험하며 조산아와 체중이 낮은 아기(2kg 이하)들에게는 더욱 위험하다.

21. 갓난이의 병들

갓난이들에게 무슨 문제나 병이 있는지 빨리 알고 처리하는 것은 아주 중요하다.

 어른들은 며칠씩 몇 달이 가야 죽는 병도 아기들은 몇 시간 만에 죽는다.

갓난이의 선천적인 문제(399쪽)

이런 문제는 어머니 뱃속에서 태아의 발육이 잘 되지 못했거나, 분만 중에 무언가 잘못이 생겨서 발생한다. 아기가 출생을 하자마자 잘 살펴봐 아래와 같은 증상이 있으면 몹시 잘못되었다는 뜻이다.

- 아기가 나온 즉시 숨을 쉬지 않을 때

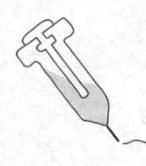

- 맥박이 잘 만져지지 않거나, 들리지 않거나, 1분에 100 이하일 때
- 아기가 숨을 쉬어도 얼굴이나 몸이 희거나 파랗거나 노랗게 될 때
- 팔다리가 늘어졌거나 스스로 움직이지 않고 꼬집어도 반응이 없을 때
- 태어나고 15분이 지나도 신음을 하거나 숨을 잘 못 쉴 때

이 중 어떤 것들은 분만 중에 뇌를 다쳤기 때문일 수 있다. 감염은 절대로 아니다(분만 24시간 전에 양수가 터졌을 때는 제외). 일반 약으로는 거의 도움이 되지 않는다. 아기를 따뜻하게 하되 너무 덥게 하지는 말고(352쪽) 의료인의 도움을 받는다. 아기가 토할 때 피도 같이 토하고 피부에 멍이 들었으면 비타민 K가 필요할 수 있다(567쪽). 아기가 첫 2일 동안 대소변을 보지 않으면 역시 의료인에게 보인다.

갓난이의 후천적 문제 : 출생 후 며칠이나 몇 주 사이

1. 배꼽에서 고름이나 나쁜 냄새가 나면 위험 신호이다. 파상풍의 초기(255쪽)인지 혹은 핏속에 병균 감염이 있는지 살펴본다. 배꼽을 알코올로 닦고 덮지 않고 열어 두어서 공기에 말린다. 또 배꼽 주위가 뜨겁고 발갛게 되었으면 암피실린(491쪽)이나 페니실린, 스트렙토마이신을 준다(494쪽).
2. 체온이 낮거나(35° 이하) 높으면(39° 이상) 병균 감염일 수 있다. 열이 39° 이상이면 갓난이에게 위험하다. 옷을 다 벗기고 시원한 물(차갑지 않은)로 142쪽처럼 찜질을 해 준다. 탈수 증상(221쪽)에 대해 찾아보고 탈수라면 엄마 젖과 활수를 준다(223쪽).
3. 경련(249쪽) : 갓난이가 열이 있으면 위와 같이 한다. 탈수가 있는지도 확인한다. 태어난 날부터 경련이 있으면 분만 중 뇌를 다쳤을 가능성이 있다. 생후 며칠 뒤에 경련이 있으면 파상풍(255쪽)이나 뇌막염(258쪽)의 증세가 있는지 잘 살펴본다.
4. 아기의 체중이 늘지 않을 때 : 생후 처음 며칠간은 몸무게가 줄어드는데 이것은 정상이다. 첫 주가 지나면 건강한 아기는 매주 200g씩 늘어난다. 2주 후에 출생 때와 몸무게가 비슷하면 정상이다. 2주 후에도 몸무게가 늘지 않거나 줄어들었으면 문제가 있다는 뜻이다. 태어날 때 아기는 건강했는지, 잘 먹었는지, 감염 등의 문제가 있는지 자세히 살펴본다. 원인을 찾을 수 없고 문제가 해결되지 않으면 의료인의 도움을 받아야 한다.
5. 구토 : 아기가 젖을 먹고 트림을 할 때(젖을 빨 때 마신 공기가 나오기도 함) 젖을 약간 토하는 것은 정상이다. 젖을 먹인 후에는 그림과 같이 어머니가 아기를 안고 등을 톡톡 두드려 준다. 젖을 먹인 후 눕힐 때 토하면 아기를 바로 안고 트림을 시킨 후에 눕힌다. 아기가 많이, 자주 토해서 몸무게가 줄거

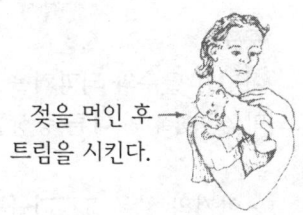
젖을 먹인 후 트림을 시킨다.

나 탈수가 될 정도면 병이 난 것이다. 설사가 겹치면 장이 감염된 것이다(228쪽). 패혈증(피에 박테리아가 감염, 다음 쪽), 뇌막염(258쪽), 기타 감염으로도 토할 수 있다. 토한 것이 노랗거나 초록색이면 장이 막혔을 수도 있다(장폐쇄, 159쪽). 배가 부르고 대변을 못 보면 장폐쇄증의 가능성이 높다. 바로 아기를 병원에 데려가도록 한다.

6. 갓난이가 젖을 잘 빨지 않을 때 : 생후 4시간이 지나도 아기가 젖을 빨지 않으면 위험한 증상이다. 특히 아기가 몹시 졸리고 아파 보이며, 울고 비정상적으로 움직이면 더욱 위험하다. 많은 병들이 이런 증상으로 시작된다. 그러나 생후 2주 안에 가장 흔하고 위험한 것은 피가 감염된 패혈증이나 파상풍(255쪽)이다.

갓난이가 젖을 잘 빨지 않거나 아파 보일 때

3장에 있는 "자세히, 완전히 검사한다" 대로 한다. 아래의 내용을 꼭 확인한다.

- 숨 쉬기가 어려운가? 코가 막혔으면 235쪽대로 빨아낸다. 숨이 빠르고(1분에 50번 이상), 피부는 파랗고, 숨을 쉴 때 걸걸 소리가 나며, 갈비뼈(늑골) 사이가 숨을 쉴 때마다 들어왔다 나갔다 하면 폐렴 증세이다(242쪽). 어린이들은 폐렴 때도 기침을 하지 않거나 증상이 아무것도 없을 수가 있다. 폐렴이 의심되면 피에 세균이 들어간 것으로 치료한다(다음 쪽을 참고).
- 아기의 피부색을 본다. 입술과 얼굴이 파라면 폐렴으로 생각한다(또는 심장병이나 선천성 병일 수도 있다). 갓난이의 눈이나 얼굴이 첫날이나 5일 후에도 노랗게 되면(황달) 위험하니 의료인의 도움을 받는다. 생후 1~4일 사이에 황달이 있으면 큰 문제는 아니다. 엄마 젖을 잘 먹인다. 할 수 있으면 숟가락으로 떠 먹인다. 아기의 옷을 다 벗기고 창가의 햇빛이 잔뜩 들어오는 곳에 눕힌다(직접 햇볕을 쬐게는 하지 말아야 한다).
- 머리 위 물렁한 곳(정수리, 대천문)을 만져 본다(60쪽을 참고).

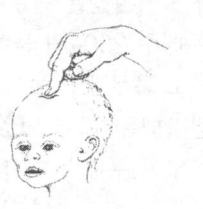
정수리가 움푹 들어가면 탈수가 된 것이다.

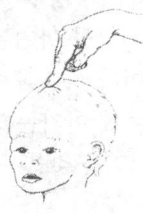
정수리가 부풀었으면 뇌막염일 수 있다.

중요!

아기가 탈수와 뇌막염을 동시에 앓을 때는 정수리가 정상처럼 보이므로 탈수(221쪽)와 뇌막염(258쪽)의 다른 증상들을 확인해야 한다.

- 아기의 얼굴 표정과 몸의 움직임을 잘 관찰한다. 아기의 몸이 뻣뻣하거나 움직임이

이상하면 파상풍이나 뇌막염, 혹은 분만 때 뇌를 다쳤거나 높은 열 때문일 수 있다. 아기를 만지거나 움직여 볼 때 얼굴 근육과 몸이 갑자기 뻣뻣해지면 파상풍 가능성이 있다. 턱이 벌려지는지(입을 크게 벌릴 수 있는지), 무릎 반사작용이 있는지 살펴본다(256쪽).

아기가 갑자기 심하게 움직이면서 눈이 뒤집히거나 떨리는 경우는 파상풍보다 뇌막염일 가능성이 높다. 이런 경련은 탈수나 고열 때문에 일어나는 수가 더 많다. 아기의 머리를 아기 자신의 무릎 사이에 넣을 수 있는지 살펴본다. 만약 아기가 너무 뻣뻣해서 그렇게 할 수 없거나 아파서 울면 뇌막염일 가능성이 많다(258쪽).
- 패혈증의 증상이 있는지 살펴본다.

혈관 내의 박테리아 감염(패혈증)

갓난이는 감염에 매우 약하므로 분만을 할 때 병균이 피부나 탯줄을 통해 들어가면 핏줄을 타고 온몸에 퍼진다. 온몸에 퍼지려면 하루, 이틀이 걸리므로 생후 2일 후에 가장 흔하다.

증 상

갓난이의 감염 증상은 어린이들의 감염 증상과는 다르다. 갓난이의 패혈증은 온갖 증상을 다 일으킬 수 있다. 가능한 증상은 다음과 같다.

- 젖을 잘 빨지 않는다.
- 몹시 졸려 보인다.
- 창백하다(빈혈증이 있음).
- 토하거나 설사를 한다.
- 열이 있거나 체온(35° 이하)이 낮다.
- 배가 불룩하다.
- 피부가 노랗게 된다(황달).
- 경련
- 아기가 파랗게 된다.

위의 증상들은 패혈증이 아닐 때도 있을 수 있다. 그러나 위의 증세가 여러 가지로 동시에 나타나면 패혈증일 가능성이 높다. 갓난이는 감염이 심할 때도 열이 나지 않을 수가 있다. 체온은 높을 수도 있고, 낮을 수도 있고, 정상일 수도 있다.

갓난이가 패혈증이 의심될 때의 치료
- 암피실린 125mg(491쪽)을 하루 3번 주사한다.

- 또는 크리스탈 페니실린 150mg(25만 단위)을 하루 3번 주사한다(489쪽).
- 가능하면 카나마이신(501쪽)이나 스트렙토마이신(493쪽)도 주사한다. 카나마이신 25mg을 하루에 2번 주사하거나 몸무게 1kg당 20mg의 스트렙토마이신을 하루 1번 주사한다. 용량 이상 주사하지 않도록 주의한다.
- 아기 몸에 물이 넉넉한지 확인한다. 필요하면 엄마 젖과 활수를 숟가락으로 먹인다(223쪽).
- 의료인의 도움을 받도록 한다.

22. 산후 어머니의 건강 돌보기

음식과 깨끗이 하기

11장에서 설명한 대로 아기를 낳은 후 산모는 영양이 많은 음식은 무엇이나 먹을 수 있고 또 먹어야 한다. 먹지 않아야 할 음식은 아무것도 없다. 특히 좋은 음식은 우유, 치즈, 닭고기, 달걀, 닭, 고기, 생선, 과일, 채소, 곡류, 콩, 호두 등이다. 집에 옥수수나 콩밖에 없으면 끼니 때마다 콩과 옥수수를 같이 먹어야 한다. 우유와 우유가 든 음식을 많이 먹으면 엄마 젖이 풍부해진다.

출산 후 며칠 안에 목욕을 할 수 있다. 그러나 첫 주에는 물수건으로 몸을 닦는 게 좋다. 출산 후 목욕은 해롭지 않다. 산후 며칠 동안 목욕을 하지 않으면 피부에 감염이 생겨 아기를 아프게 할 수 있다.

 갓난이의 감염은 때때로 알 수가 없다. 열이 없을 때도 많다. 따라서 가능한 한 의료인의 도움을 받도록 한다. 의료인의 도움을 받을 수 없다면 위의 설명대로 암피실린을 쓴다. 암피실린은 아기들에게 가장 안전하고 효과적이다.

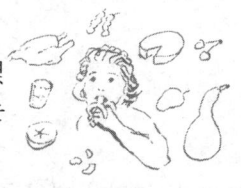
산후 며칠뿐 아니라 몇 주간 산모는 영양 있는 음식을 먹고

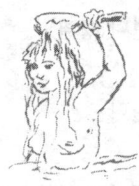
목욕을 규칙적으로 한다.

23. 산욕열(출산 후 감염)

출산 후에 산모가 열이 날 수 있다. 이것은 분만 때 아기를 받는 사람이 모든 것을 확실히 소독하지 않았거나 손을 넣었기 때문이다.

산욕열의 증상

열과 오한(춥고 떨리는 것)이 나며, 머리와 아래 허리가 아프고, 배도 아프며, 냄새가 나고, 나쁜 피 섞인 냉이 나온다.

치 료

프로카인 페니실린 50만 단위를 하루에 2번씩 주사하거나, 40만 단위의 알약을 하루에 4번 한 주간 준다. 암피실린, 코-트리목사졸 또는 테트라사이클린을 대신 쓸 수도 있다.

산욕열은 아주 위험하다. 산모가 곧 낫지 않으면 의료인의 도움을 받도록 한다. 심한 감염을 치료하려면 페니실린이나 암피실린을 강하게 쓸 뿐 아니라 더 강력한 항생제(클로람페니콜, 젠타마이신, 카나마이신, 혹은 세팔로스포린)를 함께 써야 할 때도 있다.

24. 엄마 젖 먹이기와 젖가슴 돌보기

엄마와 아기의 건강을 위해서 엄마의 젖을 잘 보살피는 것은 아주 중요하다. 갓난이는 나자마자 엄마 젖을 먹여야 한다. 갓난이가 바로 잘 빨 수도 있고, 물고만 있을 수도 있다. 갓난이가 잘 빨도록 여러 번 시도해야 하는데, 빨아야 젖이 나오기 때문이다. 또 아기가 빨면 엄마의 자궁이 잘 수축되고 태반도 빨리 나온다. 처음 나오는 젖(초유)은 노르스름하고 진하다. 이 초유에는 아기가 병균과 싸우는 데 필요한 모든 것이 다 있고 단백질도 많다. 초유는 아기에게 아주 좋다.

 엄마 젖을 일찍 빨리고, 할 수 있는 한 빨리 엄마의 가슴에 갓난이를 올린다.

엄마 젖은 아기가 필요한 만큼만 만들어진다. 아기가 엄마의 젖을 비우면 엄마 젖은 또 채워진다. 갓난이가 젖을 비우지 않으면 엄마 젖은 더 만들어지지 않는다. 아기가 아프거나 어떤 이유로 엄마 젖을 빨지 않으면 젖도 더 이상 나오지 않는다. 결국 아기가 충분히 먹을 수 있을 때는 이미 젖은 충분히 나오지 않게 된다.

 아기가 아프거나 젖을 빨 수 없을 때도 엄마 젖이 계속 나오도록 젖을 짜내야 한다.

손으로 젖을 짜내는 방법

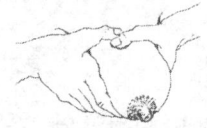
그림처럼 엄마의 젖을
손으로 감싸 쥔다.

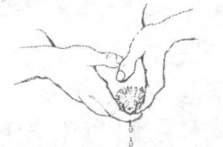
손을 앞으로 밀면서 짠다.

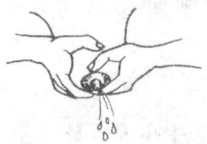
젖이 나오도록
젖꼭지 뒤를 짠다.

아기가 젖을 빨지 않을 때에 젖을 짜내는 다른 중요한 이유는 엄마의 젖이 많이 불어나면 아프기 때문이다. 아프도록 불어나면 엄마의 젖에 고름집(농양)이 생기기 쉽다. 그리고 아기가 빨기도 어렵다. 아기가 빨지 못할 정도로 약하면 젖을 짜서 한 방울씩 떨어뜨려 주거나, 숟가락으로 먹인다.

엄마가 목욕을 규칙적으로 하면 젖의 주변이 깨끗해져서 엄마 젖을 먹일 때마다 젖꼭지를 씻지 않아도 된다. 비누로 엄마의 젖을 씻지 않도록 하는데, 피부가 트고 젖꼭지가 아프고 감염이 될 수 있다.

젖꼭지가 아프거나 텄을 때

엄마의 젖꼭지가 아픈 것은 아기가 엄마의 젖꼭지를 깊이 빠는 대신 꼭지만 빨기 때문이다.

치 료

젖꼭지가 아프더라도 계속 젖을 빨게 하는 것은 중요하다. 아기가 원할 때까지 계속 젖을 빨리고 엄마의 젖을 깊이 넣고 자주 빨린다. 그림처럼 젖을 빨릴 때마다 위치를 바꿔 주는 것이 좋다.

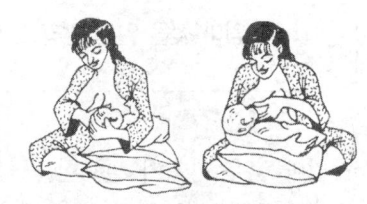

한쪽 젖꼭지만 아플 때는 아프지 않은 쪽을 먼저 먹인 후 아픈 쪽을 먹인다. 아기가 먹고 남은 젖은 짜서 아픈 젖에 부벼 준다. 젖을 먹인 후에는 젖꼭지를 말린 후에 옷을 입는다. 엄마 젖을 젖꼭지에 부비면 빨리 낫는다. 젖꼭지에서 피나 고름이 나오면 나을 때까지 젖을 빨리지 말고 짜서 숟가락으로 떠 먹인다.

엄마의 젖이 아플 때

엄마의 젖이 아픈 것은 젖꼭지가 텄거나 젖이 많아서 젖통이 불었기 때문이다. 아기가 젖을 자주 빨고 엄마가 누워서 쉬면서 물을 많이 마시면 1~2일 안에 낫는다. 항생제를

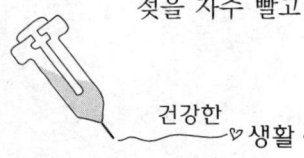

쓸 필요는 별로 없으나 다음을 참고한다.

엄마의 젖 감염(유방염)과 고름집(농양)
엄마의 젖이 아프거나 젖꼭지가 트면 감염이나 고름집(농양)이 될 수 있다.

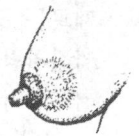

증 세
- 엄마의 젖 일부가 뜨거워지고 빨갛게 부어오르면서 매우 아프다.
- 열이 나고 춥다.
- 겨드랑이의 임파선이 아프고 부어오른다.
- 심하면 터지고 고름이 나온다.

치 료
- 자주 아기가 젖을 빨도록 하는데, 감염된 젖부터 먼저 빨린다. 혹은 젖을 짜내든지 덜 아픈 것부터 한다.
- 쉬고 물을 많이 마시게 한다.
- 젖을 먹이기 전에 뜨거운 물찜질을 15분 정도 한다. 찬물 찜질은 젖을 먹이지 않을 때 해서 덜 아프게 한다.
- 아기가 젖을 빨 때는 부드럽게 엄마 젖을 마사지한다.
- 진통을 위해서는 아세트아미노펜을 먹인다.
- 항생제를 쓰는데 다이크록사실린이 가장 좋다. 500mg을 하루 4번 10일간 먹인다. 페니실린, 암피실린, 에리스로마이신을 먹어도 된다.

예 방
- 젖꼭지가 트지 않도록 하고 엄마의 젖이 불어나지 않도록 한다.

 젖을 먹이는 엄마의 젖이 아프거나 멍울이 있고 열이 나면 고름집일 수 있다.
또 아프지 않은 멍울은 암이나 낭종일 수 있다.

젖가슴의 멍울들
유방암은 여성들에게 종종 있고 항상 위험하다. 얼마나 빨리 발견하여 의학적인 치료를 받느냐가 가장 중요하다. 대부분 수술이 필요하다.

유방암 증상

- 젖가슴의 한곳에 멍울이 만져지는데 보통 이 부분이다.
- 때로는 젖가슴이 비정상적으로 움푹 들어간다. 혹은 귤 껍질처럼 작은 구멍들이 많이 생긴다.
- 겨드랑이의 임파선이 크게 붓는 경우가 많으나 아프지는 않다.
- 멍울이 점점 커진다.
- 처음에는 아프지도 않고 열도 없지만 나중에는 아프다.

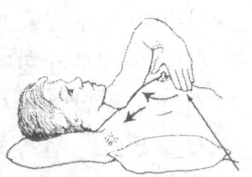

자신이 할 수 있는 유방의 진찰

유방암을 일찍 발견할 수 있도록 모든 여성들은 자신의 젖가슴을 진찰할 줄 알아야 한다. 매달 한 번씩 하되 생리가 시작된 후 10일 만에 하면 좋다.

- 양쪽 유방의 크기와 모양이 같은지 자세히 살피고 위의 증상이 있는지 본다.
- 등에 베개나 접은 담요를 대고 눕고, 손가락을 펴서 그림과 같이 젖가슴을 만져 본다. 손가락 끝으로 젖가슴을 돌면서 눌러 본다. 젖꼭지에서부터 시작하여 젖가슴을 돌면서 쓸어서 겨드랑이 쪽으로 올라간다.
- 젖꼭지를 짜 보고 피나 분비물이 나오는지 확인한다.
- 멍울이 만져지거나 무슨 비정상적인 증상이 있으면 의사의 도움을 받아야 한다. 많은 멍울들이 암은 아니지만 빨리 찾는 것은 중요하다.

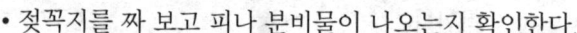

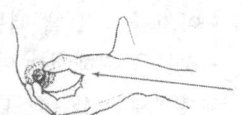

25. 아랫배의 멍울이나 종양

가장 흔한 정상적인 멍울은 태아가 성장하고 있는 것이다. 비정상적인 멍울이나 덩어리는 다음과 같은 이유로 생긴다.

- 난소 한쪽의 낭종이나 물주머니
- 자궁 밖에서 아기가 자라는 자궁 외 임신
- 암인 경우

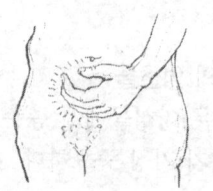

위의 3가지 경우, 처음에는 아프지 않고 약간 불편할 뿐이지만 나중에는 많이 아프다.

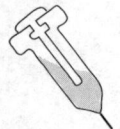

모두 의사의 도움이 필요하며 수술을 해야 할 때가 많다. 어떤 비정상적인 멍울이라도 커지고 있으면 곧 의료인의 도움을 받아야 한다.

자궁암

자궁, 자궁경부, 난소의 암은 40대 이상의 여성들에서 가장 흔하다. 처음의 증상들은 빈혈과 원인 모를 출혈이며, 나중에는 아랫배가 불편하고 덩어리가 만져진다. 자궁경부에 암이 시작될 때 찾는 방법으로 팝 스메아라는 검사가 있다. 20세 이상의 모든 여성은 이 검사를 해마다 받는 게 좋다. 자궁암은 가정 치료가 거의 효과가 없다.

자궁 외 임신

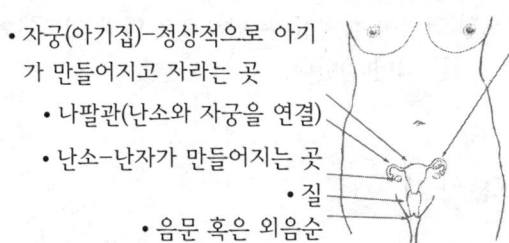

- 자궁(아기집)-정상적으로 아기가 만들어지고 자라는 곳
- 나팔관(난소와 자궁을 연결)
- 난소-난자가 만들어지는 곳
- 질
- 음문 혹은 외음순

- 때로 태아가 자궁 밖에서 만들어지며 (착상) 자라는 수가 있다. 그림에서는 난소에서 뻗어 나온 나팔관에서 자라고 있는데, 이럴 경우 임신의 증상과 함께 비정상적인 출혈이 있다-아랫배가 아프고 자궁 밖에 멍울이 만져진다. 자궁 밖의 태아는 살 가능성이 거의 없다. 자궁 외 임신은 병원에서 수술을 해야 한다. 자궁 외 임신이 의심되면 바로 병원에 간다. 생명이 위험한 심한 출혈이 언제 시작될지 모른다.

26. 유산(자연유산)

유산은 태아를 잃는 것으로 임신 3개월경에 가장 흔하다. 태아가 불완전하게 착상이 되면 유산을 통해 저절로 처리가 된다. 대부분의 여성들이 한두 번 유산을 하지만 자신은 잘 모르고, '그냥 생리가 늦어졌다가 덩어리 피가 나왔다.' 정도로만 생각한다. 그러나 언제 유산을 하는지 여성들은 알아야 한다. 위험할 수도 있기 때문이다.

월경을 한두 번 건너뛴 후 하혈이 심하면 유산이라 볼 수 있다. 유산 시에는 분만처럼 태아와 태반(후산)이 둘 다 반드시 나와야 한다. 둘 다 완전히 나올 때까지 배가 아프고 핏덩어리가 섞인 출혈이 있다.

유산 때의 태아는 1~2cm 정도이다.

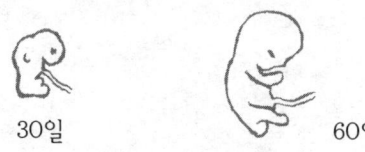

30일   60일

치 료

편안히 누워서 쉬고, 배가 아프면 아스피린이나 이부프로펜, 코데인을 먹게 한다. 심한 출혈이 여러 날 가면 아래의 내용대로 처치한다.

- 의사의 도움을 받아야 한다. 또한 자궁을 깨끗이 하기 위해서 간단한 수술이 필요할 수도 있다(소파수술 : D and C 혹은 흡입술).
- 심한 출혈이 멈출 때까지 누워서 쉬게 한다.
- 출혈이 너무 심하면 348쪽대로 한다.
- 열이 나는 등 감염 증상이 있으면 산욕열의 치료를 한다(358쪽).
- 유산 후 며칠 동안은 생리처럼 조금씩 출혈을 할 수 있다.
- 유산 후 2주 정도 혹은 출혈이 멈출 때까지 질을 씻거나 성관계를 하지 말아야 한다.
- 자궁 내 장치를 하고 유산이 되었으면 감염이 심해질 수 있으므로 빨리 의료인의 도움을 받아 자궁 내 장치를 뽑고 항생제를 먹어야 한다.

27. 위험성이 높은 산모와 아기

어떤 산모는 임신 중에도 어려움이 많고 출산 뒤에도 경과가 좋지 않다. 갓난이는 몸무게가 적고 병에도 걸리기가 쉽다. 이런 산모들의 대부분이 미혼, 집이 없거나, 영양 부족, 아주 어리거나, 정신 지체이다. 또 영양이 좋지 않고 자주 아픈 아이들이 있다.

조산원이나 건강 섬기미, 혹은 누구든지 이런 임산부들에게 관심을 가지고 음식을 주고 보살피고 친구가 되면 임산부와 태어날 아기의 건강에 큰 도움이 된다.

 도움이 필요한 사람들이 올 때까지 기다리지 말고 먼저 찾아간다.

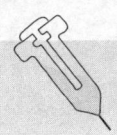

Where There Is No Doctor

20장

가족계획 : 원하는 자녀수대로 가지기

이 두 가정은 모두 가난한 곳에서 살고 있다.

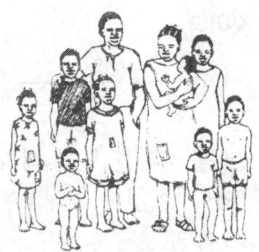

이 가정은 자원이 불공평하게
나누어진 곳에서 산다.

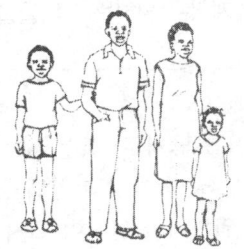

이 가정은 자원이 공평하게
나누어진 곳에서 산다.

어떤 부모들은 자녀들을 많이 낳으려고 한다. 특히 땅, 자원, 사회복지의 혜택이 불공평하게 나누어진 곳에서 그렇다. 왜냐하면 아이들은 부모의 일손이 되고 부모가 늙으면 부양을 하기 때문이다. 이런 곳에서 자녀를 적게 낳아도 되는 것은 부자들의 특권이다.

가난하지만 자원과 사회복지가 공평히 나눠진 곳은 형편이 다르다. 직장, 집, 건강제도가 확실하고 여성들도 교육과 일터를 얻을 기회가 공평할 때는 자녀를 적게 가지려고 한다. 이는 경제적인 안정을 위해서 자녀들을 가지려고 하지는 않기 때문이다. 아무튼 원하는 자녀들을 원할 때에 가질 수 있는 것이 좋다.

어머니가 터울 조절도 없이 계속 아이를 갖게 되면 몸이 약해진다. 아기들도 죽을 가능성이 많아진다(353쪽). 그리고 아기를 많이 낳을수록 어머니가 출산 중에 죽을 위험성이 높고 많은 아이들이 남게 된다. 그러므로 요즘 부부들은 2~3년씩 터울을 두고 자녀의 수도 적게 하려고 한다.

자녀들이 많으면 땅이 부족하기 때문에 다 먹일 만큼 곡식을 얻을 수가 없다. 아이들은 굶어서 죽게 되는데 여러 나라에서 이런 일이 일어나고 있다. 물론 땅을 공평하게 나누면 굶는 사람들도 줄어들고 굶어 죽는 사람들도 없어질 수 있겠지만, 인구가 계속 늘어나는 것은 문제이다. 이 문제의 해결은 가난한 가정에 자녀를 적게 낳도록 강요하는 대신에 사회가 자녀를 적게 낳아도 안정이 될 수 있도록 제도를 만드는 것에서 찾아야 한다.

1. 가족계획과 피임법

가정마다 자녀를 적게 가지려는 자신들만의 이유가 있다. 젊은 부부들은 열심히 일해서 자녀들을 잘 키울 만큼 안정이 될 때에 자녀를 낳으려고 한다. 어떤 가정들은 작은 가정을 좋아하기 때문에 자녀를 더 원하지 않는다. 어떤 부부들은 터울을 길게 조절해서 어머니가 건강하도록 한다. 어떤 부부들은 나이가 많다고 단산을 한다.

 가족계획은 원하는 자녀들을 원할 때에 낳는 것이다.

부부가 자녀를 낳기로, 혹은 낳지 않기로 결정을 하면 임신을 원할 때까지 아내가 임신을 하지 않도록 몇 가지 피임법 중에 하나를 쓸 수 있다. 이것이 수태조절 혹은 피임법이다. 자녀를 원하지만 임신이 되지 않는 부부는 325쪽을 보도록 한다.

2. 피임법은 효과가 있고 안전한가?

피임법은 좋은가?

세계 여러 곳에서 여러 가지 피임법을 두고 효과적이며 안전한가에 대해 많은 논의를 해 왔다. 어떤 종교단체는 성생활을 하지 않는 것 이외에는 어떤 피임법도 허락하지 않는다. 그러나 이러한 종교 지도자들도 쉽고 확실한 피임법이 가족과 지역 주민들의 건강과 복지에 얼마나 중요한가를 점점 더 깨닫기 시작했다.

원치 않은 임신을 한 많은 여성들이 인공유산을 하고 있다. 이런 인공유산이 합법적인 곳에서는 위생적이며 안전한 병원에서 주로 유산을 하기 때문에 위험하지 않다. 그러나

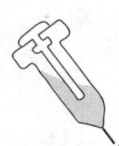

인공유산이 불법인 곳에서는 몰래 더러운 환경에서 훈련이 되지 않은 사람들로부터 시술을 받는다.

이렇게 인공유산을 받은 후 수천 명의 여성들이 죽는다. 여성들에게 피임법에 대한 지식과 사용법을 잘 알려 준다면, 합법이든 불법이든 인공유산은 많이 줄어들 것이다. 따라서 많은 고통과 죽음을 예방할 수 있을 것이다(유산의 후유증은 450쪽을 참고한다). 어떤 사람들은 피임법은 부유한 나라와 사람을 조종하려는 사람들이 강요한다고 느낀다. 부유하고 힘 있는 사람들은 땅과 자원을 현재처럼 쓰면 배고픔은 더 심할 것이라고 생각한다. 이들은 사람이 많아지는 것만 본다. 어떤 나라에서는 전문가들이 가난한 여인들에게 강제로 피임을 시키고, 아직도 안전이 확인되지 않은 새로 나온 피임법으로 실험을 한다. 이런 이유들 때문에 어떤 사회개혁자들은 가족계획 전체를 반대한다. 하지만 이것은 불행한 일이다.

피임법 자체를 반대하지 말고 잘못 쓰는 것을 반대해야 한다. 반대해야 될 것은 사회의 불의와 불공평한 땅과 재산의 분배이다. 피임법을 잘 쓰면 가난한 사람들은 자신의 권리를 찾는 힘이 될 것이다. 어쨌든 가족계획은 그 자신이 결정할 일이다.

 당신의 가정을 계획하기 원하면 어떤 방법을 쓰는가는 당신이 결정한다. 다른 사람의 결정을 따르지 않도록 한다.

피임은 안전한가?

여러 가지 피임법에서 그 안전에 대한 토의가 많다. 종교나 정치적인 이유로 피임을 반대하는 사람들은 피임법은 위험하다면서 여성들에게 겁을 주었다. 어떤 피임법은 위험성도 있다. 그러나 여성들이 꼭 알아야 할 것은 20세 이하나 35세 이상, 혹은 아이가 많은 여성들에게는 피임이 임신보다 안전하다는 것이다.

중병이나 임신으로 죽는 것이 일반적으로 쓰는 피임법보다 위험하다. 피임약의 위험성에 대해서도 말을 많이 한다. 그러나 임신 때문에 생기는 위험성은 몇 배나 더 크다. 위험성이 낮고 효과가 적은 어떤 피임법보다도 피임약은 임신을 예방하는 데 효과가 매우 좋고 생명을 보호하기에 안전하다.

3. 피임법의 선택

아래에서는 몇 종류의 피임법을 설명하고 있는데, 사람에 따라 각자에게 잘 맞는 피임법이 있다. 아래의 피임법을 공부하고 가능한 것 중에 자신에게 맞는 것을 선택하도록 건강 섬기미나 전문인, 혹은 의사와 의논을 한다. 효과와 안전성, 편리함, 구입 가능성, 값을 생각하고 선택해야 한다. 남편과 아내가 같이 결정해야 하고 책임도 같이 지도록 한다.

피임 종류에 따른 효과

각각 20여 명의 여성이 이 방법을 사용함	피임법을 사용했음에도 불구하고 임신될 가능성이 있는 사람들의 평균치	문제가 있어 피임법을 금해야만 할 사람들이 있는 경우
피임약	1명	1명
콘돔	2명	
다이아프램	3명	1명
질내 살정자 피임법	5명	
자궁 내 장치	2명	5명
질외 사정법	9명	
불임술		
스폰지	7명	3명
월경주기법	7명	
점액분비법	7명 병행 시 5명	

수술은 문제가 있을 때도 있으나 영구적인 피임법이다.

4. 먹는 피임약

먹는 피임약은 여성의 몸에서 나오는 화학 물질인 호르몬으로 만든다. 정확하게 먹으면 피임에 가장 효과적이다. 그러나 어떤 여성들은 먹는 피임약 대신에 다른 방법이 좋을 수가 있다(370쪽). 먹는 피임약은 에이즈 등 성병을 예방하지는 않는다. 성병을 예방하려면 콘돔을 써야 한다(372쪽). 가능하면 먹는 피임약은 건강 섬기미나 훈련된 사람이 처방해 주는 게 좋다.

먹는 피임약은 알약인데 21개나 28개로 나온다. 21개 든 것이 더 싸다. 그 중에도 상품명에 따라 더 싼 것이 있다. 상품명에 따라 약의 양도 다르다. 자신에게 알맞는 것을 선택할 필요가 있으면 부록 1의 568쪽을 살펴보도록 한다.

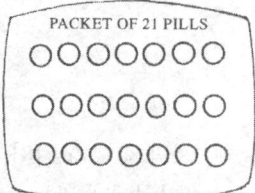
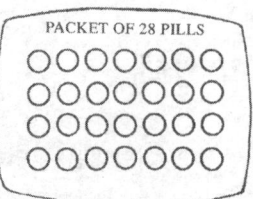

어떻게 먹는가? - 21개의 포장
생리가 시작되고 5일째 되는 날부터 먹는다. 매일 1알씩 21일 동안 먹는데, 매일 같은 시간에 먹도록 한다. 21일 동안 약을 다 먹은 후 7일 동안은 먹지 말고, 그 후에 다시 매일 1알씩 먹도록 한다.

이렇게 하면 한 달 중에 3주간은 약을 먹고 1주간은 쉬게 된다. 생리는 약을 먹지 않는 주간에 있는 것이 보통이다. 생리가 없더라도 7일 후에는 약을 먹도록 한다. 임신을 하지 않기 위해서는 피임약을 매일 1알씩 먹는 것이 중요하다. 잊어버렸으면 생각나는 즉시 혹은 그 다음날 2알을 먹도록 한다.

28개의 포장
21개 알약처럼 생리가 시작되고 5일째 되는 날부터 먹는데, 매일 1알씩 먹는다. 마지막 7개는 색깔과 크기가 다를 것이다. 이것들은 다른 것들을 다 먹은 후 마지막 7일간 먹도록 한다. 28개의 알약을 다 먹은 후 새 포장에서 그 다음날부터 1알씩을 먹는다. 매일 하루도 거르지 말고 임신을 하고 싶을 때까지 먹도록 한다.

음식을 가릴 필요는 없다. 감기나 흔한 병에 걸리더라도 계속 먹도록 한다. 포장된 알약을 다 먹기 전에 그만두면 임신이 될 수 있다.

부작용
처음에 입덧이 조금 있거나 젖가슴이 약간 붓거나 임신의 증상이 있는 여성들도 있다. 이것은 피임약에 임신할 때에 여성들의 피 속에 있는 화학물질인 호르몬이 들어 있기 때문이다. 이것은 건강하지 않다거나 약을 중단해야 된다는 뜻이 아니다. 이런 증상은 2~3달 후에 없어진다. 그 후에도 계속되면 양을 바꿀 수 있는데 부록 1(568쪽)을 참고한다. 생리의 양이 줄어드는 경우가 많은데 이것은 중요하지 않다.

먹는 피임약은 위험한가?
모든 약이 그렇듯이 먹는 피임약도 어떤 여성들에게는 심한 문제를 일으킬 수 있다(다음 쪽을 본다). 가장 위험한 것은 피가 응고(굳어짐)되는 것인데 심장, 폐, 뇌에 잘 생긴다(409쪽 뇌일혈을 본다). 이것은 담배를 피우는 여성, 특히 나이가 35세 이상이면 더 흔하다. 그러나 임신으로 피가 응고되는 것보다 먹는 피임약으로 응고되는 것이 덜 위험하다.

피임약을 먹는 중에 임신이 되는 경우가 아주 가끔 있는데, 이때는 바로 약을 중단해야 한다. 태아에게 해로울 수가 있다. 피임약 때문에 죽는 경우는 드물다. 임신과 출산 때문에 죽는 여성이 피임으로 죽는 여성보다 50배가 더 많다.

15,000명의 여성들 중에 임신과 출산으로 죽는 여성은 아래의 수와 같다.   15,000명의 여성들 중에 먹는 피임약으로 죽는 여성은 1명이다.

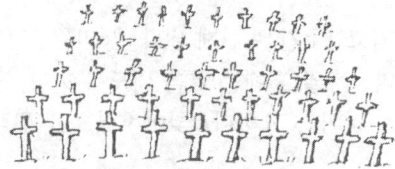

결론 : 먹는 피임약이 임신보다 훨씬 안전하다.

거의 모든 여성들에게 먹는 피임약은 안전하다. 임신을 하는 것보다는 확실히 더 안전하다. 그러나 약을 먹는 중에 임신을 하는 여성들은 위험이 높기 때문에 다른 피임법으로 바꾸는 게 좋다.

피임약을 먹지 않아야 할 여성들은 누구인가?
아래의 증상이 있으면 피임약을 먹거나 주사로 맞지 않아야 한다.

- 생리가 늦어지는데 임신일 수도 있다고 생각될 때
- 한쪽 다리나 엉덩이 깊은 곳이 계속 아플 때 : 정맥 피가 굳어서(응고) 붙어났을 수도 있다. 피임약을 먹지 않도록 한다 – 정맥류가 있으나 정맥 혈관이 붙어나지 않았으면 피임약을 먹어도 된다. 그러나 붓기 시작하면 약을 멈춰야 한다.
- 뇌졸중 : 조금이라도 뇌졸중 증상이 있으면 피임약을 먹지 않도록 한다(568쪽).
- 간염(243쪽), 간경화, 간이 안 좋을 때 : 이런 문제나 임신 중에 눈이 노란 적이 있으면 피임약을 먹지 않도록 하고, 간염을 앓은 후는 1년간 피임약을 먹지 않도록 한다.
- 암 : 젖가슴이나 자궁에 암이 있었거나 의심이 되면 피임약을 먹지 않도록 한다. 피임약을 먹기 전에 젖가슴을 진찰한다(423쪽). 어떤 건강원에서는 자궁 입구의 암을 간단히 검사(팹 스미어)한다. 피임약이 젖가슴이나 자궁암을 일으키는 증거는 없지만 암 환자는 악화시킬 수 있다.

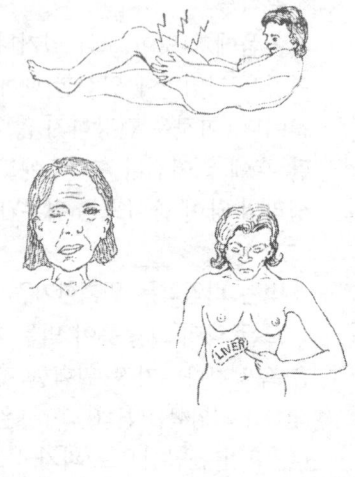
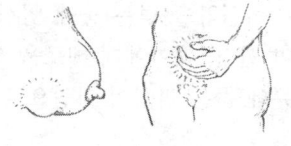

먹는 피임약이 어떤 경우 건강을 악화시킬 수도 있다. 아래의 문제가 하나라도 있으면 먹는 약 대신에 다른 피임법을 쓴다.

- 머리가 아픔, 편두통 : 편두통이 계속되면 약을 중단하고, 아스피린을 먹고 나을 정도면 피임약을 먹어도 된다.
- 요로 감염으로 발이 부을 때
- 심장병(407쪽)
- 고혈압(192쪽)

천식, 결핵, 당뇨병, 간질이 있으면 피임약을 먹기 전에 의료인과 의논을 한다. 그러나 이런 병을 가진 여성들의 대부분이 피임약을 먹을 수 있다.

피임약을 먹을 때 절대로 조심할 것들
1. 담배를 피우지 말아야 한다. 35세 이상이면 조심하는데, 심장병이 생길 수 있다.
2. 젖가슴에 멍울이나 암의 증상이 있는지 매달 진찰을 한다.
3. 6개월마다 혈압을 재도록 한다.
4. 370쪽에 있는 증상들이 있는지 살펴본다.
- 심한 편두통이 자주 있는지(233쪽)
- 어지러움, 두통, 의식을 잃은 뒤 잘 보이지 않고 말이나 움직임이 힘들 때(409쪽)
- 다리나 엉덩이가 붓고 아플 때(피가 응고된 가능성이 있음)
- 가슴이 자주, 몹시 아플 때(심장병을 참고, 407쪽)

이 중에 하나라도 문제가 있으면 약을 중단하고 의료인에게 간다.

피임약에 대한 의문과 대답

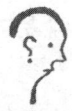
피임약은 암을 일으킨다는데 사실인가?
아니다. 그러나 유방암이나 자궁암이 있으면 먹는 약은 암을 빨리 자라게 한다.

피임약을 중단하면 아기를 가질 수 있는가?
그렇다(1-2달 후에 임신이 되곤 한다).

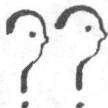
피임약을 중단하고 임신을 하면 쌍둥이나 장애아를 가질 수 있는가?
아니다. 피임약을 먹지 않은 사람과 같다.

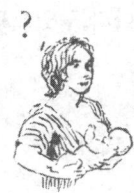
피임약을 먹으면 엄마 젖이 말라 버리는가?
엄마 젖이 줄어드는 수가 있다.
아기가 엄마 젖을 먹을 동안은 다른 피임법을 쓰다가 젖을 뗀 후 피임약을 먹도록 한다. 미니 피임약(568쪽)을 먹을 수도 있는데, 이것은 호르몬이 조금 들어 있어서 엄마 젖에 영향이 없다.

피임법의 선택에 대해서는 568, 571쪽을 참고한다.

5. 여러 가지 피임법들

콘 돔

고무나 비닐 주머니인데 남성의 생식기를 이것에 끼워서 성관계를 한다. 피임 효과가 좋으며, 에이즈나 성병예방을 할 수 있는 것은 콘돔뿐이다. 그러나 완전한 예방은 아니다. 발기한 생식기에 콘돔을 말아 올리고 끝은 정자를 받도록 비워 둔다. 남성이 여성으로부터 성기를 뺄 때는 콘돔을 손으로 잡고 뺀다.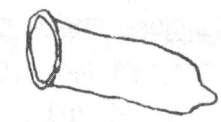

콘돔은 대개 약국에서 살 수 있고 건강원이나 가족계획 센터에서 무료로 주기도 한다. 한번 쓴 콘돔은 피임과 성병 예방에 효과가 떨어진다. 콘돔이 없을 때는 쓸 수 있겠으나 꼭 씻어서 쓰도록 한다.

격막(다이아프램)

격막은 얕은 컵처럼 생긴 부드러운 고무인데 여성이 질 안에 넣고 성행위를 한다. 그 후에 최소한 6시간은 질 안에 놔두어야 한다. 피임 크림과 젤리를 발라서 쓰면 효과가 많다. 여성에 따라 크기가 다른 격막을 사용해야 하기 때문에 건강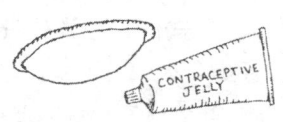
섬기미나 조산원이 도와주어야 한다. 구멍이 나거나 금이 갔는지 자주 햇빛에다 비추어 봐야 하며, 작은 구멍이라도 있으면 새것으로 바꾸어야 한다. 보통 1년 정도 쓸 수 있으며, 사용 후에는 따뜻한 비눗물로 씻고 헹궈 말린 후 깨끗하고 건조한 곳에 보관해 둔다.

피임 폼(거품)

튜브나 캔에 들어 있는데, 1시간 전에 여성이 질 안에 바르고 6시간 동안 놔두어야 한다. 성관계 전에 항상 발라야 되는데, 하루 저녁에 여러 번일지라도 여러 번 발라야 한다. 정확히 쓰면 효과가 꽤 있다.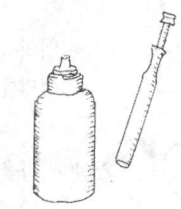

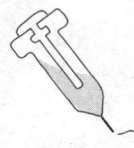

자궁 내 장치

자궁 내 장치는 플라스틱이나 금속으로 만든 것을 조산원이나 건강 섬기미가 자궁 내에 넣어 준다. 이것이 자궁 내에 있는 동안 피임이 된다. 어떤 때는 저절로 빠지기도 한다. 어떤 여성들에게는 아프고 불편하고 피를 흘리게도 하지만, 어떤 여성들에게는 전혀 문제가 없다. 문제가 없는 여성들에게는 가장 간단하고 값싼 방법이다. 결정을 하기 전에 572쪽을 참고한다.

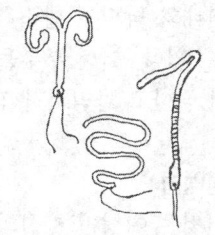

뽑기(질외 사정)

남성이 정자가 나오기 전에 성기를 여성의 질에서 뽑는 것이다. 하지 않는 것보다는 낫지만 서로 불편하고, 시간에 맞춰서 뽑지 못하기 때문에 항상 효과가 있는 것도 아니다. 남성이 술에 취하면 더하다. 남성의 첫 방울에도 정자가 나오기 때문에 안전하지는 않다.

주기법(리듬법)

이 피임법은 확실하지는 않지만 돈이 들지 않아 좋다. 생리가 28일 간격이나 비교적 규칙적인 여성에게 효과가 있다. 부부가 한 주간 동안 성생활을 하지 않는 데 협조해야 한다.

여성들은 한 달 중에 임신할 수 있는 기간이 8일 정도로 이것을 가임기라 하는데, 이 기간은 생리의 가운데 기간이다. 생리 시작 후 10일 만에 가임이 시작되는데, 피임을 하려면 이 기간에 성관계를 하지 않으면 된다. 그 후에는 임신 가능성이 거의 없다. 혼돈하지 않도록 달력에다가 이 8일간을 표시해 놓도록 한다.

만일 5월 5일에 생리가 시작되었으면 이날을 첫날로 한다. 이렇게 표시를 하고, 10일 후부터 8일간을 줄을 긋는다. 가임기간인 이 8일간은 성관계를 하지 않도록 한다.

| 5 |
| 일 월 화 수 목 금 토 |
				1	2	3	4
⑤	6	7	8	9	10	11
12	13	14	15	16	17	18
19	20	21	22	23	24	25
26	27	28	29	30	31

다음 생리가 6월 1일이라면 또 10일을 세고, 그 다음 성관계를 하지 않을 8일간에 줄을 긋는다.

| 6 |
| 일 월 화 수 목 금 토 |
						①
2	3	4	5	6	7	8
9	10	11	12	13	14	15
16	17	18	19	20	21	22
23	24	25	26	27	28	29
30

아내와 남편이 협력해서 이 8일간 성관계를 하지 않고 잘 피한다면 수년 동안 피임을 할 수 있다. 어떤 부부들은 오랫동안 잘 하지만 확실한 방법은 아니다. 확실히 하려면 생리가 끝나고 가임기간 전 며칠 동안은 콘돔이나 격막을 쓰도록 한다.

점액법

이것은 여성이 자신의 질에서 매일 점액을 검사하는 법이다. 어떤 부부들은 상당히 잘 한다. 확실한 피임법은 아니지만 돈이 들지 않고 임신되는 것 외에는 위험성이 없다. 그러나 생리가 불규칙적이거나 염증으로 분비물이 많거나 질을 자주 씻는 여성에게는 알맞지 않다.

생리일만 빼고 매일 깨끗이 손을 씻은 후 질에서 점액을 조금 찍어 낸다. 아빠 손가락과 엄마 손가락으로 점액을 그림처럼 당겨 본다.

점액이 생달걀처럼 미끄럽고 가늘게 손가락 사이에서 늘어나면 임신 가능성이 높다. 이때는 성관계를 하지 말고 4일이 지난 후에 성관계를 한다.

점액이 밀가루 반죽처럼 떨어지면(미끄럽거나 늘어나지 않고) 임신 가능성이 적으므로 성관계를 해도 상관없다.

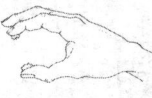

점액은 월경주기 사이의 며칠 동안 보통 미끌미끌하게 되는데, 이 기간은 월경주기법을 쓰는 경우 성관계를 하지 말아야 한다. 확실히 하려면 점액법과 주기법을 함께 쓰고, 더 확실하게 하려면 아래를 참고한다.

6. 종합 피임법

더욱 확실히 피임을 하려면 2가지 피임법을 함께 쓴다. 주기법이나 점액법의 피임 효과를 높이기 위해서는 콘돔이나 격막, 거품, 스폰지 같은 것을 함께 쓴다. 이는 남편은 콘돔, 아내는 격막을 쓸 때 임신이 매우 드문 것과 같다.

주사

피임을 위한 주사도 있다. 데포-프로베라가 그 중 하나다. 3달마다 주사를 맞는다. 부작용과 조심할 것은 먹는 피임약과 같은데, 오직 생리 때 피가 더 많을 수 있다. 이런 부작용 때문에 중단을 하더라도 부작용은 몇 개월 더 간다. 임신은 중단 후 1년 혹은 그 이상 걸릴 수가 있다.

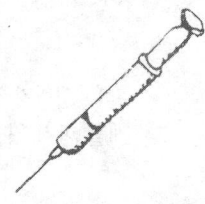

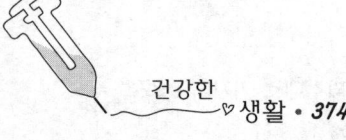

심는 피임법

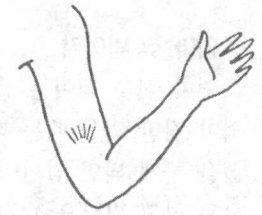

6개의 조그마한 프로게스테론 호르몬을 피부 밑에 심는 방법이다. 피임 효과는 5년 정도 간다. 부작용은 먹는 약이나 주사와 같다. 불규칙적인 생리가 있으며, 첫해는 생리 때 피가 많다.

위의 2가지 방법은 먹는 약을 잊어버리거나 다른 피임법을 쓸 수 없을 때 편리하다고 지지하는 사람들이 있다. 반대하는 사람들은 안전하지 않고 자주 쓰는 사람들은 위험성을 충분히 모르고 쓴다고 한다. 자세한 것은 572, 573쪽을 참고한다.

7. 더 이상 아이를 낳지 않으려는 피임법

불임수술

절대로 아이를 더 낳지 않으려는 남성이나 여성에게는 간단하고 안전한 피임수술이 있다. 대부분의 나라에서 피임 수술은 무료이다. 건강원에 알아보도록 한다.

- 남성은 정관 절제수술을 받을 수 있는데 의사나 건강원의 외래에서 전신마취 없이 할 수 있다. 고환의 피부를 약간 자르고 정관을 묶는 것이다. 고환을 자르는 것이 아니다. 정관 절제수술은 정력이나 쾌감과는 관계없다. 정자만 통과하지 못할 뿐 정액은 통과한다.

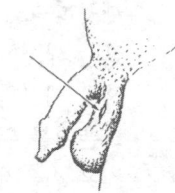

- 여성은 나팔관을 묶는 수술을 받을 수 있다. 배꼽 밑을 약간 자르고 난소(난자를 만드는 곳)에서 나오는 나팔관을 묶는 것이다. 전신마취 없이 의사나 건강원의 외래에서 할 수 있다. 거의 성공을 하지만 남성보다는 감염이 더 많다. 생리 주기나 정력과는 상관이 없으며, 임신의 걱정이 없으므로 성생활을 더 즐길 수 있다.

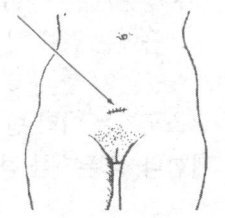

8. 가정에서 할 수 있는 피임법

세계 어디서나 피임법과 인공유산 방법이 있다. 불행히도 대부분이 효과가 없거나 위험하다. 어떤 여성들은 성관계 후 씻어 내거나 소변을 보면 피임이 되는 줄로 알고 있으나 그렇지 않다.

엄마 젖 먹이기

엄마 젖을 먹이는 동안은 임신할 가능성이 낮다. 특히 아기가 엄마 젖만 먹을 때는 더욱 그렇다. 4~6개월이 되어 아기가 보충식을 하게 되면 임신 가능성이 높아진다. 그러나 엄마 젖을 주식으로 하고 밤낮으로 젖을 빨면 임신 가능성이 줄어든다. 다시 생리가 시작되면 엄마 젖을 주어도 피임이 된다고는 볼 수 없다.

확실한 피임을 하기 위해서는 아기가 3~4개월이 될 때에 피임법을 쓰도록 한다. 먹는 피임약은 엄마 젖을 줄이므로 쓰지 말고 당분간 다른 방법을 쓴다(미니 먹는 약은 괜찮다).

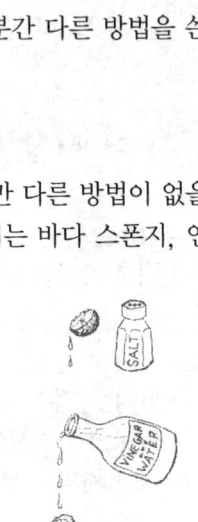

스폰지 법

해롭지 않고 효과도 좀 있는 피임법이다. 피임이 확실하지는 않지만 다른 방법이 없을 때 쓸 수 있다. 스폰지와 식초나 레몬, 소금이 있어야 하는데, 스폰지는 바다 스폰지, 인조 스폰지, 솜뭉치, 야생 솜, 부드러운 천도 된다.

- 섞는다.
  깨끗한 물 1컵에 식초를 2숟갈 섞는다.
  혹은 깨끗한 물 1컵에 레몬 주스를 찻숟가락으로 1숟갈 섞는다.
  혹은 깨끗한 물 4숟갈에 소금을 1숟갈 섞는다.
- 스폰지를 위의 어느 것에나 적신다.
- 젖은 스폰지를 성관계 1시간 전에 질 속에 깊이 넣는다.
- 성관계 후 적어도 6시간 놔두었다가 빼는데, 빼기가 힘들면 다음에는 끝에 실을 매두었다가 뺀다.

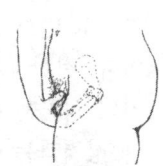

스폰지는 여러 번 쓸 수 있다. 깨끗이 씻어 말린 후 깨끗한 곳에 보관한다. 스폰지를 적실 물은 미리 만들어 병에 넣어 두었다가 쓴다.

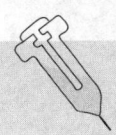

Where There Is No Doctor

21장

어린이의 건강과 병

1. 어린이의 건강을 위해서 무엇을 할까?

어린이들이 많은 병들을 예방할 수 있는 3가지 원칙

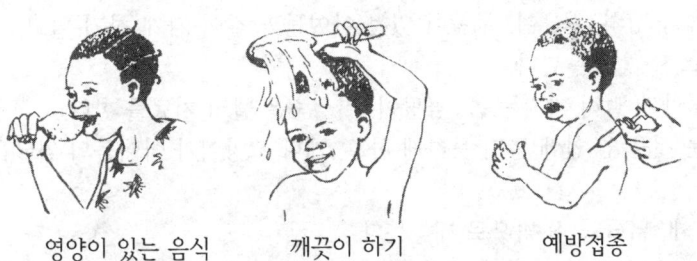

영양이 있는 음식   깨끗이 하기   예방접종

11~12장에서는 영양이 있는 음식, 깨끗이 하기, 예방접종의 중요성을 이야기했다. 부모들은 이런 내용을 숙지하고 어린이들에게 그대로 가르쳐 주어야 한다. 그 핵심을 아래에 다시 한번 간단히 설명을 하면 다음과 같다.

영양이 있는 음식

어린이들은 누구보다도 영양이 많은 음식을 먹는 것이 매우 중요하다. 이는 잘 자라고 병들지 않기 위해서이다. 아이의 나이에 따라 가장 좋은 음식들은 다음과 같다.

- 4~6개월은 엄마 젖만 먹인다. 다른 것은 필요 없다.
- 6개월~1살은 엄마 젖과 영양이 많은 음식을 준다. 영양이 많은 음식은 삶은 곡식들, 삶은 콩을 으깬 것, 달걀, 고기, 익힌 과일과 채소 등이다.
- 1살 이상은 어른처럼 먹을 수 있다. 자주 먹이고, 주식품(쌀, 옥수수, 밀, 감자, 카사바)에 협력식품을 준다(11장을 참고한다).
- 어린이들은 무엇보다도 실컷 먹어야 한다–하루에 여러 번 음식을 준다.
- 아이에게 영양실조의 증상이 있는지 부모들이 살펴야 하고, 가장 영양이 좋은 음식을 주어야 한다.

깨끗이 하기

아이들의 마을, 가정과 또 아이들이 깨끗하다면 건강할 가능성이 높다. 12장에 제시된 지침대로 하도록 한다. 아이들이 이해할 수 있도록 또 왜 깨끗이 하는 것이 중요한지를 가르친다. 아래에서는 가장 중요한 것을 다시 한번 언급한다.

- 목욕을 자주 시키고 옷을 자주 갈아입힌다.
- 아침에 일어난 후, 화장실에 다녀온 후, 음식을 만질 때는 항상 손을 씻도록 가르친다.
- 화장실을 짓거나 집 바깥에서 용변을 보도록 가르친다.
- 십이지장충이 있는 곳에서는 맨발로 다니지 않게 하고 꼭 샌들이나 신을 신게 한다.
- 이를 닦도록 가르치고, 사탕이나 단것, 음료수를 많이 주지 않는다.
- 손톱을 짧게 깎아 준다.
- 아프거나 상처, 옴, 이, 무좀이 있는 아이들과 같이 자게 하지 말고, 옷이나 수건을 함께 쓰지 않도록 한다.
- 아이들에게 빨리 퍼지는 옴, 곰팡이, 기생충은 빨리 치료를 한다.
- 더러운 것을 입 안에 넣지 못하게 하고, 개나 고양이가 아이들의 얼굴을 핥지 못하게 한다.
- 돼지, 개, 닭들을 집 밖으로 내놓는다.
- 여과(걸러 낸 물)시켜 끓인 깨끗한 물을 마시게 한다. 이것은 아기들에게 특히 중요하다.
- 젖병으로 먹이지 않는다. 이것은 깨끗이 하기가 어렵다. 컵이나 숟가락으로 먹이도록 한다.

예방접종

예방접종은 어린이들에게 가장 위험하고 흔한 병들인 백일해, 디프테리아, 파상풍, 소아마비, 홍역, 결핵 등을 예방할 수 있다. 출생 첫 몇 달 동안에 216쪽에 있는 대로 여러 가지 예방접종을 해야 한다. 소아마비 예방약은 태어날 때 입에 한 방울 넣어 주면 좋다.

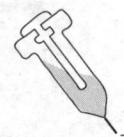

늦어도 2달 전에는 시작한다. 1살이 되기 전에 영아 소아마비가 생길 위험이 높다.

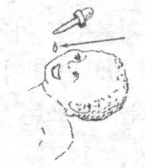 소아마비 접종

이렇게 예방한다!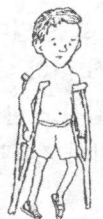

기억!
완전히 보호하기 위해서는 디피티(D. P. T. : 디프테리아, 백일해, 파상풍)를 매달 3번 주고 1년 후에 한 번 더 준다.

신생아 파상풍은 임신 중에 엄마가 예방접종을 맞으면 예방할 수 있다(332쪽). 아기에게 필요한 모든 예방접종을 다 맞혔는지 꼭 확인한다.

2. 아기의 성장-그리고 '건강의 길'

건강한 아이들은 꾸준히 성장한다. 영양이 있는 음식을 충분히 먹고 중병을 앓지 않으면 몸무게는 매달 늘어난다.

 잘 크는 아이는 건강하다.

몸무게가 다른 아이들처럼 늘지 않거나 멈추었거나 줄어들면 건강하지 않은 것이다. 음식을 충분히 먹지 못하거나 중병을 앓고 있거나 둘 다일 수 있다. 아이가 건강하고 영양이 좋은지 알려면 매달 몸무게를 재고 정상적으로 몸무게가 늘어나는지 보면 된다.

아이의 몸무게를 매달 재고 '건강 기록부'에 표시를 해 두면 건강하게 자라고 있는지 한눈에 볼 수 있다. 건강 기록부는 아이가 정상적으로 자라지 않을 때 엄마나 건강 섬기미에게 보여 줌으로 빨리 조처하도록 할 수 있다. 이럴 경우 엄마나 건강 섬기미는 아이에게 더 잘 먹이고, 병이 있는지 알아보고 치료를 하도록 한다.

다음 쪽은 '건강의 길'을 보여 주는 아이의 건강 기록부이다. 이것은 잘라서 복사를 하여 여러 사람들이 쓸 수도 있다. 더 큰 글씨로 인쇄된 것도 있다. 영어, 불어, 스페인어, 포루투갈어, 아랍어로도 나와 있는데, TALC(Teaching Aids at Low Cost, 싸게 교육자료를 구입하는 곳, 468쪽에 주소가 있다)에서 살 수 있다. 또 이런 비슷한 기록부가 여러 나라에서 그 나라 말로 나와 있다.

    5살 이하의 아이가 있는 모든 엄마들이 아이마다 건강 기록부를 가지고 있으면 좋다. 집 가까이에 건강원이나 5살 이하 어린이를 위한 건강원이 있으면 건강 기록부를 가지고 가서 매달 몸무게도 재고 검진도 한다. 건강 섬기미가 기록부와 쓰는 법을 설명할 수 있으며, 플라스틱 봉투에 넣어서 기록부를 잘 보관하게 한다.

집에서 만든 나무 체중기

마른 나무나 대나무로 저울을 만들 수 있다. 걸이를 그림처럼 박는다.

킬로그램(kg) 표시를 위해서 1리터짜리 프라스틱 병에다 물을 가득 채운다. 그리고 아기를 달 곳에 첫째 병을 단다.

균형이 잡힌 곳에 1킬로그램 표시를 한다. 몇 개를 그렇게 표시한다.

자로 대고 1킬로그램 사이에 200, 400, 600, 800그램 표시를 한다.

직접 기록하는 저울

TALC에서 구입할 수 있다(468쪽을 참고).

저울이 아이 건강 기록부 뒤에서 움직이므로 바로 기록할 수 있다.

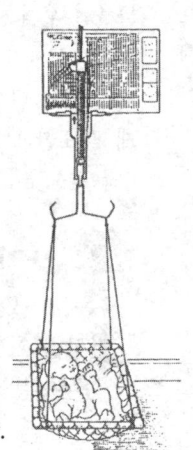

저울을 땅에서 가깝게 한다. 높으면 아기가 놀랄 수 있다.

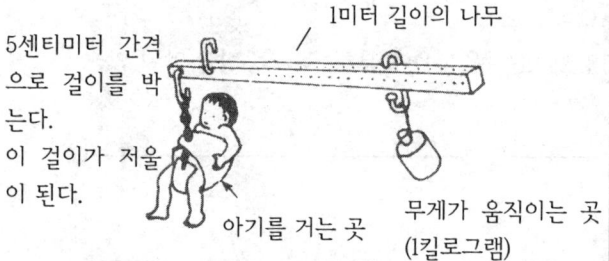

나무저울이 평평할 때 재야 아기의 몸무게가 정확하다.

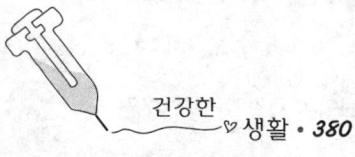

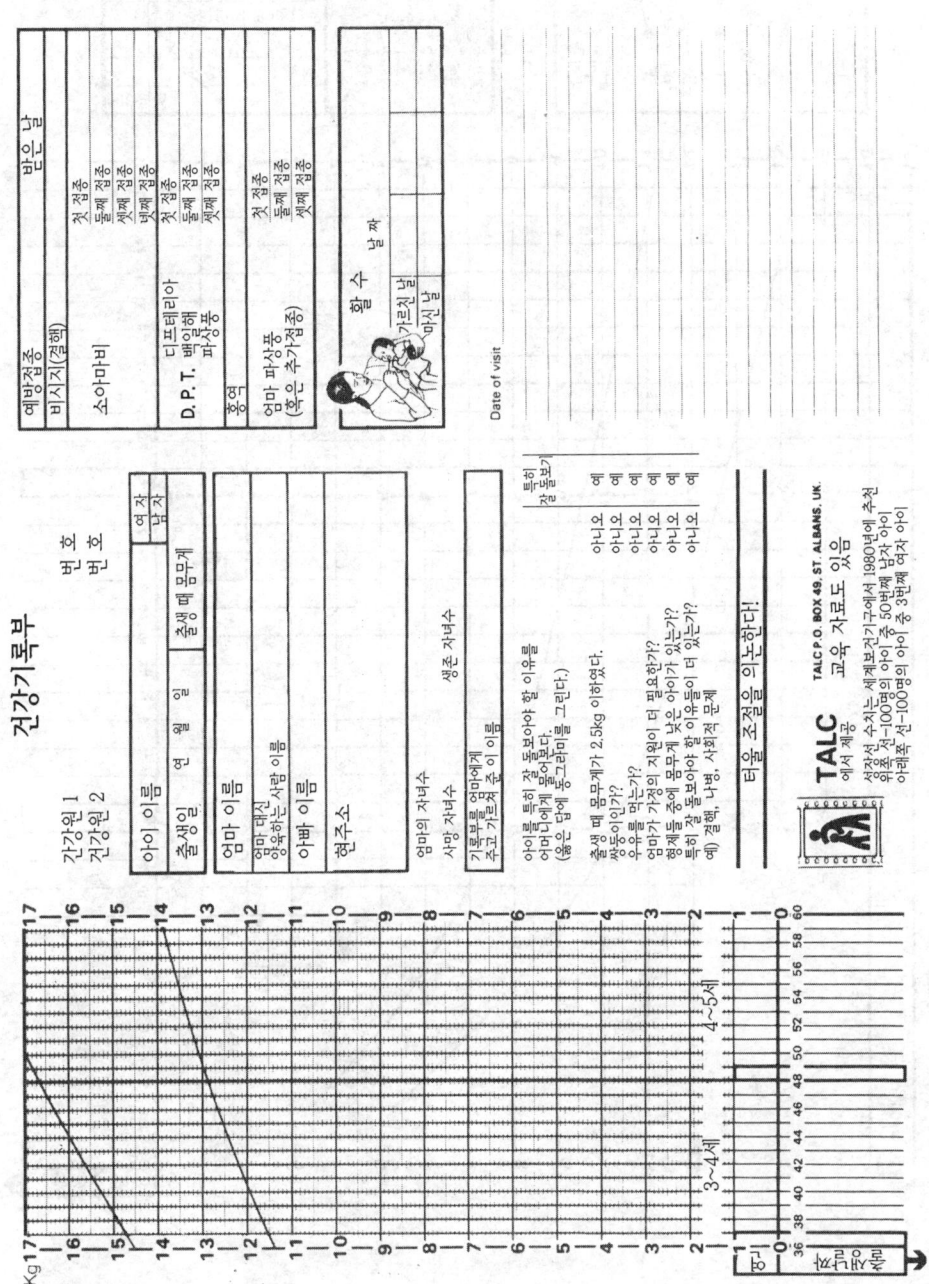

21장 어린이의 건강과 병 • 381

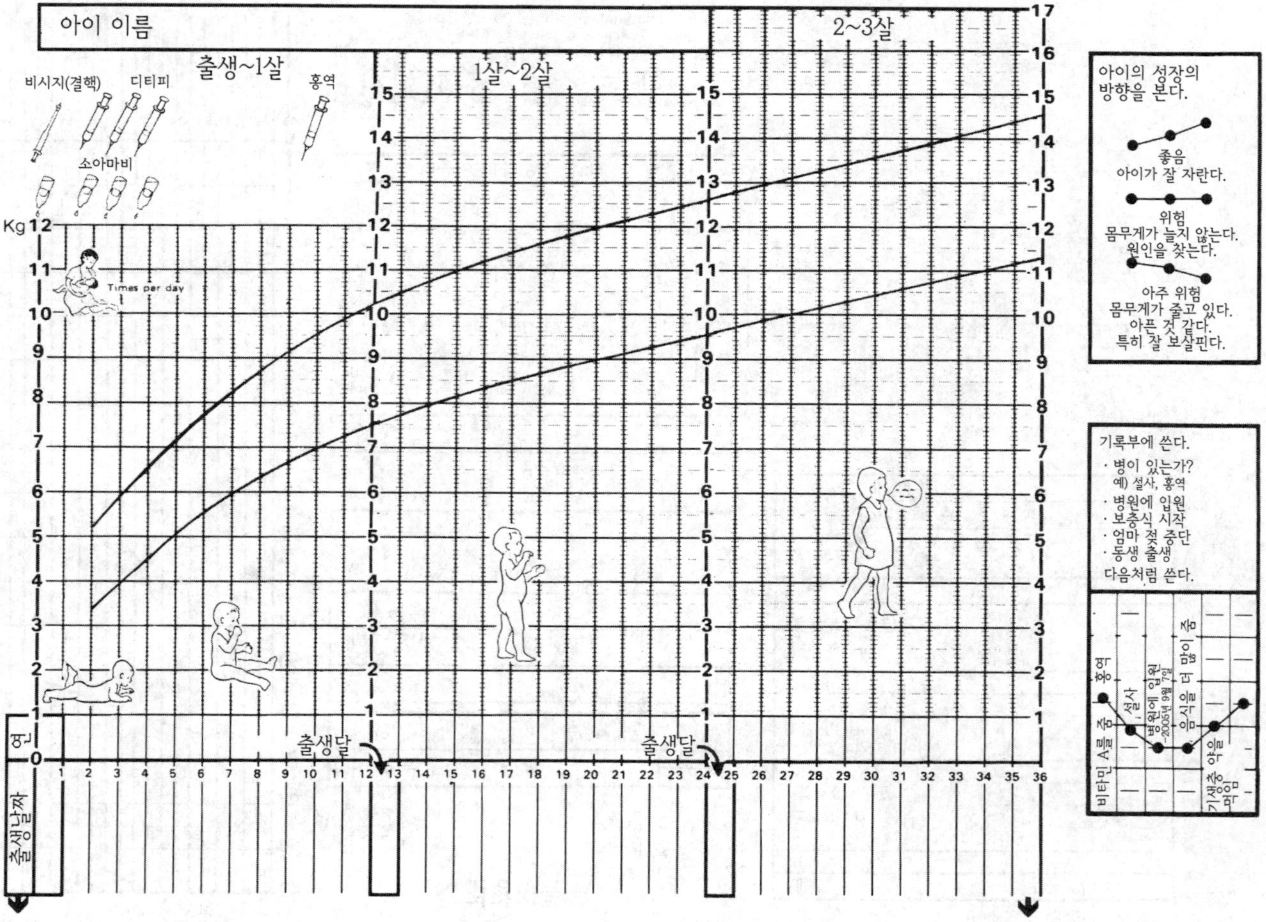

건강한 생활 · 382

3. 건강기록부를 어떻게 이용할 것인가?

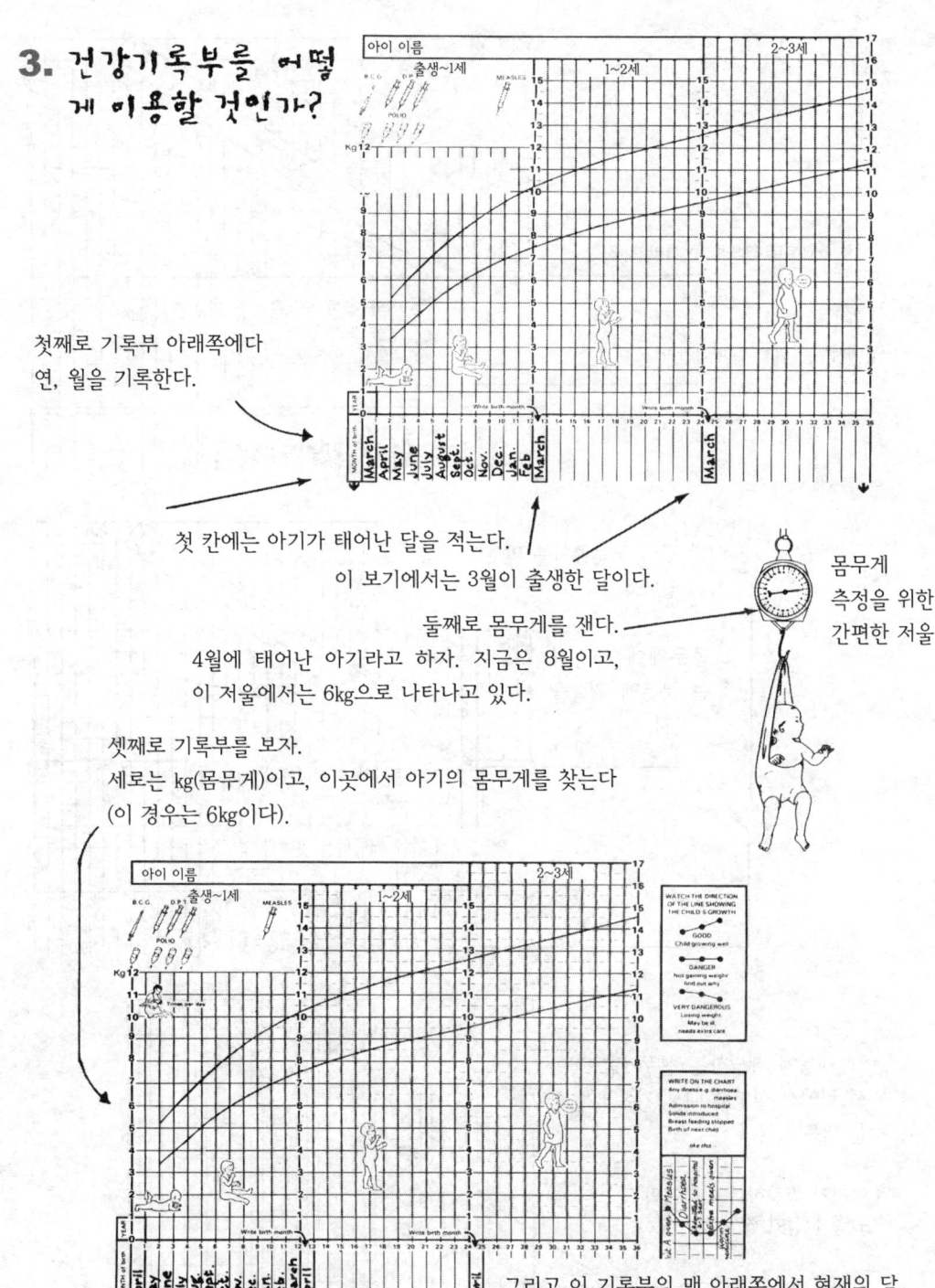

첫째로 기록부 아래쪽에다 연, 월을 기록한다.

첫 칸에는 아기가 태어난 달을 적는다.
이 보기에서는 3월이 출생한 달이다.

둘째로 몸무게를 잰다.
4월에 태어난 아기라고 하자. 지금은 8월이고, 이 저울에서는 6kg으로 나타나고 있다.

몸무게 측정을 위한 간편한 저울

셋째로 기록부를 보자.
세로는 kg(몸무게)이고, 이곳에서 아기의 몸무게를 찾는다 (이 경우는 6kg이다).

그리고 이 기록부의 맨 아래쪽에서 현재의 달을 찾아간다(이 기록부에서는 태어난 첫해의 8월이다).

넷째로, 6월부터 옆으로 쭉 따라간 후

8월에서부터 위로 쭉 따라간다.

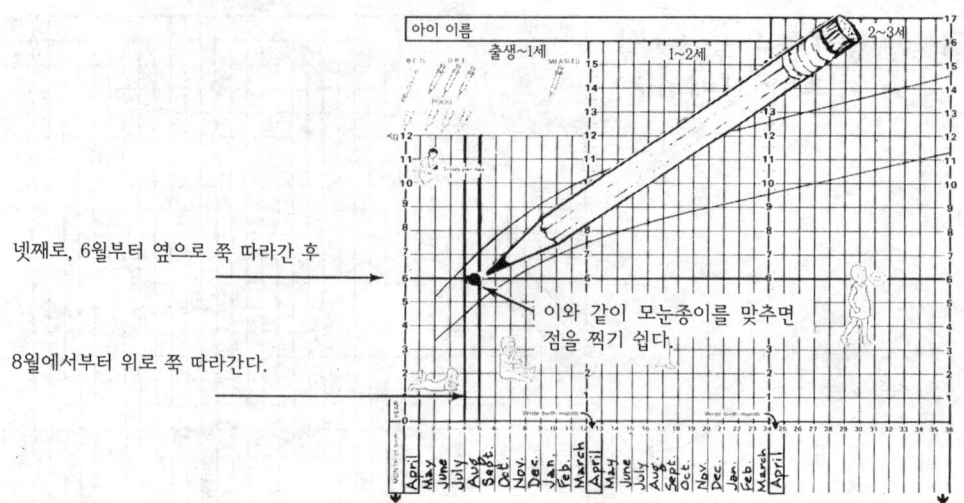

이와 같이 모눈종이를 맞추면 점을 찍기 쉽다.

1. 몸무게에 해당하는 부분에 위쪽을 맞춘다.

2. 현재의 달에 해당하는 곳에다 옆의 선을 맞춘다.

3. 종이의 모서리에다 점을 찍는다.

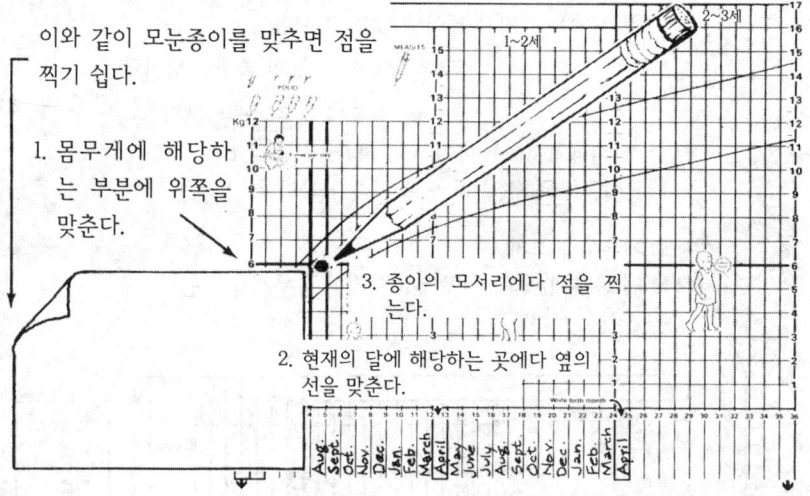

각 개월에 해당하는 몸무게를 찾아서 위에서 설명한 대로 기록표에 점을 찍는다.

아기가 건강하다면 마지막 점보다 더 위쪽에 점이 찍힐 것이다.

아기가 잘 자라는지를 보기 위해 각 점을 잇는다.

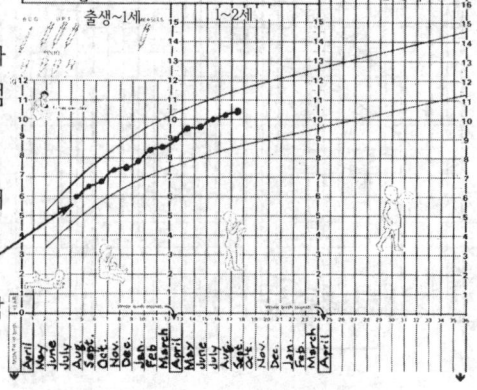

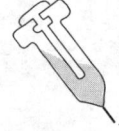

어떻게 건강기록부를 읽을까?

2개의 곡선은 아기의 몸무게가 따라가야 할 '건강의 길' 이다. 매달 표시된 점과 매년 표시된 점들을 연결하면 된다. 정상적이고 건강한 아기는 2개의 긴 선 사이에 놓인다. 두 선 사이는 몸무게가 늘어나는 정상 범위이다. 이 정상 범위를 '건강의 길' 이라 부른다. 점을 연결한 선이 꾸준하게 '건강의 길' 안에서 올라가면 건강하게 자란다는 표시이다. 건강한 아기는 여기서 보는 것처럼 때가 되면 일어서고, 걷고, 말을 하기 시작한다.

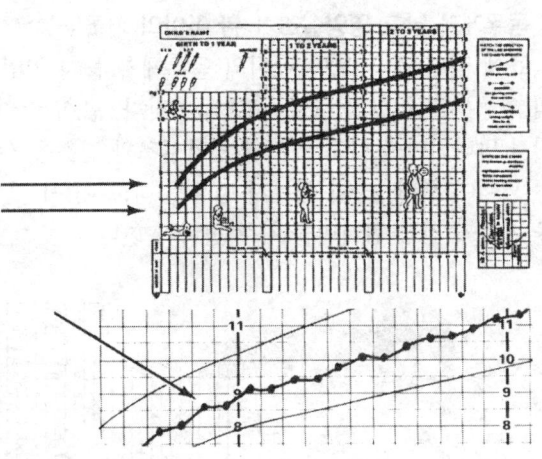

건강하고 영양이 좋은 아이의 기록부

건강하고 영양이 좋은 아이들은 몸무게가 꾸준히 늘어난다.

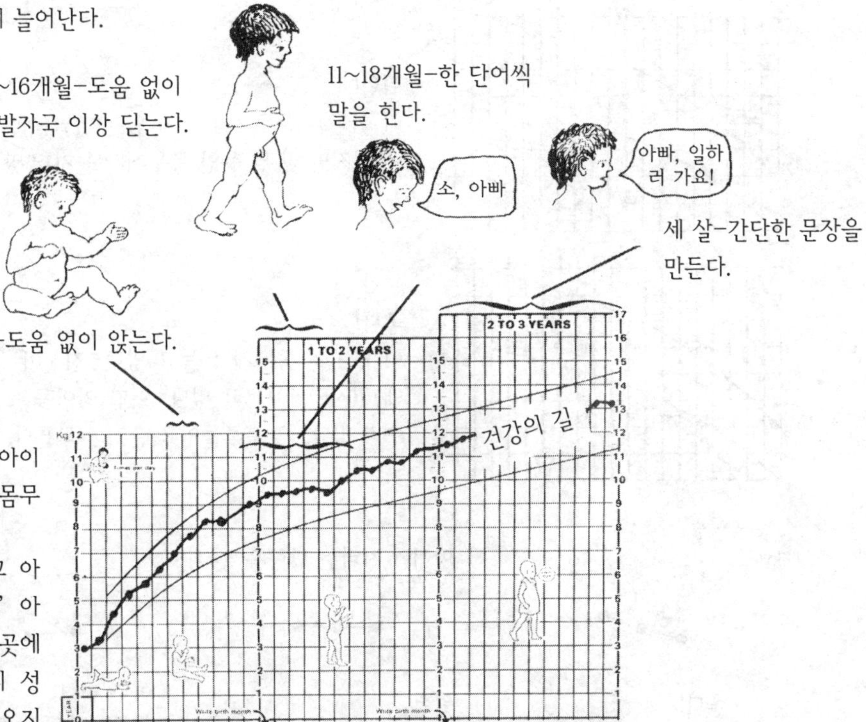

12~16개월-도움 없이 10발자국 이상 딛는다.
11~18개월-한 단어씩 말을 한다.
소, 아빠
아빠, 일하러 가요!
세 살-간단한 문장을 만든다.
6~8개월-도움 없이 앉는다.
1 TO 2 YEARS
2 TO 3 YEARS
건강의 길

건강하고 영양이 좋은 아이들은 '건강의 길' 안에 몸무게의 점이 찍힌다.
하지만 영양이 부족하고 아픈 아이들은 '건강의 길' 아래쪽 선보다 더 낮은 곳에 점이 찍힌다. 또 아이의 성장선이 불규칙하고 올라오지 않는다. 이것은 아이가 위험하다는 뜻이다.

몸무게가 낮고 영양실조가 된 아이의 기록부

표에 찍힌 점을 보면 아이의 몸무게가 늘지 않았고 마지막 달에는 줄어들었다. 이 표의 아이는 위험할 정도로 몸무게가 낮다. 음식을 충분히 먹지 못했을 것이다. 혹은 결핵이나 말라리아를 앓고 있거나 영양실조와 겹쳤을 수도 있다. 열량이 높은 음식을 많이 자주 먹여야 한다. 병이 있는지 검사를 하고, 병이 있으면 치료를 하고 '건강의 길'에 들어올 때까지 건강 섬기미를 자주 만나야 한다.

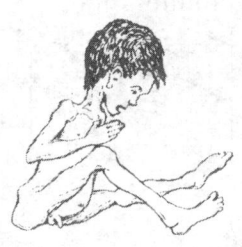 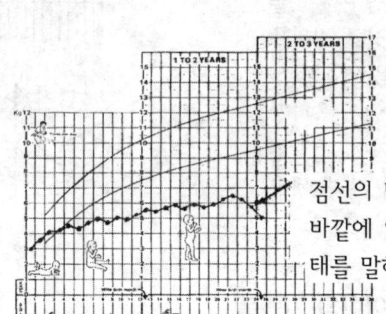

중요!
점선의 방향을 주의해서 본다.

점선의 방향은 아이가 '건강의 길' 안이나 바깥에 있음을 보여 줄 뿐 아니라, 건강상태를 말해 준다. 예를 들면 다음과 같다.

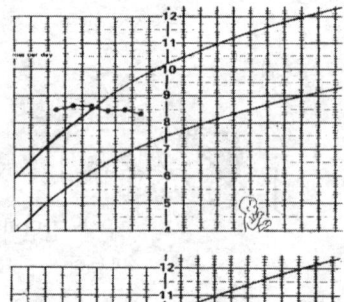

위험!
이 아이는 몸무게가 늘지 않는다. 점선은 '건강의 길' 안에 있지만 몇 달 동안 몸무게가 늘지 않았다.

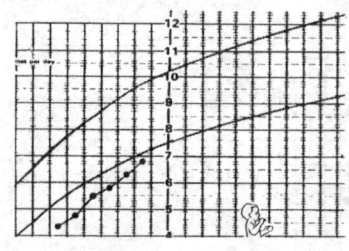

좋다!
이 아이는 몸무게가 늘고 있다. 점선이 '건강의 길' 아래에 있지만 잘 크고 있다. 어떤 아이들은 유전적으로 작을 수가 있다. 그 부모들이 작은지도 모른다.

아이가 자라는 방향을 본다!

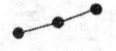   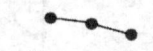

좋다!
아이가 잘 자란다.

위험!
몸무게가 늘지 않는다.
원인을 찾는다.

아주 위험!
몸무게가 줄고 있다.
병들었을 수 있다.
특별히 보살펴야 한다.

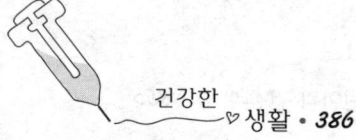

건강기록부에 나타난 아이의 성장과정

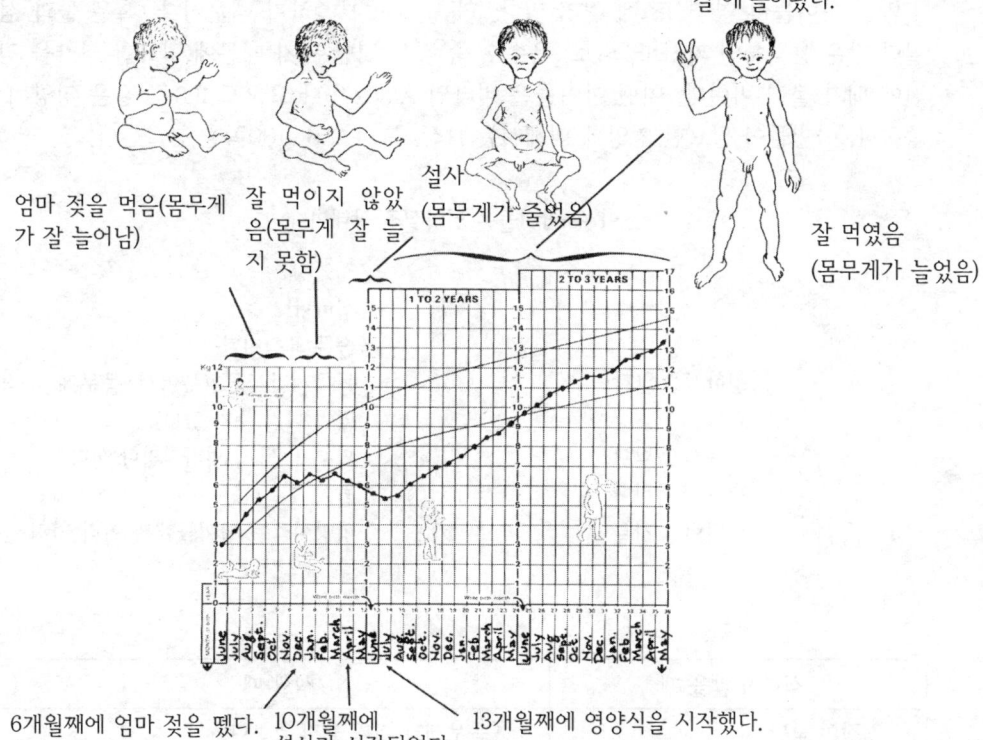

이 아기는 매우 건강했다. 생후 6개월 동안 엄마 젖을 먹었기 때문에 몸무게가 잘 늘었다.

6개월 만에 엄마가 임신을 하여 엄마 젖을 중단했다. 옥수수와 쌀 외에는 거의 먹은 것이 없었으며, 체중 또한 늘지 않았다.

10개월에 설사를 오래 하여 몸무게가 계속 줄었다. 아기는 매우 마르고 약해졌다.

13개월에 아이의 영양이 얼마나 중요한가를 엄마가 배우고 영양 있는 음식을 많이 주었다. 아이의 몸무게가 빨리 늘었다. 두 살이 되자 아이는 '건강의 길'에 들어왔다.

엄마 젖을 먹음(몸무게가 잘 늘어남)

잘 먹이지 않았음(몸무게 잘 늘지 못함)

설사 (몸무게가 줄었음)

잘 먹였음 (몸무게가 늘었음)

6개월째에 엄마 젖을 뗐다. 10개월째에 설사가 시작되었다. 13개월째에 영양식을 시작했다.

건강기록부는 중요하다. 정확하게 사용하면 엄마가 영양 있는 음식이 아이에게 언제 더 필요하며 특별히 보살펴야 될지 알 수 있도록 도움을 준다. 또 건강 섬기미는 아이와 그 가족의 필요를 더 잘 알 수 있다. 아이 엄마가 잘할 때는 알려 줄 수 있다.

4. 아이들의 병 : 다른 장에서 배운 것들

다른 장에서 배운 대부분의 병들이 아이들에게도 생긴다. 여기서는 아이들에게 흔한 병들을 복습하고 자세한 것은 해당되는 쪽을 참고하도록 한다. 갓난이들의 문제나 돌보기는 352~357쪽을 참고한다.

기억!

아이들은 병이 금방 심해진다. 어른들에게는 며칠이나 몇 주일이 지나서 생명을 잃게 하는 병도 아이들은 몇 시간 만에 생명을 잃기도 한다. 그러므로 병을 빨리 발견하고 곧 처리하는 것이 아이들에게는 아주 중요하다.

영양실조 아이들

많은 아이들이 영양실조에 걸려 있다. 먹을 것이 부족하기 때문이다. 혹은 물과 섬유질만 많은 음식들인 카사바, 타로, 옥수수 죽 같은 것만 먹기 때문에 필요한 영양을 얻기 전에 배가 불러 버린다. 어떤 아이들은 비타민 A(302쪽)나 요오드(198쪽) 같은 영양이 부족하다. 아이들이 필요한 영양에 대해서는 11장, 특히 186~189쪽을 참고한다.

이 두 아이들은 영양실조 상태이다.

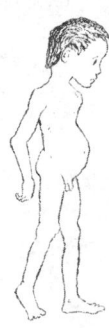

심하지는 않다!
작다.
몸무게가 낮다.
배가 볼록하다.
팔다리가 가늘다.

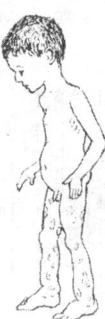

심하다!
슬픈 표정이다.
몸무게가 낮다(부어서 몸무게가 잠시 많이 나갈 수가 있다).
피부가 검고, 벗겨지거나 헌다.
발이 붓는다.
영양실조는 아이들에게 여러 가지 문제를 일으킨다.

심하지 않을 때	심할 때
• 성장이 늦다.	• 몸무게가 거의 늘지 않는다.
• 배가 부르다.	• 발이 붓는다(가끔 얼굴도 붓는다).
• 입맛을 잃는다.	• 피부에 검은 점이나 멍이 들고 벗겨지면서 아프다.
• 창백하다(빈혈).	• 머리카락이 가늘고 빠진다.
• 흙을 먹으려고 한다(빈혈).	• 웃거나 놀려고 하지 않는다.
• 입가가 헌다.	• 입 안이 헌다.
• 감기나 감염에 잘 걸린다.	• 지능이 정상적으로 발전하지 않는다.
• 밤눈이 어둡다.	• 눈이 마른다(밤눈이 어둡다).
	• 장님이 된다.

심한 영양실조 중에 마른 영양실조를 '마라스무스'라 하고 젖은 영양실조를 '카시오코'라고 한다. 원인과 예방은 179, 180쪽에 있다.

영양실조는 주로 설사나 홍역 같은 심한 병을 앓고 난 후에 시작된다. 아픈 아이들이나 아프고 난 아이들은 건강한 아이들보다 영양 있는 음식이 더 많이 필요하다.

 영양실조를 예방하고 치료하기 위해서는 아이에게 실컷 먹게 하고, 자주 먹여야 한다. 열량이 높은 기름이나 고기 비계를 주식품과 함께 먹게 한다. 또 메주콩, 강낭콩, 채소, 과일, 가능하다면 우유, 달걀, 생선, 고기 같은 몸을 구성하고 보호하는 음식을 더 많이 준다.

설사와 이질(224-231쪽 참고)

설사가 아이들에게 가장 위험한 것은 몸에서 물을 잃는 탈수 때문이다. 아이가 토하면 더 위험하다. 활수를 주고(223쪽), 엄마 젖을 먹을 수 있으면 계속 젖을 먹이고 활수도 준다.

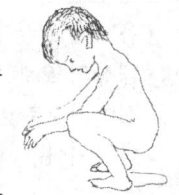

두 번째로 설사가 아이들에게 위험한 것은 영양실조 때문이다. 아이가 먹을 수 있게 되면 바로 영양이 많은 음식을 주어 영양실조를 예방해야 한다.

열(141쪽 참고)

높은 열(섭씨 39도)은 어린 아이를 쉽게 경기를 하게 하고 뇌를 상하게 한다. 옷을 벗겨서 열을 내리고, 아이가 울고 보채면 아세트아미노펜이나 아스피린을 용량에 맞춰서 준다(539, 541쪽). 또 물을 많이 주고, 아이가 뜨겁고 떨면 찬물 수건을 대 주고 부채로 부쳐 준다.

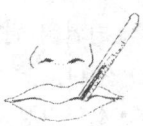

경기(경련, 249쪽 참고)

아이들이 경련을 일으키는 흔한 이유는 열이 높거나, 탈수, 간질, 뇌막염 때문이다. 열이 높으면 빨리 내린다(142쪽). 탈수(221쪽)와 뇌막염(258쪽) 증상이 있는지 살펴본다. 열이나 다른 증상도 없이 갑자기 경련이 오면 간질(249쪽)일 수 있다. 특히 경련 사이에는 정상이면 더욱 그렇다. 경련이나 마비가 턱에서 시작해서 몸 전체로 가서 뻣뻣해지면 파상풍일 수 있다(255쪽).

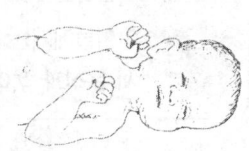

뇌막염(258쪽 참고)

이 위험한 병은 홍역이나 볼거리, 중병의 합병증으로 올 수 있다. 엄마가 결핵을 앓고 있으면 아이가 결핵성 뇌막염에 걸릴 수 있다. 몹시 아픈 아이가 고개를 뒤로 젖히고 목이 뻣뻣하여 앞으로 굽히지 못하고 몸을 이상하게 움직이면 뇌막염일 가능성이 많다.

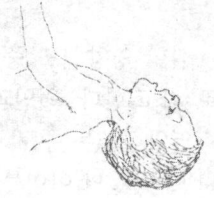

빈혈(191쪽 참고)

아이들에게 흔한 증상
- 눈꺼풀 안쪽, 잇몸, 손톱이 하얗게 된다.
- 힘이 없고 쉽게 피곤해한다.
- 흙을 먹으려고 한다.

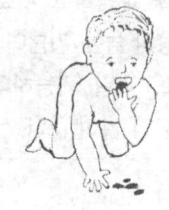

흔한 원인
- 음식에 철분이 부족(191쪽)
- 내장의 오랜 감염(214쪽)
- 십이지장충(210쪽)
- 말라리아(259쪽)

예방과 치료
- 고기와 달걀 같은 철분이 많은 음식을 먹이고, 콩, 강낭콩, 땅콩, 짙은 색깔의 채소도 철분을 많이 가지고 있다.
- 빈혈의 원인을 없앤다-십이지장충이 흔한 곳에서는 맨발로 다니지 말고 신을 신긴다.
- 십이지장충이 의심되면 아이의 대변을 현미경으로 보고, 십이지장충의 알이 있으면 치료한다(530-533쪽 참고).
- 철분 알약이 필요하면 먹인다(566쪽).

 아이들에게는 철분 알약을 주지 않는다. 이것은 독이 될 수 있다. 가루로 만들어서 음식과 섞어서 먹인다.

장 안의 기생충들(208쪽)

집안에 아이 한 명이 기생충이 있어도 가족 전체가 치료해야 한다. 기생충을 예방하기 위해서 아이에게 다음과 같이 하게 한다.

- 깨끗이 지침서를 지킨다(203쪽).

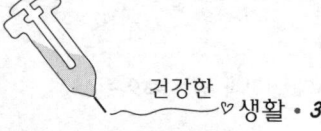

- 화장실을 사용한다.
- 맨발로 다니지 않는다.
- 날고기나 날생선 혹은 덜 익힌 것을 절대로 먹지 않는다.
- 끓였거나 깨끗한 물만 먹는다.

피부병(15장을 참고)

아이들에게 가장 흔한 피부병
- 옴(274쪽)
- 세균이 감염되어 헐거나 부스럼이 생기는 것(279쪽)
- 머리의 반지점이나 곰팡이 감염

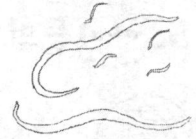

피부병의 예방을 위해서 깨끗이 지침서를 지킨다(203쪽)
- 목욕을 자주 시키고 옷을 자주 갈아입힌다.
- 벼룩, 이, 옴을 없앤다.
- 옴, 이, 머리 반지점, 목이 아픈 아이는 다른 아이들과 놀거나 자지 않도록 한다. 또 이것을 일찍 치료한다.

눈이 충혈(결막염, 295쪽)

깨끗한 물수건으로 눈가를 하루에 여러 번씩 닦아 주고, 눈꺼풀 안에 항생제 안연고를 하루 4번씩 넣어 준다. 또 건강한 아이들과 놀거나 자지 않도록 한다. 며칠이 지나도 낫지 않으면 건강 섬기미와 의논을 한다.

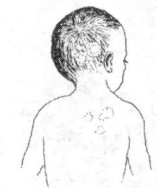

감기와 독감(234쪽)

콧물, 미열, 기침, 목 아픔과 때로 설사가 있는 감기는 아이들에게 흔히 있으나, 큰 문제는 아니다. 페니실린이나 테트라사이클린 같은 항생제는 감기나 독감에 도움이 안 된다. 주사도 필요 없다. 감기가 심해지면서 열이 나고 숨이 가빠지고 폐렴이 될 수 있다(242쪽). 이럴 경우에는 항생제를 주어야 한다. 귀 안의 감염이나 목 안에 줄이 난 감염이 있는지 살펴본다(393쪽).

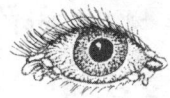

5. 아이들의 병 : 다른 장에 없는 것들

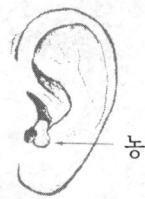
농

귀가 아프거나 감염
귀의 감염은 아이들에게 흔하며, 감기나 코가 막힌 며칠 후에 생긴다. 아이가 울거나 귀 쪽의 머리를 손으로 부비곤 하면 귀의 감염을 의심해 봐야 한다. 고름이 나오기도 하며, 어린아이들은 토하고 설사도 한다. 아이가 토하고 설사를 하면 꼭 귀 안을 살펴본다.

치 료
- 일찍 치료하는 것이 아주 중요하다. 페니실린(486쪽)이나 코-트리목사졸(499쪽) 같은 항생제를 준다. 3살 이하이면 암피실린(491쪽)이 더 좋다. 진통을 위해서 아세트아미노펜(541쪽)을 준다. 아스피린도 좋지만 덜 안전하다.
- 솜(면봉)으로 고름을 닦아 낸다. 그러나 솜, 꼬챙이, 천으로 귀에 막지는 말아야 한다.
- 고름이 나와도 목욕은 해야 한다. 그러나 수영이나 다이빙은 고름이 나오지 않고도 2주간은 하지 않아야 한다.

예 방
- 감기에 걸렸을 때는 코를 닦되, 풀지는 말아야 한다.
- 병으로 우유나 물을 먹이지 않는다. 꼭 먹여야 해도 눕혀서는 먹이지 않는다. 그렇게 하면 물이 코로 들어가서 결국 귀에 감염이 온다. 아이들의 코가 막히면 소금물을 코로 빨아서 점액이 나오게 한다(235쪽 참고).

이도(귀의 길)의 감염
바깥쪽 귀의 길(외이도)에 감염이 있는지 알아보려면 귀를 살짝 당겨 본다. 아프다고 하면 감염이 되었다는 뜻이다. 식초를 태운 물을 하루 3~4번씩 넣는다(끓인 물 한 숟가락에 식초 한 숟가락을 넣는다). 열이나 고름이 나면 항생제를 쓰도록 한다.

치 료
- 더운물 한 컵에 작은 한 숟갈 정도의 소금을 섞어 그 물로 양치하게 한다.
- 통증 제거를 위해 아스피린이나 아세트아미노펜을 사용한다.
- 통증이나 고열이 갑자기 생기거나 증상이 3일 이상 계속되면 다음 쪽을 본다.

목 안이 아프거나 편도선염
이것은 감기에서 시작된다. 목 안이 발갛고 삼킬 때 아프다. 편도선(목 안 뒤쪽 양쪽의 임파선)이 커져 있고 아프며 고름이 나올 수 있다. 섭

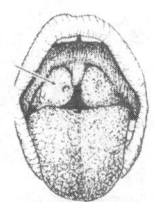

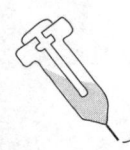

씨 40도까지 열이 오를 수 있다.

치 료
- 소금물로 목 안을 헹군다(물컵에 소금을 한 숟갈 탄다).
- 진통을 위해 아세트아미노펜이나 아스피린을 준다.
- 갑자기 아프고 열이 나고 이런 증상이 3일 이상 계속 되면 아래의 내용들을 참고한다.

목 아픔과 류마티스 열의 위험

목 아픔은 감기나 몸살과 함께 오는데 항생제를 사용하지 않는다. 도움이 되지 않기 때문이다. 목을 헹구고 아세트아미노펜이나 아스피린을 주면 된다.

그런데 연쇄상구균 목 아픔만은 항생제로 치료를 해야 된다. 이것은 아이들과 청소년들에게 가장 흔한데, 갑자기 목이 몹시 아프고 열이 오르면서 감기나 몸살기도 없이 시작된다. 목 안 뒤쪽과 편도선이 빨개지고 턱 아래나 목 부분의 임파선이 붓고 아프다.

페니실린을 10일간 준다(486쪽). 페니실린을 일찍 10일간 주면 류마티스 열을 앓을 위험성이 적다. 다른 아이들과 같이 먹거나 자지 않고 떨어져 있어야 한다. 이는 전염을 시키지 않기 위해서이다.

류마티스 열

이 병은 아이나 청소년들이 연쇄상구균 목 아픔을 앓고 1~3주 후에 생긴다.

주요 증상들(3-4개)
- 열
- 관절이 아픈데 처음에는 팔목과 발목이 아프다가 무릎과 팔꿈치가 아프기 시작한다. 관절이 붓고 열이 나며 빨갛다.
- 피부 밑에 붉은 줄이나 덩어리가 생긴다.
- 심할 때는 약해지고 숨이 가쁘고 심장이 아프기도 하다.

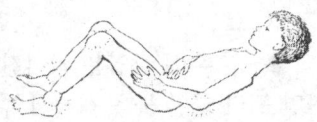

치 료
- 류마티스 열인 것 같아 보이면 건강 섬기미에게 보여야 한다. 심장이 다칠 수 있다.
- 아스피린을 많이 먹게 한다(539쪽). 12살 아이는 300mg짜리 알약 2~3개를 하루 6번 준다. 우유나 음식과 함께 먹어서 위가 아프지 않도록 하고, 귀에 소리가 나면 약을 줄인다.
- 페니실린을 준다(486쪽).

예방
- 류마티스 열을 예방하기 위해서는 연쇄상구균 목 아픔을 일찍 페니실린으로 10일간 치료한다.
- 류마치스 열의 재발이나 심장병을 예방하기 위해서는 목 아픔이 있자마자 페니실린을 10일간 먹어야 한다. 심장에 문제가 생겼으면 페니실린을 정기적으로 먹거나 벤자딘 페니실린을 매달 맞아야 한다(486쪽). 일생 동안 맞아야 할 가능성이 높다. 경험이 많은 전문가나 의사의 지시를 받도록 한다.

6. 아이들의 전염병들

수두
이 가벼운 바이러스 감염은 걸린 어린이와 함께 지낸 지 2~3주 후에 나타난다.

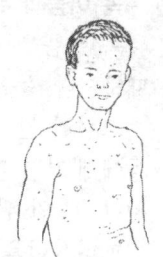

증상
빨간 점들, 물집들, 딱지

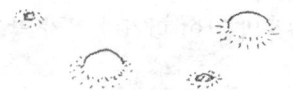

처음에는 작고 빨간 가려운 점이 나타난다. 이것들은 여드름이나 물집이 되어 터지고 딱지가 된다. 몸에서 시작해서 얼굴, 팔, 다리로 가는데 점, 물집, 딱지가 동시에 생긴다. 열은 별로 없다.

치료
1주일 후에 감염은 없어진다. 매일 비누와 따뜻한 물로 목욕을 시키고, 가려움이 심하면 귀리 끓인 물을 식혀서 수건에 적셔 찜질을 해 준다. 또 손톱을 짧게 깎아 주고, 딱지에도 감염이 되면 깨끗이 해 준다. 뜨거운 물찜질을 해 주고 항생제 연고를 발라 준다. 긁지 않도록 한다.

홍역
이 심한 바이러스 감염은 영양이 부족하거나 결핵을 앓고 있는 아이들에게는 위험하다. 홍역을 앓는 어린이와 함께 있은 지 10일 후에 감기처럼 시작한다. 열, 콧물이 나고 눈에는 빨간 아픈 점이 생기고 기침이 있다.
아이가 점점 심하게 앓고, 입 안이 몹시 아프고 설사를 하는 수도 있다. 2~3일 후에 입 안에 하얀 점이 소금처럼 돋아나고, 1~2일 후에 귀 뒤에

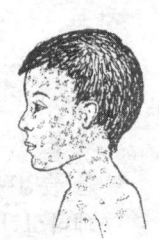

서 시작하여 목, 얼굴, 몸, 팔다리 순서로 발진이 생긴다. 발진이 나면 아이가 좀 나아진다. 발진은 5일 정도 간다. 때로 까만 발진도 보이는데, 이것은 피가 터진 것이다(까만 홍역). 대단히 심하다는 뜻이니, 의료인의 도움을 받도록 한다.

치료
- 아이는 누워 있어야 하고 물을 많이 마시고 영양이 많은 음식을 먹어야 한다. 단단한 음식을 못 삼키면 죽을 끓여 준다. 아기가 엄마 젖을 빨지 못하면 짜서 숟가락으로 떠서 준다(186쪽).
- 할 수 있으면 비타민 A를 주어서 눈을 다치지 않게 한다.
- 열과 괴로움을 줄이기 위해서 아세트아미노펜(혹은 아스피린)을 준다.
- 귀가 아프면 항생제를 준다(223쪽).
- 폐렴, 뇌막염, 중이염 혹은 위가 많이 아프면 의료진의 도움을 받는다.
- 설사를 하면 활수를 먹인다(223쪽).

예방
홍역을 앓는 아이들은 형제들일지라도 멀리 떨어져 있어야 한다. 특히 영양부족이나 결핵, 오랜 병을 앓고 있는 어린이는 더 피해야 한다. 홍역을 앓고 있는 집에는 아이들을 절대로 데리고 가지 말아야 한다. 홍역을 앓고 있는 집안의 어린이도 학교, 가게 등 여럿이 모이는 곳에는 10일 동안 가지 않아야 한다.

 홍역으로 아이들이 죽지 않도록 영양을 확인한다. 홍역 예방접종은 8~14개월 때 한다.

풍진
풍진은 홍역만큼 중병은 아니다. 한 3~4일 가고 발진도 약하다. 흔히 머리 뒤나 목의 임파선이 붓고, 만지면 아프다. 누워 있게 하고 아세트아미노펜이나 아스피린을 먹인다. 임신 3개월 내에 임신한 여성이 풍진을 앓으면 장애아를 낳을 수 있다. 이 때문에 풍진을 앓은 적이 없거나 불확실한 임신부는 풍진에 걸린 아이로부터 아주 멀리 떨어져 있어야 한다. 임신을 하지 않은 여성들은 임신 전에 풍진에 걸리면 면역성을 가진다. 예방접종이 있지만 별로 쓰지 않는다.

볼거리(유행성 이하선염)
볼거리를 앓는 아이와 만난 후 2~3주 뒤에 시작된다. 열이 나고 입을 열거나 먹을 때 아프다. 2일 안에 귀밑, 턱 위쪽이 붓는다. 한쪽 볼이 먼저 시작되고 다른 쪽도 따라 한다.

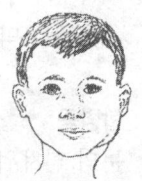

치료

10일 정도 지나면 치료 없이 저절로 사라진다. 열이 나거나 아프면 아세트아미노펜이나 아스피린을 준다. 부드럽고 영양 있는 음식을 주고, 입 안을 깨끗하게 한다.

합병증

어른이나 11세 이상의 어린이는 배가 아프거나 남성의 경우 고환이 부어오르며 아프다. 조용히 있어야 하고, 얼음 찜질을 해서 부기가 빠지고 덜 아프도록 한다. 만일 뇌막염의 증상이 있으면 의료진에게 가야 한다.

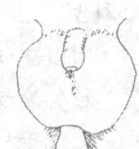

백일해

백일해를 앓는 아이와 만난 후 1~2주 뒤에 시작한다. 감기처럼 열이 나고 콧물을 흘리며 기침을 한다. 2주 뒤에 훅훅거리는 기침이 시작된다. 숨도 쉬지 않고 급한 기침을 끈적이는 점액을 뱉으면서 공기가 폐로 몰려 들어갈 때까지 한다. 기침을 할 동안 입술과 손톱이 공기가 부족하여 파랗게 된다. 또 훅훅거리는 기침을 한 뒤에는 토한다. 발작 같은 기침이 없을 때는 건강해 보인다. 이런 기침은 3개월 혹은 그 이상 계속된다.

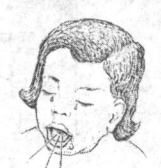

　1살 이하의 아기에게는 특히 위험하므로 일찍 예방접종을 해야 한다. 어린아이들은 백일해지만 훅훅거리는 기침이 큰 아이들과는 좀 달라서 구별하지 못할 때가 있다. 아기가 발작 같은 기침을 하고, 눈 주위가 붓고, 마을에 백일해가 돌고 있으면 곧 백일해 치료를 받아야 한다.

치료

- 항생제는 훅훅거리는 기침이 시작되기 전에 효과가 있다. 에리스로마이신(494쪽)이나 암피실린(491쪽)을 쓴다. 클로람페니콜도 도움이 되나 위험하다. 용량은 497쪽을 참고한다. 6개월 이하의 아기는 증상이 나타나자마자 바로 치료하는 것이 매우 중요하다.
- 기침이 심하면 페노바비탈(560쪽)을 준다. 특히 기침 때문에 자지 못하고 경련을 할 때 쓴다.
- 기침 후에 아기가 숨을 쉬지 않으면 몸을 거꾸로 하고 입 안의 점액을 손가락으로 끄집어 낸다. 그리고 손바닥으로 등을 두드린다.
- 몸무게가 줄거나 영양실조를 일으키지 않도록 영양이 많은 음식을 준다. 또한 토한 후에는 먹고 마시게 한다.

합병증

눈의 흰자위에 빨갛게 된 것은 기침 때문에 피가 나온 것이다. 치료는 하지 않아도 된다. 발작이나 폐렴의 증상이 있으면 의료인의 도움을 받도록 한다.

 모든 어린이들은 백일해 예방을 위해 2개월부터 예방접종을 받아야 한다.

디프테리아

감기처럼 열, 두통, 목 아픔으로 시작한다. 목구멍 안 뒤쪽에 회색이 도는 노란 거품이 생기는데 코와 입에서도 때때로 나타난다. 아이의 목이 부어오르며, 숨 쉴 때 냄새가 몹시 나쁘다.

아이가 디프테이라에 걸린 것 같으면
- 혼자 딴 방에 눕힌다.
- 빨리 의료인의 도움을 받고, 디프테리아 해독제를 준다.
- 아이가 좀 크면 40만 단위 페니실린 알약을 하루 세 번 준다.
- 따뜻한 소금물에 입을 헹구게 한다.
- 더운 수증기 앞에서 숨을 쉬게 한다. 가습기를 써도 된다(239쪽).
- 숨을 못 쉬고 피부가 파랗게 되면 손가락에 수건을 감고 입 안의 점액을 닦아 낸다.

디프테이리아는 위험한 병이지만 디피티 예방접종으로 쉽게 예방할 수 있다. 꼭 예방접종을 한다.

소아마비

소아마비는 2살 이하의 아이들에게 흔하다. 감기 같은 바이러스인데 열, 구토, 설사, 근육통이 따르며, 며칠 안에 아이가 완전히 낫는다. 때로 몸의 한 부분이 약해지거나 마비가 오기도 한다. 한쪽 다리나 양쪽 다리가 다 그렇게 될 수 있다. 약한 다리는 여위고 잘 자라지 않는다.

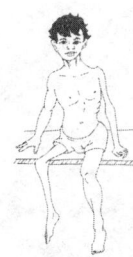

치료

한번 걸리면 약이 없으며(힘이 약간 돌아오는 경우는 있다), 항생제도 효과가 없다. 이른 치료는 아세트아미노펜이나 아스피린을 먹이고 아픈 근육에 더운 찜질을 해서 덜 아프게 하는 것이다.

아이의 몸을 편안하게 해 주고 근육이 수축되지 않도록 하는데 팔, 다리를 부드럽게 펴 주어서 몸이 바르게 되도록 하고, 무릎을 펴 준다. 무릎 밑에 방석을 넣어서 편하고 덜 아프게 할 수는 있다.

예 방

- 예방접종이 가장 좋은 방법이다.
- 소아마비 바이러스로 오는 것 같은 감기, 열 등 무슨 증상이든지 간에 주사를 주지 말아야 한다. 가볍게 끝날 마비가 주사의 자극 때문에 심한 마비가 될 수 있다. 꼭 필요한 주사 이외에는 아이에게 절대로 주사를 놓지 않도록 한다.

 생후 2, 3, 4개월에 소아마비 예방접종을 했는지 확인한다.

소아마비로 장애아가 된 아이는 영양이 많은 음식을 먹고, 운동을 해서 남은 근육이 강해지도록 해야 한다. 또한 아이가 최대한 걸을 수 있도록 돕는데, 처음에는 그림처럼 두 개의 막대기를 잡고 나중에는 목발을 쓰도록 한다. 버팀대나 목발, 여러 보조기는 움직이는 데 도움을 주고 기형도 막을 수 있다. 소아마비나 장애아들을 위해서는 *Disabled Village Children*(마을에 사는 장애 어린이들)을 본다(이 책도 헤스페리안 기금에서 출간되었음).

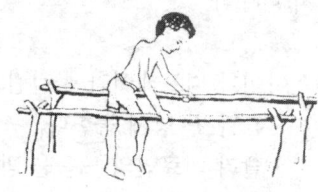

목발을 만드는 간단한 방법들(398쪽)

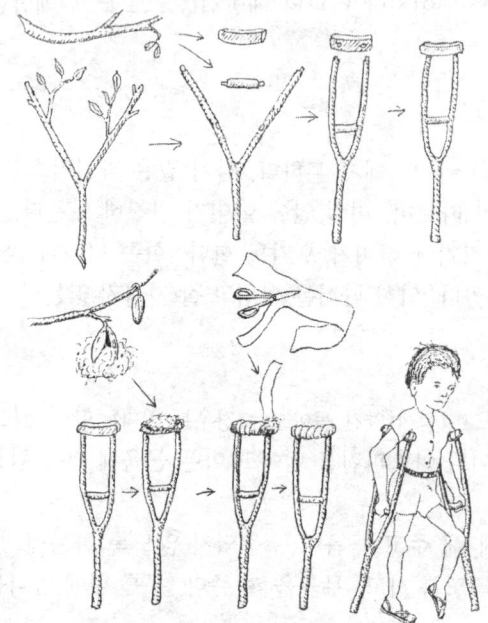

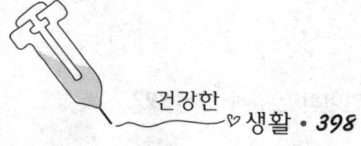

7. 선천성 질병 : 태어날 때부터 있는 병

엉덩이 뼈의 빠짐 : 고관절 탈구

태어날 때 엉덩이 뼈가 관절에서 빠져 있는 아기가 있다. 일찍 보살피면 일생의 피해를 줄이고 절지 않도록 할 수 있다. 생후 10일쯤 진찰을 해야 한다.

1. 다리 2개를 서로 비교해 보는데, 엉덩이 뼈가 빠졌으면 아래처럼 보인다.

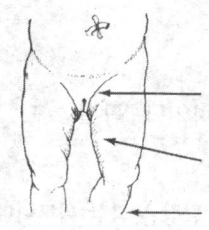

빠진 쪽 다리가 이곳의 몸을 덮고 있다.

여기에 주름이 적다.

이 발이 짧거나 이상하게 바깥으로 나가 있다.

2. 다리를 아래의 2개 그림처럼 접어 본다. 그리고 그림처럼 돌려 본다.

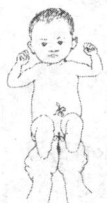 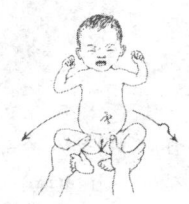

한쪽 다리가 돌려지지 않거나 튀거나 삐꺽 소리가 나면 엉덩이 뼈가 빠진 것이다.

치료

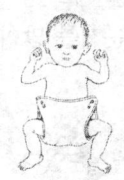 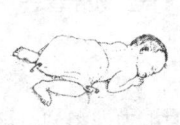 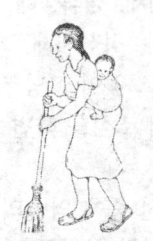

기저귀를 두껍게 채워서 무릎을 높이고 넓게 벌려 준다.

잘 때는 그림처럼 엎드려 눕히고 핀을 꽂는다.

어떤 곳에서는 아기의 양 발을 잔뜩 벌리고 업어 주는데 이렇게 하면 저절로 치료된다.

배꼽 탈장

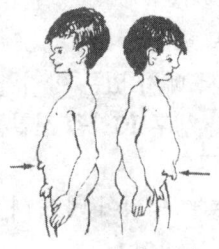

배꼽이 그림처럼 나와 있어도 별 문제는 아니다.

그림처럼 많이 나와도 위험하지 않고 저절로 들어간다. 하지만 5살이 넘어도 들어가지 않으면 수술이 필요할 수 있다. 의료인의 도움을 받도록 한다.

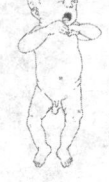

고환부종(수종, 탈장)

아기의 한쪽 고환이 부었을 때는 물이 찼거나 장이 내려온 것이다. 확실히 알기 위해서 손전지를 비춰 본다.

안에까지 비춰지면 수종이다.

빛이 안에까지 비춰지지 않고 기침이나 울 때 커지면 탈장이다.

탈장은 고환 위쪽이나 한쪽을 붓게도 한다. 고환 안쪽이 붓지는 않는다.

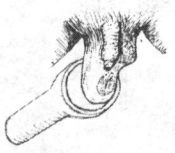 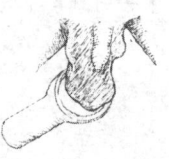 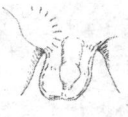

수종은 절로 없어진다. 치료가 필요 없다. 1년이 지나도 없어지지 않으면 의료인의 도움을 받는다.

탈장은 수술을 해야 한다(240쪽).

임파선이 부은 것을 보면 알 수 있다(262쪽).
탈장은 아기가 울 때, 올려 안을 때 나오고 눕히면 없어진다.

정신지체, 청각장애, 기형아들

벙어리, 정신지체, 기형아로 태어나는 아이도 있다. 이유를 모를 때도 많으며 누구를 탓할 수도 없이 그냥 생긴다. 그러나 어떤 행동들은 이런 선천성 문제를 많이 일으킨다. 부모들이 조심을 하면 덜 생길 수 있다.

1. 임신 중에 엄마의 영양이 부족하면 정신지체아나 기형아가 될 수 있다. 건강한 아기를 낳기 위해서는 임신 중에 영양이 많은 음식을 꼭 먹어야 한다(176쪽).
2. 임신 중에 엄마의 음식에 요오드가 부족하면 아기가 갑상선 장애가 될 수 있다. 이런 장애가 있으면 아기의 얼굴이 부은 것 같고 멍청해 보인다. 출생 후 오랫동안 피부와 눈이 노랗다(황달). 혀를 물고 있으며 이마에 털이

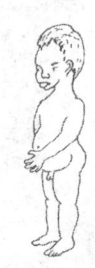

많다. 또 아기는 약하고 잘 먹지도 않고 울지도 않으며 잠을 많이 잔다. 저능아이며 벙어리이고 탈장이 있을 때도 많다. 말도 늦고 걷는 것도 다른 아이들보다 늦다.
갑상선 장애를 예방하기 위해서는 보통 소금 대신에 요오드가 든 소금을 먹어야 한다(198쪽). 갑상선 장애가 의심되면 바로 건강 섬기미나 의사에게 데려간다. 빨리 치료할수록 정상아로 자랄 가능성이 높다.

3. 임신 중에 엄마가 담배를 피우거나 술을 마시면 아기가 크지 못하고 문제들을 가지게 된다(218쪽). 술, 담배를 하지 말고, 특히 임신 중에는 하지 않도록 한다.
4. 35세가 넘은 여성이 임신을 하면 기형아를 가질 가능성이 많다. 몽고증이나 다운증후군은 갑상선 장애와 비슷해 보이는데, 나이가 많아 임신한 여성에게 더 잘 일어난다. 35살 이후에는 아기를 가지지 않도록 가족계획을 하는 것이 지혜롭다(10장).
5. 임신 중에 엄마가 약을 많이 먹으면 태아의 발달에 문제를 일으킬 수 있다. 약은 확실히 안전하고 절대로 필요한 것만 먹는다.
6. 친척끼리 결혼(사촌 등)을 하여 아기를 낳으면 기형아나 저능아가 태어날 가능성이 높다. 사팔뜨기, 손발가락이 더 있거나 안으로 휜 발, 입술과 입천장의 언청이가 흔하다. 이런 병을 예방하려면 가까운 친척들과 결혼을 하지 않도록 하고, 기형아를 낳았으면 더 이상 아기를 가지지 않는 것에 대해서 생각해 본다(20장).
아기가 기형으로 태어났으면 건강원에 데리고 가 본다. 뭔가 할 수 있는 것들이 많을 것이다.

- 사팔뜨기-300쪽을 본다.
- 손발가락이 하나 더 있을 경우, 그 안에 뼈가 없기 때문에 끈으로 단단히 묶어 주어야 한다. 저절로 말라서 떨어질 것이다. 크거나 뼈가 안에 있으면 그냥 놔두고 수술을 받는다.

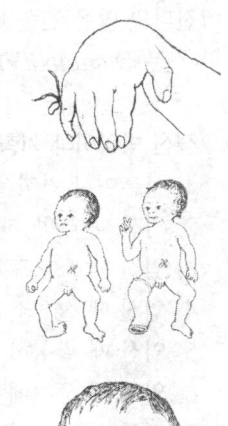

- 아기의 발이 안으로 휘었거나 모양이 이상할 때는 쉽게 할 수 있으면 정상으로 돌려준다. 하루에 여러 번 해 주면 천천히 제자리로 돌아올 것이다. 쉽게 발을 돌릴 수 없으면 빨리 건강원으로 데려가서 정상적으로 펴서 매든지 석고붕대를 해서 바로 잡아야 된다. 출생 2틀 안에 해야만 효과가 있다.
- 아기의 입술이나 천장이 갈라져서 언챙이이면 젖을 잘 빨지 못하기 때문에 숟가락으로 떠 먹이거나 방울로 떨어뜨려 주어야 한다. 수술을 하면 거의 정상처럼 보이게 할 수 있다. 입술은 4~6개월이 가장 좋고, 입천장은 18개월이 가장 좋다.

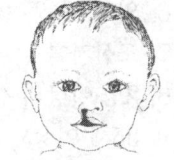

7. 출산 전이나 출산 중에 산모가 힘이 들어서 아기의 머리를 다치면 아기는 마비나 기

절을 할 수 있다. 아기가 나와서 숨을 한참 동안 쉬지 않거나, 아기가 나오기 전에 조산자가 옥시토신(출산을 빨리 하도록 산모가 힘을 주도록 하는 약, 348쪽을 참고)을 엄마에게 주사하면 이렇게 될 가능성이 높다. 조산자를 잘 선택하고, 아기가 나오기 전에 조산자가 옥시토신을 주사하지 않도록 한다.

출산 때의 기형에 대해 자세한 것은 *Disabled Village Children*의 12장을 참고한다.

뇌성마비

마비를 가진 아이들의 근육은 단단하고 뻣뻣해서 마음대로 움직일 수가 없다. 얼굴, 목, 몸이 꼬여서 움직이려면 몸을 떤다. 다리 안의 근육이 단단해서 다리가 가위처럼 꼬여 있다.

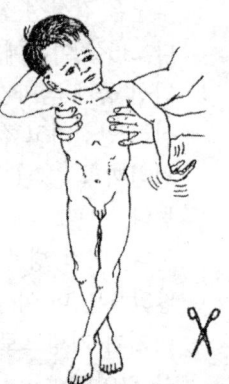

태어날 때는 정상이나 하늘거려 보이다가, 나이가 들면서 뻣뻣해진다. 두뇌 발달은 잘 되기도 하고 안 되기도 한다. 이러한 뇌의 상처로 생기는 뇌성마비는 출산 때 곧 숨을 쉬지 못해서 생기거나 어릴 때 뇌막염을 앓아서 생긴다.

뇌가 다쳐서 생기는 이런 근육마비의 치료는 없다. 그러나 아이는 특별한 치료가 필요하다. 다리나 발의 근육이 굳지 않도록 하루에 여러 번씩 다리를 폈다 굽혔다 한다. 아이가 몸을 뒹굴고 앉고 서도록 가르치고, 걷는 것도 가르친다(397쪽). 또 몸과 마음을 최대한 많이 쓰도록 가르친다(404쪽). 말하는 데는 어려움이 있지만 지능에 문제가 없는 경우에는 기회만 주어진다면 많은 것을 배우고 일을 할 수 있다. 자신이 스스로 할 수 있도록 도와준다. 자세한 것은 *Disabled Village Children*의 9장을 참고한다.

정신 박약이나 기형아의 예방을 위해 임신한 엄마가 할 일들
1. 사촌이나 가까운 친척과 결혼을 하지 않는다.
2. 임신 때에 콩, 과일, 채소, 고기, 달걀, 우유식품 등 영양이 많은 음식을 많이 먹는다.
3. 임신 때 요오드가 든 소금을 일반 소금 대신에 먹는다.
4. 임신 때 술, 담배를 하지 않는다(218쪽).
5. 임신 때 확실히 안전한 약 외에는 쓰지 않는다.
6. 임신 때 풍진에 걸린 사람을 만나지 않는다.
7. 조산자를 잘 선택한다-아기를 낳기 전에 절대로 자궁수축 주사를 놓지 않게 한다.
8. 2명 이상의 선천성 기형아가 있으면 아기를 더 갖지 않도록 한다(가족계획, 365쪽).
9. 35세 이상의 여성은 최대한 임신하지 않도록 한다.

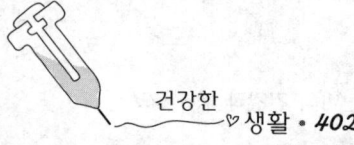

8. 생후 몇 개월간 발육이 안 좋을 때

건강하게 태어났으나 잘 자라지 않는 어린이들이 있다. 잘 먹지 않기 때문에 몸과 마음이 잘 자라지 않는 것이다. 태어나서 첫 몇 개월 동안에 사람의 머리는 일생 중에 가장 빨리 자란다. 그러므로 이때 갓난이의 영양은 대단히 중요하다. 엄마 젖이 갓난이에게 가장 좋다(아기에게 가장 좋은 영양, 186쪽).

9. 낫 같은 세포 빈혈(겸상적혈구 빈혈)

아프리카나 인도 종족 어린이들이 '피가 약하다'는 피의 세포가 낫처럼 생긴 이 병을 가지고 태어난다. 이 세포는 유전인데 부모들도 모르고 자녀들에게 전해 준다. 생후 6개월 정도는 정상이다가 그 후에 나타나기 시작한다.

증상
- 열이 나고 운다.
- 발이나 손가락이 1~2주간 부어오르기도 한다.
- 배가 부르고 단단하다.
- 빈혈과 눈에 황달(눈이 노랗게 된다)이 있다.
- 자주 아프다(감기, 말라리아, 설사에 잘 걸린다).
- 아기가 잘 자라지 않는다.
- 2살쯤 되면서 이마에 뼈가 튀어나온다(보스처럼).

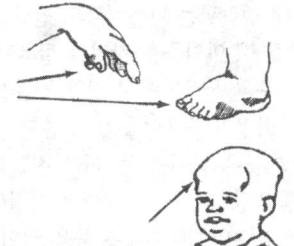

말라리아나 다른 감염병들이 높은 열과 팔, 다리, 배를 몹시 아프게 하여 '낫세포 위기'를 일으킨다. 빈혈은 점점 심해지고 뼈가 부어서 고름이 나오고 아이는 죽는다.

치료
피를 약하지 않게 할 방법이 없다. 말라리아나 다른 병, 감염을 예방한다. 이것들이 '낫세포 위기'를 일으킨다. 진찰과 약을 받기 위해서 매달 건강 섬기미를 만난다.

- 말라리아 : 말라리아가 흔한 곳에서는 아이들은 정기적으로 약을 먹어서 예방해야 한다(512쪽). 또 엽산도 함께 먹어서 피를 만들게 한다. 철분은 별 필요가 없다.
- 감염 : 홍역, 백일해, 결핵 예방주사를 일정에 따라 일찍 맞힌다. 열, 기침, 설사가 있고, 소변을 자주 보며, 팔다리, 배가 아프다면 빨리 건강 섬기미에게 데려간다. 항

생제가 필요할 수도 있다. 물을 많이 마시게 하고 뼈가 아프다면 아세트아미노펜 (541쪽)을 준다.
- 춥지 않게 한다 : 필요하면 밤에는 담요나 두꺼운 요를 깔아서 따뜻하게 한다.

아이들이 건강에 대해 배우도록 도와주기

아이들은 자라면서 여러 가지 방법으로 배우는데, 특히 가르쳐 준 것을 잘 배운다. 또한 아이들은 학교에서 배운 지식과 기술들을 자라면서 이해를 하고 실천을 하기 때문에 학교는 중요하다.

그러나 아이들은 집에서, 숲에서, 혹은 들에서 많이 배운다. 아이들은 보고 듣고 다른 사람들이 하는 것을 자신도 해 보면서 배운다. 아이들은 시키는 것을 하는 것보다 자신이 보고, 직접 해 봄으로써 더 많이 배운다. 가장 중요한 것들인 친절, 책임감, 나눠 주기 같은 것들도 다른 사람들이 하는 것을 보면서 배운다.

아이들은 모험을 하면서 배운다. 실수를 하더라도 혼자 해 보면서 배운다. 아주 어릴 때는 위험에서 보호해 주어야 하지만, 자라면서 자기 일을 스스로 하도록 돕는다. 일을 맡겨 주고, 내 생각과는 다를지라도 판단을 존중해 준다.

어릴 때 아이들은 자기가 필요한 것만 생각한다. 그러나 자라면서 다른 사람들의 필요를 채워 주고 도우면서 진정한 기쁨을 찾게 된다. 아이들의 도움을 환영하고 이것이 중요함을 알려 준다.

아이들은 묻기를 두려워하지 않는다. 부모, 교사, 누구든지 아이들이 물으면 분명히, 정직하고 친절하게 대답을 해 주고, 모르면 모른다고 한다. 아이들은 계속 물을 것이고 자라면서 자기의 마을을 좀더 좋은 곳으로 만들려고 할 것이다.

"아이들이 아이들에게"(CHILD-to-child) 프로그램에서는 아이들이 잘 배우고 마을의 건강에 힘을 쓰도록 도와주는 최고의 방법들을 개발해 놓았다. 이것은 *Helping Health Workers Learn*의 24장에서 설명을 하고 있다.

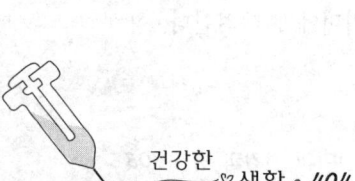

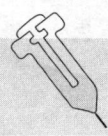

Where There Is No Doctor

22장

노인의 건강과 병

이 장에서는 노인들에게 흔히 있는 문제들을 예방하고 치료하는 것을 배우게 된다.

1. 다른 장에서 배운 건강 문제들을 요약

시력장애(293쪽)
40대는 가까이 있는 것이 잘 보이지 않을 때가 많다. 원시 때문인데 안경을 쓰면 된다. 40대가 되면 녹내장 증상을 살펴야 되는데 치료하지 않으면 시력을 잃게 되기 때문이다. 녹내장이 있는 사람은 의료인의 도움을 받아야 한다(298쪽). 백내장(302쪽)이나 눈 앞의 파리(작은 것이 눈 앞에서 다니는 것)는 나이가 들면서 생긴다.

허약, 피로, 식사 습관
노인들이 젊었을 때보다 열과 힘이 빠지는 것은 당연하다. 그러나 식사를 잘하지 않으면 더 심해진다. 노인은 많이 먹지는 않더라도 몸의 구성 식품과 보호 식품을 매일 먹어야 한다(176, 177쪽).

발의 부종(248쪽)
여러 가지 병으로 올 수 있으나, 피의 순환이 잘 안되거나 심장병으로 올

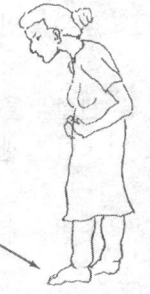

수 있다(407쪽). 무슨 이유이든지 발을 높이 올리는 것이 가장 좋은 치료이며, 걷는 것도 도움이 된다. 그러나 너무 오래 발을 내려놓지는 않도록 한다. 할 수 있는 한 발을 계속 올려놓는다.

발, 다리에 오랜 피부염(288쪽)

피의 순환이 좋지 않아서 생기는 정맥류 때문인 경우가 많다(247쪽). 당뇨병이 원인일 수도 있다(195쪽). 다른 이유는 75쪽을 참고한다. 피의 순환이 좋지 않아 생긴 것은 시간이 오래 걸린다. 최대한으로 깨끗이 하고, 끓인 물과 연한 비누로 씻고, 상처를 덮은 천을 깨끗하게 자주 갈아 준다. 감염 증상이 있으면 155쪽대로 치료한다.

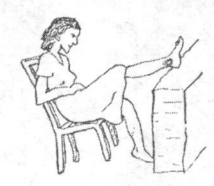

앉든지 눕든지 다리를 올린다.

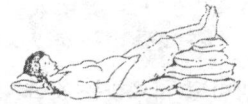

소변보기 곤란(315쪽 참고)

노인이 소변을 보기가 어렵고 오줌이 방울로 찔끔찔끔 나오면 전립선이 커졌기 때문이다. 315쪽을 참고한다.

오랜 기침(239쪽 참고)

기침을 많이 하는 노인은 담배를 끊고 의료인을 만난다. 젊을 때 결핵을 앓았거나 피를 토한 적이 있다면 결핵이다. 기침을 할 때 쌕쌕거리거나, 숨 쉬기가 어렵거나, 발이 부었으면 심장에 문제가 있을 수 있다(다음 장을 참고한다).

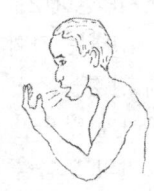

류마티스성 관절염(관절이 아픔, 244쪽)

많은 노인들이 관절염을 앓고 있다.

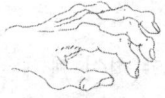

관절염 돌보기

- 아픈 관절을 쉬게 한다.
- 뜨거운 찜질을 한다(271쪽).
- 진통에는 아스피린이 가장 좋다. 심하면 2~3개의 아스피린을 하루 6번 먹는다. 소

다, 제산제(543쪽), 우유, 많은 물과 함께 먹는다(귀가 윙윙거리면 약을 줄인다).
- 아픈 관절은 할 수 있는 한 많이 운동을 해야 한다. 운동은 악화를 예방한다.

2. 노인들의 중병

심장병은 노인들에게 더 많은데, 특히 살이 쪘거나 담배를 피우거나 혈압이 높은 노인들에게 흔하다.

심장병의 증상

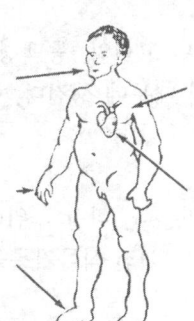

- 운동 후 불안하고 숨 쉬기가 어렵다. 천식 같이 나타나는데 누우면 더하다(심장 천식).
- 맥박은 빠르고 약하며 불규칙적이다.
- 발바닥이 붓는데, 오후에는 더 하다.

- 가슴이 갑자기 아프다. 왼쪽 어깨나 팔이 운동을 하면 아프다 좀 쉬면 없어진다(협심증).
- 심장을 누르는 것처럼 날카로운 아픔이 쉬어도 없어지지 않는다(심장마비).

치료

심장병의 종류에 따라 약을 다르게 써야 한다. 약은 아주 조심해서 써야 한다. 심장병 같아 보이면 의료인의 도움을 받아야 한다. 약이 필요할 때 올바른 약을 쓰는 것은 아주 중요하다.

- 심장병이 있으면 가슴이 아프거나 숨 쉬기가 어려울 정도로 심한 일을 해서는 안 된다.
- 심장병 환자는 기름진 음식을 먹지 않아야 되며 비만이면 몸무게를 줄여야 한다. 또 술과 담배를 하지 않아야 한다.
- 숨 쉬기가 어렵고 얼굴이 부으면 소금을 먹지 않아야 한다. 음식에 소금을 넣지 않고, 일생 동안 소금을 먹지 않거나 싱겁게 먹어야 한다.
- 하루에 아스피린을 1알씩 먹으면 심장병과 뇌졸중의 예방에 도움이 된다.
- 협심증이나 심장마비가 오는 것 같으면 아주 조용한 곳에서 아프지 않을 때까지 쉬어야 한다.

가슴이 많이 아프고 쉬어도 없어지지 않거나 쇼크(143쪽) 증상이 있으면 심장이 심하게 다쳤다는 뜻이다. 일주일 혹은 그 이상 아프지 않을 때까지 누워 있어야 한다. 그 후에 조금씩 일어날 수 있으나 한 달이나 그 이상 조용히 있어야 한다. 의료인의 도움을 받도록 한다.

예 방
다음 쪽을 참고한다.

3. 젊은이들이 나이가 들어도 건강하도록

중년이나 노년의 많은 병들, 예를 들면 고혈압, 동맥경화증, 심장병, 뇌졸중은 젊었을 때 먹은 음식과 술, 담배 같은 생활방식 때문에 생긴다. 아래의 생활방식을 가지면 건강하고 오래 살 가능성이 많다.

1. 잘 먹는다 : 영양이 있는 음식을 먹는다. 비만의 위험이 있으니 너무 많은 음식, 기름지고 짠 것은 먹지 말고, 동물기름 대신 식물기름을 쓴다.
2. 술을 많이 마시지 않는다.
3. 담배를 피우지 않는다.
4. 신체와 정신의 활동을 계속한다.
5. 잘 쉬고 잠을 잘 잔다.
6. 쉬는 것을 배운다. 걱정거리나 기분이 언짢은 일도 긍정적으로 보는 습관을 가진다.

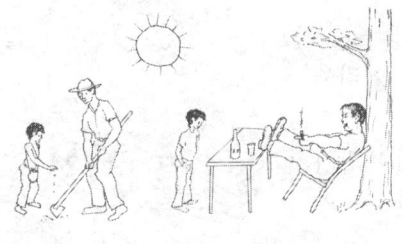

심장병과 뇌졸중의 주요 원인인 고혈압(192쪽)과 동맥경화증도 위의 생활방식으로 예방이 되거나 줄일 수 있다. 심장병과 뇌졸중을 예방하기 위해서 혈압을 낮추는 것은 아주 중요하다. 혈압이 높으면 혈압을 자주 재고 낮추기 위해 노력해야 한다. 혈압을 낮추기 위해서는 몸무게를 줄이고, 담배를 끊고, 운동을 하고, 잘 쉬어야 하는데, 그래도 혈압이 내려가지 않으면 약(항혈압제)을 먹어야 한다.

위의 그림의 두 사람 중에 누가 더 오래 살고 나이가 들면 더 건강할 것 같은가? 누가 심장병이나 뇌졸중으로 더 일찍 죽을 것 같은가? 왜 그런가? 이유가 몇 가지인지 세어 보도록 한다.

4. 뇌졸중(졸도, Cerebro-Vascular Accident, C. V. A.)

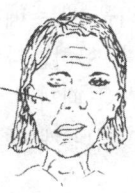

뇌졸중은 노인의 뇌에서 피가 흘러 굳어서 생긴다. 뇌졸중이라고 부르는 이유는 경고도 없이 갑자기 터지기 때문이다. 환자는 갑자기 넘어지고 무의식이 된다. 얼굴은 벌겋고, 숨소리는 거칠고 소리가 나며, 맥박은 강하고 천천히 뛴다. 몇 시간 혹은 며칠씩 무의식일 수도 있다. 살아나더라도 말, 시력, 생각에 문제가 있을 수 있고, 때로 얼굴의 한쪽과 몸이 마비가 될 수 있다. 심하지 않을 경우 의식은 잃지 않고 같은 결과가 올 수 있다.

치료
먼저 환자를 눕히고 머리를 발보다 약간 낮춘다. 만약 무의식 상태라면 머리를 뒤로 젖히거나 옆으로 돌려서 침이나 토한 것이 폐에 들어가지 않도록 한다. 무의식일 때는 음식, 물, 약도 입으로 주지 않는다(144쪽의 무의식을 참고한다). 가능하면 의료인의 도움을 받는다.

뇌졸중 후에 몸의 일부분에 마비가 왔다면 지팡이를 짚고 건강한 손으로 자신을 보살피는 것을 배우게 한다. 심한 운동이나 화를 내는 것을 예방해야 한다.

예방
앞 쪽의 내용을 참고한다.

참고!
젊은이나 중년에 뇌졸중의 증상도 없이 갑자기 얼굴 한쪽에 마비가 오면 얼굴 신경의 일시적인 마비(벨씨의 마비)이다. 몇 주나 몇 달 후에 저절로 없어진다. 원인은 모르며, 치료는 필요 없고 따뜻한 찜질을 해 주는 것이 좋다. 한 눈을 완전히 감지 못하면 밤에는 깨끗한 천을 붙여 주어서 눈이 말라서 다치지 않도록 한다.

5. 귀머거리

40살이 넘으면 남성들의 경우 아픔이나 딴 증상도 없이 조금씩 잘 들리지 않는데, 이것은 치료가 안 된다. 청력 보조기가 도움이 되며, 귀의 감염(409쪽), 머리의 상처, 귀지가 막혀서 안 들리는 수가 있다. 귀지를 없애는 것은 440쪽을 참고한다.

귀가 울리고 어지러우면서 들리지 않을 때

노인이 한쪽 귀나 양쪽 귀가 들리지 않고 울리는 소리가 나며 어지러울 때는 메니에르 병일 수 있다. 메스껍고 토하며 땀을 흘릴 수 있다. 항히스타민 약인 디멘하이드리네이트(드라민, 556쪽)를 먹고 괜찮을 때까지 누워 있는다. 또 음식에 소금을 넣지 않는다. 금방 낫지 않거나 재발을 하면 의료인의 도움을 받도록 한다.

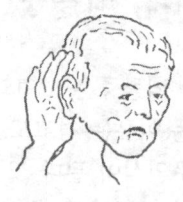

6. 불면증

노인들은 젊은이들보다 잠이 덜 필요하다. 따라서 밤에 자주 일어나게 된다. 긴 겨울 밤에는 여러 시간 잠을 이루지 못하곤 한다. 수면제를 쓸 수도 있으나 꼭 필요할 때 외에는 먹지 않는 것이 낫다. 잠이 들 수 있도록 돕는 법은 아래와 같다.

- 낮에 운동을 많이 한다.
- 커피, 진한 차를 마시지 않는다. 특히 오후나 저녁에 마시지 않는다.
- 따뜻한 우유나 우유에 꿀을 타서 잠자리에 들기 전에 마신다.
- 자기 전에 따뜻한 물에 목욕을 한다.
- 잠자리에서 몸의 한 부분부터 긴장을 풀기 시작하여 몸 전체를 풀어 나간다. 좋았던 일들을 기억한다.
- 그래도 잠이 안 오면 잠자리에 들기 반 시간 전에 항히스타민인 프로메타진(554쪽)이나 디멘하이드리네이트(드라민, 556쪽)를 먹는다. 이런 약들은 강한 약들보다 습관성이 적다.

7. 40대 이후 어른들에게 잘 생기는 병들

간경화(간이 굳어짐)
간경화는 40대 남성 중에 오랫동안 술을 마시거나 음식을 잘 먹지 못한 사람들에게 흔하다.

증 상
- 간염처럼 약해지고, 입맛이 떨어지고, 위가 불편하며, 오른쪽 갈비뼈 위쪽이 아프다.
- 심해지면서 점점 여위고, 피도 토하며, 심하면 발이 붓고 배는 물이 차서 북처럼 붓는다. 또 피부와 눈이 노랗게 황달이 된다.

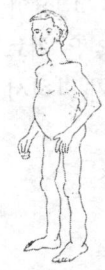

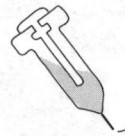

치 료

간경화가 심하면 치료하기 어렵다. 크게 도움이 되는 약이 없다. 간경화증이 심하면 죽는 경우가 많은데, 간경화증 초기에 더 살고 싶으면 아래의 것들을 한다.

- 절대로 술을 입에 대지 않는다. 술은 간에 독이다.
- 잘 먹는다 : 채소, 과일, 단백질(고기, 달걀, 생선 등) 음식을 많이 먹는다(176, 177쪽 참고). 이런 음식들은 상처 난 간을 살리는 일을 한다.
- 부었으면 소금을 먹지 말고, 음식에 소금을 조금도 넣지 않는다.

예 방

간경화증의 예방은 쉽다. 술을 많이 마시지 않으면 된다.

쓸개의 병들(담낭 병)

쓸개는 작은 주머니인데 간에 붙어 있다. 쓸개는 쓴 초록색 담즙을 보관하는데, 기름진 음식을 소화한다. 40대의 뚱뚱하고 생리를 하는 여성에게 흔하다.

증 상

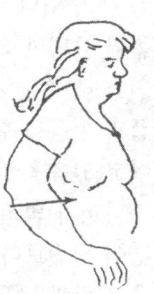

- 오른쪽 갈비뼈 끝이 날카롭게 아프다. 때로 오른쪽 등까지 올라간다.
- 기름진 음식을 먹고 30분이나 1시간 뒤에 아픔이 온다. 심할 때는 토한다.
- 나쁜 냄새를 내면서 트림을 한다.
- 열이 있을 때도 있다.
- 눈이 노랗게 되는 때도 가끔 있다.

치 료

- 기름기가 많은 음식을 먹지 말고, 몸이 뚱뚱하면 음식을 적게 먹고 몸무게를 줄인다.
- 아픔을 줄이도록 항경련제를 먹는다(543쪽). 강한 진통제가 필요하다. 아스피린은 도움이 안 된다.
- 열이 나면 테트라사이클린(495쪽)이나 암피실린(491쪽)을 먹는다.
- 심하거나 오래가면 의료인의 도움을 받도록 한다. 수술을 해야 할 수도 있다.

예 방

뚱뚱한 여성이나 남성은 몸무게를 줄인다(193쪽). 음식을 너무 많이 먹지 말고, 단것과 기름진 음식을 줄이고 운동을 한다.

쓸개 병(담즙)

화를 잘 내는 성격을 가진 사람에게 쓸개 병이 들었다고 하는 말이 여러 나라에 있다. 담즙이 너무 많으면 화를 잘 낸다고 믿는 것 같다. 사실은 화를 잘 내는 사람과 담즙이 많은 것과는 관계가 없다. 오직 쓸개에 병이 있는 사람들은 이 심한 아픔이 또 올까 봐 겁이 나고 걱정을 많이 해서 화를 잘 낼 수도 있을 것이다. 하이포-콘드리아시스라는 병은 병에 걸릴까 봐 걱정을 많이 하는 병인데, 하이포의 뜻은 밑이고, 콘드리아시스는 갈비뼈라는 뜻이다.

8. 죽음에 대한 준비

노인들은 자신의 죽음에 대해서 그를 사랑하는 사람들이 염려하는 것보다 더 심각하게 받아들이고 있다. 하지만 인생을 의미 있게 산 사람들은 죽음에 대해서 두려워하지 않는다. 죽음은 인생의 정상적인 한 과정이다.

우리는 죽을 사람을 어떻게든지 좀더 살려 보려고 값비싼 대가를 치르는 잘못을 저지를 때가 있다. 이것은 죽을 사람과 그 가족들에게 고통을 더해 주고 어렵게 할 때가 있다. 좀더 유명한 의사와 약을 찾아 뛰어다니는 것보다 죽어 가는 사람과 가까이 있으면서 지원을 해 주는 것이 그에게 더 도움이 되는 경우가 많다. 죽음을 앞에 둔 그에게 그동안 슬픔과 아픔을 함께 나눈 삶을 기뻐함을 알려 준다. 또 그의 죽음을 남은 사람들도 받아들이고 있음을 알려 준다. 삶의 마지막 시간에 사랑과 수용이 약보다 훨씬 더 좋다.

나이가 많고 오랜 병을 앓는 이들은 가정에서 사랑하는 사람들과 함께하는 익숙한 환경이 병원보다 낫다. 이것은 조금 더 일찍 죽을 수 있으나 좋지 않다고는 볼 수 없다. 죽을 사람과 남은 사람들의 감정과 필요에 민감해야 한다. 때로는 죽을 사람이 자신의 의료비 때문에 남은 가족이 어렵고 굶게 되는 것을 생각하면서 더 괴로워한다. 자연스럽게 죽도록 허락해 달라고 하는데, 이것이 더 지혜로운 경우가 있다.

그러나 어떤 사람들은 죽음을 두려워한다. 고통스러워도 익숙한 이 세상을 떠나기가 쉽지 않기 때문이다. 죽음 후에 어떤 것이 있는가에 대해서는 문화에 따라 다르다. 따라서 죽음 후의 삶에 대한 생각과 믿음, 전통에 따라서 죽음을 맞을 때 그 위로도 다르다.

죽음은 갑자기 예기치 않은 때에 오기도 하고 혹은 오래 기다리던 죽음도 있다. 우리가 사랑하던 사람들의 죽음을 받아들이고 준비하도록 돕는 일은 쉬운 것이 아니다. 우리가 할 수 있는 것은 지원해 주고, 친절히 대하며, 이해해 주는 것뿐일 때가 있다.

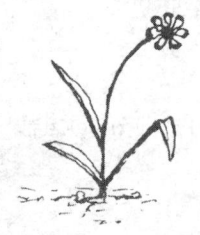

젊은이들이나 아이의 죽음은 참으로 어렵다. 친절과 정직이 중요하다. 누구든지 죽음이 가까이 올 때는 거의 알게 된다. 이것은 자신의 몸을 통해서 대충 알게 되고 또 자신을 사랑하는 사람들의 두려움이나 절망을 보면서 알게 된다. 젊은이나 노인이거나 자신의 죽음에 대해 물어 올 때 진실을 말해 주도록 한다. 그러나 따뜻하게 말하고 희망을 가질 내용도 말한다. 울음을 참을 수 없다면 우는 것도 상관없다. 그러나 너를 사랑할지라도, 또 사랑하기 때문에 너를 먼저 보낼 힘도 있다는 것을 알려 준다. 이것은 죽을 사람이 당신을 떠나는 것을 받아들이는 데 힘과 용기를 준다. 하지만 이것을 꼭 말해야 되는 것은 아니다. 당신 자신이 느끼고 보여 줄 수 있다.

  우리는 모두 죽는다. 치유자의 가장 중요한 일은 죽을 사람이 죽음을 잘 받아들이도록 돕는 것과 살아갈 사람들이 받을 고통을 좀 줄일 수 있도록 돕는 것이다.

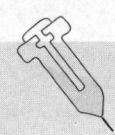

Where There Is No Doctor

23장

약품 꾸러미

응급 시를 위해서 모든 가정과 마을은 응급 약품 꾸러미를 준비해야 한다.

- 가정마다 상비약, 간단한 감염, 흔한 병을 치료할 수 있는 약품 꾸러미를 마련한다.
- 마을에는 좀더 갖춘 약품 꾸러미(419쪽)가 있어야 한다. 응급 시나 중병을 가진 환자가 있을 때뿐만이 아니라 날마다 필요한 물품들이 준비되어 있어야 한다. 약품 꾸러미 책임자는 마을 주민들이 신뢰하는 건강 섬기미, 교사, 부모, 가게 주인이 될 수 있다. 가능하면 마을 주민들 모두가 마을의 약품 구입비용을 분담하면 좋다. 넉넉한 사람들은 더 내게 한다. 그러나 모두가 알아야 할 것은 비용의 부담을 했든지 안 했든지 간에 약품 꾸러미는 모두를 위한 것이라는 것이다.

다음 쪽에서는 약품 꾸러미 안에 들어갈 것들을 제안하고 있다. 마을의 형편과 경제 사정에 따라 조정하도록 한다. 현대 약품이 대부분이지만 그 지역에서 확실히 안전하고 효과가 있다고 증명된 약품들을 추가할 수 있다.

얼마나 많이 준비해야 되나?

여기에 제안한 것은 가장 적은 분량으로 항상 있어야 하는 분량이다. 어떤 약은 시작할 때만 쓸 분량이다. 처치 후 환자를 바로 병원에 데리고 가야 하기 때문이다.

준비할 약품의 분량은 얼마나 많은 사람을 위해서, 또 약을 구입하러 가는 곳이 얼마나 먼가에 따라 달라질 것이다. 또 약값이 얼마나 되며 주민들이 얼마나 지불할 수 있는 가에 따라 달라질 것이다. 어떤 약은 비싸다. 그러나 응급 시에 쓸 약은 충분히 준비해 두는 것이 중요하다(출산 꾸러미-조산자나 임신부가 출산을 위해서 준비하고 있어야 할 꾸러미, 337, 338쪽 참고).

1. 약품 꾸러미의 관리

1. 주의 : 아이들의 손이 닿지 않는 곳에 보관한다. 무슨 약이든지 아이들이 많이 먹으면 독이 된다.
2. 약마다 이름을 쓰고 사용법을 함께 보관한다. 이것을 복사해서 약과 함께 둔다.
3. 모든 약과 물품은 깨끗하고 물기가 없고 시원하며, 또 바퀴벌레나 쥐가 없는 곳에 두어야 한다. 기구나 솜은 잘 싸서 플라스틱 봉지에 넣고 봉해 둔다.
4. 중요한 응급약은 손이 쉽게 가는 곳에 두고, 사용하자마자 곧 채워 둔다.
5. 모든 약의 유효기간을 참고한다. 유효기간이 지났거나 약이 상한 것 같아 보이면 없애고 새것으로 보충한다.

주의!
테트라사이클린과 같은 약은 유효기간이 지난 후에 쓰면 아주 위험하다. 그러나 페니실린 같은 약(알약이나 혹은 시럽, 주사를 위한 가루약)은 깨끗하고 물기가 없는 시원한 곳에 보관한 것이라면 1년 정도 유효기간이 지나도 쓸 수 있다. 오래된 페니실린은 효과가 떨어질 수 있으므로 양을 올려야 한다(페니실린은 양을 올려도 괜찮지만 대부분의 약은 양을 올리면 아주 위험하다).

 약은 아이들의 손이 닿지 않는 곳에 둔다.

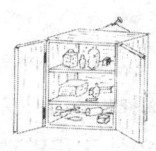

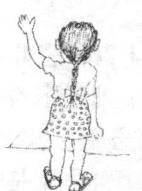

2. 약품 꾸러미에 넣을 물품들

여기에 제안한 거의 모든 약품들은 도시 약국에서 살 수 있다. 여러 가정이나 마을이 함께 약을 사면 약사나 약국은 물품들을 싸게 팔 것이다. 약품이나 물품을 도매상에서 산다면 더 싼값으로 살 수 있다.

약국에서 같은 상품명의 약을 살 수 없다면 다른 상품의 약을 사되 약의 내용과 양을 확인한다. 또한 약을 살 때 가격을 비교해 봐야 하는데, 약은 같지만 상품명에 따라 값이 크게 다를 수 있다. 비싼 약이 더 좋은 약은 아니다. 약을 살 때 상품명보다 약품명으로 사면 훨씬 싸다. 약의 양을 높여서 사면 돈을 절약할 수 있다. 예를 들어서 60만 단위의 페니실린은 30만 단위의 페니실린보다 조금 더 비싸다. 많은 양의 알약을 사서 2번 나누어 쓰는 것도 좋은 방법이다.

> ❗ 급할 때 쓸 약을 준비해 놓아야 한다. 약품 꾸러미에 모든 약을 충분히 잘 구비한다.

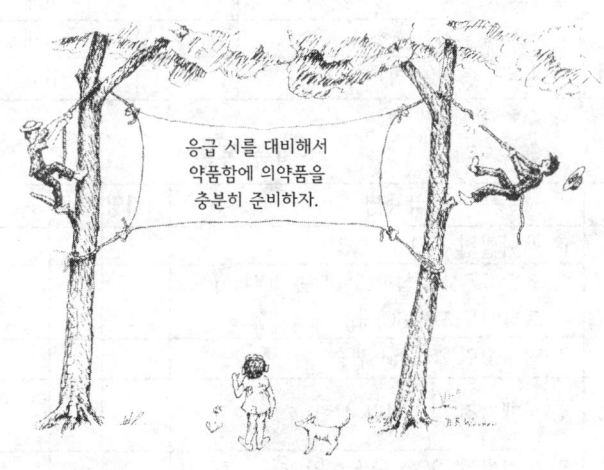

3. 가정 약품 꾸러미

모든 가정은 아래의 것들을 가정 약품 꾸러미에 준비해야 한다. 이것들은 시골 가정에서 흔히 일어나는 많은 문제들을 처리할 수 있다. 가정에서 도움이 되는 약품, 물품도 넣도록 한다.

물품들

용도	품목	가격	용량	참고쪽
상처나 피부를 위해서	낱개로 포장된 멸균 거즈		20	163, 294, 345
	1, 2, 3인치의 거즈 붕대		각각 2개씩	153
	깨끗한 솜		작은 포장 1개	66, 138, 150, 337
	반창고(1인치의 넓은 것) 일회용 밴드, 접착 플라스터		2개	152, 294
	70% 알코올		1/4리터	138, 276, 286, 337
	소독비누(연성비누)		1개 혹은 병에 든 것	523
	과산화수소수(밤색 병에 담긴 것)		작은 병 1개	150, 288, 287
	바셀린, 바셀린 거즈		1개씩	157, 163, 209, 274
	무색식초		1/2리터	275, 322, 376, 392
	설파제		100g	275, 280, 281, 286
	가위(깨끗하고 녹슬지 않은 것)		1개	152, 337, 344
	핀 셋		1개	151, 247
체온을 재기 위한 것	체온계		1개	87, 100
	구강용 체온계		1개	
	항문용 체온계		1개	
물품의 깨끗한 보관	플라스틱 봉지(가방)		여러 개	416

약품 목록

용도	약품명	지역명	가격	권장량	참고쪽
세균 감염	1. 페니실린 250mg 알약			40	426
	2. 코트리목사졸(설파메탁시졸 400mg + 트리메토프림 80mg)			알약 100	523
	3. 암피실린 250mg 캡슐			24	491
기생충 감염	4. 피페라진 알약이나 시럽			500mg짜리 40개 (알약) 또는 2병	531
열과 통증을 위해	5. 아스피린, 300mg(5g) 알약			50	539
	6. 아세트아미노펜 500mg 알약			50	541
빈 혈	7. 철분 200mg 알약(알약에 비타민 C나 엽산이 들었으면 더 좋다.)			100	566
옴이나 이에 물린 곳	8. 린데인(gamma benzene bexachloride)			1병	527
가렵거나 구토증상	9. 프로메타진(Promethazine) 25mg 알약			12	554
가벼운 피부 감염	10. 젠티안 바이올렛 작은 병 또는 항생제 연고			1병, 튜브 1개	523
눈의 감염	11. 안약, 항생제 눈연고			튜브 1개	524

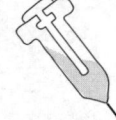

4. 마을 약품 꾸러미

가정 약품 꾸러미에 있는 약품, 물품들은 다 있어야 하며, 양은 더 많아야 한다. 또한 이것은 마을의 크기와 약품을 사러 갈 곳의 거리에 따라 달라질 것이다. 아래의 것들은 마을 약품 꾸러미에 있어야 한다. 이 중 많은 것들이 위험한 병을 치료하기 위해서이다. 지역에서 생기는 병에 따라서 약품을 더하거나 변경하도록 한다.

추가 물품

용도	품목	가격	용량	참고쪽
주사할 때 필요한 것	5cc짜리 주사기 #22 3cm 길이 바늘 #23 1.5cm 길이		2개 3~6개 2~4개	131
소변보기가 불편할 때	카테터(고무 또는 플라스틱 #16)		2	321
삐었거나 부어오른 정맥	탄력성 있는 붕대 2~3인치 넓이		3~6	167, 246, 288
점액을 빨아내기 위해	고무흡입기		1~2	151, 337, 344
귓속을 보기 위해서	작은 손전등, 팬 전등		1	90, 337, 392

추가 약품

용도	품목	지역명	가격	권장량	참고쪽
감염이 심할 때	1. 주사용 페니실린 : 만일 한 가지 종류이면 프로카인 페니실린 600,000unit/㎖			20~40	426, 486
	2. 주사용 암피실린 250mg 앰플 그리고 암피실린이 너무 비싸면 스트렙토마이신 1g을 작은 병 페니실린과 섞어서 사용			20~40 20~40	491
	3. 테트라사이클린 캡슐이나 또는 알약 250mg			40~80	495
아메바나 지알디아 감염	4. 메트로니다졸(Metronidazole) 250mg 알약			40~80	519
경련, 파상풍, 백일해	5. 페노바비탈 15mg, 정제와 200mg (주사용)			40~80 15~30	560
심한 알레르기 질환이나 천식	6. 1mg 아드레날린 주사용 앰플			5~10	552
천식	7. 에페드린 15mg			20~100	549
출산 후 심한 출혈	8. 주사용 에르고노빈(Ergonovine) 0.2mg			6~12	563

그 외에 많은 곳에서 쓰는 약품

용도	품목	지역명	가격	권장량	참고쪽
건조한 눈(안구건조증)이 많은 곳	비타민 A 200,000단위 캡슐			10~100	565
파상풍이 많은 곳	항파상풍(Tetanus antitoxin) 50,000단위			2~4병	558
뱀, 전갈이 많은 곳	특별한 안티베닌			2~6	556
말라리아가 많은 곳	기본으로 150mg 클로르퀸 알약 (그 지역에서 효과가 있는 약)			50~200	513
체중이 낮은 갓난이의 출혈을 예방하거나 치료하기 위해	비타민 K 1mg을 주사			3~6	567

오랜 병을 위한 약품

결핵, 나병, 시스토소미아시스 같은 오랜 병을 위해서 마을 약품 꾸러미에 약을 준비하면 좋을 수 있고 그렇지 않을 수도 있다. 이런 병을 진단하기 위해서는 건강원에 가서 검사를 받아야 하는데 그때 거의 약을 받을 수 있기 때문이다. 이러한 약은 그 지역의 형편에 맞추어야 하고 또 약을 관리하는 사람의 능력에 따라서 해야 한다.

예방접종

예방접종 약은 마을 약품에 넣지 않았다. 그 지역 건강원에서 대부분 주기 때문이다. 아이들이 예방접종을 할 때가 되면 바로 접종을 하도록 해야 한다(216쪽). 냉장고가 마을에 있다면 디피티와 소아마비, 홍역 예방접종 약은 마을 약품 꾸러미에 들어가야 한다.

5. 마을 약사들께 드리는 말씀

친애하는 마을 약사님께

가게에서 약을 팔 때 주민들은 어떤 약을 사서 언제, 어떻게 써야 되는지 물을 것이다. 마을 약사는 주민들의 지식과 건강에 중요한 영향을 주는 위치에 있다. 이 책은 마을 약사가 주민들에게 정확히 조언을 하고 꼭 필요한 약만 사도록 도와줄 것이다. 여러분들이 알다시피 주민들은 조금뿐인 돈을 도움도 주지 않는 약을 사느라고 써 버린다. 마을 약사는 주민들에게 건강에 필요한 것이 무엇인지 상세하게 설명을 해 주어서 주민들이 돈을 잘 쓸 수 있도록 도와줄 수 있다. 예를 들면 다음과 같다.

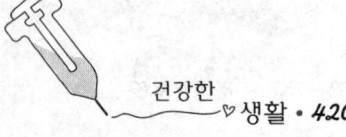

- 기침 시럽, 카오팩테이트 같은 설사약, 빈혈 치료를 위해서 비타민 B_{12}나 간유, 뼈었거나 아플 때 사용하는 페니실린, 감기에 테트라사이클린 같은 약을 달라고 하면 이런 약을 필요하지 않을 뿐 아니라 해를 줄 수 있다고 설명을 해 준다. 그리고 어떻게 하면 되는지 상담을 해 준다.
- 비타민 강장제를 사러 오면 달걀, 과일, 채소를 사도록 권한다. 이런 식품이 영양도 더 많고 값도 싸다고 이해를 시킨다.
- 알약이 있는데도 주사를 달라고 하면 효과가 같다고 말해 준다.
- 감기에 값비싼 아스피린으로 만든 감기약을 살려고 하면 값싼 보통 아스피린(아세트아미노펜)을 사라고 권하고 약을 먹을 때 물을 많이 마시라고 말해 준다.

이 책을 함께 읽으면 더 쉬울 수도 있다. 어쨌든 꼭 필요한 약만 팔도록 하며, 이 책의 가정과 마을의 약품 꾸러미에 있는 약과 물품, 그 지역에 흔한 병을 위해서 꼭 필요한 약만 구입해 두도록 한다. 약품명으로 약을 구입하고 상품명으로 살 때는 가장 싼 것을 구입한다. 유효기간이 지났거나 상했거나 소용이 없는 약을 절대로 팔지 않도록 한다.

당신의 가게는 주민들이 자신의 건강을 보살피도록 배우는 곳이다. 주민들이 약을 잘 쓰도록 약을 살 때 올바른 사용법과 용량, 위험성과 조심할 것들을 가르쳐 준다면 당신은 그 마을에서 주민들을 섬기는 귀중한 일을 하고 있는 것이다. 진심으로 행운을 빈다.

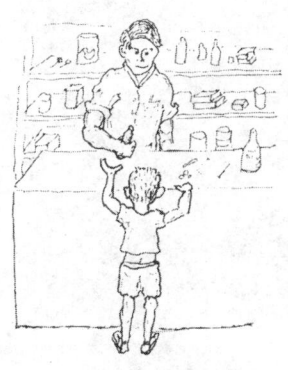

부록 1

이 책에 나오는 약의 사용법, 용량과 주의점

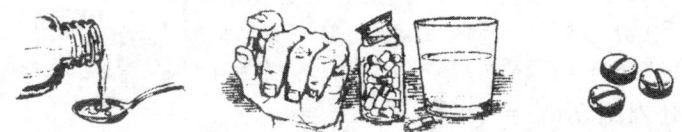

　여기 있는 약은 사용법에 따라 분류되어 있다. 예를 들면 기생충에 쓰는 약은 기생충약 편에 있다. 필요한 약에 대해 알고 싶을 때는 426쪽에서부터 시작되는 약 분류나, 473쪽부터 시작되는 약 차례에서 약의 이름을 찾아 해당하는 쪽을 참고한다.
　약 이름은 상품명(제약회사에서 붙인 이름)이 아니고 약품명(과학적인 이름)으로 나와 있다. 약품명은 어디서나 비슷하지만 상품명은 지역에 따라 다르다. 또한 상품명을 따라 약을 사는 것보다는 약품명을 따라 약을 사는 것이 훨씬 저렴하다. 때로는 잘 알려진 상품명 옆에 약품명이 쓰여 있을 때도 있다. 이 책에서 상품명은 큰 글자로 쓰여 있다. 예를 들어서 항히스타민제 페넬간은 프로메타진의 상품명이다.
　여러분의 지역에서 가장 많이 쓰고 값싼 약의 이름을 써 넣을 수 있도록 약마다 빈자리를 두었다. 예를 들어 마을에서 가장 싸게 구할 수 있는 테트라사이클린의 약품명이 테라마이신이라면 빈자리에 아래와 같이 써 넣도록 한다.

테트라사이클린(염산테트라사이클린, 옥시테트라사이클린 등)

이름 : 테라마이신   가격 : 6캡슐에 1,250원

약품명으로 나온 테트라사이클린을 상품명으로 나온 테라마이신보다 싸게 살 수 있다면 아래처럼 써 넣는다.

이름 : 테트라사이클린   가격 : 60캡슐에 1,000원

 여기에 있는 모든 약이 가정이나 마을에 다 필요하지는 않다. 나라마다 약의 이름이 다를 수 있는데 내용은 같을 수가 있다. 그러므로 약의 종류는 줄이고 약은 적게 쓰는 것이 좋다.

1. 약의 용량에 대하여

약의 단위 사용법
1알(정) = 한 알(정) =
1/2알(정) = 반 알(정) =
1.5알(정) = 한 개 반 알(정) =
1/4알(정) = 사분의 한 알(정) 또는 네 등분의 한 알(정) =
1/8알(정) = 팔분의 한 알(정) 또는 한 알을 여덟으로 나눈 것 중의 한 부분 =

몸무게에 따라 약의 용량을 결정하는 방법
이 책에서는 나이에 따라 약의 양을 결정할 때가 많다. 그래서 아이들에게는 어른보다 적은 양을 주기도 하나 몸무게에 따라 양을 결정하면 더 정확하다. 몸무게에 따라 양을 계산할 때는 아래와 같이 표시한다.

(100mg/kg/day)

위의 뜻은 하루 쓰는 양이 몸무게 1kg당 100mg씩이라는 뜻이다. 다시 말하면 24시간 동안 1kg의 체중당 100mg의 약을 준다는 뜻이다. 예를 들면 36kg의 몸무게인 류머티스 열을 앓는 어린이에게 아스피린을 준다면 류머티스 열에 필요한 아스피린의 양은 100mg/kg/day이다. 이를 곱셈으로 하면 다음과 같다.

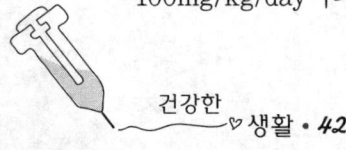

$$100mg \times 36 = 3,600mg$$

이 아이는 하루에 3,600mg의 아스피린을 먹어야 한다. 아스피린 1알이 300mg이므로, 12알이면 3,600mg이 된다. 그러므로 2알씩 하루에 6번 먹으면 된다(혹은 4시간마다 2알씩 먹으면 된다). 이것은 여러 가지 약의 용량을 계산하는 한 가지 방법이다. 용량과 계산법에 대해 더 자세한 것은 8장을 참고한다.

이 책으로 건강교육을 하는 분, 건강 계획을 세우는 분, 이 책을 공급하는 분께

마을 건강 섬기미의 훈련교재로 이 책을 쓰거나 공급하면 그 지역에서 값싸게 생산하는 약에 대한 설명과 약품명과 값을 첨부하기 바란다. 위의 것을 복사해서 책에 끼워서 책을 공급하기 바란다. 할 수 있는 한 그 지역에서 구할 수 있는 약의 약품명과 물품들을 알려 주고 구입처도 알려 준다(417쪽의 약품 꾸러미의 물품 구입을 참고한다).

약품 분류

이 책에 나오는 순서대로 약을 배열하였다.

▫ 항생제 ▫

페니실린계 : 매우 중요한 항생제

먹는 페니실린
페니실린 G 또는 V ··· 487

주사용 페니실린
효과가 빠른 페니실린 : 결정성 페니실린, 벤질 페니실린, 페니실린 G, 수성 페니실린, 가용성 페니실린, 페니실린 나트륨, 페니실린 칼륨 ······· 489
효과가 유지되는 페니실린 : 프로카인 페니실린, 프로카인 페니실린 알루미늄 모노스티어레이트(PAM) ·· 490
효과가 오래가는 페니실린 : 벤자틴 페니실린 ·································· 490
암피실린과 아목시실린 : 광범위 페니실린 ······································· 491
페니실린과 스트렙토마이신 ··· 493

에리스로마이신 : 페니실린 대용 ······································· 494

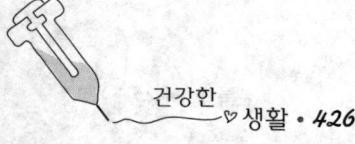

테트라사이클린 : 광범위 항생제

테트라사이클린, 염산테트라사이클린, 옥시테트라사이클린 등 495
독시사이클린 496

클로람페니콜 : 특정 중병 감염을 위한 항생제 497

설파 또는 설폰아마이드계 : 흔한 감염을 위한 값싼 약

설파다이아진, 설피족사졸, 설파디미딘, 트리플설파 498
코 - 트리목사졸(트리메토프림이 포함된 설파메톡사졸) 499

카나마이신과 겐타마이신 501

세팔로스포린계 502

임질과 클라미디아 치료제 502

결핵 치료제

이소니아지드(INH) 505
리팜핀(리팜피신, 리파마이신) 505
피라지나마이드 506
에탐부톨 507
스트렙토마이신 507
티아세타존 508

나병 치료제

댑손(디아미노디페닐설폰, DDS) 510
리팜핀(리팜피신, 리파마이신) 510
클로파지민(람프렌) 510

□ 기타 치료제 □

말라리아 치료제

클로로퀸 513
퀴 닌 515
메플로퀸 516

설파독신을 함유한 피리메타민(판시달) ·················· 517
프로구아닐 ·················· 517
프리마퀸 ·················· 518
테트라사이클린 ·················· 518

아메바와 지알디아 치료제

메트로니다졸 ·················· 519
딜록사나이드 프로에이트 ·················· 520
테트라사이클린 ·················· 521
클로로퀸 ·················· 521
퀴나크린 ·················· 522
하이드로시퀴놀린스(클리오퀴놀, 아이오도퀴놀) ·················· 521

질 감염 치료제

무색 식초 ·················· 522
메트로니다졸 ·················· 522
니스타틴 또는 미코나졸 - 정제, 크림, 질 삽입물 ·················· 523
젠티안 바이올렛(크리스탈 바이올렛) ·················· 523
포비돈 아이오다인 ·················· 523

피부질환 치료제

비 누 ·················· 523
설 파 ·················· 523
젠티안 바이올렛(크리스탈 바이올렛) ·················· 524
항생제 연고 ·················· 524
코티코-스테로이드 연고 또는 로션 ·················· 524
페트롤레움 젤리(페트롤라툼, 바셀린) ·················· 525

백선과 기타 곰팡이 감염 치료제

벤조산, 살리실산, 언더사일레닉 에시드가 포함된 연고 ·················· 525
설파와 식초 ·················· 525
티오황산나트륨(하이포) ·················· 526
황화셀레니움(셀슨, 엑셀) ·················· 526
톨나프테이트(티낙틴) ·················· 526
그리세오풀빈 ·················· 526

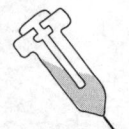

젠티안 바이올렛 - 이스트 감염(아구창) 치료제 527
니스타틴 또는 마이크로나졸 527

옴과 이 치료제

감마 벤젠 헥사클로라이드(린데인, 크웰) 527
벤질 벤조에이트 크림 또는 로션 528
바셀린이나 라드에 녹인 설파 528
피페로닐을 함유한 피레스린(RID) 528
크로타미톤(유렉스) 529

성기 사마귀 치료제

포도필린 529
이염화아세트산 529

기생충 치료제

메벤다졸(버목스) - 다양한 기생충 감염 치료제 530
알벤다졸(젠텔) - 다양한 기생충 감염 치료제 530
피페라진 - 회충, 요충(선충) 치료제 531
티아벤다졸 - 다양한 기생충 감염 치료제 533
피란텔 - 요충, 십이지장충, 회충 치료제
니클로사마이드(요메산) - 촌충 치료제 533
프라지퀀텔(빌트리사이드, 드론시트) - 촌충 치료제 534

주혈흡충 치료제

프라지퀀텔(빌트리사이드, 드론시트) 535
메트리포네이트(빌랄실) 536
옥삼니퀸(반질, 만질) 536

강변실명(회선사상충)

이버멕틴(멕티잔) 537
디에칠카바마진 537
수라민 538

눈병 치료제

항생제 안연고 - 결막염과 신생아 눈 치료제 538

1% 질산은 점안약 - 신생아 눈 치료제 539

통증 치료제 : 진통제

아스피린 539
어린이용 아스피린 540
아세트아미노펜(파라세타몰) 541
이부프로펜 541
카페인이 함유된 엘고타민 - 편두통 치료제 542
코데인 542

상처를 봉합할 때 진통을 위해 : 마취제

리도카인(자일로케인) 542

소화기 경련 치료제 : 항경련제

벨라도나(페노바비탈과 함께 또는 단독으로) 543

위산과다, 속쓰림, 위궤양 치료제

수산화알루미늄 또는 수산화마그네슘 543
중탄산나트륨(중조) 544
탄산칼슘 544
시메티딘(타가메트) 545
라니티딘(잔탁) 545

탈수 치료제

활 수 546

굳은 대변(변비) 치료제 : 완하제

마그네시아 우유(수산화마그네슘) 547
엡솜염(황산마그네슘) 547
미네랄 오일 548
글리세린 좌약(둘코락스) 548

가벼운 설사 치료제

펙틴이 함유된 카올린 549

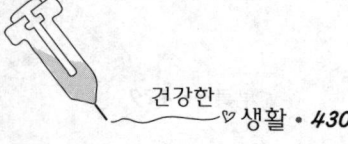

코 막힘 치료제
에페드린 또는 페닐에프린이 함유된 점비제 549

기침 치료제
코데인 550

천식 치료제
에페드린 551
테오필린 또는 아미노필린 551
살부타몰(알부테롤) 552
에피네프린(아드레날린, 아드레날린) 552

알레르기 반응과 구토 치료제 : 항히스타민제
프로메타진(페넬간) 554
디펜하이드라민(베나드릴) 555
클로르페니라민 556
디멘하이드리네이트(드라마민) 556

항독소
전갈 항독소 또는 항사독소 557
뱀에 물린 상처 항독소 또는 항사독소 557
파상풍 항독소 558

음독 치료제
토근 시럽 559
분말탄 또는 활성탄 559

경련(발작) 치료제
페노바비탈(페노바비톤) 560
페니토인(디페닐하이단토인, 딜란틴) 561
다이아제팜(바리움) 562

심한 산후 출혈 치료제(분만 후 출혈)
엘고노빈 또는 엘고메트린 말레이트(엘고트레이트, 메텔긴) 563
옥시토신(피토신) 564

치질(치핵) 치료제

치질 치료용 좌약 564

영양실조와 빈혈 치료제

분 유 564
종합 비타민 565
비타민 A – 야맹증과 안구건조증 치료제 565
황화철 – 빈혈 치료제 566
엽산 – 빈혈 치료제 567
비타민 B_{12}(시아노코발라민) – 악성빈혈 치료제 567
비타민 K(피토메나디온) – 신생아 출혈 치료제 567
비타민 B_6(피리독신) – INH를 복용하는 사람 치료제 568

가족계획 방법 – 피임

경구용 피임약(산아제한 정제) 568
콘 돔 571
피임용 격막 571
피임용 거품 572
피임용 좌약(네오 삼푼) 572
자궁 내 피임장치(IUD) 572
주사용 피임약 573
피임용 임플란트(노플란트) 573

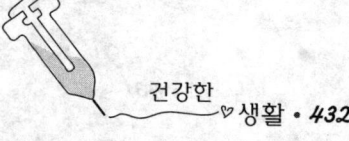

부록 2

새로운 지식

「건강한 생활」 개정판인 이 책에서는 최근에 알게 된 몇 가지 새 지식을 첨부하여서 완전하도록 했다. 그 중 하나가 에이즈(AIDS)인데, 이것은 새로 발견된 전염병으로서 온 세계에 빠르게 번지고 있다. 이와 마찬가지로 불법 유산, 농약중독, 마약은 지난 몇 년 사이에 점점 더 증가하고 있다. 다른 주제들은 많은 분들이 요청을 하기 때문에 첨부했다. 혈압 재기도 첨부를 했는데, 이 책을 활용하는 분들 중에서 이미 혈압기를 가지고 있는 분들이 많기 때문이다.

1. 에이즈(HIV/AIDS : Acquired Immune Deficiency Syndrome, 후천성면역결핍증)

에이즈는 새로 발견된 위험한 병으로서 사람과의 접촉에서 바이러스가 전해진다. 지금은 거의 모든 나라에서 발견되며 수천만 명이 앓고 있다. 에이즈는 몸이 병과 싸울 수 있는 힘을 잃게 한다. 에이즈 환자는 아주 쉽게 여러 가지 병에 걸리게 된다. 예를 들면 설사, 폐렴, 결핵, 심한 피부병 등이다.

대부분의 에이즈 환자는 몸이 여러 가지 병과 싸울 수가 없기 때문에 죽는다. 에이즈는 에이즈를 앓는 사람의 피, 정액, 정자, 질의 물이 다른 사람에게 들어가면서 퍼지는데, 아래와 같이 퍼진다.

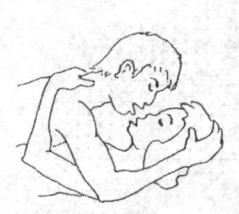 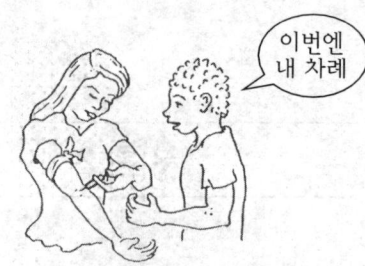 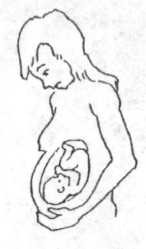

에이즈 바이러스를 가진 사람과의 성관계, 여러 사람과 성관계를 갖는 사람은 에이즈에 걸릴 위험이 높다.	소독하지 않은 바늘이나 주사기(피부를 베는 모든 것)를 여러 사람이 같이 쓸 때, 마약 사용자 혹은 주사 바늘을 같이 쓰는 사람은 에이즈에 걸릴 가능성이 아주 높다.	에이즈 바이러스에 감염된 산모가 태아에게 : 에이즈 바이러스에 걸린 산모가 낳은 아기 중 1/3 정도의 아기들이 또 에이즈에 걸린다.

중요

아주 건강해 보이는 사람으로부터도 에이즈가 옮을 수 있다. 에이즈에 전염되고도 첫 증상이 나타나기까지는 몇 달, 몇 년이 걸린다. 그리고 성관계나 주사 바늘을 같이 쓰면 계속 전염을 시킨다.

에이즈는 일상생활에서 전염이 되지 않는데, 즉 악수를 하거나, 함께 살고 놀고 먹을 때는 전염이 되지 않는다. 음식, 물, 벌레, 화장실 의자, 컵으로도 전염되지 않는다.

증상

사람마다 다르다. 공통적인 증상이 있긴 하나 이미 심해진 후에 있다. 아래의 3가지 증상이 있고, 점점 더 심해지면 아마 에이즈일 것이다. 하지만 검사를 하지 않고 확실히 알 수는 없다.

1. 몸무게가 줄고 자꾸 여위기 시작한다.

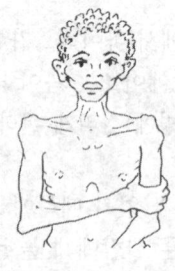

에이즈 환자를 '날씬이 병' 이라고 부르는 이유는 몸무게가 너무 줄기 때문이다.

2. 설사를 1달 이상 한다. 열이 1달 이상 나고 있다 없다 할 때도 있다.

3. 아래 증상이 1개 이상 있을 수 있다.
- 심한 기침이 1달 이상 간다.
- 입 안에 곰팡이 감염이 있다(310쪽).
- 몸 어디에서나 임파선이 붓는다(155쪽).
- 피부에 발진이 있다.
- 피부에 사마귀나 허는 곳이 생기고 자라는데, 치료를 해도 효과가 없다. 특히 생식기와 엉덩이 쪽에 잘 생긴다.
- 늘 피곤하다.
- 결핵에 잘 걸린다(251, 280쪽).

치료
확실한 치료약은 아직 없다. 그러나 에이즈 환자는 다른 병과 싸울 힘이 적으므로 이를 위해 치료한다.

- 설사를 위해서 활수를 준다(223쪽).
- 아구창에는 젠티안 바이올렛, 니스타틴, 미코나졸을 쓴다.
- 사마귀에는 이염화아세트산이나 포도필린을 쓴다.
- 높은 열에는 물을 많이 마시고, 아스피린을 먹고, 찬물에 목욕을 하여 열을 내린다(141, 142쪽).
- 기침과 폐렴에는 항생제를 쓴다(241, 242쪽). 기침과 열이 오래가면 결핵 검사를 한다. 에이즈 바이러스를 가진 사람은 결핵 예방과 치료를 위해서 지역 의료인의 도움을 받도록 한다.
- 가려우면 항히스타민제를 주고 모든 감염을 치료한다(279쪽).
- 최대한으로 건강을 유지한다(11장). 이를 위해 잘 먹고, 술, 담배와 마약을 끊고, 잘 쉬고, 잠을 푹 잔다.

에이즈에 걸렸다고 혼자 살거나 잘 이유는 없다. 피부나 호흡이 전염을 시키지는 않는다. 가정에서 가족과 친구들이 닥쳐올 죽음을 잘 준비하도록 사랑해 주고 도와주어야 한다(330쪽).

예방
- 믿을 수 있는 한 사람과만 성관계를 한다.
- 자신이나 배우자가 다른 사람과 성관계를 가지면 콘돔을 쓴다(372쪽). 콘돔을 쓰면 에이즈에 걸릴 위험이 적다.
- 매춘 남녀, 성관계를 여러 사람과 하는 사람, 마약 주사를 맞는 사람과는 성관계를

하지 않는다.
- 성의 접촉으로 전염되는 병, 특히 피부가 허는 병은 빨리 치료한다.
- 주사 기구가 확실히 살균되지 않았으면 주사를 맞지 않는다. 건강 섬기미들은 살균하지 않은 주사 바늘이나 주사기를 절대로 쓰면 안 된다(140쪽).
- 마약을 주사로 맞지 않는다. 맞을 경우 다른 사람이 쓴 바늘이나 주사기는 20분간 소독수에 담그거나 끓인 후에 사용한다(140쪽).
- 포경수술, 귀를 뚫을 때, 침이나 전통에 따라 문신을 넣을 때는 모든 기구를 꼭 20분간 끓인다.
- 할 수 있는 한 수혈을 받지 않는다. 꼭 맞아야 되면 먼저 검사를 한다. 절대로 피를 맞아야만 할 경우 이외에는 피를 맞지 않는다.
- 길거리 아이들, 계절 이민 노동자들, 마약 사용자, 그 외에 에이즈에 걸릴 위험성이 높은 이들을 보호하기 위해서 이들 중 환자를 찾아보고 교육한다.
- 사회와 경제적인 형편이 좋아져서 가정을 떠나 일자리를 찾아가거나, 살기 위해 성을 팔지 않도록 하는 것이 예방에 중요하다.

에이즈 환자 중에 고열과 설사, 아픔이 심하면 특별히 돌보아야 한다. 이렇게 돌보는 사람에게 전염될 위험은 없으나 예방을 위해 몇 가지를 기억해야 한다.

- 피, 헐은 자리가 터진 곳, 피가 있는 설사나 구토물은 바이러스를 퍼뜨릴 수 있다. 이런 것들의 접촉을 막기 위해 고무장갑이나 비닐장갑을 낀다. 그리고 자주 손을 씻는다.
- 더러운 옷이나 피 묻은 옷, 이부자리, 수건 등은 주의해야 한다. 이것들은 뜨거운 비눗물에 빨고 이때 염소 표백제를 조금 넣는다.

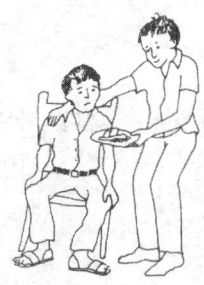

에이즈 환자에게 친절하게 대한다.

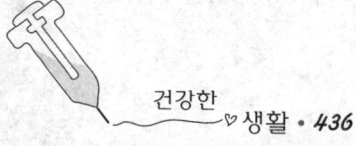

2. 생식기에 생긴 궤양

아프지 않은 헐은 자리(궤양) 1개가 생식기에 나타나면 매독일 수 있으며(318쪽), 또 여러 개가 나타나면 생식기 사마귀, 음부포진, 연성하감 같은 성병일 수 있다.

생식기 사마귀(성병성 사마귀, 첨형 콘딜로마)

이러한 사마귀들은 성적 접촉 때 전염된 바이러스다. 이들은 몸의 다른 부분에 생기는 사마귀 같아 보이지만(284쪽) 더 심하다.

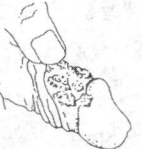

증 상
작고 딱딱하며 흰색이나 갈색을 띤 거친 피부가 된다. 남성의 경우 음경에 잘 나타나지만 음낭이나 항문에도 생긴다. 여성은 질의 가장자리나 내부, 항문 주위에 주로 생긴다.

치 료
사마귀에 이염화아세트산이나 포도필린(529쪽)을 조금 바른다. 건강한 피부를 보호하기 위해 사마귀 주위에 바셀린이나 기름진 연고를 먼저 바른다. 포도필린은 6시간 후에 꼭 씻어 내고, 여러 번 바른다. 사마귀는 천천히 작아지면서 없어지는데 가끔 재발도 한다.

예 방
자신이나 성관계 상대자에게 생식기 사마귀가 생겼으면, 남성은 꼭 콘돔(372쪽)을 쓴다.

 콘돔을 성관계 때마다 쓰면 사마귀, 포진, 연성하감, 에이즈, 그 외 성병 예방에 도움이 된다.

음부포진(헐피스)
음부포진은 바이러스 감염인데 생식기에 작은 물집이 생기며 몹시 아프다. 성관계 때 직접 전해 준다. 입으로 성관계를 하는 사람들에게는 입에도 가끔 생긴다. 그러나 입술에 가끔 생기는 헐피스는 이것과 다르며 성관계로 전염되지 않는다(단순포진, 310쪽).

증 상
- 1개나 여러 개가 물방울처럼 생기며(음경과 질) 항문, 엉덩이, 넓적다리에 뿌려지는데

많이 아프다.
- 물집이 터지면서 헌다.
- 이것들은 말라서 딱지가 생긴다.

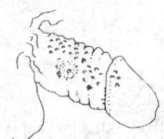

이 물방울 헌데는 3주 이상 계속되며, 열이 나고 춥고, 사타구니의 임파선이 붓는다. 여성은 소변보기가 어렵다. 증상이 다 없어지고도 바이러스는 몸속에 남아 있으며, 새 물방울은 언제든지 나타나며 몇 주 혹은 몇 년씩 간다. 새 물방울들은 같은 자리에 나며 수도 적고 덜 아프며 더 빨리 낫는다.

치 료

치료약은 없다. 상처를 깨끗이 하고, 물방울이 있을 때는 성관계를 하지 말아야 한다. 콘돔을 끼고도 성관계는 하지 말아야 한다. 손을 자주 씻고 헌 데를 만지지 말아야 하는데, 헌 데를 만지고 눈을 부비면 눈에도 전염이 된다.

주의!

산모가 아기를 분만할 때 아기에게도 전염이 될 수 있다. 이것은 매우 위험하다. 헐피스를 앓은 적이 있는 산모는 꼭 건강 섬기미나 조산원에게 말해야 한다.

연성하감

증 상
- 생식기나 항문에 연하고 아프게 헐은 곳(궤양)이 생긴다.
- 사타구니의 임파선이 부을 수 있다(서혜 임파선종).

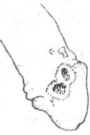

치 료
- 코-트리목사졸(499쪽) 혹은 에리스로마이신(494쪽)을 7일간 준다.
- 매독 치료를 함께하는 것은 좋은 치료법이다(318쪽).
- 임파선이 부었으면 건강 섬기미가 고름을 빼 낸다.

3. 포경 수술(생식기의 피부를 잘라 버림)

많은 지역에서 남자 아이들의 포경을 잘라 내는데—어떤 곳에서는 여자 아이들까지도—전통이나 습관 때문이다. 건강상 필요한 것이 아니다. 남자 아이들에게는 해를 주지 않지만 여자 아이들에게는 이 절제술이 매우 위험하므로 꼭 금지해야 한다.

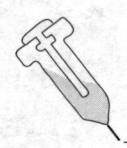

남자 아이

남자 아이는 음경의 머리를 싸고 있는 관모양의 피부(포피)가 있다. 소변이 포피 끝의 구멍에서 나오면 문제 없다. 포피는 4살쯤 되면 완전히 음경 쪽으로 올라간다. 이것은 정상이기 때문에 포경수술이 필요 없다. 억지로 포피를 올리려고 하지 않는다. 포피가 빨갛게 붓고 소변을 볼 때 아파하면 정상이 아니다. 건강 섬기미에게 얼른 데리고 가서 포피를 잘라 낸다.

가정의 의식으로서 경험이 많은 조산원이 건강한 남자 아이의 포피를 조금 잘라 내는 것은 있을 수 있다. 깨끗한 새 면도날로 음경 끝에 있는 포피를 조금 잘라 낸다. 그러나 피를 흘릴 것이다. 깨끗한 천이나 거즈로 음경을 한 5분간 피가 멈출 때까지 꼭 잡는다. 식물의 즙을 발라서 피를 멈추게 하는 이들도 있다(65쪽).

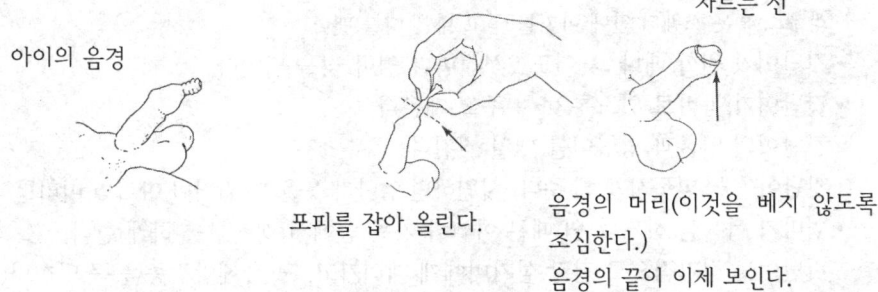

아이의 음경

포피를 잡아 올린다.

자르는 선

음경의 머리(이것을 베지 않도록 조심한다.)
음경의 끝이 이제 보인다.

피가 계속 나면 깨끗한 물로 엉킨 피를 씻고 깨끗한 천을 덮어서 피가 멈출 때까지 손가락으로 꼭 잡는다. 약은 필요 없다.

여자 아이

여자 아이의 할례, 즉 절제술은 질의 끝인 음핵을 잘라 내는 것이다. 때때로 음순의 일부도 잘라 내는데, 이것은 남자 아이의 음경의 머리를 잘라 내는 것처럼 나쁜 일이다. 이 절제술은 절대로 해서는 안 된다. 절제술을 받은 여자 아이들은 비뇨기와 질에 감염이 자주 되고 출산 때에 어려움을 겪는다. 또 절제술 중에 피를 많이 쏟아 아이가 몇 분 안에 죽을 수도 있다.

따라서 바로 처치해야 하는데, 피 엉어리를 깨끗한 물로 씻어 내어 피가 나는 곳을 찾는다. 5분 혹은 피가 멈출 때까지 꼭 누른다. 계속 피가 나면 의사나 건강 섬기미에게 갈 때까지 누른다.

4. 작은 아이, 조산아, 저체중아를 위한 특수 돌보기
- 캥거루처럼

매우 작게(2.5킬로그램이나 5파운드 이하) 태어난 갓난이는 특별히 보살펴야 한다. 할 수 있으면 건강원이나 병원에 데려가도록 한다. 병원에서는 따뜻하게 보호받는 인큐베이터라는 특별한 상자 안에 조산아를 넣고 돌본다. 그러나 갓난이가 건강하면 캥거루 같은 방법으로 엄마가 따뜻하고 건강하게 보호할 수 있다.

- 갓난이를 엄마의 옷 안, 젖가슴 사이에 놓아 엄마의 피부와 닿게 한다. 기저귀는 채우거나 채우지 않거나 상관없다(느슨한 블라우스 혹은 스웨터 안에 아기를 넣고 넓은 띠를 맨다).
- 갓난이가 원할 때나, 늦어도 2시간마다 엄마 젖을 먹인다.
- 갓난이가 똑바로 있도록 바쳐 주고 재운다.
- 갓난이의 얼굴과 엉덩이를 매일 씻긴다.
- 갓난이를 늘 따뜻하게 해 준다. 시원하면 엄마가 옷을 더 입거나 아기의 머리를 덮는다.
- 엄마가 목욕을 하거나 쉴 때는 아빠나 가족 중에서 캥거루를 하게 한다.
- 갓난이를 정기적으로 건강 섬기미에게 데려가고, 모든 예방접종을 꼭 맞힌다(216쪽).
- 갓난이에게 철분과 비타민 보충제, 특히 비타민 D를 먹인다.

5. 귀지

귀 안에 귀지가 조금 있는 것은 정상이다. 그러나 너무 많거나 말라서 고막 근처에 딱딱한 덩어리가 되면 외이도(귀의 길)를 막아서 잘 들을 수가 없다.

치료

귀지를 빼내기 위해서 귓속에 따뜻한 식용유 몇 방울을 떨어뜨려 귀지를 부드럽게 한다. 그 다음 15분 정도 귀지가 있는 반대쪽으로 눕고 귀 안에 따뜻한(뜨겁지 않은) 물을 넣어 잘 씻어 낸다.

이래도 나오지 않으면 주사기의 바늘을 뺀 후 따뜻한 물을 뿜어 넣는데, 귀지가 나올 때까지 여러 번 뿜어 넣는다. 현기증이 나면 멈추고, 그래도 나오지 않으면 의료인의 도움을 받도록 한다.

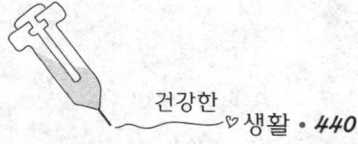

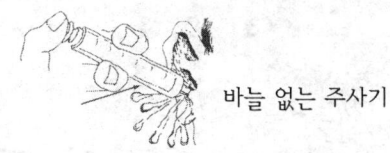 바늘 없는 주사기

6. 리슈마니아

이 병은 아프리카, 인도, 중동, 남부 멕시코, 중미와 남미에 있다. 물리면 감염되는 작은 피를 빠는 모래 파리가 사람에게서 사람으로 옮긴다. 이 병의 어떤 종류는 몸 안에 해를 준다(내장리슈마니아증, 칼라-아자르, 바보 열병). 이 병은 알기도 어렵고 치료도 매우 복잡하고 비싸다. 가능하면 의사의 도움을 받도록 한다.

다른 종류는 피부에 들어간다(피부리슈마니아, 열대성 헌데, 델리 종기, 아메리카리슈마니아, 치클레로 헌데). 이것은 치료하기가 쉽다.

피부에 생긴 리슈마니아 증상
- 파리에 물리고 2~8주 뒤에 물린 곳이 부어오른다.
- 부어오른 곳에 고름이 나고 헐은 곳이 터진다.
- 헐은 곳은 저절로 낫지만 몇 주에서 2년까지 걸릴 수 있다.
- 헐은 곳은 매우 쉽게 감염된다(세균 때문에).

치 료
- 헐은 곳을 끓여서 식힌 물로 깨끗이 씻는다.
- 헐은 곳을 찜질해 주는데, 천을 뜨거운(너무 뜨거워서 데지 않도록) 물에 적셔서 10~15분간 대면서 물찜질을 한다.
- 이런 더운 물찜질을 하루 2번씩 10일간 한다. 이 열 치료가 완전히 치료하곤 한다.
- 헐은 곳이 감염이 되어 보이면(빨갛고 아픔) 항생제를 준다(486쪽).

7. 기니 벌레

기니 벌레는 길고 가늘며, 발목, 다리, 몸의 다른 곳에서 피부 밑을 헐게 하는데 아프다. 기니 벌레는 하얀 실 같은데 1미터도 더 된다. 이 벌레는 아프리카, 인도, 중동의 일부에 있다. 기니 벌레는 아래의 과정으로 사람에서 사람으로 옮겨 간다.

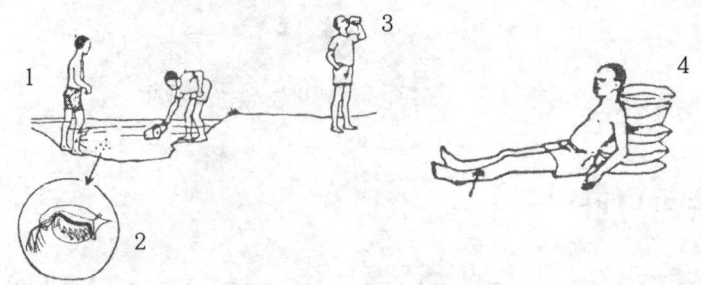

1. 기니 벌레를 가진 사람이 헐은 상처가 터진 채로 물에 들어간다. 기니 벌레는 상처 밖으로 머리를 빼고 수천 개의 알을 물 속에 낳는다.
2. 작은 물벼룩이 벌레 알을 삼킨다.
3. 사람이 이 물을 마시면서, 벌레 알을 가진 물벼룩을 마신다.
4. 어떤 알들은 피부 밑에서 벌레로 부화하고 자라지만, 처음에는 아무렇지도 않다. 한 1년 후에 다 자란 벌레가 알을 낳으려고 피부를 뚫고 나오면서 피부가 헌다.

증상
- 발목, 다리, 고환, 또는 다른 곳이 붓고 아프다.
- 일주일 후에 물집이 생기고 터지면서 헐기 시작한다. 이런 일은 물에 서 있거나 목욕을 할 때 잘 생긴다. 하얀 실 같은 기니 벌레의 끝이 헐은 곳에서 튀어나온다.
- 헐은 곳이 깨끗하지 않고 감염이 되면 아프고 붓고 걸을 수가 없다. 파상풍도 생길 수 있다(255쪽).

치료
- 헐은 곳을 깨끗이 하고, 벌레의 머리가 튀어나올 때까지 찬물에 헌 곳을 담근다.
- 벌레를 실로 매거나 가는 막대기에 벌레를 감는다. 매일 조금씩 살짝 당긴다. 1주일 이상 걸릴 수도 있다. 벌레가 1미터도 더 될 수 있으니, 잘라지지 않도록 조심한다. 심한 감염을 일으킬 수 있다.
- 메트로니다졸이나 티아벤다졸은 불편을 줄이고 벌레를 천천히 뽑아 내는 데 도움이 된다(약이 벌레를 죽이지는 않음, 용량과 주의점은 519, 532쪽을 참고).
- 파상풍 예방접종을 한다(216쪽).
- 헌 곳에 감염이 되면(아픈 것이 퍼짐, 벌겋게 됨, 붓고 열이 남), 페니실린이나 디크록사실린, 이와 비슷한 항생제를 준다(486쪽).

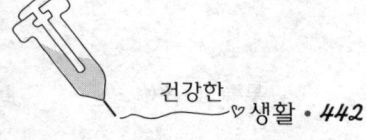

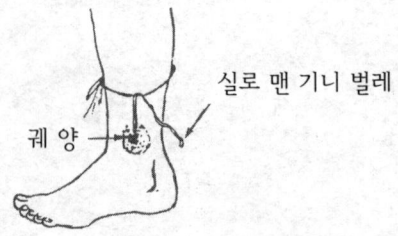

실로 맨 기니 벌레
궤양

예 방

- 수돗물이 있으면 마신다. 웅덩이 물뿐이더라도 바로 마시지는 말아야 한다. 항아리 입구를 깨끗한 천으로 덮고 물을 부어 파리 알을 걸러 낸다.

- 마을 물웅덩이에 주민들과 같이 돌계단을 쌓는다. 돌계단에서 물에 들어가지 않고 마지막 남은 물도 퍼 올릴 수 있다.

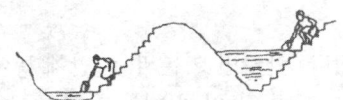

물이 얕을 때   물이 깊을 때
물 속에 들어가지 말고 항상 마지막 마른 계단에서 물을 푼다.

- 물웅덩이에 우물을 만든다. 두레박으로 물을 퍼 올릴 수 있다.

마시는 물에 발을 담그거나 목욕을 하지 않으면 기니 벌레는 퍼지지 못하고 결국 그 지역에서 사라질 것이다.

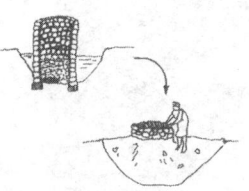

8. 추위로 생기는 응급상태

체온을 잃음(저체온)

추운 곳, 춥고 비가 오는 곳, 바람이 세게 부는 날씨에 따뜻한 옷을 충분히 입지 않으면 몸이 열을 잃을 수 있다. 이것은 아주 위험하다. 사람들은 몸에 무슨 일이 일어나고 있는지를 잘 모른다. 때때로 정신이 혼미해져 도움을 청하지도 못하고 죽게 된다.

증 상
- 몸이 떨리는데 조절이 되지 않는다.
- 말이 느리고, 알아들을 수가 없다.
- 비틀거리며 걷는다.
- 생각을 바로 할 수 없다.
- 매우 피곤해한다.

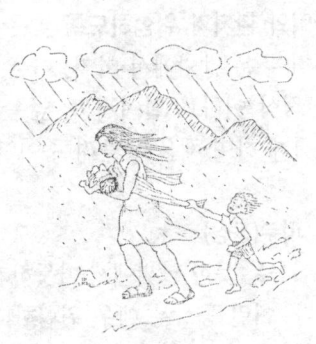

치 료
- 바람이 불지 않는 건조한 곳으로 빨리 옮긴다.

- 옷이 젖었으면 벗기고 마른 옷을 입혀서 마른 담요로 감싼다.
- 머리, 발, 손도 마른 담요로 감싸졌는지 확인한다.
- 돌 몇 개를 불에 데워서 따뜻해지면 천으로 싸서 가슴이나 등, 사타구니에 넣는다.

주의!
너무 빨리 따뜻하게 하지 말아야 하는데, 이럴 경우 심장 문제를 일으키거나 죽게 할 수 있다.

- 따뜻해지도록 무엇이나 한다. 아기면 어른의 옷 안에 넣어 어른의 피부에 닿게 하여 따뜻하게 하거나(캥거루, 440쪽), 팔 안에 껴안고 잔다. 사람이 더 있으면 아기의 맞은 쪽에 눕는다. 또 철 침대 밑에 숯불이나 기름등잔을 놓는다(화상을 입거나 너무 뜨겁지 않도록 주의한다).

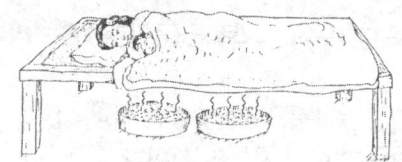

뜨거운 숯을 담은 화로

- 설탕, 사탕, 꿀, 잘 익은 과일이나 과일즙 같은 단것을 먹고 마시게 한다. 없으면 밥, 빵, 질경이, 감자 같은 녹말 음식을 준다.

몸이 더 이상 떨지는 않지만 위의 증상이 있거나 무의식이면 매우 위중하다. 계속 따뜻하게 해 준다. 그래도 의식을 차리지 못하면 빨리 의사의 도움을 구하도록 한다.

아이와 환자가 위험하도록 낮은 체온
특히 추운 날씨에서 아기, 아픈 아이, 나이 많은 이, 환자, 영양이 좋지 않은 이들은 체온이 정상 이하로 떨어지고, 앞쪽의 저체온 때의 증상들이 나타나며 죽는다. 443쪽대로 따뜻하게 하여 체온을 올려 주어야 한다.

언 피부(동상)
얼어붙는 듯한 날씨에서 따뜻하게 옷을 충분히 입지 않으면 손, 발, 귀, 얼굴까지 얼기 시작한다. 이런 동상은 매우 위험하다. 완전히 얼면 피부는 죽고 나중에는 검게 된다(288쪽). 언 곳은 잘라 내야(절단) 할 때도 있다.

증상
- 언 곳이 처음에는 무감각하고 끊어지는 듯이 아프다.
- 점점 얼어 들어가면서 아무 느낌도 없어진다.
- 언 곳은 하얗게 되고 만지면 단단하다.

가벼운 동상의 치료
만질 때 피부가 아직 부드러우면 가벼운 동상이다. 마른 천으로 싸서 따뜻하게 하거나 자신이나 다른 사람의 피부에 닿게 하여 따뜻하게 해 준다. 또 몸을 계속 움직여서 언 기운이 빨리 나가게 해 준다.

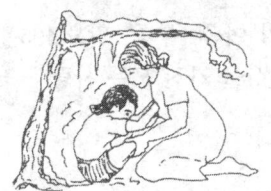 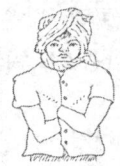

언 손발을 몸의 피부에 대서 따뜻하게 한다. 귀와 얼굴을 감싼다.

심한 동상 치료
치료 중이나 치료 후에도 온몸을 따뜻하게 할 수 있는 곳에 가기 전에 치료를 시작하지 않는다. 손발을 몇 시간 더 언 상태로 놔두는 것이 치료를 하고 다시 얼게 하는 것보다 낫다. 따뜻한 곳, 보호받을 수 있는 곳에서 아래와 같이 한다.

- 커다란 물통에 손을 넣어서 편안할 정도의 따뜻한 물(뜨겁지 않은)을 가득히 받는다.
- 언 부분을 물에 넣어서 따뜻해질 때까지 둔다.
- 물이 차가워지면 따뜻한 물을 붓고, 물을 부을 때는 손발이나 몸을 통에서 꺼낸다. 동상을 입은 사람은 물이 얼마나 뜨거운지 느끼지 못하기 때문에 화상을 입을 수 있다.
- 언 곳이 따뜻해지면 아주 아프다. 이때에는 아스피린이나 코데인을 먹인다(539, 550쪽).
- 언 곳이 다 녹았으면 따뜻하게 해 주고, 쉬게 한다.
- 언 부분은 아주 조심스럽게 만져야 하는데, 심한 상처나 화상을 치료할 때처럼 해야 한다(162쪽). 의료인의 도움을 받도록 한다. 때로는 죽은 부분을 절단해야 한다.

9. 혈압 재기

혈압 재기는 건강 섬기미나 조산사에게 중요한 기술이다. 특히 검진할 때 중요하다.

- 임신한 여성(331, 333, 334쪽)
- 출산 전과 분만하는 산모(347쪽)
- 몸 안이나 밖에서 피를 많이 흘리고 있는 사람(143쪽)
- 쇼크(135쪽)나 알레르기 쇼크(143쪽)에 빠진 사람
- 40세 이상의 사람
- 뚱뚱한 사람(193쪽)
- 심장병(407쪽), 뇌졸중(409쪽), 호흡 곤란, 잦은 머리 아픔, 부종, 당뇨(195쪽), 오랜 비뇨기 문제(314쪽), 정맥의 부종과 아픔(247쪽)의 증상을 가진 모든 사람
- 고혈압인 사람(192쪽)
- 피임약을 먹고 있는(먹기로 계획하는) 여성(368쪽)

혈압기는 2가지 종류가 있다.

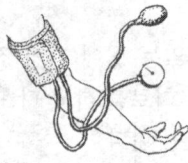 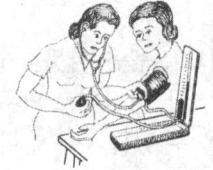

눈금이 있는 혈압기   수은의 높이를 볼 수 있는 수은 혈압계

혈압을 재는 법
- 긴장을 풀게 하는데, 좀 전에 운동을 했거나 화를 냈거나 신경과민이었으면 혈압이 올라가서 잘못 알 수 있다. 혈압을 재기 전에 설명을 해 주어서 놀라거나 무서워하지 않게 한다.
- 위쪽 팔에 옷을 입지 않은 채로 혈압기를 꽉 두른다.
- 혈압기 고무 컵의 밸브를 조인다.
- 수은이 200mm 이상 되도록 펌프질을 하여서 압력을 올린다.
- 청진기를 팔꿈치 안쪽 맥박이 뛰는 곳에 얹는다.
- 공기를 천천히 빼면서 맥박의 소리에 귀를 기울인다. 눈금의 바늘(수은)이 천천히 내려올 때에 아래에서 제시한 두 곳을 읽는다.

  맥박이 첫 번째로 가볍게 쿵 하고 뛰는 눈금을 읽는다. 이것은 동맥의 가장 높은 압

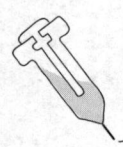

력에서 나는 소리다(수축기 또는 최고 혈압). 심장이 수축하면서 피를 동맥으로 밀어 낼 때마다 최고 혈압이 된다. 정상적인 사람의 최고 압력은 110~120mm 정도이다. 주의 깊게 맥박소리를 들으면서 압력을 천천히 푼다. 맥박 소리가 약해지거나 사라질 때의 눈금을 두 번째로 읽는다. 이것은 동맥의 가장 낮은 압력에서 나는 소리다(이완기 또는 최저 혈압). 이것은 심장이 맥박과 맥박 사이에서 쉴 때의 압력이며 정상은 60~80mm 정도이다.

혈압을 잴 때는 항상 최고 혈압과 최저 혈압의 수치를 기록해야 한다. 어른의 정상혈압(BP)은 120에 80인데 다음과 같이 기록한다.

BP 120   BP 120/80   120은 최고(수축기) 수치
                               80은 최저(이완기) 수치

건강 섬기미에게 이완기나 수축기 같은 어렵고 낯선 단어보다 '최고'와 '최저'로 말하는 것이 더 쉬울 것이다. 아래 것, 즉 최저 혈압수치가 건강상태를 더 잘 알려 준다고 볼 수 있다. 예를 들어 혈압이 140/85이면 별로 걱정할 필요가 없다. 그러나 혈압이 135/110이면 심한 고혈압이므로, 몸무게를 줄이거나 (비만이면) 치료를 받아야 한다. 최저 혈압이 100을 넘으면 조심(음식이나 약으로)해야 한다는 뜻이다.

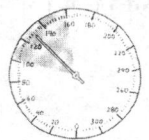

어른의 정상 혈압은 120/80 정도지만, 100/60~140/90도 정상으로 본다.

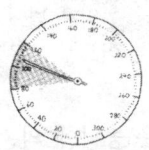

늘 저혈압이라면 걱정할 필요는 없다. 90/60~110/70 정도로 정상보다 낮은 혈압을 가진 사람들이 오래 살고, 심장병이나 뇌졸중을 덜 앓는다.

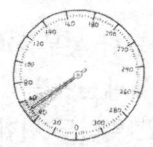

혈압이 갑자기 떨어지는 것, 특히 60/40 이하로 떨어지면 위험한 신호이다. 건강 섬기미는 피를 흘리거나 쇼크의 위험이 있는 사람(143쪽) 중에 혈압이 갑자기 내려가는 증상

이 있는지 세심히 관찰해야 한다. 혈압 재기에 더 자세한 것은 *Helping Health Workers Learn*(건강 섬기미 가르치기) 19장을 참고한다.

10. 농약 중독

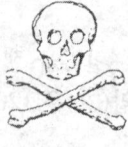

살충제는 화학 독극물인데 잡초(제초제), 곰팡이(살균제), 벌레(살충제), 기타 동물(쥐 등)을 죽이는 것이다. 요즘 농약이 제3세계의 여러 나라에 잘못 사용되어서 점점 큰 문제가 되고 있다. 이런 위험한 농약들은 건강에 심각하다. 농약은 또 '자연의 균형'을 깨뜨려서 결국 농사가 잘 되지 못하게 한다.

농약 중 많은 것이 극히 위험한다. 시골 주민들의 대부분이 이 농약의 위험성을 잘 모르며, 또 약을 칠 때 자신을 보호하는 방법도 잘 모른다. 그 결과 많은 사람들이 병들거나 장님, 불임, 마비가 되고 아이들은 기형아로 태어난다. 또 농약을 취급하는 일이나 농약을 뿌린 식품을 먹어서 암에 걸리곤 한다.

벌레와 잡초를 죽이는 화학 농약은 처음에는 농업인들에게 수확을 올려 주었다. 그러나 지금은 농약을 친 농작물들은 치지 않은 것보다 오히려 그 수확이 줄어들고 있다. 그 이유는 농약이 나쁜 벌레나 잡초를 죽일 뿐 아니라, 땅과 식물에 좋은 새들과 벌레들도 죽여서 자연의 균형을 깨뜨리고 있기 때문이다. 또 벌레와 풀이 저항력을 가지기 때문에 점점 더 많은 농약을 주어야 같은 효과가 나타나기 때문이다. 이렇게 농약을 쓰기 시작한 농업인들은 농약에 의존하기 시작한다.

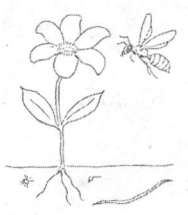

농약은 벌이나 지렁이처럼 이로운 동물들도 죽인다.

농업인들이 화학 살충제와 비료 같은 농약에 의존함에 따라 농약 값도 올라간다. 작은 땅의 가난한 농부가 더 이상 농약 값을 낼 수가 없게 되면서 자신의 땅을 포기하게 된다. 대지주는 점점 더 많은 땅을 가지게 되고, 가난한 농부들은 늘어나고 영양실조와 배고픈 사람들도 늘어나게 된다.

농약 중독의 위험성은 땅도 없고 가난한 농부들과 그 가정에게 가장 많다. 이들 대부분이 큰 농장의 변두리 오두막에서 살기 때문에 농약이 집 안이나 우물에 들어간다. 특히 아이들에게 위험하다. 아이들은 조금만 먹어도 위험하기 때문이다. 농약 분무기를 등에 메고 농약을 칠 때도 새기 때문에 농부들에게 위험하다.

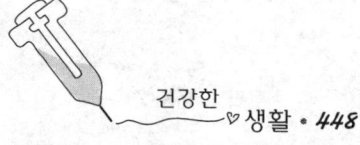

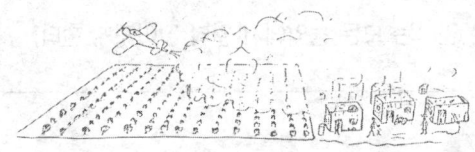
큰 농장 변두리의 오두막집에 사는 땅 없는 농부와 가족들이 농약의 고통을 자주 당한다.

법률로서 매우 위험한 살충제는 금지하고 확실한 경고를 붙이도록 해야 한다. 그러나 선진국에서 법으로 제한한 독성이 강한 많은 화학 농약을 법 규정이 약한 제3세계 나라의 농약 회사들이 가져다가 판다.

아주 위험한 농약들은 알드린(Aldrin), 디일드린(Dieldrin), 엔드린(Endrin), 클로르댄(Chlordane), 헵타클로르(Heptachlor), 디디티(DDT), 디비씨피(DBCP), 에이치씨에이치(HCH), 비에이치씨(BHC), 에칠렌(Ethylene), 디브로마이드(Dibromide, EDB), 파라퀏(Paraquat), 파라치온(Parathion), 에이젠오렌지(Agenorange/2-4D with 2-4-5T), 캄페클로르/톡사펜(Camphechlor/Toxaphene), 펜타크로르페닐(Poentachlorophenyl, PCP), 크로르디메롬(Chlordimeform)이다. 농약통의 이름을 정확히 읽는 것은 아주 중요하다. 작은 글씨도 읽어 봐야 한다. 약 이름이 상품명일지도 모른다.

주의!
어떤 농약을 쓰든지 아래의 주의점을 지킨다.

- 농약을 섞을 때나 분무기를 멜 때 조심스럽게 한다.
- 분무기에서 나오는 농약이 바람이 불 때 당신이 선 곳의 반대편으로 가도록 선다.
- 몸 전체를 싸 주는 방호복(농약을 방어하고 몸을 보호하는 옷)을 입는다.
- 먹기 전에 손을 잘 씻는다.
- 농약을 치자마자 몸 전체를 비누로 잘 씻고 옷을 모두 갈아입는다.
- 농약 칠 때 입은 옷을 깨끗이 빤다.
- 농약을 씻은 물이 마시는 물줄기에 들어가지 않도록 한다.
- 농약통에 약 이름과 경고를 똑똑하게 썼는지 확인하고 아이들의 손이 닿지 않는 곳에 둔다. 농약통을 절대로 물이나 음식 그릇으로 쓰지 않는다.

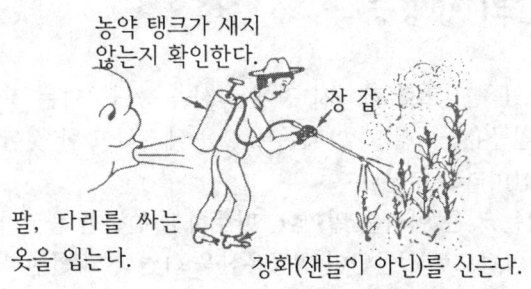
농약 탱크가 새지 않는지 확인한다.
장갑
팔, 다리를 싸는 옷을 입는다.
장화(샌들이 아닌)를 신는다.

아이들과 임산부, 젖을 먹이는 엄마는 모든 농약에서 멀리 떨어지게 한다.

농약 중독의 치료
- 숨을 쉬지 않으면 빨리 인공호흡을 한다(146쪽).
- 168쪽대로 토하게 한다. 그 후 숯 가루나 달걀 흰자를 먹여서 독성을 흡수하게 한다.
- 무슨 농약인지 확실하지 않거나, 가솔린, 케로신, 자일렌, 기타 석유로 만든 농약을 마셨다면 토하게 하지 않는다.
- 농약에 젖은 옷은 벗기고, 농약이 묻은 피부는 깨끗이 씻긴다.

위의 치료들은 농약 중독을 당장 처리하는 데는 도움이 된다. 그러나 근본적인 해결을 위해서는 아래의 것이 필요하다.

1. 매우 위험한 농약을 쓰지 않도록 교육하고 사용 금지법을 만든다.
2. 농부들이 조직을 만들어 자신들의 권리가 보호되고 안전 대책이 세워지도록 주장한다.
3. 땅이 공평하게 분배되도록 한다.

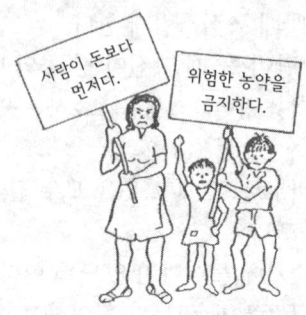

11. 인공유산의 합병증

태아가 살아갈 수 있을 정도로 자라기 전에 임신을 중단시키는 것을 인공유산이라고 한다―본 서에서는 인공유산이라고 할 때는 유산을 계획하고 한 것이며, 저절로 된 유산을 자연유산 혹은 유산이라고 부른다.

인공유산을 결정하는 것은 어려운 일이다. 따뜻하고 친절한 충고나 지원은 도움이 된다. 병원에서 멸균된 방법으로 전문인이 인공유산을 하면 거의 안전하다. 또 일찍 할수록

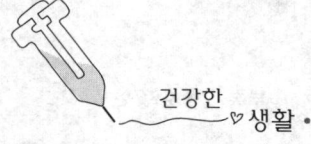

안전하다.

엄마, 엄마 무릎에 앉을래!

인공유산을 하고 싶지 않아요. 하지만 아이를 또 갖는 것보다는 죽는 게 낫겠어요.

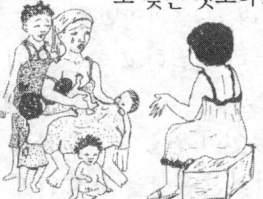

엄마, 배고파요!

이해가 되요. 어떻게 결정을 하든지 간에 나는 당신의 친구랍니다.

그러나 인공유산을 집에서 훈련되지 않은 사람이 깨끗하지 않은 환경에서 하면 매우 위험하다. 인공유산이 불법이거나 어려운 곳에서는 이렇게 집에서 유산을 하는 것이 12~50세 여성들의 주요 사망원인이 된다. 임신을 중단하기 위해서 꼬챙이나 단단한 물건을 질이나 자궁에 억지로 밀어 넣거나, 약이나 식물을 넣으면 출혈이나 감염으로 죽는다.

인공유산 후의 위험한 증상들
- 열이 많이 난다.
- 배가 아프다.
- 질에서 피가 많이 나온다.

병원에 가야 합니다! 열이 나고 배가 아파요. 생명이 위험해요!

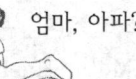

엄마, 아파?

병원에 못 가요. 내가 뭘 했는지 사람들이 알 거예요.

인공유산 후 문제들이 생길 때 어떤 여성들은 의료인에게 말하는 것을 두려워하고 무서워한다. 어떤 이들은, 특히 인공유산이 불법인 곳에서는 너무 무섭고 당황하여 의료인에게 가지도 않고 아주 아플 때까지 숨긴다. 이렇게 시간을 많이 허비했기 때문에 죽게 된다. 인공유산 후 심한 출혈(생리 때보다 더 많이)이나 감염은 위험하다. 바로 의료인의 도움을 받도록 한다. 그리고 그동안은 아래와 같이 처지한다.

- 출혈을 멈추게 한다. 자연유산 후에 출혈을 멈추게 하는 것은 363쪽을 참고한다. 에르고노빈(431쪽)을 준다.
- 쇼크를 치료한다(143쪽).
- 감염의 증상이 있으면 출산열 때처럼 항생제를 준다(358쪽).

인공유산으로 오는 병과 죽음의 예방

- 항생제를 준다. 집이나 건강원 어디에서 인공유산을 했든지 간에(암피실린은 491쪽, 테트라사이클린은 495쪽 참고) 감염과 위험한 합병증을 줄인다.
- 원치 않는 임신을 피한다. 남녀 모두 피임법을 써야 한다(20장을 참고).
- 여성들과 아이들이 살기에 특히 친절하고 좋은 곳이 되게 한다. 모든 사람의 필요가 채워지는 사회가 될 때 여성들이 인공유산을 덜 하게 된다.
- 깨끗하고 안전한 곳에서 의료인이 싼값이나 무료로 유산을 해 주어야 한다. 이렇게 되면 여성들이 위험하고 불법적인 유산을 하지 않게 된다.
- 집에서 했거나 병원에서 했거나 간에 인공유산 후 어떤 증상이라도 있으면 바로 의료인의 도움을 받아야 한다.

12. 약물남용과 중독

해롭고 습관성을 일으키는 약물 남용이 세계적으로 점점 문제가 되고 있다. 술과 담배는 거의 모든 나라에서 합법적이지만 둘 다 습관성을 가진 중독성 약이다. 술, 담배는 해마다 수백만 명의 건강을 해치고 죽인다. 술 중독은 세계적으로 건강과 가정과 사회에 엄청난 고통을 주는 원인이다. 담배는 오랫동안 부유한 나라의 죽음의 원인이었으나 지금은 가난한 나라에 더 큰 죽음의 원인이 되고 있다. 부유한 나라에서 담배를 끊기 시작하면서 담배회사가 가난한 제3세계의 시장에 쉽게 내다 팔고 있다.

술, 담배 때문에 생기는 건강 문제는 217~218쪽을 참고한다. 술, 담배뿐 아니라 세계 여러 곳에서 불법 마약을 쓰고 있다. 이런 마약들은 지역마다 다르나 마리화나(대마초, Weed, Pot, Sin Semilla, Mota, Hashish, Ganja), 오피움(아편, Heroin, Morphine, Smack), 코카인(Crack, Snow, Rock)이 있다.

도시 빈민가의 가난한 어린이들의 화학물질 흡입이 늘어나고 있다. 이들은 본드, 페인트 희석제, 구두약, 휘발유, 청소용 화학약품을 숨으로 들이킨다. 어떤 사람들은 약도 남용을 하는데 강한 진통제, 흥분제, 입맛을 없애는 약들이다.

마약은 삼키거나 주사, 담배, 껌, 혹은 흡입으로 사용하며, 약에 따라 다르게 몸에 작용을 한다. 코카인이나 콜라넛은 힘도 주고 행복하게 하나 나중에는 피곤하고 안절부절하게 하며 우울에 빠지게 한다. 술, 아편, 모르핀, 헤로인은 처음에는 안정감과 휴식감을 주지만 나중에는 억제, 자제력을 잃게 할 뿐 아니라, 의식까지 잃게 할 수 있다. 마리화나, 피시피, 엘에스디, 페요트는 없는 것을 있는 것처럼 상상하게 하고 꿈꾸는 것 같은 환각을 만든다.

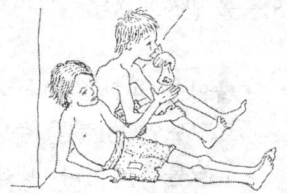

경고!
담배, 술, 마약을 임산부가 쓰면 태아에게 해를 준다. 마약을 주사로 맞으면서 바늘을 다른 사람과 나눠 쓰면 위험한 병을 전염시킬 수 있다. 간염(243쪽)과 에이즈(433쪽)를 참고한다.

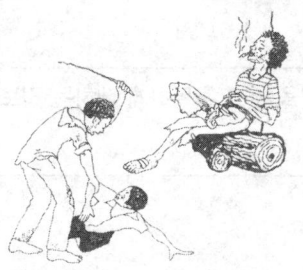

약물 중독은 자기태만, 가정 문제, 사납고 폭행적이 되는 것의 원인이다.

사람들은 인생의 어려움을 피하기 위해서, 배고픔과 일상생활의 고통을 달래기 위해서 마약을 시작한다. 그렇지만 한 번 시작하고 나면 못에 걸리듯이 걸려 버리는데, 이것이 곧 중독이다. 일단 중독이 되면 중단하려고 하면 비참해지고 아프고 사나워진다. 또 마약을 더 구하기 위해서 범죄도 하고 굶고 가족을 돌보지 않는다. 마약은 가정과 지역사회 전체에 큰 문제이다.

코카인과 헤로인 같은 마약은 중독성이 아주 높아서 1번만 썼는데도 계속 써야만 할 것 같은 느낌을 갖게 된다. 어떤 약은 오래 쓸 때 중독이 된다. 중독은 건강의 문제와 죽음으로 이끄는 위험한 덫이다. 그러나 결단과 노력, 사랑하는 사람들의 지원으로 이길 수 있다.

중독된 마약을 끊으면 처음에는 비참한 느낌이 들고 이상한 행동을 한다. 이것은 '금단증상'이다. 극도로 신경질적이 되고 우울해지고 화를 낼 것이다. 마약 없이는 못 살 것 같이 느낄 것이다.

헤로인이나 코카인 같은 마약은 금단증상이 너무 심해서, 난폭해지고 자신이나 다른 사람을 다치게 할 수 있다. 이런 사람은 건강원의 특별한 도움이 필요하다. 술, 대마초, 담배, 화학약품의 흡입은 의료인의 별 도움 없이 가족과 친구들의 지원을 통해 할 수 있다.

약물남용과 중독의 해결을 돕는 것들
- 약물남용을 이기려는 사람에게 최대한으로 도움을 주고, 이들을 지원한다. 이들의 힘든 감정 변화는 중독 때문이지 당신 때문이 아님을 기억한다.
- 마을 주민들 중에 마약 중독을 이긴 사람들이 있으면 '지원 모임'을 만들고 이들도 중독을 이기도록 도와주도록 한다. '무명의 술 치유자들'(Alcoholics Anonymous, AA)이 그런 모임이다. 이 치유받은 과거의 알코올 중독자들은 세계에 있는 많은 중독자들을 성공적으로 돕고 있다.
- 부모, 학교, 건강 섬기미들은 아이들에게 담배, 술, 약물이 얼마나 위험한가를 알려

준다. 아이들에게 건강한 방법으로 기분 좋게 하는 것, 어른처럼 하는 것, 반항하는 법이 있음을 알려 준다.
- 마을에서 약물 중독으로 끌고 가는 것들, 즉 배고픔, 착취당하는 일터, 잘살 수 있는 기회가 없는 것들을 함께 고치도록 한다. 불우한 사람들이 자신들의 권리를 찾도록 모임을 가지고 일어서도록 돕는다.

 지원해 주고 친절하게 돕는 것은 벌을 주고 혹독하게 대하는 것보다 훨씬 효과가 높다.

부록 3

용어 설명

1. 이 용어 모음은 가나다순으로 되어 있다.
2. 모든 병의 용어가 여기에 다 실려 있지는 않으므로 부록 4의 색인이나 책 속에 병에 대한 부분을 참고한다.

5세 미만 프로그램 자녀의 건강상의 필요에 대한 어머니의 지식을 넓히기 위한 계획으로 진료소에 정기적으로 방문하여 5세 미만 자녀들의 성장을 소아보건 차트에 기록하게 하는 것이다.

가슴앓이 가슴의 아랫부분과 복부의 윗부분에 느껴지는 타는 듯한 느낌

가족계획 아이를 가질 것인지 아닌지 계획하는 피임법

각막 눈에서 발견되는 투명한 바깥층으로 홍채와 동공 바깥쪽을 덮고 있다.

각막연화증 눈이 무뎌지고 연하여져서 결국 실명하게 되는 병, 비타민 A의 부족으로 생긴다.

간 오른쪽 갈비뼈의 아래쪽에 놓인 커다란 내장으로 피를 깨끗하게 하고 독을 없앤다.

감염 세균에 의해 생기는 병, 신체의 일부에만 영향을 줄 수도 있고(예 : 감염된 손가락), 전신에 영향을 줄 수도 있다(예 : 홍역).

감염성 병 빠르게 퍼지거나 사람과 사람으로 전달되는 병, 전염성

갑상선종 음식물 중 요오드 부족으로 오는 아래쪽 목의 비대(갑상선의 비대)

객담 환자의 폐에서 기관지를 통해 나오는 고름 섞인 점액
갱년기 폐경기
거담제 호흡기관(폐, 기관지 등)에서부터 점액을 기침해 내도록 돕는 약물, 기침 보조제
거즈 붕대로 쓰는 부드럽고 엉성하게 짜인 천
건 근육을 뼈에 부착시키는 질긴 끈(뼈와 뼈를 연결하는 인대와는 구별된다.)
건강 섬기미 자신의 마을이 건강하게 더 잘 살도록 노력하는 사람
건강염려증 병에 걸렸다는 상상으로 극도의 근심과 걱정을 하는 것
결막 눈꺼풀의 안쪽과 안구의 흰자위를 덮으며 보호하는 얇은 막
부족 충분히 갖지 못한 것
결함 출생 결함이라 함은 사손, 육손 등의 다지증이나 입천장이 찢어진 구순열처럼 태어날 때부터 가진 신체, 정신적 문제
경련 조절할 수 없는 갑작스런 근육의 수축, 발작, 간질이나 수막염이 있을 때, 신체의 일부나 전체가 갑작스럽게 비틀어지는 것, 장의 경련은 복통을 일으키고 기관지의 경련은 천식을 일으킨다. 파상풍에서는 턱과 여러 근육의 경련이 일어난다.
계 특정 업무를 함께하는 인체의 기관, 부분(예 : 비뇨기계는 피를 정화하고 소변을 배출)
고혈압 혈압이 높아진 것
골반 엉덩이 뼈들
골절 뼈가 부러짐
공중위생 병의 예방, 위생 향상, 건강 증진, 여럿이 쓰는 곳에 쓰레기를 버리지 않는 등의 지역사회의 공동체적 노력
공포 갑작스럽고 큰 두려움
과호흡 놀랜 사람에게서 볼 수 있는 매우 빠르고 깊은 호흡
관장 장운동을 위해 관장액을 항문으로 집어넣는 것
관주욕 물줄기를 질 내면에 뿌려서 질을 씻는 법
광범위 항생제 여러 종류의 미생물에 한꺼번에 대항하는 약물, 몇 가지 미생물에 대항하는 좁은 범위의 항생제와 비교가 된다.
구강 대 구강호흡 인공호흡, 숨을 멈춘 사람이 다시 숨을 쉬도록 도와주는 방법
구개 입천장 혹은 입의 위턱
구축 관절의 근육이 짧아지거나 조여져서 관절의 운동을 방해하게 되는 것
구토 위에서 입으로 음식물을 뱉어 내는 것
구토제 구토를 하도록 돕는 것, 약물이나 음료, 독극물을 삼켰을 때 사용한다.
국소적 피부에 대한, 국소 약물은 피부에 바른다.
군날개 안구의 가장자리에서 각막 쪽으로 자라나는 육질의 성장물
궤양 피부나 점막이 헐은 것, 피부, 위, 눈 둘레, 내장이 오랜 기간 벗겨진 상처
그램(g) 무게의 단위, 1온스는 약 28그램이다. 1킬로그램은 1,000그램이다.

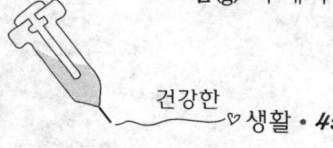

그레인(gr.) 밀 한 가루의 무게에 기초한 무게의 단위, 1그레인은 65밀리그램이다.
근육경련 근육의 통증과 함께 수축하거나 조여진다.
근육주사 근육에 놓는 주사로 주로 팔이나 엉덩이에 놓는다. 정맥 혈관에 놓는 정맥 주사와 구별된다.
금기 특정 약물을 써서는 안 될 상황이나 상태(많은 약물들이 임신 중에는 금기)
터부 문화적인 신념으로 허용되지 않고 금지되거나 피하게 되는 것
급성 복통 종종 수술이 필요한 배 아픔으로 응급상태, 설사 없이 토하며 몹시 아플 때는 급성 복통을 의심한다.
기관 그 자체로서 어느 정도 완전한 신체의 일부로서 특정한 기능을 한다. 예로 폐는 호흡을 하는 기관이다.
기관지 폐에 이르는 관으로 숨 쉴 때 이를 통해 공기가 지나간다.
기관지염 기관지에 생긴 염증
기생충 사람이나 동물에 기생하여 사는 벌레나 작은 동물인데 위험을 일으킨다. 벼룩, 장 기생충
기저귀 홍반 기저귀나 이부자리의 젖은 소변 때문에 아기의 다리 사이에 생긴 붉은 자극성 반점
기형 사람의 형성이 잘못되어서 올바른 형태를 지니지 못한 것
캐스트 거즈와 회반죽의 단단한 붕대로서 부러진 뼈가 나을 때까지 고정시켜 준다.
꼭지가 검어진 여드름 작은 마개나 혹은 더러운 꼬지가 얼굴이나 가슴, 등쪽의 모공을 막고 있는 것, 여드름의 일종
꽃가루 종자식물의 꽃에서 만들어지는 작은 가루, 꽃가루에 알레르기가 있는 사람은 매년 공기 중으로 꽃가루가 많이 날리는 때에 건초열을 앓는다.
난소 여성의 자궁의 옆에 있는 작은 주머니, 난자를 만드는데 정자와 만나 임신이 된다.
낭종 몸에서 비정상적으로 자라나는 물이 차 있는 주머니
녹말(탄수화물) 옥수수, 쌀, 밀, 카사바, 감자, 호박 속에 있는 열량원이 되는 영양분
농양 고름, 세균이나 다른 감염에 의해 생긴 고름 주머니, 종기 따위를 일컫는다.
뇌혈관 사고 뇌졸중을 참고
다래끼 눈꺼풀의 가장자리에 감염에 의해 생기는 붉게 부어오른 덩어리
다운증후군 선천성 질환으로 정신 지체, 올라간 눈초리, 동그랗고 둔해 보이는 얼굴, 짧은 손가락에 넓은 손바닥과 같은 외형을 보인다.
단백질 몸을 구성하는 영양소로 몸이 적절하게 발육하고 힘을 내게 해 준다.
담 폐에서 비정상적으로 많이 생기는 고름을 동반한 점액(가래침)이다. 기침으로 뱉어 내야만 한다.
담낭 간에 붙어 있는 작은 근육성의 주머니, 기름진 음식을 소화하는 담즙을 보관한다.

담즙 간에서 만들어지는 초록색의 쓴 액체로 담낭에 저장되며, 기름진 음식의 소화를 한다.

당 열량원이 되는 꿀이나 설탕처럼 단 영양분

도뇨관 방광에서 소변을 빼낼 때 쓰는 고무관

독성의 독이 있는

동결건조 주사제를 가루로 만들어 보관하는 방법으로 냉동보관할 필요가 없다.

동공 눈의 홍채 가운데에 있는 검고 동그랗게 열린 부분, 밝을 때는 작아지고 어두울 때는 커진다.

동맥 심장으로부터 몸으로 혈액을 나르는 혈관, 박동이 있다. 심장으로 돌아오는 피를 나르는 정맥은 박동이 없다.

두드러기 딱딱하고 두껍게 솟아 오른 부위로 매우 가렵다. 한꺼번에 생겼다가 없어질 수도 있고 한 곳에서 다른 곳으로 옮겨 다닐 수도 있다. 일종의 알레르기 반응이다.

둔위 분만 출산 시 아이의 엉덩이나 다리가 먼저 나오는 것

리터(ℓ) 한 쿼트와 같은 양의 단위, 물 1리터는 1킬로그램이다.

림프절 세균을 잡는 역할을 하는 피부 밑에 있는 작은 덩어리, 림프절에 감염이 생기면 부어오르고 아프다. 결핵이나 암에서도 부어오르지만 아프지는 않다.

림프절 종창, 가래톳 림프절이 부은 것, 가래톳은 '성병성 림프 육아종'의 일반적인 이름

마비 신체의 일부나 전체가 움직일 수 있는 능력을 잃는 것

막 동물이나 식물의 어떤 부분을 덮고 있거나 보호해 주는 얇고 부드러운 층

만기일 약품에 표시된 날짜로 더 이상 쓰면 좋지 않다는 뜻이다. 이후에는 대개 버린다.

만성병, 오랜 병 급성과 비교하여 지속적이거나 자주 재발하는 오랜 병, 혹은 오래 계속되는 병이다.

맥관 관, 혈관은 정맥과 동맥이 있고 피를 전신에 운반한다.

맥박 일 분 동안 뛰는 심장의 박동 수

무균 상태 살아 있는 세균이 없는 완전히 깨끗한 상태, 끓이거나 열을 주면 무균이 된다.

무기물 철이나 칼슘, 요오드와 같이 몸에 필요한 단순 금속이나 물질

무의식 '의식을 잃음'을 참고

물주머니 자궁 내에 태아를 담고 있는 주머니, 양막, 이것이 터져 그 속의 물이 밖으로 흘러나오면 분만이 시작되었음을 뜻한다.

미생물 작은 식물이나 동물로서 너무 작아서 현미경으로만 볼 수 있다.

미숙아 임신 9개월을 못 채웠거나 2킬로그램이 되지 않는 갓난이

밀리그램(mg) 천 분의 일 그램

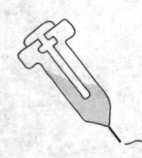

밀리리터(㎖) 천 분의 일 리터
바셀린 페트롤리움 젤리를 참고한다.
바이러스 세균보다 작은 생물체로, 전염이 잘되는 감염성병을 일으킨다.
반발통 배를 세게 천천히 눌렀다가 갑자기 뗄 때 생기는 매우 날카로운 아픔, 급성 복통의 증상이다.
반사 자동적인 반응이나 움직임, 의도하지 않았는데도 생긴다.
발작 병이 갑자기 격렬하게 발생할 때 나타나는 경련과 뒤틀림으로서 때로 의식을 잃는다.
방광 결석 신장 결석을 참고
방부제 세균의 성장을 억제하는 비누나 세정액
배아 매우 작은 태아의 시작 형태
백내장 눈의 수정체가 혼탁하게 되는 눈병으로서 계속적으로 보는 데에 장애를 일으킨다. 동공에 빛을 비추면 회색이나 백색으로 보인다.
변 대변, 똥, 장 운동에 의해 장에서 배출된 몸의 노폐물
변비 물기가 적고 단단하며 어렵게 보는 배변, 용변의 빈도가 드물다.
병균 몸에서 자라나서 감염성 병을 일으킬 수 있는 매우 작은 생물, 미생물
병력 환자의 병에 대해 어떻게 시작했는지, 어느 때 나아지는지 혹은 나빠지는지, 어떤 것들이 도움이 되었는지, 가족이나 마을 사람들 중에 같은 질병을 앓고 있는 사람이 있는지 등을 물어보아 아는 것
복막 배의 벽과 내장 사이에 있는 얇은 막, 장을 둘러싸고 있다.
복막염 복막에 생긴 매우 위험한 염증, 복막염이 있을 경우 배는 판자처럼 딱딱해지고 특히 다리를 펴고 누울 때 몹시 아프다.
복부 배, 위, 간, 내장을 포함한 몸의 일부
봉합 열린 부분이나 상처를 바늘과 실로 꿰매는 것
부 비동염 부 비동은 코와 연결되는 뼈의 빈 공간을 말하며, 부 비동염은 눈의 위쪽이나 아래쪽을 아프게 하는 염증이다.
부작용 약을 사용하여 생기는 문제점
부항 유리잔이나 컵과 함께 불을 이용해서 피를 몸 표면으로 끌어내는 민간요법
분만촉진제 자궁과 자궁 내 혈관을 수축시키는 위험한 약물, 이 약물은 오직 아기를 낳은 후의 심한 출혈을 예방하기 위해서만 쓴다.
분만 후 아기를 낳고 난 다음
분만 후 출혈 출산하고 난 다음에 산모가 피를 많이 흘리는 것
분비 물이나 점액, 고름 등이 흘러나오거나 스며 나오는 것
불면증 잠을 자야 하는데도 잠을 이룰 수 없는 상태
불임 임신을 영구히 할 수 없는 상태

비(鼻) 코, 코와 관련된
비감염성 병 사람에서 사람으로 전파되지 않는 병
비경구적 입을 통하지 않고 주사로 하는 것
비뇨기계 소변을 만들고 배설하는 것과 관련된 기관들, 신장, 방광, 요도 등
비듬 머리 피부에 생기는 하얗거나 회색의 기름진 비늘형태의 얇은 조각
비염 코 내면의 염증으로 종종 알레르기 때문에 생긴다. 건초열
비장 주먹만 한 크기의 기관으로 왼쪽 갈비뼈의 아래쪽 가장자리에 있다. 피를 만들고 거르는 것을 도와준다.
비정상 보통, 자연적인 것, 평균적인 것과 다름, 정상이 아니다.
비타민 몸이 올바로 작용을 하기 위해서 필요한 영양분
빈혈 적혈구의 부족으로 피가 묽어진 병, 피로, 창백함, 원기 부족의 증세를 보임, '악성빈혈'을 참고
사춘기 아이들이 어른이 되는 때, 십대, 13~19살
산욕열 출산 후에 산모에게 생기는 열과 감염
산통, 복통 위장의 경축이나 근육경련 때문에 배가 날카롭게 아픈 것
살균 장비나 병 등을 끓이거나 열을 주어서 무균상태로 만드는 것
살충제 곤충을 죽이는 독, 디디티나 린덴은 살충제이다.
상지 태위 비정상적인 분만자세로 태아의 팔이 먼저 나오는 것, 의사가 도울 응급상태
상품명 제품명, 회사에서 생산품에 붙이는 이름, 상품명이 붙은 약은 같은 성분을 가진 약품명의 약보다 비싸다.
서혜부 양쪽 다리가 만나는 신체의 앞 부분, 외음부
선견지명 일을 멀리 내다보는 능력
설(舌)의 혀와 관련된
설사 잦은 횟수의 묽은 배변
설사약 설사를 일으키는 매우 강력한 하제
섬망 이상한 말과 행동을 하는 정신적인 혼란 상태, 열이 심하거나 질병이 위중할 때 나타날 수도 있다.
섭씨(C) 온도의 단위, 건강한 사람의 체온(정상체온)은 37℃, 물은 0℃에서 얼고 100℃에서 끓는다.
성병 성의 접촉으로 전염되는 병, 현재는 '성 전염 병'(STD)이라 부른다.
성분명 여러 다른 회사에서 약품을 생산하고 붙인 상품명과 구별되는 약품의 학명
세균 작은 균들로서 현미경으로만 볼 수 있으며 여러 가지 감염성 병을 일으킨다.
마른 영양실조(소모증) 충분히 먹지 못해서 생긴 병, 기아, 매우 마르고 체중미달과 올챙이배가 된다.
소변 오줌, 몸의 액체 노폐물

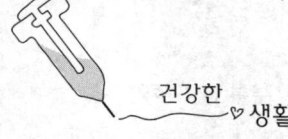

아이 건강 기록부 아이의 몸무게가 정상적으로 늘어나는지를 알기 위해 매달 재고 기록하는 기록부

소포 작은 덩어리

쇼크 심한 무기력 상태와 무의식, 식은땀, 빠르고 약한 맥박이 되는 위험한 상태, 탈수, 출혈, 손상, 화상, 또는 중한 병으로 생긴다.

수축 근육이 짧아지거나 팽팽하게 됨, 분만 때 자궁의 강한 수축은 아이를 자궁에서 밀어내는 데 도움이 된다.

순환 심장의 박동으로 동맥과 정맥을 통해 피가 흐르는 것

숫구멍 어린아이의 머리에 있는 부드럽고 연한 부위, 천문

찜질 천이나 패드를 더운물이나 찬물에 적셔서 몸 위의 부분에 얹는다.

식이 어떤 사람이 먹거나 피해야 할 음식물의 양이나 종류

신경 뇌에서부터 몸의 여러 부분을 달리면서 감각과 운동의 정보를 나르는 가는 줄

신장 등 아래쪽에 붙어 있는 커다란 콩 모양의 기관으로 혈액에서 노폐물을 걸러 내어 소변을 만든다.

신장 결석 신장에서 형성된 작은 돌로 요관으로 내려가서 등 아래쪽과 옆구리, 요관, 아랫배를 매우 아프게 한다. 이 돌은 방광에서 길을 막아 소변보기를 매우 고통스럽게 혹은 불가능하게 한다.

아메바 물 속이나 내장에 사는 작은 동물로서 현미경으로만 볼 수 있다. 설사, 이질, 간농양을 일으킨다.

아침 구토 임신 초기에 아침에 매스껍고 구토가 나는 것

악마의 눈 특정한 사람이 자세히 보거나 흘끗 봄으로써 사람들에게 해를 주거나 주술을 거는 힘을 갖는다고 믿는 행동

악성 빈혈 비타민 B_{12}의 부족으로 생기는 드문 빈혈, '악성'은 위험함을 뜻한다.

안(眼) 눈과 관련된

안구 건조증 비타민 A의 부족으로 비정상적으로 눈이 마르는 것

알레르기, 알레르기 반응 특정 물질을 호흡하거나 먹거나 주사 혹은 만졌을 때 나타나는 가려운 반점, 두드러기, 재채기, 호흡곤란 또는 쇼크

알코올 중독 맥주, 술 등의 알코올을 조절하지 못해 지속적으로 필요로 하는 것

암 종양이나 혹이 계속 자라면서 사람을 결국은 죽게 하는 것

암시의 힘, 믿음의 힘 믿음이나 강한 생각의 영향, 아픈 사람이 비록 처방이 의학적으로 효과가 없더라도 처방에 대한 믿음 때문에 나을 것이라고 믿는 것

약초 약물로서 혹은 치료제로서 가치가 있는 식물

양충 크롤링 거미 혹은 이처럼 생긴 동물로 머리를 피부에 묻고 피를 빨아 먹는다.

억제제 어떤 것을 막거나 물러서게 하거나 멈추게 하기 위해 쓰는 약품, 기침을 멈추게 하기 위해서는 기침 억제제를 쓴다.

여드름 얼굴, 가슴, 등에 고름이 있는 작고 하얀, 혹은 더러운 검은 꼭지가 있는 돌출물이 생기는 피부병, 주로 젊은 사람들에게 생긴다.

연고 피부에 바르는 고약이나 로션

열 정상보다 높은 체온

열, 틈 나누어진 것, 갈라진 것, 선천성 구개열 환자는 입천장에 갈라진 부분이나 비정상적으로 열린 부분이 있다.

열대의 열대지방과 관련이 있는, 혹은 지구상의 더운 지역

염좌 관절이 삐끗 하면서 건이나 인대가 늘어나거나 찢어지거나 타박상을 입게 되는 것, 염좌는 삔 것보다는 심한 상태이다.

염증 감염 때문에 붉게 부어오른 따뜻한 부위

엽산 푸른 잎 채소에 있는 영양분

영양가 있는 영양분이 많은, 영양가 있는 음식에는 신체가 자라고 건강하게 되며 병과 싸우는 데 필요한 것들이 들어 있다.

영양식품 비타민과 무기물이 풍부한 음식, 건강한 몸을 만들고 병과 싸울 수 있게 한다.

영양실조 신체에 필요한 충분한 양의 영양이 있는 음식을 먹지 못해 생기는 건강상태

예방 병이 생기기 전에 막기 위한 행동

예방조치 위험에 대비한 조치나 응급상황이 일어나기 전에 대비하는 것

예방접종 디프테리아나 백일해, 파상풍, 소아마비, 결핵, 홍역 등의 병을 예방하는 약물

예방주사 예방접종을 참고

오심 위의 고통이나 문제로 구토를 가져온다.

오염 접촉으로 더러워지거나 흠이 생기거나 감염된 것, 끓여서 소독하지 않은 주사기는 그냥 보기에는 깨끗해도 오염되어서 감염을 일으킬 수 있다.

바깥 변소 집 밖에 있는 변소, 땅에 구덩이를 파서 화장실로 사용

온도계 체온이 얼마나 되는지를 재는 도구

온스 무게의 단위로 28그램과 같다. 1파운드는 16온스이다.

외음부 생식기 중 특히 성 기관의 외부를 가르킨다.

요도 소변의 통로, 방광에서부터 소변이 밖으로 나오는 곳까지를 말한다.

욕창 오래 열려진 상처로서 중병으로 혼자서 자리에서 딩굴면서 자세를 바꾸지 못해 생긴다.

생리 매달 1번씩 있는 여성의 생식기 출혈

위 음식이 소화되는 곳으로 배에 있는 주머니 모양의 기관, '위'라면 보통 배를 가르킨다.

위생 건강을 위해 실천하는 개인과 환경의 깨끗이 함을 말한다.

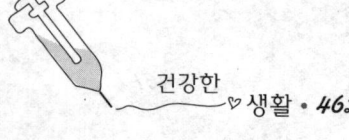

위장관 기생충 사람의 장관에 살면서 병을 일으키는 벌레와 작은 동물
위험 손상, 상실 등의 위험의 가능성
유방 농양(젖가슴 농양) 유방염을 참고
유방염(젖가슴 염증) 엄마 젖을 먹이는 첫 주나 첫 달에 생기는 젖가슴의 감염, 젖가슴의 일부에 열이 나고 붉게 부어오른다.
유전성 부모로부터 자녀들에게 전해지는 것
유충 곤충이나 기생충의 알에서 나온 어린 벌레, 몸을 바꾸는 변태의 과정을 통해 성충이 된다.
유행병 어떤 지역단체나 지방에서 같은 시간에 많은 사람이 걸리는 병
유행성 감기 열과 관절통, 때로 설사도 하는 심한 감기
윤작 같은 땅에 곡물을 번갈아 심음으로 해가 갈수록 땅을 비옥하게 만드는 것
윤활제 표면을 미끄럽게 만들어 주는 기름이나 크림
음낭 고환을 담고 있는 다리 사이의 주머니
응급 즉시 돌보아야 할 갑작스런 병이나 손상
응급치료 병에 걸리거나 손상을 입은 사람에게 응급히 하는 처치
의식 '의식을 잃음'을 참고
의식을 잃음 무의식, 다치거나 병든 사람이 잠들거나 깨어날 수 없을 것 같은 상태
이 벼룩처럼 생긴 곤충으로 머리를 피부에 묻고 피를 빨아먹는다.
이질 점액과 피가 섞인 설사
익사 물에 빠져서 숨을 멈추게 된 상태
인대 관절을 지지해 주는 단단한 끈
인슐린 췌장에서 만드는 효소로 혈당을 조절한다. 당뇨병 환자는 때로 인슐린을 주사한다.
임신 여성이 아기를 몸 안에서 기르는 기간, 일반적으로 9개월
임신 안모 임신한 여성의 얼굴과 젖가슴, 배 가운데에 거무스름한 정상적인 색깔
자간증 임신 중이나 분만 중에 갑자기 생기는 경련, 임신 중독증으로 생긴다.
자궁 여성의 배 속에 아기가 생기고 크는 주머니
자궁경부 질 위쪽에 있는 자궁의 목 혹은 열리는 부분
자당 사탕수수나 사탕무에 있는 일반 당, 몸에서 포도당보다 복잡한 방법을 통해 활용된다.
자연유산 자궁 안에서 태아가 죽음으로 응고된 피와 혈액이 많이 나온다.
자원 일을 하기 위해 필요한 것, 사람, 땅, 동물, 돈, 기술, 식물 등이 건강증진의 자원이다.
장 내장관 또는 창자관의로서 위장에서부터 항문까지 소화되는 음식물을 운반하여 노폐물을 배설하는 통로이다.

장운동 배변, 즉 굳은 대변을 몸 밖의 배출하는 방향으로 이동시키는 운동
장중첩증 장의 일부가 인접한 장에 말려 들어감으로 매우 위험한 장 폐쇄를 일으킬 수 있다.
활수 탈수해결을 위해 끓인 물에 소금, 설탕, 곡물을 넣어 만든 것
저온살균 해로운 세균을 죽이기 위해서 우유나 다른 물을 60℃로 데우는 방법
저항 정상적으로 위험하거나 죽게 될 상황에서 자신을 방어하려는 능력, 대부분의 세균은 특정 항생제의 효과에 대해 저항한다.
적절한 어떤 상황에서 일을 하기에 가장 손쉽고 안전하며 알맞은 것
전립선 단단한 근육성의 분비샘으로 요도의 밑에 있다. 때로 노인들의 전립선이 커져서 소변에 장애가 온다.
전치태반 태반이 너무 낮게 있어서 자궁 입구를 막고 있다. 대량 출혈의 위험이 높다. 임신 후반기의 출혈은 전치태반의 가능성이 있으므로 병원에 가 보아야 한다.
전통 행동이나 말을 통해 한 세대에서 다른 세대로 전해지는 행동, 믿음, 풍습 등
전파 한 사람에게서 다른 사람으로 확산되거나 전달되는 것
절단 신체의 일부를 잃음
점액 걸쭉하고 미끈거리는 액체로서 코, 목, 위, 장, 질 점막을 축축하게 보호해 준다.
접촉 만지는 것, 전염성 병은 환자와의 접촉(만지거나 가까이 함)으로 다른 사람들에게 퍼진다.
정맥류 정맥이 비정상적으로 부어오른 것인데 흔히 노인의 다리에서 덩어리지고 꾸불꾸불하게 나타난다.
정상의 보통의, 자연적인, 평균적인, 정상이라 함은 잘못된 것이 없음을 말한다.
정신적 정신과 관계된 것(생각하기, 뇌)
제(臍) 배꼽, 배의 중앙에 위치하는 제대가 붙는 장소
제대 자궁 안에서 태아의 배꼽과 태반을 연결해 주는 끈
제산제 지나치게 많은 위산을 조절하고 위의 아픔을 진정시키는 약물
제탈장 배꼽이 밖으로 크게 튀어나온 것으로 장을 싸고 있는 주머니가 빠져나와서 생긴다.
좁은 범위 항생제 제한된 수의 세균들에 대항하는 약물
종기 피부 밑에 고름 주머니가 있는 부어오르고 염증이 생긴 덩어리, 농양의 일종
종양 염증이 없는 비정상적인 조직이나 덩어리, 어떤 종양은 암 때문에 생긴다.
좌약 항문이나 질에 넣는 탄알 모양의 알약
주문 마술을 걸 때 사용하는 말
중독증 임신중독증이나 요독증과 같이 몸 안의 특정한 독소로 생기는 병
뇌졸중 의식과 감각, 운동능력이 갑자기 없어지는 것으로, 뇌의 출혈이나 응혈 때문이다.

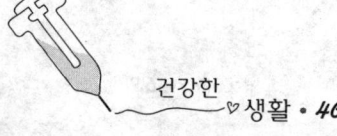

증상 환자의 자신의 병에 대한 호소, 느낌이나 상태
지역사회 같은 마을이나 지역에 사는 사람들로서 비슷한 생활환경이나 관심사, 문제들을 갖는다. 즉 같은 문화를 가지고 산다.
지체 정신적, 정서적 발육이나 생각, 행동이 비정상적으로 느린 것
직장 항문 근처의 대장이 끝나는 부분
진정제 졸음과 수면을 주는 약물
진토제 구토 조절 약물, 구토와 매스꺼움을 없애는 데 도움을 주는 약물
진통 자궁의 갑작스런 수축과 조여짐으로 태아가 곧 나올 것을 뜻한다.
진통제 아픔을 진정시키는 약물
질 여성의 생식기에서 자궁으로 들어가는 관
질경이 녹말과 섬유질을 많이 포함한 바나나의 일종, 완전히 익지 않고 초록색일 때도 조리해서 먹는다.
질의 질과 연관된
청량음료 코카콜라와 같은 거품이 이는 탄산음료
청진기 심장 박동과 같은 신체의 소리를 듣는 데 사용되는 도구
초유 엄마 젖에서 처음 나오는 젖, 묽지만 단백질이 많고 아기의 감염을 예방한다.
추가접종 이전의 예방접종의 효과를 더하기 위해 다시 예방접종을 하는 것
출산 결손 결손을 참고
출혈 위험하도록 혹은 심하게 피를 흘리는 것
충수 대장에 붙어 있는 손가락 모양의 주머니
충치 치아에서 썩은 부분 혹은 구멍으로 세균이 자리 잡아 치아의 일부를 파괴한 것
충혈제거제 코나 부비동의 부어오른 것이나 코 막힘을 완화시켜 주는 약물
췌장 위의 아래쪽, 왼쪽에 있는 기관으로 인슐린을 생산한다.
치질 항문의 가장자리나 안쪽에 작고 아픈 돌출된 덩어리, 이것은 정맥이 부었거나 정맥류이다.
카사바(유카) 열대지방에서 자라는 녹말질의 뿌리
콰시오코(습식 영양실조) 충분한 단백질을 먹지 못해 생기는 심각한 영양결핍, 아이가 콰시오코에 걸리면 손과 발, 얼굴이 부어오르고 벗겨져서 상처가 난다.
크레틴병, 크레티니즘 아이가 정신발육이 늦고 때로 귀머거리로 태어난다. 이 병은 엄마의 요오드 부족으로 생긴다.
큰 스푼 찻숟갈 3개의 양 혹은 15㎖ 분량의 계량 스푼
킬로그램(kg) 1,000g, 1kg은 2파운드가 약간 넘는다.
탈구 뼈가 관절에서 빠져나오는 것
탈라세미아 지중해 빈혈, 특정한 지역에서만 발견되는 유전성 빈혈, 두 살이 되기까지 아이들은 간과 비장이 커지고 심한 빈혈을 앓는다.

탈수 물의 섭취보다 잃는 양이 많을 때 생기며 아기들에게 물 부족은 특히 위험하다.
탈진 극도로 피곤하고 지친 상태
탈출 신체의 일부가 정상적인 위치에서 빠져나오는 것, 직장탈출, 자궁탈출 등
태반 태아가 엄마와 연결되는 자궁의 안쪽을 덮고 있는 검은 스폰지 모양의 내층
태아 자궁 내에서 자라는 아기
태아경 자궁 안의 태아가 내는 소리를 듣기 위해 쓰는 도구
태흔 때리거나 알레르기로 생기는 덩어리나 부어오른 자국이 일반적이다.
토순 윗입술이 갈라진 것으로서 입에서부터 코까지 마치 토끼와 같은 모양, 구순열, 어떤 아이들은 토순인 채로 태어난다.
퇴비 식물과 동물의 배설물의 혼합물로서 썩혀서 비료를 만든다. 건초, 낙엽, 식물 쓰레기, 동물의 분변, 거름 모두가 좋은 퇴비가 된다.
티눈 신발이나 샌들이 누르는 부위 혹은 다른 발가락에 의해 눌리는 부위에 생기는 두껍고 단단하여 아픈 부위
티스푼 5㎖ 분량의 계량스푼, 3개의 티스푼은 큰 스푼 1개와 같다.
판누스 트라코마와 같은 눈병으로 각막 주변부 꼭대기에 보이는 작은 혈관
패혈증 혈액의 감염
페트롤리움 젤리(바셀린) 피부 연고제로 사용되는 기름형태의 젤리
편두통 심한 박동성의 두통으로 종종 머리의 한쪽 면만 아프다. 자주 구토도 있다.
편모충 장에 감염되는 거품이 있는 황색의 설사를 일으키는 매우 작은 기생충
평가 어떤 일의 가치나 진가, 혹은 그 일이 얼마나 잘되었는지를 알아보는 연구, 진행 중인 활동의 이전과 이후의 차이를 비교한다.
폐경 생리가 자연적으로 멈추는 시기로서 보통 40~50세 사이다.
폐병 폐결핵의 옛 이름
폐쇄 막히거나 방해가 되는 상태, 장 폐쇄는 응급질환이다.
포도당 당을 인체가 빠르고 쉽게 이용할 수 있도록 단순화한 형태, 과일과 꿀에서 발견되며 재수화 용액에 사용되는 하얀 가루로 구입할 수 있다.
피부염 피부의 감염이나 자극
피임 임신을 예방하는 방법
하감 생식기나 손가락, 혹은 입술에 생기는 통증이 없는 상처 또는 궤양으로서 매독 때 나타나는 초기의 조짐들 중 하나
하제 변비가 있을 때 변을 부드럽게 하고 보다 자주 보게 할 때 사용하는 약물
합병증 병을 앓고 있는 중에 2차로 생기는 문제점, 예를 들어 수막염은 홍역을 앓고 있는 중에 나타날 수 있는 위험한 합병증이다.
항경련제 위장의 경련이나 경축을 완화하는 데 쓰는 약물
항독소 독이나 독소에 대항하거나 중화시키는 약물, 주로 말의 혈청에서 만든다.

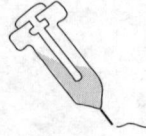

항문 다리 사이에 위치하는 내장 말단의 열린 부분
항문 대 구강 한 사람의 변에서 자신이나 다른 사람의 입, 음식물, 손가락을 통해 전해진다.
항사독소(抗蛇毒素) 뱀에 물린 중독 치료에 쓰는 항독소
항생제 세균에 의한 감염에 대항하는 약물
항히스타민제 건초열이나 가려움 등과 같은 알레르기를 치료하는 약물, 구토에도 도움이 되고 졸립게 한다.
탈장 배를 덮고 있는 근육에 생긴 구멍이나 찢어진 부분을 통해 내장이 밀려나와 피부 아래에서 둥근 공 모양이나 덩어리가 된다.
현미경 렌즈가 붙은 도구로 매우 작은 것을 크게 확대해 준다.
현미경적 너무 작아서 오직 현미경으로만 관찰할 수 있는 어떤 것
현탁액 가루를 섞은 물, 액체
호르몬 신체에서 특별한 작용을 하기 위해 만들어지는 화학물질, 예를 들어 에스트로겐과 프로게스테론 같은 호르몬은 여성의 생리주기와 임신할 수 있는 기회를 조절한다.
호흡 숨 쉬기 호흡기는 기관지, 폐, 숨을 쉬기 위한 다른 기관들을 포함한다.
호흡 횟수 일 분 동안 숨을 쉬는 횟수
혼수 깨어날 수 없는 무의식 상태, 병이나 손상, 독 때문에 생길 수 있고 죽을 수도 있다.
홍채 동공을 둘러싸는 눈의 색깔이 있거나 혹은 검은 색 부분
화씨(°F) 덥고 추운 것의 척도, 건강한 어른의 체온(정상체온)은 98.6°F이다. 물은 32°F에서 얼고 212°F에서 끓는다.
황달 눈과 피부가 노랗게 되는 것, 간이나 담낭, 췌장, 혹은 혈액의 병을 나타내는 증상
회충 사람의 장에 기생하는 큰 벌레로서 소화불량, 쇠약, 때로 장 폐쇄를 일으킨다.
횟수 일정시간 동안 어떤 것이 발생하는 빈도
흡수성 봉합사 상처를 봉합 때 쓰는 특수한 실인데 특히 분만 중에 입은 상처에 쓴다. 흡수성 봉합사는 천천히 흡수가 됨으로 후에 실밥을 뽑지 않아도 된다.
흡충 간이나 몸 여러 곳에 감염되어 여러 가지 병을 일으키는 기생충, 주혈흡충은 피 속에 들어가서 주혈흡충을 일으킨다.
히스테리 ① 일반적으로 매우 신경질적이거나 두렵고 감정적으로 괴로운 상태
② 의학적 용어로서 두려움이나 믿음의 힘에 의해 생기는 병의 증상

자료 구입을 위한 주소

Hesperian Foundation
P. O. Box 1692
Palo Alto, California 94302 U. S. A.

Health books in basic language, in English and Spanish : Where There Is No Doctor, Helping Health Workers Learn, Where There Is No Dentist, and Disabled Village Children ; slides and film strips on teaching materials and village theater ; papers on community-based health work, politics of health, etc.

Teaching Aids at Low Cost(TALC)
P. O. Box 49
St. Albans
Herts. AL1 4AX United Kingdom

Slide sets, weight charts, aids to weight charts (flannel-graphs, etc.). Free booklist. English, French, Spanish, and Portuguese

African Medical & Research Foundation (AMREF)
Wilson airport, P. O. Box 30125
Nairobi, Kenya

The Defender, a newsletter with ideas for health education methods, and an excellent series of rural health books in English.

Afrolit Society
P..O. Box 72511
Nairobi, Kenya

Illustrations for Development, a work manual for artists to help them produce more effective illustrations on health.

AHRTAG
1 London Bridge Street
London, SE1 9SG
United Kingdom

Diarrhoea Dialogue, a newsletter about prevention and treatment of diarrhea available in English, French, Spanish, Portuguese, Arabic, Bengali, and Urdu. ARI News, a newsletter about acute respiratory infections available in English, French, Spanish, and Chinese. AIDS Action, a newsletter about measures to combat the spread of AIDS. Teaching aids about rehabilitation.

Alcoholics Anonymous
World Services Incorporater
P. O. Box 459
Grand Central Station
New York, NY 10163 U. S. A.

Information about alcoholism and materials on how to start community support groups for persons addicted to alcohol or drugs

Caribbean Food and Nutrition Institute
P. O. Box 140
Mona P. O.
Jamaica, West Indies

Christian Medical College and Hospital
Vellore 632004
Tamil Nadu, India

Christian Medical Commission
Box 66, 150 Route de Ferney
1211 Geneva 20, Switzerland

Clearinghouse on Infant Feeding and Maternal Nutrition
APHA
1015 15th Street NW
Washington, D.C. 20005 U. S. A.

Council for Primary Health Care
1787 A. Mabini
Malate, Manila
Philippines

Courtejoie, Dr. J.
Centre pour le Promotion de la Sante
B. P. 1800
Kangu Mayumbe(B. Z.)
Republique du Zaire

DEMOTECH-Designs for Self-Reliance
P. O. Box 303
6950 AH Dieren
The Netherlands

Development Resource Centre
c/o Concern
P. O. Box 650
Dhaka, Bangladesh

F. A. O. of the U. N.
Nutrition and Home Economic Division
Via delle Terme de Caracalla
00100, Rome, Italy

Health Action International Network(HAIN)
49 Scout Madrinan
Diliman, Quezon City, Philippines

Health Education Department
Addis Ababa, Ethiopia

Helen Keller International
15 West 16th Street
New York, New York 10011 U. S. A.

International Development Research Centre
(IRDC)
P. O. Box 8500
Ottawa, Ontario, Canada K1G 3H9

Matérial Réalisé à l' Atelier de Matériel
Didactique
Busiga, P. B. 18
Ngozi, Burundi

Nutrition Center of the Philippines

MCC P. O. BOX 653
Makati, Metro Manila
Philippines

Nutrition Section
Public Health Department, Box 3991
Boroko, Papua New Guinea

O. C. E. A. C
Service de la formation et de la documentation
B. P 288
Yaounde, Cameroun

Pan American Health Organization (PAHO)
525 23rd Street, NW
Washington, DC 20037 U. S. A.

Save the Children Federation
54 Wilton Road
Westport, Connecticut 06880 U. S. A.

TAPS
Appropriate Technology for Health
Caixa Postal 20.396
Sao Paulo, S. P. CEP 04034 Brazil

UNICEF Communication Section
P. O. Box 1187
Kathmandu, Nepal

Voluntary Health Association of India(VHAI)
40, Institutional Area, South of IIT

New Delhi 110016 India
Women's International Network
187 Grant Street
Lexington, Massachusets 02173 U. S. A.

World Health Organization
 1211 Geneva 27, Switzerland

World Neighbors
5116 North Portland
Oklahoma City, Oklahoma 73112 U. S. A.

부록 4

약품목록

본 약품목록은 알파벳 순서로 나열하였으며, 이 책에서 언급되었으나 부록 1에 실린 약은 부록 4에 나열되었다.

A

Acetaminophen(아세트아미노펜 / Paracetamol : 파라세타몰) 541
Acetylsalicylic Acid(아세틸살리실릭 에시드 / Aspirin : 아스피린) 539
Activated Charcoal(엑티베이티드 차르콜) 559
Adrenalin(에피네프린이 함유된 아드레날린 / Epinephrine : 에피네프린) 552
Adrenaline(아드레날린) 552
Alacramyn(알라크라민 / Antivenom : 항독소) 556
Albendazole(알벤다졸) 530
Albuterol(알부테롤) 552
Alka-Seltzer(알카셀처 / Sodium Bicarbonate : 소디움 바이카보네이트) 544
Allergic Reactions, medicines for(알레르기 반응 약) 553
Aluminum Hydroxide(알루미늄 하이드록사이드) 543
Amebas, medicines for(아메바성 질환 약) 519
Aminophylline(아미노필린) 551
Amoxicillin(아목시실린) 491

Ampicillin(암피실린)……491
Analgesics(아날게식스 : 진통제)……539
Anemia, medicines for(아네미아 : 빈혈약)……566
Anesthetics(아네스테틱스 : 마취제)……542
Antacids(안트에시드 : 제산제)……543
Antibiotics(안티바이오틱스 : 항생제)……524
Antihistamines(안티히스타민스 : 항히스타민제)……553
Antiminth(안티민스 / Pyrantel : 피란텔)……533
Antispasmodics(안티스파스모댁스 : 항경련제)……560
Antitoxins(안티톡신스 : 항독소)……557
Antivenoms(안티베놈스 : 뱀독의 해독제)……556
Antivip-KL(안티비트-케이엘 / Antivenom : 항독소)……557
Antrypol(안트리폴 / Suramin : 수라민)……538
Aralen(아랄렌 / Chloroquine : 클로로퀸)……513
Aspirin(아스피린)……539
Asthma, medicines for(천식 약)……551
Atabrine(아타브린)……534
Atropine(아트로핀)……543

B

Bactrim(박트림 / Co-trimoxazole : 코-트리목사졸)……499
Banocide(바노사이드 / Diethylcarbamazine : 디에칠카바마진)……537
Bayer 205(바이엘 205 / Suramin : 수라민)……538
Belladonna(벨라도나)……543
Benadryl(베나드릴 / Diphenhydramine : 디펜하이드라민)……555
Benzathine(벤자틴)……490
Benzoic Acid(벤조익 에시드)……525
Benzylbenzoate(벤질 벤조에이트)……528
Betadine(베타딘 / Povidone Iodine : 포비돈 아이오다인)……523
Bicarbonate of Soda(소다성 바이카보네이트)……544
Bichloroacetic Acid(바이클로로아세틱 에시드)……529
Bilarcil(빌랄실 / Metrifonate : 메트리포네이트)……536
Biltricide(빌트리사이드 / Praziquantel : 프라지퀀텔)……533
Birth Control(피임약)……568
Bleeding, medicines for(출혈, 지혈제)……563

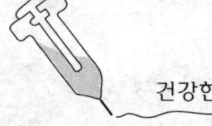

Brevicon(birth control pills / 브레비콘 : 경구피임약) ... 568
Brevicon 1+35(birth control pills / 브레비콘 1+35 : 경구피임약) ... 568
Brevinor(birth control pills / 브레비놀 : 경구피임약) ... 570
Broxyquinoline(브록시퀴놀린) ... 522

C

Cafergot(Ergotamine with caffeine / 케이퍼고트) ... 542
Ceftriaxone(세프티리악손) ... 503
Cephalosporins(세팔로스포린스) ... 502
Charcoal, powdered(차르콜, 분말) ... 559
Chlamydia, medicines for(클라미디아 약) ... 502
Chlorambin(클로라빈) ... 522
Chloramphenicol(클로람페니콜) ... 497
Chloromycetin
(클로로마이세틴 / Chloramphenicol : 클로람페니콜) ... 497
Chloroquine(클로람퀸) ... 513
Chlorpheniramine(클로르페니라민) ... 556
Chlortetracycline(클로르테트라사이클린) ... 538
Cimetidine(시메티딘) ... 545
Ciprofloxacin(사이프로프록싸신) ... 503
Clavulanic Acid(클라뷸라닉 에시드) ... 503
Clioquinol(클리오퀴놀) ... 522
Clofazimine(클로파지민) ... 510
Cloxacillin(클록사실린) ... 487
Cobrantril(코브란트릴 / Pyrantel : 피란텔) ... 533
Codeine(코데인) ... 542
Condoms(콘돔 : 피임용) ... 571
Contraceptive Foam(컨트라셉티브 폼 : 피임기구) ... 572
Contraceptive Suppositories(컨트라셉티브 서포지토리스 : 피임용 좌약) ... 572
Contraceptives, oral(경구용 피임약 : 컨트라셉티브 오랄) ... 568
Convulsions(fits), medicines for(컨벌전 : 경련) ... 560
Copper T(IUD / 커퍼 티 : 자궁 내 피임기구) ... 572
Copper 7(IUD / 커퍼 7 : 자궁 내 피임기구) ... 572
Cortico-steroid(코티코-스테로이드) ... 524
Cortisone(코티손) ... 564

Co-trimoxazole(코-트리목사졸) ··· 499
Cough Medicines(기침약 : 코프 메디슨즈) ··· 550
Cramps of the gut, medicines for(소화기 경련) ··· 543
Crotamiton(크로타미톤) ··· 529
Crystal Violet(크리스탈 바이올렛) ··· 523
Cyanocobalamin(Vitamin B_{12}, 시아노코발라민) ··· 567

D

Dapsone(댑손 / Diaminodiphenylsulfone : 디아미노디페닐설폰, DDS : 디디에스) ··· 510
Dehydration, medicines for(디하이드레이션 : 탈수억제용) ··· 546
Delfen(델펜 / Contraceptive Foam : 컨트라셉티브 폼) ··· 572
Demulen(데뮬렌) ··· 570
Depo Provera(데포 프로베라) ··· 573
Diaphragm(다이아프램) ··· 571
Diarrhea, medicines for(다이아레아 : 지사제) ··· 549
Diazepam(다이아제팜) ··· 562
Dicloxacillin(디크록사실린) ··· 487
Diethylcarbamazine(디에칠카바마진) ··· 537
Diiodohydroxyquin(디이오도하이드록시퀸) ··· 522
Dilantin(딜란틴 / Phenytoin : 페니토인) ··· 561
Diloxanide Furoate(딜록사나이드 프로에이트) ··· 520
Dimenhydrinate(디멘하이드리네이트) ··· 556
Diodoquin(다이오도퀸 / Diodohydroxyquin : 디오도하이드록시퀸) ··· 522
Diphenhydramine(디펜하이드라민) ··· 555
Diphenylhydantion(디페닐하이단토인) ··· 561
Doxycycline(독시사이클린) ··· 496
Dramamine(드라마민 / Dimenhydrinate : 디멘하이드리네이트) ··· 556
Droncit(드론시트 / Praziquantel : 프라지퀀텔) ··· 535
Dulcorax(둘코락스 / Glycerin Suppositories : 글리세린 좌약) ··· 548

E

Emko(엠코 / Contraceptive Foam : 컨트라셉티브 폼) ··· 572
Enteroquinol(엔테로퀴놀) ··· 522
Entero Vioform(엔테로 바이오폼) ··· 522
Ephedrine(에페드린) ··· 549

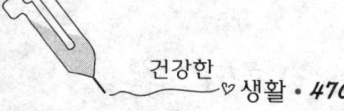

Epinephrine(에피네프린) 552
Epsom salts(엡솜 소금) 547
Ergometrine(엘고메트린) 563
Ergonovine(엘고노빈) 563
Ergotamine with caffetine(엘고타민 : 키페인 함유) 542
Ergotrate(엘고트레이트) 563
Erythromycin(에리스로마이신) 494
Ethambutol(에탐부톨) 507
Eugynon(유지논 / birth control pills : 피임약) 570
Eurax(유렉스 / Crotamiton : 크로타미톤) 529
Expectorants(엑스펙토런츠 : 거담제) 550
Exsel(엑셀 / Selenium Sulfide : 셀레니움 설파이드) 526
Eyes, medicines for(안약) 538

F

Family Planning Methods(가족계획) 568
Fansidar
(판시달 / Pyrimethamine with Sulfadoxine : 설파독신을 함유한 피리메타민) 517
Femenal(피메날 / birth control pills : 피임약) 570
Femulen(페뮬렌 / birth control pills : 피임약) 571
Ferrous Sulfate(페로스 설페이트 : 빈혈 치료제) 566
Fits(Convulsions), medicines for(경련 치료제) 560
Flagyl(플라질 / Metronidazole : 메트로니다졸) 522
Floraquin(플로라퀸) 522
Folic Acid(폴릭 에시드) 567
Fungus Infections(펑거스 인펙션), medicines for(세균감염 치료제 : 곰팡이) 525

G

Gamma Benzene Hexachloride(감마 벤젠 헥사클로라이드 / Lindane : 린데인) 527
Gammezane(감메제인 / Lindane : 린데인) 527
Garamycin(가라마이신 / Gentamicin : 겐타마이신) 501
Gentamicin(겐타마이신) 501
Gentian Violet(젠티안 바이올렛) 523
Germanin(겔마닌 / Suramin : 수라민) 538
Giardia, medicines for(지알디아 약) 519

Glycerin Suppositories(글리세린 좌약) ·· 548
Gonorrhea, medicines for(고노레아 : 임질약) ·· 502
Griseofulvin(그리세오풀빈) ·· 526

H
Halquinol(할퀴놀) ·· 522
Headache, medicines for(두통약) ·· 539
Helmex(핼맥스 / Pyrantel : 피란텔) ·· 533
Hemorrhage, medicines for(출혈 치료제) ·· 563
Hemorrhoids, medicines for(치질약) ·· 564
Hetrazan(헤트라젠 / Diethylcarbamazine : 디에칠카바마진) ·················· 537
Hydroxyquinolines(하이드로퀴놀린스) ·· 522
Hyoscyamine(하이오시아민 / Atropine : 아트로핀) ································ 543
Hyper-tet(하이퍼-테트 / Tetanus Immune Globulin : 파상풍 면역 글로불린) ······ 558

I
Ibuprofen(이부프로펜) ·· 541
Infections, medicines for(감염 치료제) ·· 525
Injectable Contraceptives(주사용 피임약) ·· 573
Insecticides for scabies and lice(옴과 이에 대한 살충제) ···················· 527
Intrauterine Device(IUD / 자궁 내 장치, 피임) ·· 572
Iodochlorhydroxyquin(아이오도클로르하이드록시퀸) ······························ 522
Iodoquinol(아이오도퀴놀) ·· 522
Ipecac Syrup(이페카 시럽) ·· 559
Iron Sulfate(아이론 설페이트 : 빈혈 치료제) ·· 566
Isoniazid(아이소니아지드 / INH : 아이나) ·· 505
Ivermectin(이버멕틴) ·· 537

K
Kanamycin(카나마이신) ·· 501
Kantrex(칸트렉스) ·· 501
Kaolin with Pectin(펙틴이 함유된 카올린) ·· 549
Kaopectate(캐오펙테이트) ·· 549
Kwell(크웰 / Lindane : 린데인) ·· 527

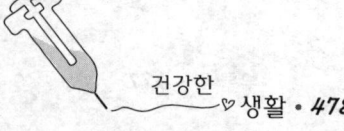

L

Lamprene(람프렌 / Clofazimine : 클로파지민) 510
Lariam(라리암 / Mefloquine : 메플로퀸) 516
Laxatives(락사티브즈 : 완하제) 547
Lempko(렘프코 / Contraceptive Foam : 피임약) 572
Leprosy, medicines for(나병 치료제) 508
Lice, medicines for(이 등에 물린 경우) 527
Lidocaine(리도카인) 542
Lindane(린데인) 527
Lippes Loop(리페스 루프 / IUD : 자궁 내 장치) 572
Loestrim 1/20(로에스트린 1/20 / birth control pills : 피임약) 571
Lo-Femenal(로-페메날 / birth control pills : 피임약) 569
Logynon(노지논 / birth control pills : 피임약) 569
Lo-ovral(로-오브랄 / birth control pills : 피임약) 569
Luminal(루미날 / Phenobarbital : 페노바비탈) 560

M

Magnesium Hydroxide(마그네시움 하이드록사이드) 543
Magnesium Sulfate(마그네시움 설페이트) 547
Malaria, medicines for(말라리아 치료제) 512
Mansil(만질 / Oxamniquine : 옥삼니퀸) 536
Mebendazole(Vermox / 메벤다졸 : 버목스) 530
Mectizan(멕티잔 / Ivermectin : 이버멕틴) 537
Mefloquine(메플로퀸) 516
Mepacrine(메파크린) 534
Methergine(메텔긴 / Methylergonovine Maleate : 메틸에르고노빈 말리이트) 563
Methicillin(메티실린) 487
Metrifonate(메트리포네이트) 536
Metronidazole(메트로니다졸) 519
Microgynon 30(마이크로지논 / birth control pills : 피임약) 569
Microlut(마이크로루트 / birth control pills : 피임약) 571
Microvlar(마이크로블라 / birth control pills : 피임약) 569
Micronor(마이크로놀 / birth control pills : 피임약) 571
Micronovum(마이크로노붐 / birth control pills : 피임약) 571
Milk of Magnesia(마그네시아가 함유된 밀크) 547

Milk, powdered(분유) ·· 564
Mineral Oil(미네랄 오일) ··· 548
Mini-pill(미니필) ·· 571
Minovlar(미노블라 / birth control pills : 피임약) ······························· 570
Modicon(모디콘 / birth control pills : 피임약) ··································· 570
Myambutol(마이암부톨 / Ethambutol : 에탐부톨) ····························· 507

N

Nafcillin(나프실린) ··· 487
Naphuride(나프라이드 / Suramin : 수라민) ·· 538
Neo Sampoon
(네오 삼푼 / Contraceptive Suppositories : 피임용 좌약) ················ 572
Neocon(네오콘 / birth control pills : 피임약) ····································· 568
Neogynon(네오지논 / birth control pills : 피임약) ···························· 570
Neomycin(네오마이신) ··· 524
Neo-Synephrine(네오-시네프린) ·· 549
Net-En(네트-엔 / Injectable Contraceptive : 주사용 피임약) ············ 573
Niclosamide(니클로사마이드) ·· 533
Nivembin(니벰빈) ··· 522
Nordette(놀데트 / birth control pills : 피임약) ··································· 569
Nordiol(놀디올 / birth control pills : 피임약) ····································· 570
Noriday 1+50(노리데이 1+50 / birth control pills : 피임약) ············· 569
Norimin(노리민 / birth control pills : 피임약) ··································· 568
Nor-QD(놀-큐디 / birth control pills : 피임약) ································· 571
Norlestrin(놀레스트린) ··· 570
Norplant(노프란트 / Contraceptive Implant : 피임용 임플란트) ········· 573
Nose, medicines for(비염 치료제) ·· 549
Nystatin(니스타틴) ··· 523

O

Onchocerciasis, medicines for(기생충 : 회선사상충증약) ··················· 537
Oral Contraceptives(오랄 컨트라셉티브 : 먹는 피임약) ······················ 568
Oral Rehydration Salts(오랄 리하이드레이션 솔트) ··························· 546
Ortho-Novum 1/35(올소-노붐 1/35 / birth control pills : 피임약) ···· 568
Ortho-Novum 1/50(올소-노붐 1/50 / birth control pills : 피임약) ···· 568

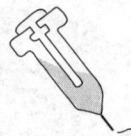

Ovcon(오브콘 / birth control pills : 피임약) ····················570
Ovral(오브랄) ····················570
Ovrette(오브레트 / birth control pills : 피임약) ····················571
Ovulen(오블렌 / birth control pills : 피임약) ····················570
Ovum 50(오붐 50 / birth control pills : 피임약) ····················570
Ovysmen(오비스멘 / birth control pills : 피임약) ····················570
Ovysmen 1/35(오비스멘 1/35 / birth control pills : 피임약) ····················569
Oxacillin(옥사실린) ····················487
Oxamniquine(옥삼니퀸) ····················536
Oxytetracycline(옥시테트라사이클린) ····················495
Oxytocin(옥시토신) ····················564

P

Pain, medicines for(통증 치료제) ····················539
Paludrine(팔루드린 / Proguanil : 프로구아닐) ····················517
Paracetamol(파라세타몰) ····················541
Penicillins(페니실린) ····················486
   Amoxicilline(아목시실린) ····················491
   Ampicillin(암피실린) ····················491
   Benzathine(벤자틴) ····················490
   Benzylpenicillin(Penicillin G / 벤질페니실린, 페니실린 G) ····················487
   Crystalline(크리스탈린) ····················489
   For Restistance to Penicillin(페니실린 저항약) ····················487
   PAM(Procaine Penicillin Aluminum Monostearate
   (프로카인 페니실린 알루미늄 모노스터레이트) ····················490
   Phenoxymethyl(Penicillin V / 페녹시메틸) ····················487
   Procaine(프로카인 : 국부마취제) ····················490
   With Streptomycin(스트렙토마이신 첨가) ····················493
Perle(페를레) ····················568
Perle LD(펠레 엘디) ····················493
Petroleum Jelly(페트롤레움 젤리 / Petrolatum, Vaseline : 페트롤라툼, 바셀린) ····················525
Phenergan(페넬간 / Promethazine : 프로메타진) ····················554
Phenobarbital(페노바비탈) ····················560
Phenobarbitone(페노바비톤) ····················543
Phenoxymethyl(Penicillin V / 페녹시메틸) ····················487

Phenytoin(페니토인) ··561
Phytomenadione(피토메나디온 / Vitamin K : 비타민 K) ···············567
Phytonadione(피토나디온) ··567
Piperazine(피페라진) ···531
Pitocin(피토신 / Oxytocin : 옥시토신) ··564
Pituitrin(피튜이트린) ···563
Podophyllin(포도필린) ··529
Poisoning, medicines for(해독제 : 포이조닝) ································556
Polymyxin(폴리믹신) ···524
Polysporin(폴리스포린 / Polymyxin : 폴리믹신) ···························524
Polyvalent Crotalid Antivenin
(폴리발렌트 크로탈리드 안티베닌 / for snakebites : 뱀에 물린 경우) ··········557
Povidone Iodine(포비돈 아이오다인) ··523
Powdered Charcoal(가루용 차르콜) ··559
Preziquantel for Schistosomiasis(주혈흡충증용 프레지퀀텔) ·········575
Praziquantel for Tapeworm(촌충용 프라지퀀텔) ···························533
Primaquine(프리마퀸) ···518
Primovlar(프리모블라 / birth control pills : 피임약) ····················570
Probenecid(프로베네시드) ··503
Proguanil(프로구아닐) ··517
Promethazine(프로메타진) ···554
Pyrantel(피란텔) ··533
Pyrazinamide(피라지나마이드) ··506
Pyrethrins with Piperonyl(피페로닐을 함유한 피레스린스) ···········528
Pyridoxine(vitamin B$_6$ / 피리독신) ···568
Pyrimethamine with Sulfadoxine(설파독신을 함유한 피리메타민) ······517

Q
Quinacrine(퀴나크린) ··521
Quinine(퀴닌) ···515
Quogyl(쿠오질) ··522

R
Ranitidine(라니티딘) ···545
Rehydration Drink(리하이드레이션 음료 : 수분보충액) ················546

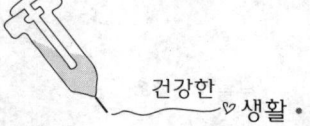

Retinol(레티놀) 565
RID(알아이디 / Pyrethrins with Piperonyl : 피페로닐을 함유한 피레스린스) 528
Rifampin(리팜핀) for TB(결핵 치료용 / Rifampicin : 리팜피신, Rifamycin : 리파마이신) 505
Rifampin(리팜핀) for Leprosy
(나병 치료용 / Rifampicin : 리팜피신, Rifamycin : 리파마이신) 505
Ringworm, medicines for(기생충약) 530
River Blindness, medicines for(강변실명) 537

S

Safety Coil(IUD / 세이프티 코일 : 자궁 내 장치) 572
Salbutamol(살부타몰) 552
Salicylic Acid(살리실릭 에시드) 525
Scabies, medicines for(스케비스 : 옴) 527
Scorpion Sting, antivenins for(스콜피온 스팅 : 전갈에 물린 곳) 557
Selenium Sulfide(셀레니움 설파이드) 526
Selsun(셀슨 / Selenium Sulfide : 셀레니움 설파이드) 526
Septra(셉트라 / Co-trimoxazole : 코-트리목사졸) 499
Silver Nitrate(실버 나이트레이트 : 질산은, 신생아 눈약) 539
Simethicone(시메티콘) 544
Skin Problems, medicines for(피부병) 523
Snakebite, antivenins for(해독제 : 뱀) 557
Soaps(비누) 523
Sodium Bicarbonate(소디움 비카보네이트) 544
Sodium Thiosulfate(소디움 티오설페이트) 526
Spectinomycin(스펙티노마이신) 503
Streptomycin(스트렙토마이신) 493
Suero Anticrotalico(수에로 안티크로탈리코) 557
Sulfas(Sulfonamides / 설파제 : 설폰아마이드) 523
   Co-trimoxazole(코-트리목사졸) 499
   Sulfadiazine(설파다이아진) 498
   Sulfadimidine(설파디미딘) 498
   Sulfamethazine(설파메타진) 498
   Sulfisoxazole(설피족사졸) 498
   Trimethoprim with Sulfamethoxazole
   (설파메톡사졸을 가진 트리메토프림 / Co-trimoxazole / 코-트리목사졸) 499

Triple Sulfa(트리플 설파) ··498
Sulfones(설폰즈 / Dapsone : 댑손, DDS : 디디에스) ··510
Sulfur(설파) ···526
Suramin(수라민) ··538
Synophase(시노페이스 / birth control pills : 피임약) ··569
Syrup of Lpecac(이페카 시럽) ···559

T

Tagamet(타가메트 / Cimetidine : 시메티딘) ··545
Terramycin(테라마이신 / Tetracycline : 테트라사이클린) ··518
Tetanus Antitoxin(테타누스 안티톡신 : 파상풍 항독제) ···558
Tetanus Immune Globulin(테타누스 이뮨 글로블린 : 파상풍 면역 글로불린) ···········558
Tetracyclin(테트라사이클린) ··495
　　Doxycycline(독시사이클린) ···496
　　Oxytetracycline(옥시테트라사이클린) ··495
　　Tetracycline HCl(염산 테트라사이클린) ···495
Theophylline(테오필린) ··551
Thiabendazole(티아벤다졸) ···532
Thiacetazone(티아세타존) ··508
Tinactin(티낙틴 / Tolnaftate : 톨나프테이트) ···526
Tolnaftate(톨나프테이트) ···526
Trinordiol(트리놀디올 / birth control pills : 피임약) ··569
Trinovum(트리노붐 / birth control pills : 피임약) ··569
Triphasil(트리페이실 / birth control pills : 피임약) ··569
Triquilar(트리퀼라 / birth control pills : 피임약) ··569
Tuberculosis, medicines for(튜버클로시스 : 결핵 치료제) ···503
Typhoid, medicines for(타이포이드 : 장티푸스 치료제) ···492

U

Ulcers, medicines for(얼서스 : 궤양약) ···543
Undecylenic Acid(언더사일레닉 에시드) ··525

V

Vaginal Infections, medicines for(바지날 인펙션 : 질의 세균감염 치료제) ··············522
Valium(바리움 / Diazepam : 다이아제팜) ···562

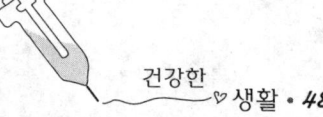

Vansil(반질 / Oxamniquine : 옥삼니퀸)..........536
Vaseline(바셀린 / Petroleum Jelly : 페트롤레움 젤리)..........525
Vermox(버목스 / Mebendazole : 메벤다졸)..........530
Vibramycin(바이브라마이신 / Doxycycline : 독시사이클린)..........496
Vinegar(비네갈)..........522
Vitamins(바이타민 : 비타민)..........565
Vomiting, medicines for(보미팅 : 구토 치료제)..........553

W

Warts on the Genitals, medicines for(생식기에 생긴 결절 치료를 위한 약)..........529
Water as a Medicine(약으로 쓰이는 물)..........523
White Vinegar(무색 식초)..........522
Whitfield's Ointment(화이트필즈 오인트먼트)..........524
Worms, medicines for(구충제)..........530

X

Xylocaine(자일로케인 / Lidocaine : 리도카인)..........542
Xerophthalmia, Vitamins for(제로프탈미아, 안구건조증 치료용 비타민)..........565

Y

Yomesan(요메산 / Niclosamide : 니클로사마이드)..........533

Z

Zentel(젠텔 / Albendazole : 알벤다졸)..........530
Zantac(잔탁 / Ranitidine : 라니티딘)..........545

약품에 대한 설명

항생제

페니실린계 : 매우 중요한 항생제

페니실린은 가장 유용한 항생제의 하나이며, 고름이 생기는 많은 감염을 포함해서 특정한 종류의 감염에 효과가 있다. 하지만 설사, 대부분의 비뇨기 감염, 요통, 타박상, 감기, 수두, 기타 바이러스 감염에는 효과가 없다(73쪽 참고). 페니실린은 밀리그램(mg)이나 단위(U.)로 측정된다. 페니실린 G 250mg = 400,000U.이다.

위험성과 주의사항 : 모든 종류의 페니실린(암피실린과 아목시실린을 포함해서)은 대부분의 사람들에게 가장 안전한 약 중의 하나이다. 과량 사용하는 것은 해가 되지 않고 다만 돈을 낭비할 뿐이다. 너무 적은 양은 감염을 완전히 막지 못하고 오히려 세균이 저항력을 갖게 만들 수 있다(세균을 죽이기 더 어렵게 된다).

특정한 사람들에게 페니실린은 알레르기 반응을 일으킨다. 경미한 알레르기 반응에는 가렵고 부푼 반점과 발신이 생긴다. 보통 이것들은 페니실린을 사용한 후 몇 시간 또는 며칠 내에 나타나며 며칠 동안 지속된다. 가려움을 완화시키는 데는 항히스타민제(553쪽)가 도움이 된다.

드물지만 페니실린은 알레르기 쇼크라 불리는 위험한 반응을 일으키는데, 페니실린이 주사된(섭취된) 후 곧 환자가 갑자기 창백해지고 호흡이 어려워지며 쇼크 상태(135쪽 참고)에 빠지게 된다. 이때는 즉시 에피네프린(아드레날린)을 주사해야 한다. 따라서 페니실린을 주사할 때는 항상 에피네프린을 준비해 두어야 한다(552쪽 참고).

어떤 형태로든지 페니실린에 알레르기 반응을 일으킨 적이 있는 사람은 절대로 모든 종류의 페니실린, 암피실린, 아목시실린을 경구로나 또는 주사로 다시 사용해서는 안 된다. 왜냐하면 다음에는 반응이 훨씬 심할 수 있으며 이로 인해 사망할 수도 있기 때문이다(그러나 페니실린 복용으로 생긴 위장장애는 알레르기 반응이 아니므로 약을 중단할 필요는 없다). 페니실린을 사용할 수 없는 사람은 때때로 테트라사이클린 또는 에리스로마이신을 복용해서 치료될 수 있다(494-495쪽 참고).

페니실린으로 치료될 수 있는 대부분의 감염은 경구로 복용한 페니실린으로 아주 잘

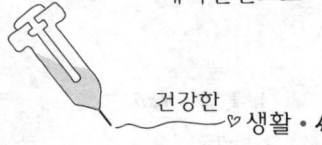

치료될 수 있다. 주사 형태의 페니실린은 입으로 복용한 페니실린에 비해 훨씬 위험하다. 따라서 페니실린 주사는 심각하거나 또는 위험한 감염에만 사용하도록 하며, 또한 페니실린이나 페니실린을 포함한 약을 주사하기 전에는 항상 135쪽에 나와 있는 주의사항을 지키도록 한다.

페니실린에 대한 저항력 : 때때로 페니실린으로 잘 조절되는 감염이 이 약에 효과가 없을 수도 있다. 이는 세균이 저항력을 갖게 되었으며 따라서 페니실린이 더 이상 이들 세균을 죽일 수 없게 되었기 때문이다(120쪽 참고).

오늘날 때때로 페니실린에 저항력을 보이는 감염은 농가진, 고름이 생긴 피부 궤양, 호흡기 감염, 유방염, 골수염 등이다. 만일 이들 감염에 일반적인 페니실린이 잘 듣지 않으면 다른 항생제를 사용해야 한다. 특별한 형태의 페니실린(메티실린, 나프실린, 옥사실린, 클록사실린, 디크록사실린)이 효과가 있을 수 있다. 용량과 주의사항에 관해서는 건강 섬기미와 상의한다.

세계의 많은 지역에서 임질은 이제 페니실린에 저항력을 갖고 있다. 다른 항생제에 관해서는 502쪽을 참고한다. 폐렴 또한 때때로 페니실린에 저항력을 갖고 있는데, 이때는 코-트리목사졸(499쪽) 또는 에리스로마이신(494쪽)을 사용해 본다.

경구용 페니실린

페니실린 G 또는 페니실린 V

◇ 이름 : _____ 가격 : _____ 단위 : _____
◇ 보통 시판되는 형태 : 250mg(400,000U.) 정제, 찻숟가락당 125mg 또는 250mg인 현탁액 또는 현탁액을 위한 분말

(페니실린 V는 페니실린 G에 비해 몸에 쉽게 흡수되나 값이 더 비싸다.) 다음과 같은 경미하거나 중증도의 감염에는 경구용 페니실린(주사용보다)을 사용해야 한다.

- 농양이나 치아 감염이 있을 때
- 상처가 감염되었거나 종기가 심할 때
- 부스럼이 몸 전체에 퍼졌을 때
- 단독(Erysipelas)
- 귀의 감염
- 상악동염(축농증)
- 갑자기 열이 나고 목이 아플 때(연쇄상구균 감염)

- 일부 기관지염
- 파상풍 예방접종을 하지 않은 사람이 깊고 더러운 상처가 생겼을 때 파상풍을 예방하기 위해
- 류마티스 열
- 폐렴

만일 감염이 심각하면 페니실린을 주사하기 시작하는 것이 좋다. 그러나 일단 상태가 호전되면 보통 경구용 페니실린을 사용할 수 있다. 2~3일이 지나도 상태가 좋아지지 않으면, 다른 항생제를 사용하는 것을 고려해 보고 의사의 도움을 구하도록 한다.

◇ 용량 : 경구용 페니실린-250mg(20-60mg/kg/day) 정제 사용 시
◇ 경한 감염 :
- 성인 : 1알 또는 2알(250-500mg)을 하루에 4회
- 7~12세 어린이 : 1알(250mg)을 하루에 4회
- 2~6세 어린이 : 1/2알(125mg)을 하루에 3~4회
- 2세 미만의 어린이 : 1/4알(63mg)을 하루에 3~4회
◇ 보다 심한 감염 : 위 용량의 2배를 준다.
◇ 중요 : 최소한 5일 동안은 약을 복용해야 한다. 그리고 열이나 다른 증상이 없어진 후에도 2~3일은 더 약을 복용해야 한다.

약이 잘 흡수되어 효과를 최대로 내기 위해서 페니실린은 항상 공복에 또는 식사하기 한 시간 전에 복용한다(이것은 페니실린 V에서보다 페니실린 G를 사용할 때 더 중요하다).

주사용 페니실린

주사용 페니실린은 다음과 같은 특정한 심한 감염에 사용해야 한다.

- 뇌막염
- 패혈증(혈액 내의 세균)
- 파상풍
- 심한 폐렴
- 심하게 감염된 상처
- 조직부패(괴저)
- 뼈가 감염되었거나 뼈가 부러져 피부 밖으로 나왔을 때 감염을 예방하기 위해서

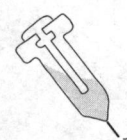

- 임질
- 매독
- 골반의 감염질환

페니실린 주사는 여러 형태이므로 사용 전에 용량과 종류를 꼭 확인한다.

◇ 페니실린 주사를 바르게 선택하는 방법 : 어떤 종류의 페니실린은 효과가 빨리 나타나지만 오래 지속되지는 않으며, 또 어떤 것은 효과가 천천히 나타나지만 장시간 지속된다. 각각 사용하기에 더 좋은 시기가 있다.
◇ 속효성 페니실린 : 결정성 페니실린, 벤질 페니실린, 수성 페니실린, 가용성 페니실린, 페니실린 나트륨, 페니실린 칼륨, 페니실린 G 주사를 포함해서 여러 이름으로 알려져 있다. 이들 페니실린은 빨리 작용하지만 짧은 시간 동안만 체내에 남아 있기 때문에 6시간마다(하루에 4회) 주입되어야 한다. 속효성 페니실린은 많은 양의 페니실린이 필요한 매우 심한 감염에 가장 좋다. 예를 들어 가스 괴저나 뼈가 부러져 피부 밖으로 나왔을 때 또는 뇌막염일 때 사용할 수 있다.
◇ 중간성 페니실린 : 프로카인 페니실린 혹은 프로카인 페니실린 알루미늄 모노스티어레이트(PAM)가 있다. 이들 페니실린은 보다 천천히 작용하지만 몸속에서 대략 하루 동안 약효가 지속된다. 따라서 하루에 한 번 주사하면 된다. 프로카인 페니실린 또는 프로카인과 속효성 페니실린의 결합은 페니실린 주사가 필요한 대부분의 감염에 가장 적당하다.
◇ 지속성 페니실린 : 벤자신 페니실린이 있다. 이 페니실린은 천천히 혈액 속으로 들어가서 한 달까지 약효가 지속된다. 이것은 주로 연쇄구균성 인후염과 매독, 그리고 류마티스열의 예방에 사용되며, 가까이에 주사를 놓아 줄 수 있는 사람이 없거나 또는 입으로 페니실린을 복용할 수 없는 사람에게 유용하다. 경미한 감염에는 한 번의 주사로 충분하다. 벤자신 페니실린은 흔히 속효성 페니실린과 결합되어 나온다.

1. 결정성 페니실린(속효성 페니실린)

◇ 이름 : _____ 가격 : _____ 단위 : _____
◇ 보통 시판되는 형태 : 100만U.(625mg) 또는 500만U.(3125mg) 병
◇ 용량 : 심한 감염에 사용하는 결정성 페니실린이나 다른 속효성 페니실린은 4~6시간마다 주사한다.
◇ 1회 분량
  - 성인과 8세 이상 어린이 : 1000,000U.
  - 3~8세 어린이 : 500,000U.

- 3세 미만 어린이 : 250,000U.
- 뇌막염과 다른 몇 가지 매우 심한 감염에는 더 많은 양을 주어야 한다.

2. 프로카인 페니실린(중간성 페니실린)

◇ 이름 : _____ 가격 : _____ 단위 : _____
◇ 보통 시판되는 형태 : 300,000U., 400,000U. 또는 그 이상 단위의 병
◇ 용량 : 프로카인 페니실린을 중증도의 심한 감염에 사용할 때는 하루에 1번 주사한다.
◇ 1회 분량
- 성인 : 600,000~1,200,000U.
- 8~12세 어린이 : 600,000U.
- 3~7세 어린이 : 300,000U.
- 3세 미만 어린이 : 150,000U.
- 신생아 : 다른 페니실린이나 암피실린을 구할 수 있을 때는 사용하지 말고, 응급 상황에는 75,000U.을 사용한다.

감염이 매우 심할 때는 위 용량의 2배를 사용한다. 그러나 이때는 속효성 페니실린을 사용하는 것이 더 좋다.

◇ 용량 : 속효성 페니실린과 결합된 프로카인 페니실린의 경우는 프로카인 페니실린을 단독으로 사용할 때와 같다.

페니실린에 저항력을 갖지 않은 임질의 치료에는 프로카인 페니실린이 가장 좋다. 매우 많은 양이 필요하다. 용량에 관해서는 503쪽을 참고한다. 골반의 감염질환에 사용하는 용량은 임질을 치료할 때와 같다.

3. 벤자틴 페니실린(지속성 페니실린)

◇ 이름 : _____ 가격 : _____ 단위 : _____
◇ 보통 시판되는 형태 : 1,200,000U. 또는 2,400,000U. 병
◇ 용량 : 경미한 감염에서부터 중증도의 심한 감염에 사용하는 벤자틴 페니실린은 4일마다 1번씩 주사한다. 경미한 감염에는 1번 주사로 충분하다.
- 성인 : 1,200,000U.~2,400,000U.
- 8~12세 어린이 : 900,000U.
- 1~7세 어린이 : 300,000U.~600,000U.

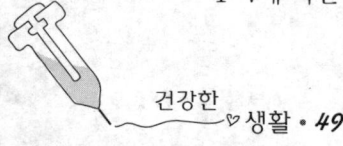

연쇄구균성 인후염에는 위의 용량으로 1번 주사한다. 류마티스열을 앓았던 사람에게 감염의 재발을 막기 위해 위의 용량을 4주마다 주사한다(393쪽 참고). 매독의 치료를 위해서는 벤자틴 페니실린이 가장 좋다. 용량에 관해서는 319쪽을 참고한다.

암피실린과 아목시실린 : 광범위 페니실린

1. 암피실린

◇ 보통 시판되는 형태
- 물약, 125mg 혹은 250mg/찻숟가락당   가격 : _____ 단위 : _____
- 캡슐, 250mg   가격 : _____ 단위 : _____
- 주사, 500mg   가격 : _____ 단위 : _____

2. 아목시실린

◇ 보통 시판되는 형태
- 캡슐이나 정제 :
  250 또는 500mg   가격 : _____ 단위 : _____

- 혼합제 :
  5㎖ 속에 125mg   가격 : _____ 단위 : _____
  또는 5㎖ 속에 250mg   가격 : _____ 단위 : _____

이들 광범위 페니실린들은 다른 페니실린보다 더 많은 종류의 세균을 죽인다. 이들은 다른 광범위 항생제보다 더 안전하고 특별히 아이나 소아에게 유용하다. 암피실린과 아목시실린은 종종 대체가 가능하다. 여러분이 이 책에서 암피실린을 추천한 것을 보았다면, 보통 그곳에 정확한 용량으로 아목시실린을 사용할 수 있을 것이다(아래 참조).

그러나 암피실린 주사가 추천되었을 때 아목시실린을 경구로 복용해서는 안 된다(아목시실린은 주사제로 나오지 않는다). 또한 아목시실린은 이질균 감염에는 그다지 효과적이지 않으므로 암피실린이나 다른 항생제를 사용한다(229쪽 참고). 암피실린과 아목시실린은 페니실린보다 더 비싸고, 설사나 아구창(입 안에 생기는 곰팡이 감염)을 일으킬 수 있다. 따라서 페니실린으로 효과적으로 치료될 수 있는 감염에는 사용하지 말아야 한다(120쪽 참고).

암피실린은 경구로 복용해도 효과가 좋다. 주사는 뇌막염, 복막염, 충수염과 같이 중한 병이나 또는 환자가 토하거나 약을 삼킬 수 없을 때만 사용해야 한다. 암피실린과 아목시실린은 폐렴, 6세 미만 어린이의 중이염, 심한 요로감염, 임질, 장티푸스(클로람페니콜에 저항력이 생겼을 때)를 치료할 때 흔히 유용하다. 암피실린은 또한 패혈증이나 이유 없이 신생아가 앓을 때, 뇌막염, 복막염, 충수염을 치료할 때 효과적이다. 페니실린에 알레르기가 있으면 암피실린과 아목시실린을 사용하지 말아야 하며, 모든 종류의 페니실린에 대한 위험성과 주의사항에 대해서는 486쪽을 참고한다.

◇ 암피실린과 아목시실린 용량
- 경구용 : (25-50mg/kg/day), 한 캡슐은 250mg이며, 시럽은 찻숟가락당(5㎖) 125mg이다.
- 암피실린 : 하루에 4번씩 준다.
- 아목시실린 : 하루에 3번씩 준다.

◇ 1회 분량
- 성인 : 2캡슐이나 4찻숟가락(500mg)
- 8~12세 어린이 : 1캡슐이나 2찻숟가락(250mg)
- 3~7세 어린이 : 1/2캡슐이나 1찻숟가락(125mg)
- 3세 미만 어린이 : 1/4캡슐이나 1/2찻숟가락(62mg)
- 신생아 : 3세 미만 어린이에 대한 용량과 같다.

클로람페니콜에 내성이 생긴 장티푸스에 대해서는 만일 주사용 암피실린을 가지고 있지 않다면, 암피실린 200mg/kg/day 또는 아목시실린 100mg/kg/day를 경구로 복용하게 한다. 임질에 대해서는 502쪽에 있는 용량을 참고한다.

◇ 암피실린 용량
심한 감염에는 주사한다(50-100mg/kg/day, 뇌막염에는 300mg/kg/day까지 줄 수 있다). 병당 500mg / 하루에 4번, 6시간마다 준다.

◇ 1회 분량
- 성인 : 500~1,000mg(500mg 1-2병)
- 8~12세 어린이 : 250mg(500mg 1/2병)
- 4~7세 어린이 : 125mg(500mg 1/4병)
- 3세 미만 어린이 : 62mg(500mg 1/8병)
- 신생아 : 125mg(500mg 1/4병)을 하루에 2번만 준다.

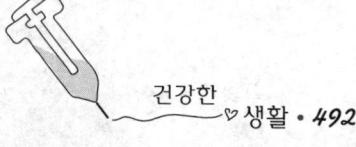

감염의 증상이 사라진 후에도 적어도 2일 동안 암피실린을 계속 준다.

페니실린과 스트렙토마이신

스트렙토마이신이 함유된 페니실린 제품은 많은 나라에서 구할 수 있으며 흔히 남용되고 있다. 이 제품들 중 하나가 여러분 지역에서 널리 사용되고 있다면 이름, 용량, 가격을 써 본다.

◇ 이름 : _____
페니실린 : _____ mg   스트렙토마이신 : _____ mg
가격 : _____   단위 : _____

페니실린과 스트렙토마이신은 암피실린을 구할 수 없거나 너무 비쌀 때, 암피실린의 대용으로 특별한 경우에만 함께 사용되어야 한다. 가벼운 감염, 감기, 독감에는 사용하지 않는다. 결핵 이외의 다른 질병에 스트렙토마이신을 자주 쓰다 보면 그 지역에 있는 결핵균이 스트렙토마이신에 저항력을 갖게 되어 치료가 어려워진다. 또한 스트렙토마이신은 귀를 멀게 할 수 있다. 암피실린에 잘 듣는 질병의 대부분에 스트렙토마이신이 함유된 페니실린이 사용될 수 있지만(491쪽 참고), 암피실린이 더 안전하며 특별히 아이에게 더 안전하다. 스트렙토마이신과 페니실린을 따로 주사하는 것이 섞어서 하는 것보다 값도 싸고 정확한 용량을 계산하는 데도 쉽다.

◇ 용량 : 심한 감염에 사용되는 페니실린과 스트렙토마이신

속효성 페니실린은 적어도 25,000U./kg을 하루에 4번씩 주고, 스트렙토마이신은 30~50mg/kg/day가 넘지 않도록 한다. 신생아에게는 속효성 페니실린 50,000U./kg을 하루에 2번 주고, 20mg/kg의 스트렙토마이신을 하루에 1번씩 준다.

	아래 양의 속효성 페니실린에	아래 양의 스트렙토마이신을 함께 준다.
성인	1,000,000U. 하루에 4~6번씩	1g(보통 2ml) 하루에 1번씩
8~12세 어린이	500,000U. 하루에 4~6번씩	750mg(1.5ml) 하루에 1번씩
3~7세 어린이	250,000U. 하루에 4~6번씩	500mg(1ml) 하루에 1번씩
3세 미만 어린이	125,000U. 하루에 4~6번씩	250mg(1/2ml) 하루에 1번씩
신생아	150,000U. 하루에 2번씩	60mg(1/8ml) 하루에 1번씩

매우 심한 감염인 복막염, 충수염, 뇌막염, 또는 급성골수염과 같은 감염에는 더 많은 양의 페니실린을 줄 수 있지만, 스트렙토마이신의 용량은 여기에 제시된 것보다 결코 더 많아서는 안 된다. 심하지 않은 감염으로 페니실린과 스트렙토마이신이 요구될 때는 스트렙토마이신과 함께 프로카인 페니실린이 사용될 수 있다. 프로카인 페니실린의 용량에 대해서는 490쪽을 참고한다. 스트렙토마이신의 용량은 위에 제시된 것과 동일하다. 486과 493쪽에 있는 페니실린과 스트렙토마이신의 위험성과 주의사항을 꼭 읽어 본다.

에리스로마이신 : 페니실린 대용

1. 에리스로마이신

◇ 이름 : _____
◇ 보통 시판되는 형태
  • 250mg 정제 또는 캡슐   가격 : _____ 단위 : _____
  • 125mg 또는 200mg(5㎖ 안에) 시럽 가격 : _____ 단위 : _____

　에리스로마이신은 페니실린과 테트라사이클린이 사용되는 여러 감염에 작용하지만, 좀더 비싸다. 세계 여러 지역에서 에리스로마이신은 일부 폐렴과 피부 감염에 페니실린보다 더 효과적이다. 에리스로마이신은 페니실린에 알레르기 반응을 일으키는 사람에게 페니실린 대신에 사용할 수 있다. 또한 테트라사이클린에 알레르기 반응을 보이는 사람이나 테트라사이클린을 사용해서는 안 되는 임산부와 어린이에게 흔히 사용할 수 있다. 일부 경우에 에리스로마이신은 테트라사이클린 대신 사용하기에 적당하지 않을 수 있다. 각각의 질병을 다룬 이 책의 부분을 참고한다.
　에리스로마이신은 상당히 안전하지만, 적당한 용량보다 더 많이 주지 않도록 주의해야 한다. 또한 황달이 생길 수 있으므로 2주 이상 사용하지 말아야 한다.

◇ 용량 : 에리스로마이신은 위장 장애를 피하기 위해 식사와 함께 복용한다. 1회 분량을 하루에 4번 복용한다.
◇ 1회 분량
  • 성인 : 500mg(2캡슐 또는 4찻숟가락)
  • 8~12세 어린이 : 250mg(1캡슐 또는 2찻숟가락)
  • 3~7세 어린이 : 150mg(1/2캡슐 또는 1찻숟가락)
  • 3세 미만 어린이 : 75~150mg(1/4-1/2캡슐 또는 1/2-1찻숟가락)

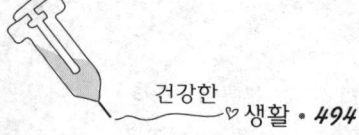

테트라사이클린 : 광범위 항생제

1. 테트라사이클린(염산 테트라사이클린, 옥시테트라사이클린 등, 흔하지만 비싼 제품 : 테라마이신)

◇ 이름 : _____
◇ 보통 시판되는 형태
    • 250mg 캡슐   가격 : _____ 단위 : _____
    • 125mg/5㎖ 혼합제   가격 : _____ 단위 : _____

테트라사이클린은 광범위효과 항생제로 넓은 범위의 다양한 종류의 세균과 싸운다. 이것은 경구로 복용해야 하며, 이것이 효과도 좋고 주사보다 부작용도 적다. 테트라사이클린은 다음과 같은 경우에 사용될 수 있다.

- 세균이나 아메바에 의한 설사나 이질
- 호흡기감염(기관지염 등)
- 장티푸스
- 콜레라
- 담낭염
- 임질
- 말라리아(클로로퀸에 내성이 생긴 경우)
- 상악동염(축농증)
- 요도 감염
- 브루셀라증
- 트라코마
- 클라미디아
- 골반 감염질환

테트라사이클린은 감기에는 효과가 없다. 여러 흔한 감염에도 페니실린이나 설파제만큼 효과가 있지 않고 또한 가격이 더 비싸다. 테트라사이클린의 사용은 제한되어야 한다.

◇ 위험성과 주의점
1. 아이의 치아와 뼈에 손상을 입히거나 착색을 일으킬 수 있기 때문에 임산부에게는 테트라사이클린을 사용해선 안 된다. 이와 같은 이유로 8세 미만의 어린이도 절대적으로 필요할 경우에만 짧은 기간 동안에 한해서 테트라사이클린을 사용해야 한다. 대신 에리스로마이신을 사용한다.
2. 테트라사이클린은 특히 장기간 복용했을 때 설사나 위장장애를 일으킬 수 있다.
3. 오래되었거나 유효기간이 지난 테트라사이클린을 사용하는 것은 매우 위험하다.
4. 약의 효과를 극대화하기 위해서, 테트라사이클린을 복용하기 전후로 1시간 동안은 우유나 제산제를 먹지 말아야 한다.
5. 어떤 사람들은 테트라사이클린을 복용하고 햇빛에 노출된 후에 피부발진이 생길 수

있다.

◇ 용량 : (20-40mg/kg/day) : 250mg 캡슐과 5㎖ 안에 125mg의 혼합제 / 테트라사이클린을 경구로 하루에 4번씩 준다.
◇ 1회 분량
　• 성인 : 250mg(1캡슐)
　• 8~12세 어린이 : 125mg(1/2캡슐 또는 1찻숟가락)
　• 8세 미만 어린이 : 일반적으로 테트라사이클린을 사용하지 말아야 하며 선택의 여지가 없을 때만 사용한다. 대신 코트리목사졸이나 에리스로마이신을 사용한다.
　• 4~7세 어린이 : 80mg(1/3캡슐 또는 2/3찻숟가락)
　• 1~3세 어린이 : 60mg(1/4캡슐 또는 1/2찻숟가락)
　• 1세 미만 아이 : 25mg(1/10캡슐 또는 1/5찻숟가락)
　• 신생아(다른 항생제를 구할 수 없을 때만) : 8mg(1/30캡슐이나 6방울 혼합제)

심각한 상태나 임질, 클라미디아, 골반 감염질환, 콜레라, 장티푸스, 브루셀라증과 같은 감염에는 위 용량의 두 배를 사용해야 한다(소아는 제외). 감염의 증상이 없어진 후에 1~2일 동안 테트라사이클린을 계속 복용해야 한다(다 합하면 보통 7일 정도가 된다). 몇몇 질병의 경우에는 더 장기간의 치료가 필요한데 장티푸스에는 6~10일, 브루셀라증에는 2~3주, 임질과 클라미디아는 7~10일, 골반 감염질환은 10~14일의 치료가 필요하다. 콜레라의 경우는 보통 3~5일의 단기간의 치료가 요구된다.

2. 독시사이클린(잘 알려진 상품명 : 바이브라마이신)

◇ 이름 : _____
◇ 보통 시판되는 형태
　• 100mg 캡슐이나 정제　　　가격 : _____　단위 : _____
　• 100mg 주사용 앰플　　　　가격 : _____　단위 : _____

독시사이클린은 테트라사이클린 중 비싼 형태로 하루에 4번 대신 하루에 2번 사용한다. 구할 수 있으면 독시사이클린은 테트라사이클린을 사용하는 질병에 사용될 수 있다. 독시사이클린은 음식이나 우유와 함께 복용할 수 있다. 그 밖의 위험성과 주의사항은 테트라사이클린과 동일하다(495쪽 참고).

◇ 용량 : 100mg 정제를 경구로 하루에 두 번 복용한다.
◇ 1회 분량

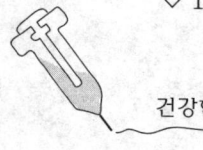

- 성인 : 100mg(1알)
- 8~12세 어린이 : 50mg(1.2알)
- 8세 미만 어린이 : 독시사이클린을 사용하지 않는다.

클로람페니콜 : 장티푸스에 특효약

1. 클로람페니콜(클로로마이세틴)

◇ 이름 : _____
◇ 보통 시판되는 형태 :
- 250mg캡슐   가격 : _____ 단위 : _____
- 5㎖에 125mg 혼합제   가격 : _____ 단위 : _____
- 병당 1,000mg 주사제 가격 : _____ 단위 : _____

클로람페니콜은 광범위효과 항생제로 여러 종류의 세균에 대항한다. 이것은 값이 싸지만 사용하는 데 있어 약간의 위험이 있기 때문에 사용을 매우 제한해야 한다. 클로람페니콜은 장티푸스와 설파제, 페니실린, 테트라사이클린, 암피실린으로 치료되지 않는 매우 심한 감염에만 사용해야 한다. 덜 위험한 약(세팔로스포린과 같은)을 구할 수 없을 때는 뇌막염, 복막염, 깊은 소화기 상처, 패혈증, 심한 산욕열과 같은 생명을 위협하는 질병에만 사용한다.

암피실린은 보통 클로람페니콜만큼의 또는 그 이상의 효과가 있고 매우 안전하다. 불행히도 암피실린은 비싸기 때문에 클로람페니콜을 대신 사용해야만 하는 경우가 있다.

경고!
클로람페니콜은 일부 사람에게 혈액에 해를 준다. 이 약은 신생아, 특히 조산아에게 매우 위험하다. 가능하다면 심한 감염에 걸린 신생아에게는 클로람페니콜보다 오히려 암피실린을 사용한다. 대개 생후 1개월 미만의 아이에게는 클로람페니콜을 사용하지 않는다.

클로람페니콜을 정해진 분량보다 더 많이 사용하지 않도록 주의해야 한다. 특히 아이에게 복용 용량 이상의 약을 주지 말아야 하며, 아이들의 용량은 매우 작다(아래를 참고한다). 또한 약을 장기간 혹은 반복해서 사용하지 말아야 한다.

장티푸스를 치료할 때, 병이 조절되자마자 클로람페니콜에서 암피실린으로 바꿔 준다. (장티푸스가 클로람페니콜에 내성이 생긴 것으로 알려진 지역에서는 처음부터 암피실린이나 코트리목사졸을 사용한다.) 중앙아메리카와 남아메리카의 일부 지역에서 장티푸스는 클로람페니콜과 암피실린 모두에 내성이 생겨 더 이상 이것들로 치료되지 않는다. 이럴 경우에는 코-트리목사졸을 사용한다(499쪽 참고).

경구용 클로람페니콜은 흔히 주사했을 때보다 효과가 있고, 위험성도 적다. 환자가 약을 삼킬 수 없는 드문 경우를 제외하고는 클로람페니콜 주사를 사용하지 않는다.

- ◇ 용량 : (50-100mg/kg/day), 250mg 캡슐 또는 5㎖에 125mg 혼합제 / 경구로 하루에 4번씩 준다.
- ◇ 1회 분량
  - 성인 : 500~750mg(2-3캡슐), 장티푸스, 복막염, 다른 위험한 감염에는 더 많은 용량을 주어야 한다(하루에 3캡슐씩 4번, 즉 하루에 12캡슐을 준다).
  - 8~12세 어린이 : 250mg(1캡슐 또는 2찻숟가락의 혼합제)
  - 3~7세 어린이 : 125mg(1/2캡슐 또는 1찻숟가락)
  - 1달~2세 아이 : 체중 1kg당 12mg(혼합제 1/2찻숟가락 또는 1/20캡슐)을 준다. 이런 식으로 5kg 나가는 아이에게는 1회당 60mg, 즉 혼합제1/2찻숟가락 또는 1/4캡슐을 사용한다. 하루에 4번 주며, 이것은 5kg 아이가 하루에 1캡슐 또는 2찻숟가락의 혼합제를 먹는 것이다.
  - 신생아 : 보통은 클로람페니콜을 사용하지 말고, 다른 방법이 없으면 체중 1kg당 5mg(혼합제 1/4㎖ 또는 5방울)을 준다. 3kg인 아이에게는 15mg(혼합제 15방울)을 하루에 4번 주거나 하루에 약 1/4캡슐을 준다. 그 이상은 사용하지 않는다.

설파제(또는 설폰아마이드) : 흔한 감염에 사용되는 값이 싼 약

1. 설파다이아진, 설피족사졸, 설파디미딘, 트리플설파

- ◇ 이름 : _____
- ◇ 보통 시판되는 형태
  - 500mg 정제   가격 : _____ 단위 : _____
  - 5㎖에 500mg 혼합제   가격 : _____ 단위 : _____

설파제 또는 설폰아마이드는 여러 종류의 세균에 대항하지만, 다른 많은 항생제보다 효과가 적고 자주 알레르기 반응(가려움증)과 다른 문제를 일으킨다. 값이 싸고 먹는 약이기 때문에 아직까지 유용하다. 설파제의 가장 중요한 용도는 비뇨기 감염에 대한 것이다. 일부 중이염과 농가진, 고름이 나오는 다른 피부감염에도 사용할 수 있다.

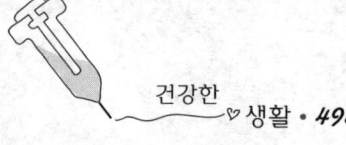

같은 설파제라도 사용하는 방법과 용량은 모두 같지 않다. 위에 나열되지 않은 다른 설폰아마이드를 갖고 있다면 사용하기 전에 반드시 정확한 용도와 용량을 확인해야 한다. 설파타이아졸은 위에 기술된 설파제와 유사하고 값도 매우 싸지만 부작용을 많이 일으키기 때문에 권장되지는 않는다.

설파제는 예전만큼 설사에 잘 듣지 않는데, 이는 설사를 일으키는 많은 세균들이 설파제에 내성이 생겼기 때문이다. 또한 설사로 탈수가 일어난 사람에게 설파제를 주는 것은 신장의 위험한 손상을 야기할 수 있다.

경고!
설파제를 복용할 때는 신장에 대한 손상을 막기 위해 많은 양의 물을 마시는 것이 중요한데, 적어도 하루에 8잔 이상의 물을 마셔야 한다.

만일 설파제를 먹고 발진, 수포, 가려움증, 관절통, 고열, 허리통증이 생기거나 소변에 피가 섞여 나오면, 설파제 사용을 중단하고 물을 많이 마신다. 또한 탈수가 된 사람이나 1살 미만의 아이에게는 절대로 설파제를 주지 않는다. 효과를 좋게 하려면 적절한 양을 복용해야 하는데, 이것은 상대적으로 많은 양이다. 충분히 복용하지만 너무 많이 사용하지는 않도록 한다.

◇ 용량 : (200mg/kg/day), 500mg 정제 또는 5㎖에 500mg 혼합제 / 하루에 4분량을 먹고 물을 많이 마시게 한다.
◇ 1회 분량
  • 성인과 10세 이상 어린이 : 처음에 3~4g(6-8알)을 주고 그 다음부터는 1g(2알)을 준다.
  • 6~10세 어린이 : 750mg(1.5알 또는 1.5찻숟가락)
  • 1~5세 어린이 : 500mg(1알 또는 1찻숟가락)
  • 1세 미만 아기 : 설파제를 사용하지 않는다. 하지만 다른 방법이 없으면 250mg(1/2알이나 1/2찻숟가락)을 하루에 4번 준다.

2. 코-트리목사졸(트리메토프림과 설파메톡사졸, 잘 알려진 상품명 : 박트림, 셉트라)

◇ 이름 : _____
◇ 보통 시판되는 형태 :
  • 20mg 트리메토프림과 설파메톡사졸 100mg 정제
    가격 : _____ 단위 : _____
  • 80mg 트리메토프림과 설파메톡사졸 400mg 정제

가격 : _____ 단위 : _____
• 5㎖ 안에 40mg 트리메토프림과 설파메톡사졸 200mg 혼합제
가격 : _____ 단위 : _____

이 약은 800mg 설파메톡사졸과 160mg 트리메토프림을 함유한 두 배의 강도를 가진 정제(박트림 DS 또는 셉트라 DS)로도 나온다. 만일 두 배의 강도를 가진 약이 있다면, 아래에 주어진 정제 개수의 반을 사용한다. 이 혼합약은 광범위 세균에 대항하고 암피실린보다 가격이 저렴하다. 코-트리목사졸은 다음과 같은 질병을 치료할 때 사용될 수 있다.

- 비뇨기 감염
- 장티푸스
- 브루셀라증
- 농가진
- 연성하감
- 혈변과 고열을 동반한 설사(이질균)
- 콜레라
- 호흡기 감염(폐렴)
- 중이염
- 임질

◇ 용량 : 트리메토프림 80mg과 설파메톡사졸 400mg 정제 또는 위에 기술된 찻숟가락만큼의 혼합제 / 하루에 2회 분량을 주고 물을 많이 마시게 한다.
◇ 1회 분량
  • 성인과 12세 이상 어린이 : 2알 또는 4찻숟가락
  • 9~12세 어린이 : 1.5알 또는 3찻숟가락
  • 4~8세 어린이 : 1알 또는 2찻숟가락
  • 1~3세 어린이 : 1/2알 또는 1찻숟가락
  • 1세 미만 아기 : 사용하지 않는다. 하지만 다른 방법이 없으면 1/4알 또는 1/2찻숟가락을 하루 2번 준다.

비뇨기 감염인 경우 10~14일 동안 위의 양을 사용한다. 급성 기관지염과 장티푸스에는 14일 동안 약을 투여한다. 연성하감에는 7일, 이질균의 경우 5~10일 동안 약을 사용한다. 임질에는 매우 많은 양을 투여해야 한다(502쪽 참고).

카나마이신과 겐타마이신

카나마이신과 겐타마이신은 몇몇 나라에서 크게 남용되고 있는 주사용 항생제이다. 이 위험한 약은 귀를 멀게 하거나 신장에 손상을 줄 수 있기 때문에 매우 제한해서 사용해야 한다. 또한 세균들도 이들 약물에 빨리 내성을 갖게 되어 약의 효과를 잃게 된다. 스트렙토마이신은 같은 종류의 약물이지만 일반적으로 결핵치료를 위해서만 사용된다(507쪽 참고).

이들은 다른 더 안전한 약을 구할 수 없거나 다른 약이 너무 비쌀 때 특정한 심한 감염에 대해서만 숙련된 건강 섬기미에 의해 제공되어야 한다. 카나마이신은 때때로 임질(다음 쪽 참고), 신생아의 눈의 감염(결막염, 297쪽)을 치료하기 위해 사용된다.

1. 카나마이신(칸트렉스)

- ◇ 이름 : _____   가격 : _____   단위 : _____
- ◇ 보통 시판되는 형태 : 75mg, 500mg, 1,000mg 주사제
- ◇ 위험성과 주의점 : 장기간 동안 너무 많은 카나마이신을 사용하면 귀를 멀게 될 수 있다. 만약 귀가 울리거나 청력이 소실되기 시작하면 약의 사용을 중단하고 건강 섬기미에게 가서 보여야 한다. 카나마이신은 임산부나 신장질환을 갖고 있는 사람에게는 사용해서는 안 된다.
- ◇ 용량 : (15mg/kg/day), 2㎖ 내에 카나마이신 1g을 투여하기 위해 물과 혼합한 분말 또는 액 / 하루에 두 번 준다.
- ◇ 1회 주사 분량
  - 성인 : 500mg
  - 8~12세 어린이 : 250mg
  - 3~7세 어린이 : 125mg
  - 3세 미만 어린이 : 63mg
  - 아이 : 체중 1kg당 8mg을 준다(아이가 3kg인 경우 24mg을 준다).

임질은 한 번에 더 많은 양을 사용한다 : 신생아의 눈 감염에는 아이 체중당 25mg을 주사한다. 따라서 체중이 3kg인 아이에게는 75mg을 투여한다. 성인의 임질에 대해서는 502쪽을 참고한다.

2. 겐타마이신(가라마이신)

오늘날 많은 나라에서 겐타마이신이 카나마이신 대신에 사용되고 있다. 작용 및 위험성

과 주의사항은 유사하지만, 용량은 더 작다(2-5mg/kg/day). 대개 이 용량을 하루에 3번 나누어 준다.

세팔로스포린계 항생제

이들은 많은 다양한 종류의 세균에 대항하는 강력한 새로운 항생제이다. 이들은 종종 너무 비싸서 널리 사용되지 못한다. 이런 이유로 우리는 이 책에서 이것을 첫 번째 치료제로 추천하지 않았다. 그러나 이들은 일반적으로 다른 많은 항생제보다 위험성과 부작용이 아주 적고, 구할 수 있다면 심한 질병을 치료할 때 유용할 수 있다.

세파졸린(안세프), 세팔렉신(케프렉스), 세프라딘(벨로세프), 세프라진(세프틴), 세폭시틴(메폭신), 세프트리악손(로세핀), 세포탁심(클라포란), 세프타지딤(포타즈, 탁시딤, 타지세프) 등과 같은 여러 종류가 있다. 다양한 세팔로스포린계 항생제는 폐렴, 비뇨기 감염, 장티푸스, 소화기, 또는 골반 감염, 골 감염, 뇌막염에 사용될 수 있다. 세프트리악손 같은 어떤 것은 연성하감 같은 성관계로 전염된 질병이나 신생아의 눈 감염, 또는 페니실린에 내성이 생긴 임질을 치료할 때 사용될 수 있다. 이들 약을 사용하기 전에 용량과 부작용에 관한 자문을 구한다. 또한 더 저렴한 항생제로 똑같이 치료할 수 있는 경미한 질병에는 사용하지 않는다.

임질과 클라미디아 치료제

세계 대부분의 지역에서 페니실린이 더 이상 임질에 효과가 없는데, 이는 세균이 페니실린에 내성을 갖게 되었기 때문이다. 따라서 대개 다른 항생제를 사용해야만 한다. 여러분 지역에서 어떤 항생제가 효과적인지 자문을 구한다. 구할 수 있고 가격이 적절한지에 기초해서 몇 가지 가능한 치료법을 나열하였다.

만일 임질을 치료한 지 3일 후에도 통증이나 진물이 없어지지 않으면, 약에 대해 내성이 생겼거나 환자가 클라미디아에 걸렸을 수 있다. 이들 질병은 초기 증상이 같고, 흔히 같이 발생한다(316쪽 참고). 만일 당신이 살고 있는 지역에 임질과 클라미디아가 모두 흔하다면, 두 질병을 동시에 치료하는 것이 좋을 것이다(당신과 당신의 파트너가 완전히 치료되었다고 확신하기 전까지는 반드시 콘돔을 사용해야 한다).

여기에 소개한 약의 일부는 장기간 동안 사용하거나 또는 아이, 어린이, 임산부에게 사용했을 때 심각한 부작용을 일으킬 수 있다. 따라서 치료하기 전에 이들 약에 대한 경고와 정보를 숙지해야만 한다. 또 여기에 제시된 용량은 성인에 대한 것이다. 임질의 경우 다음의 하나를 사용한다.

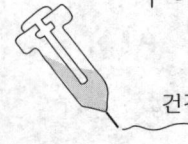

1. 코-트리목사졸(499쪽)을 임질을 치료하는 데 사용할 수 있다. 설파메톡사졸 400mg 과 트리메토프림 80mg 정제를 사용하는데, 2~3일 동안 5알씩 하루에 2번 투여한다.
2. 카나마이신(501쪽) 2g을 1회 주사한다.
3. 테트라사이클린(495쪽) 또는 에리스로마이신 정제를 동시에 임질과 클라미디아 모두를 치료하기 위해 사용할 수 있다. 그러나 때때로 임질은 테트라사이클린에 내성이 있다. 7~10일 동안 500mg을 하루에 4번 투여한다.
4. 스트렙토마이신(507쪽) 2g을 1회 주사한다. 그러나 스트렙토마이신은 다른 약을 구할 수 없을 때 페니실린에 내성이 생긴 임질을 치료할 때만 사용하도록 한다. 결핵 이외의 다른 질병에 스트렙토마이신을 너무 많이 사용하면 결핵에 대한 이 약의 효과가 감소된다.
5. 만일 여러분 지역에서 임질이 대하여 페니실린이 유용하다면 프로케인 페니실린 4,800,000U.이나 크리스탈라인 페니실린 5,000,000U.을 모두 한 번에 주사한다. 엉덩이에 용량의 반을 주사하고 프로베네시드 1g을 동시에 복용하게 한다. 또는 암피실린 3,500mg(또는 아목사실린 3,000mg)을 복용하게 하고 동시에 프로베네시드 1g을 복용하게 한다.

   만약 클라뷸라닉 에시드를 이 페니실린 치료에 첨가하면, 페니실린에 내성이 생긴 대부분의 임질에 대해 효과적인 치료가 될 것이다. 만일 구할 수 있으면 페니실린, 암피실린, 아목사실린과 함께 클라뷸라닉 에시드 125~250mg을 준다(오구멘틴은 클라뷸라닉 에시드와 페니실린의 혼합 정제이다).
6. 여러분 지역에 임질 치료를 위한 비싸지만 효과적인 다른 약들(세프티리악손, 싸이프로프록싸신, 스펙티노마이신, 싸이암페니콜)이 있을 수 있다. 하지만 이들 약을 사용하기 전에는 경험이 많은 의료인의 자문을 구해야 한다.

클라미디아의 경우 다음의 하나를 사용한다.

1. 테트라사이클린(495쪽) 또는 에리스로마이신(494쪽) 500mg을 7~10일 동안 하루에 4번 투여한다.
2. 또는 독시사이클린(496쪽) 100mg을 7~10일 동안 하루에 2번 투여한다.
3. 설파제(498쪽)도 사용할 수 있다. 예를 들어 설피족사졸 500mg을 10일 동안 하루에 4번 복용하게 한다.

결핵 치료제

결핵을 치료할 때 언제나 2~3가지 또는 4가지 이상의 항결핵제를 동시에 사용하는 것이 매우 중요하다. 오직 한 가지 약만 쓰면 결핵균이 약에 내성을 갖게 되어 결핵을 치료하는 것이 더 어려워진다. 결핵은 대개 6~9개월 또는 그 이상의 장기간 동안 치료해야 하는데, 치료기간은 사용하는 약의 조합에 달려 있다. 결핵이 다시 재발되지 않도록 장기간 충분히 치료하는 것이 아주 중요하다.

일부 결핵 치료제는 약국에서 사면 비싸다(리팜핀, 피라지나마이드, 에탐부톨). 그러나 많은 나라에서 결핵을 검사하고 치료제를 무료 또는 낮은 가격에 제공하는 프로그램을 갖고 있다.

경험 있는 지역의 자문이 중요한데 이는 치료법이 변화하며, 세균이 내성을 갖게 되고, 새로운 치료제들이 유용해질 수 있기 때문이다. 또한 일부 프로그램은 약을 많은 양으로 일주일에 2번만 제공하기도 한다.

아이소니아지드(INH)는 결핵을 치료할 때 항상 사용되어야 한다. 리팜핀은 가능하다면 언제나 사용되어야 하며, 특별히 '객담검사'에서 음성반응이 나온 경우 매우 효과적이다. 에탐부톨과 스트렙토마이신도 결핵치료에 흔히 사용된다. 피라지나마이드와 아이나, 그리고 리팜핀을 함께 사용하는 것은 치료기간을 짧게 할 수 있다. 티아세타존은 값이 싼 결핵 치료제이지만, 부작용을 자주 일으켜서 많은 사람들이 사용할 수는 없다.

만약 약을 사용했을 때 가렵고, 피부와 눈이 노래지고(황달), 위에 통증이 생긴다면 건강 섬기미에게 보여서 될 수 있으면 용량이나 치료제를 변경한다. 또 만일 수포가 생기면 건강 섬기미에게 보일 때까지 약의 사용을 중단한다. 결핵 치료제를 복용할 때, 특히 INH를 먹을 때는 술을 마시지 않는다.

◇ 추천되는 치료법 : 여러분 지역에서 구할 수 있고, 가격이 적당하며, 추천되는 것을 기초해서 아래의 약의 조합 중 한 가지를 사용한다.

1. 아이소니아지드, 리팜핀, 에탐부톨, 피라지나마이드를 2개월 동안 사용한다. 그 후에 피라지나마이드를 중단하고 리팜핀, 아이소니아지드, 에탐부톨을 4개월 동안 계속 사용한다.
2. 아이소니아지드, 리팜핀, 에탐부톨을 9개월 동안 사용한다.
3. 아이소니아지드, 리팜핀, 스트렙토마이신, 피라지나마이드를 2개월 동안 사용한다. 그 후에 아이소니아지드, 에탐부톨, 스트렙토마이신을 같이 주고, 이때 가능하면 티아세타존을 6개월 동안 사용한다. 이 치료법은 리팜핀이 덜 필요하기 때문에 가격이 싼 장점이 있다.
4. 만약 리팜핀을 구할 수 없거나 너무 비싸면 아이소니아지드, 에탐부톨, 스트렙토마이신을 2개월 동안 또는 객담에서 음성반응이 나올 때까지 사용한다. 그 후에 스트렙토마이신을 2개월 동안 더 사용하고, INH와 에탐부톨을 1년 동안 사용한다.
5. 결핵에 걸린 임산부는 숙련된 의료진의 도움을 구해야 한다. 그렇지 않으면 아이소

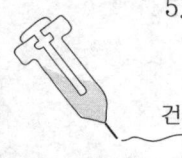

니아지드와 함께 에탐부톨, 리팜핀, 또는 티아세타존 중 하나를 18개월 동안 사용한다. 또한 매일 50mg의 비타민 B_6(피리독신)를 준다. 임신 중에는 피라지나마이드나 스트렙토마이신을 사용하지 않는다.

1. 아이소니아지드(INH)

◇ 이름 : _____ 가격 : _____ 단위 : _____
◇ 보통 시판되는 : 100 또는 300mg 정제

가장 기본적인 항결핵제이다. 결핵을 치료하기 위해서 가능하면 언제나 적어도 하나 이상의 다른 항결핵제와 함께 사용되어야 한다. 하지만 결핵의 예방을 위해서는 단독으로 사용할 수 있다.

◇ 위험성과 주의점 : 흔하지 않지만, 아이소니지아드는 특히 영양실조에 걸린 사람에게 빈혈이나 손발에 신경통, 근육경련이나 발작을 일으키는 수가 있다. 이런 부작용은 대개 매일 피리독신(비타민 B_6) 50mg을 복용하면 치료될 수 있다. 때때로 아이소니아지드는 간에 손상을 입힐 수 있다. 아이소니아지드를 복용하는 동안에 간염의 증상(황달, 가려움, 식욕감퇴, 복통, 243쪽 참고)이 나타나면 약의 사용을 중단해야 한다.
◇ 용량 : (5-10mg/kg/day), 100mg 정제 사용 / 하루에 한 번 아이소니아지드를 사용한다.
◇ 1회 분량
  • 성인 : 300mg(3알)
  • 어린이 : 체중 5kg당 50mg(1/2알)

중증 결핵이나 결핵성 뇌막염을 가진 어린이에게는 상태가 호전될 때까지 위 용량의 2배를 사용한다. 또 결핵환자의 가족들이 결핵에 걸리는 것을 예방하기 위해, 보통 위의 용량으로 INH를 6~9개월 동안 사용하는 것이 추천된다.

2. 리팜핀(리팜피신, 리파마이신)

◇ 이름 : _____ 가격 : _____ 단위 : _____
◇ 보통 시판되는 형태 : 150 또는 300mg 정제나 캡슐

이 항생제는 비싸지만 결핵에 대항하는 데 있어서는 강력하다. 따라서 리팜핀을 아이

소니아지드와 적어도 다른 하나의 결핵 치료제와 함께 사용하면 치료기간을 몇 개월로 짧게 할 수 있다. (리팜핀은 나병을 치료하는 데에도 사용된다. 용량은 509쪽을 참고한다.) 리팜핀은 중단 없이 규칙적으로 복용하는 것이 중요하다. 약이 떨어지지 않도록 확인한다.

◇ 위험성과 주의점 : 리팜핀은 간에 심각한 손상을 입힐 수 있다. 간에 문제가 있거나 임신한 사람은 의사의 지도 하에 약을 복용해야 한다.
◇ 부작용 : 리팜핀에 의해 소변, 눈물, 대변, 타액, 기침 시의 가래, 땀이 적색이나 오렌지 색을 띠게 된다. 드물지만 리팜핀은 고열, 식욕의 상실, 또는 증가, 구토, 오심, 혼란, 피부발진, 월경문제 등을 야기할 수 있다.

리팜핀은 경구용 피임약의 효과를 감소시킨다. 따라서 피임약을 복용하고 있는 여성은 용량을 증가시키는 것에 관해 의사의 자문을 구해야 한다. 또는 리팜핀을 복용하는 동안 콘돔, 자궁 내 장치, 피임용 격막과 같은 다른 방법을 사용하도록 한다.

◇ 용량 : (10mg/kg/day), 150~300mg의 알약이나 캡슐을 사용 / 리팜핀은 식사 1시간 전 또는 식사 2시간 후에 하루에 한 번 사용한다.
◇ 1회 분량
  • 성인 : 600mg(300mg 정제 2알 또는 150mg 정제 4알)
  • 8~12세 어린이 : 450mg
  • 3~7세 어린이 : 300mg
  • 3세 미만 어린이 : 150mg

3. 피라지나마이드

◇ 이름 : _____ 가격 : _____ 단위 : _____
◇ 보통 시판되는 형태 : 500mg 정제
◇ 위험성과 주의점 : 임신한 여성은 복용하지 말아야 한다.
◇ 부작용 : 관절이 붓고 아플 수 있다. 식욕의 상실, 오심과 구토, 소변 시 통증, 피로와 고열을 야기할 수 있다.
◇ 용량 : (20-30mg/kg/day), 500mg 정제 사용 / 다른 결핵약과 함께 2달 동안 매일 1회 분량을 사용한다.
◇ 1회 분량
  • 성인 : 1,500 또는 2,000mg(3 또는 4알)
  • 8~12세 어린이 : 1,000mg(2알)
  • 3~7세 어린이 : 500mg(1알)

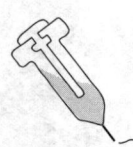

• 3세 미만 어린이 : 250mg(1/2알)

4. 에탐부톨(잘 알려진 상품명 : 마이암부톨)

◇ 이름 : _____ 가격 : _____ 단위 : _____
◇ 보통 시판되는 형태 : 100mg 또는 400mg 정제
◇ 위험성과 주의점 : 장기간 동안 많은 양을 복용하면 눈의 통증이나 손상을 초래할 수 있다. 만일 눈에 문제가 생기면 약을 중단해야 한다. 에탐부톨에 의해 야기된 눈의 손상은 대개 약을 중단한 후에 천천히 좋아진다.
◇ 용량 : 처음 2개월 동안 25mg/kg/day, 그 후 15mg/kg/day, 100mg 또는 400mg 정제 / 하루에 한 번 준다.
◇ 처음 2개월 동안, 1회 분량
  • 성인 : 1,200mg(400mg 정제 3알 또는 100mg 정제 12알)
  • 어린이 : 체중 1kg당 15mg을 준다. 결핵성 뇌막염에는 체중 1kg당 25mg을 준다.
◇ 처음 2개월 이후
  • 성인 : 800mg(400mg 정제 2알 또는 100mg 정제 8알)
  • 어린이 : 체중 1kg당 15mg을 준다.

5. 스트렙토마이신

◇ 이름 : _____ 가격 : _____ 단위 : _____
◇ 보통 시판되는 형태 : 500mg/1㎖를 포함한 주사액

스트렙토마이신은 아직도 결핵치료에 있어 매우 유용한 약이다. 리팜핀보다 효과는 적지만 값이 훨씬 싸다.

◇ 위험성과 주의점 : 정량보다 더 많이 주지 않도록 매우 주의해야 한다. 장기간 동안 너무 많은 약을 쓰면 귀가 먹을 수 있다. 만약 귀가 울리거나 청력이 소실되기 시작하면, 약의 복용을 중단하고 건강 섬기미를 만나 보아야 한다. 또한 스트렙토마이신은 임산부와 신장에 문제가 있는 사람에게 사용해서는 안 된다.
◇ 용량 : (15mg/kg/day), 2㎖에 스트렙토마이신 1g을 주는 물약병 또는 물과 섞을 수 있는 분말
◇ 결핵치료 : 중증은 3~8주 동안 매일 1회 주사하고, 경증은 2달 동안 1주에 2~3회 주사한다.
◇ 1회 분량

- 성인 : 1g(혹은 2㎖)
- 50세 이상 성인 : 500mg(1㎖)
- 8~12세 어린이 : 750mg(1.5㎖)
- 3~7세 어린이 : 500mg(1㎖)
- 3세 미만 어린이 : 250mg(1/2㎖)
- 신생아 : 체중 1kg당 20mg을 준다. 체중이 3kg인 아이에게는 60mg(1/8㎖)을 주면 된다.

◇ 결핵 이외의 치료에 스크렙토마이신의 사용 : 응급상황 시, 어떤 심한 감염을 치료하기 위해 스트렙토마이신과 페니실린을 함께 사용할 수 있다(페니실린과 스트렙토마이신, 493쪽 참고). 그러나 결핵 이외의 감염에 스트렙토마이신을 사용하는 것은 매우 제한되어야 하는데, 이는 다른 질병에 스트렙토마이신을 자주 사용하면 결핵이 스트렙토마이신에 내성을 갖게 되어 치료하기가 더 어려워지기 때문이다. 스트렙토마이신은 때때로 페니실린에 내성을 가진 임질을 치료하기 위해 사용된다―많은 용량으로 1회 사용한다(502쪽 참고).

6. 티아세타존

◇ 이름 : _____ 가격 : _____ 단위 : _____
◇ 보통 시판되는 형태 : 티아세타존 50mg을 함유한 정제(흔히 아이소니아지드 100mg 또는 133mg과 복합체로 나온다.)
◇ 부작용 : 발진, 구토, 현기증, 식욕감퇴가 생길 수 있다. 부작용이 흔히 일어나고, AIDS 바이러스에 감염된 사람에서 더 심각하게 나타날 수 있다.
◇ 용량 : (2.5mg/kg/day), 티아세타존 50mg 정제, 아이소니아지드와 같이 섞여서 나오거나 또는 단독으로 하루에 1번 사용한다.
◇ 1회 분량
- 성인 : 3알(150mg)
- 8~12세 어린이 : 2알(100mg)
- 3~7세 어린이 : 1알(50mg)
- 3세 미만 어린이 : 1/2알(25mg)

나병 치료제

나병을 치료할 때, 나병의 두 가지 주된 유형 중 환자가 어떤 유형의 나병에 걸렸는지

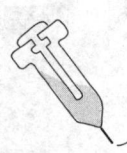

를 아는 것이 중요하다. 만일 감각의 상실과 함께 밝은 색의 피부반점이 있지만 덩어리나 피부가 두꺼워지는 것이 없다면 이 사람은 아마도 결핵양 나병일 것이고 단지 2가지 종류의 약만 사용하면 된다. 만일 덩어리가 있다면 이 사람은 나종형 나병일 것이고 3가지 약을 쓰는 것이 최선이다. 만일 가능하다면 나병 치료제는 국가의 계획에 따라 숙련된 건강 섬기미나 의사의 지시 하에 사용되어져야 한다.

나병의 치료는 적어도 6개월 그리고 때로는 평생에 걸쳐 계속되어야 한다. 결핵을 유발하는 세균이 내성을 갖게 되는 것을 막기 위해, 약을 중단하지 않고 규칙적으로 복용하는 것이 중요하다. 약이 떨어지기 전에 미리 준비하도록 확인한다.

◇ 추천되는 치료법 : 결핵양 나병은 다음 두 가지 모두를 최소한 6개월 동안 복용해야 한다.
- 댑손 : 매일
- 리팜핀 : 매달

나종형 나병은 아래 모두를 2~5년 동안 복용해야 한다.

- 댑손 : 매일
- 클로파지민 : 매일 그리고 매달 양을 늘려 간다.
- 리팜핀 : 매달

비록 다른 약과 함께 댑손을 사용하면 나병을 더 빨리 치료할 수 있지만, 때때로 댑손을 단독으로 사용할 수도 있다. 단독으로 사용하면 흔히 좋은 결과를 얻지만 효과가 천천히 나타나므로, 치료가 최소한 2년 이상 계속되어야 하고 때로 나종형 나병에서는 평생 동안 계속되어야 한다.

가끔 나병 치료제를 복용하는 동안 '나반응'(lepra reaction)이라 불리는 심각한 문제가 발생할 수 있다. 울퉁불퉁하고 감염된 반점들이 생기고 열이 오르며 신경이 붓고 아플 수 있다. 또한 관절통, 임파선과 고환의 압통이 생기고, 손발이 붓고, 눈이 빨개지고 아파서 시력을 잃게 되는 수도 있다.

심각한 '나반응'(lepra reaction)의 경우에는(신경을 따라 생기는 통증, 감각소실, 눈의 염증, 고환의 통증) 대개 나병 치료제를 계속 복용하면서 소염제(코티코-스테로이드)를 같이 복용하는 것이 가장 좋다. 코티코-스테로이드는 심각한 문제를 야기할 수 있기 때문에 이 약에 관해서는 숙련된 의료진의 자문을 구해야 한다.

1. 댑손(디아미노디페닐설폰, DDS)

◇ 이름 : _____ 가격 : _____ 단위 : _____
◇ 보통 시판되는 형태 : 50mg 또는 100mg 정제

댑손은 때때로 빈혈과 피부발진을 일으킬 수 있는데, 이것들은 심각할 수 있다. 만일 심각하게 피부가 벗겨지면, 투약을 중단해야 한다.

◇ 경고 : DDS는 위험한 약이므로 아이들의 손이 닿지 않는 곳에 보관해야 한다.
◇ 용량 : (2mg/kg/day), 100mg 정제 사용 / 하루에 한 번 복용한다.
  • 성인 : 100mg(100mg 정제 1알)
  • 13~18세 어린이 : 50mg(100mg 정제 1/2알)
  • 6~12세 어린이 : 25mg(100mg 정제 1/4알)
  • 2~5세 어린이 : 25mg(100mg 정제 1/4알)을 1주일에 3번만 준다.

2. 리팜핀(리팜피신, 리파마이신)

◇ 이름 : _____ 가격 : _____ 단위 : _____
◇ 보통 시판되는 형태 : 150mg과 300mg 정제 또는 캡슐

리팜핀은 매우 비싸지만 나병을 치료하는 데 단지 소량만이 필요하기 때문에 전체 비용은 그리 크지 않다. 부작용과 위험성에 관해서는 505쪽을 참고한다. 리팜핀은 숙련된 건강 섬기미나 의사의 지도 하에서만 사용해야 한다.

◇ 용량 : (10-20mg/kg), 300mg 정제 사용 / 나병 치료를 위해 리팜핀을 1달에 1회 사용한다. 이 약은 식사 1시간 전 또는 식사 2시간 후에 복용해야 한다.
◇ 1회 분량
  • 성인 : 600mg(300mg 정제 2알)
  • 8~12세 어린이 : 450mg(300mg 정제 1.5알)
  • 3~7세 어린이 : 300mg(300mg 정제 1알)
  • 3세 미만 어린이 : 150mg(300mg 정제 1/2알)

3. 클로파지민(람프렌)

◇ 이름 : _____ 가격 : _____ 단위 : _____

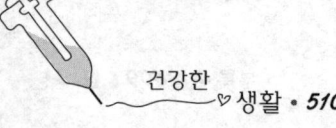

◇ 보통 시판되는 형태 : 50mg과 100mg 캡슐

클로파지민도 역시 비싼 약이다. 비록 클로파지민은 리팜핀보다 효과는 덜하지만, 특히 나종형 나병을 가진 환자에서 나반응(lepra reaction)을 어느 정도 조절하는 장점을 갖고 있다. 부작용으로 피부가 빨강이나 보라빛이 될 수 있는데, 이것은 단지 일시적인 것으로 약을 중단하면 1~2년 후에 사라진다. 또 위나 소화기 문제를 야기할 수도 있다. 임산부에게는 사용하지 않는다.

◇ 용량 : (1mg/kg/day), 50mg 캡슐 사용 / 매일 한 번씩 1회 분량을 사용하고, 이차적으로 한 달에 한 번 더 많은 양을 사용한다.
◇ 매일 1회 분량
 • 성인 : 50mg(50mg 캡슐 1알)
 • 8~12세 어린이 : 37mg(50mg 캡슐 3/4알)
 • 3~7세 어린이 : 25mg(50mg 캡슐 1/2알)
 • 3세 미만 어린이 : 12mg(50mg 캡슐 1/4알)
◇ 매달 1회 분량
 • 성인 : 300mg(50mg 캡슐 6알)
 • 8~12세 어린이 : 225mg(50mg 캡슐 4.5알)
 • 3~7세 어린이 : 150mg(50mg 캡슐 3알)
 • 3세 미만 어린이 : 75mg(50mg 캡슐 1.5알)

나반응을 조절하기 위해 더 많은 용량을 매일 복용할 수 있는데, 이때는 숙련된 건강섬기미나 의사의 지도 하에 사용하는 것이 좋다.

기타 치료제

말라리아 치료제

말라리아를 치료하는 몇 가지 치료제들이 있지만, 불행히도 많은 나라에서 말라리아충이 가장 좋은 말라리아 치료제에 내성을 갖게 되었다. 이것은 특별히 말라리아 중 가장 심각한 유형(열대성 말라리아)에 있어서 그렇다. 따라서 여러분 지역에서 가장 효과적으로 작용하는 약이 어느 것인지 보건당국이나 보건소에서 알아보는 것이 중요하다. 새로운 약이 개발되고 있지만, 이것들은 보통 내성이 생기기 전의 제한된 기간 동안만 효과적이다.

중요!
말라리아는 면역을 갖지 못한 사람을 빠르게 죽일 수 있다. 어린이들과 말라리아가 있는 지역을 방문한 사람들은 즉시 치료를 받아야 한다.

말라리아 치료제는 두 가지 방법으로 사용될 수 있다.

1. 치료 : 말라리아를 앓고 있는 사람을 치료한다. 며칠 동안 약을 매일 준다.
2. 예방 : 혈액 내에 있을 수 있는 말라리아충이 해를 끼치는 것을 예방한다. 예방은 말라리아가 흔한 지역에서 사용되며, 특별히 다른 이유 때문에 허약하거나 아픈 어린이를 보호하기 위해 사용된다. 또한 말라리아에 대한 방어력이 없는 사람이 말라리아가 있는 지역을 방문하게 될 때도 사용된다. 약은 보통 1주 단위로 투여된다. 말라리아를 예방하기 위해서는 모기에 물리지 않도록 260쪽에 있는 조언도 따라야 한다.

어떤 말라리아 치료제는 단지 말라리아 발병을 치료하기 위해 사용되고, 반면 일부 치료제는 예방을 위해서만 사용된다. 또 어떤 치료제는 치료와 예방 모두에 사용될 수 있다. 1996년에 사용되기 시작한 클로로퀸은 아직도 멕시코, 중앙아메리카, 아이티 등에서 말라리아의 예방과 치료를 위한 가장 유용한 치료제이지만, 다른 지역에서는 내성이 생기고 있다. 클로로퀸의 내성은 남아메리카, 동아프리카, 특히 동남아시아에 널리 퍼져 있다. 퀴닌은 대개 내성이 생긴 지역에서 심한 말라리아를 치료하거나 또는 뇌를 침범하는 말라리아를 치료하는 데 가장 좋은 치료제이다.

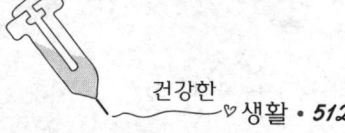

메플로퀸은 클로로퀸에 내성이 생긴 말라리아를 예방하고 치료하는 데 사용되는 새로운 치료제이다. 판시달은 클로로퀸에 내성이 생긴 말라리아의 치료를 위한 또다른 치료제이다. 프로구아닐은 예방을 목적으로 클로로퀸과 함께 사용된다. 프리마퀸은 때때로 말라리아가 재발하는 것을 막기 위해 다른 말라리아 치료제와 함께 치료 후에 사용된다. 테트라사이클린도 현재 가끔 말라리아의 치료와 예방을 위해 사용된다.

1. 클로로퀸

클로로퀸은 클로로퀸 포스페이트와 클로로퀸 설페이트의 두 가지 형태로 나온다. 이들은 사용하는 용량도 다르기 때문에 가지고 있는 클로로퀸의 종류와 정제 내 약의 함량을 확인해야 한다. 일부 지역에서 그리고 일부 말라리아 유형에는 완전한 치료를 위해 클로로퀸에 추가해서 다른 치료제가 필요하다. 따라서 지역의 자문을 구해야 한다.

1) 클로로퀸 포스페이트(잘 알려진 상품명 : 아랄렌, 레소친, 아블로클로와)

◇ 이름 : _____   가격 : _____   단위 : _____
◇ 보통 시판되는 형태 : 250mg 정제(클로로퀸 150mg 함유) 또는 500mg(클로로퀸 300mg 함유)
◇ 용량(경구용) : 250mg 정제 사용
◇ 말라리아 급성 발병의 치료목적을 위한 첫 회 분량
  • 성인 : 4알(1,000mg)
  • 10~15세 어린이 : 3알(750mg)
  • 6~9세 어린이 : 2알(500mg)
  • 3~5세 어린이 : 1알(250mg)
  • 1~2세 어린이 : 1/2알(125mg)
  • 1세 미만 아이 : 1/4알(63mg)

첫 회 분량을 사용하고 나서 6시간 후, 1일 후, 2일 후에 다음의 분량을 투여한다.
  • 성인 : 2알(500mg)
  • 10~15세 어린이 : 1.5알(375mg)
  • 6~9세 어린이 : 1알(250mg)
  • 3~5세 어린이 : 1/2알(125mg)
  • 1~2세 어린이 : 1/4알(63mg)
  • 1세 미만 아이 : 1/8알(32mg)

◇ 말라리아 예방목적(클로로퀸에 내성이 없는 지역) : 말라리아 지역으로 떠나기 1주일 전부터 시작해서 떠난 후 4주 동안 계속 매주 1회 복용한다.
- 성인 : 2알(500mg)
- 10~15세 어린이 : 1.5알(375mg)
- 6~9세 어린이 : 1알(250mg)
- 3~5세 어린이 : 1/2알(125mg)
- 1~2세 어린이 : 1/4알(63mg)
- 1세 미만 아이 : 1/8알(32mg)

2) 클로로퀸 설페이트(잘 알려진 상품명 : 니바퀸)

◇ 이름 : _____ 가격 : _____ 단위 : _____
◇ 보통 시판되는 형태 : 200mg 정제(클로로퀸 150mg 함유)
◇ 용량(경구용) : 200mg 정제
◇ 말라리아 급성 발병의 치료목적을 위한 첫 회 분량
- 성인 : 4알(800mg)
- 10~15세 어린이 : 3알(600mg)
- 6~9세 어린이 : 2알(400mg)
- 3~5세 어린이 : 1알(200mg)
- 1~2세 어린이 : 1/2알(100mg)
- 1세 미만 아이 : 1/4알(50mg)

첫 회 분량을 사용하고 나서 6시간 후, 1일 후, 2일 후 다음의 분량을 투여한다.
- 성인 : 2알(400mg)
- 10~15세 어린이 : 1.5알(300mg)
- 6~9세 어린이 : 1알(200mg)
- 3~5세 어린이 : 1/2알(100mg)
- 1~2세 어린이 : 1/4알(50mg)
- 1세 미만 아기 : 1/8알(25mg)

◇ 말라리아의 예방목적 : 말라리아 지역으로 떠나기 1주일 전부터 시작해서 떠난 후 4주 동안 계속 매주 1회 복용한다.
- 성인 : 2알(400mg)
- 10~15세 어린이 : 1.5알(300mg)
- 6~9세 어린이 : 1알(200mg)

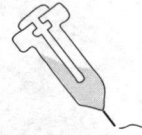

- 3~5세 어린이 : 1/2알(100mg)
- 1~2세 어린이 : 1/4알(50mg)
- 1세 미만 아이 : 1/8알(25mg)

◇ 아메바에 의한 간농양의 치료목적 : 클로로퀸 포스페이트 250mg 또는 클로로퀸 설페이트 200mg 정제 사용
  - 성인 : 2일 동안 3~4알을 하루에 2회 투여하고 나서 3주 동안 매일 1.5알 또는 2알을 투여한다. 어린이들은 나이와 체중에 따라 더 적은 양을 사용한다.

2. 퀴닌(퀴닌 설페이트 또는 퀴닌 비스설페이트)

◇ 이름 : _____ 가격 : _____ 단위 : _____
◇ 보통 시판되는 형태 : 300mg 또는 650mg 정제

퀴닌은 내성이 생긴 말라리아(다른 치료제로 낫지 않는 말라리아)와 뇌를 침범하는 말라리아를 포함한 심한 말라리아의 치료에 사용된다. 경구로 투여하는 것이 가장 좋다. 만일 퀴닌을 복용했을 때 구토가 생기면, 프로메타진과 같은 약이 도움이 될 수 있다.

◇ 부작용 : 퀴닌은 때때로 피부에 땀이 나게 하고 귀가 울리거나 청각을 감소시키며 시력을 흐릿하게 하거나 현기증, 오심, 구토, 설사를 일으킬 수 있다.
◇ 용량 말라리아 급성 발병의 치료 목적 : 300mg 정제 사용 / 3일 동안 하루에 3번 사용한다.
  - 성인 : 2알(600mg)
  - 10~15세 어린이 : 1.5알(450mg)
  - 6~9세 어린이 : 1알(300mg)
  - 3~5세 어린이 : 1/2알(150mg)
  - 1~2세 어린이 : 1/4알(75mg)
  - 1세 미만 아이 : 1/8알(38mg)

기억!
동남아시아 같은 일부 지역에서는 퀴닌을 7일 동안 복용해야 한다.

◇ 퀴닌 또는 클로로퀸 주사는 언제 사용해야 하나? : 퀴닌 또는 클로로퀸 주사는 극심한 위급상황에서 드물게만 사용되어야 한다. 만일 말라리아 증상을 보이거나 말라리아가 흔한 곳에 사는 사람이 구토를 하고 발작증세를 보이며 뇌막염 증상을 보이

면, 이 사람은 뇌성 말라리아(말라이아충이 뇌를 침범)에 걸렸을 수 있다. 즉시 퀴닌을 주사한다. (만일 구할 수 있는 다른 치료제가 없다면 클로로퀸을 주사하도록 한다.) 주사 시 용량이 정확한지 철저히 확인해야 하며, 의사의 도움을 구하도록 한다.

◇ 퀴닌 디하이드로클로라이드 주사, 2㎖ 내 300mg : 퀴닌 주사는 매우 천천히 주입되어야 하며, 정맥 내로 직접 주사하면 안 된다. 이것은 심장에 위험할 수 있다. 또 어린이에게는 각별히 주의해야 한다. 엉덩이 각각에 용량의 반을 천천히 주사한다. 주사 전에 피스톤을 뒤로 빼 보아 피가 보이면 다른 부위에 주사한다. 12시간 후에 같은 양을 반복해서 주사한다. 증상이 호전되지 않으면 하루 후에 1회 더 주사할 수 있다.
  - 성인 : 600mg(2㎖ 2앰플)
  - 어린이 : 체중 1kg당 0.07㎖(1/15㎖ 또는 10mg) 사용(10kg의 1살 된 아이에게 0.70㎖ 사용)

◇ 클로로퀸 주사, 5㎖ 내 200mg : 다음 분량을 단 1회 주사한다(각 엉덩이에 1/2씩 주사한다).
  - 성인 : 200mg(5㎖ 앰플 전체)
  - 어린이 : 체중 1kg당 0.1㎖(1/10㎖) 사용(10kg인 1살 된 아이에게 1㎖ 사용)

3. 메플로퀸(잘 알려진 상품명 : 라리암)

◇ 이름 : _____ 가격 : _____ 단위 : _____
◇ 보통 시판되는 형태 : 250mg 정제

메플로퀸은 클로로퀸에 내성이 생긴 말라리아를 예방하거나 발병을 멈추게 할 수 있다.

◇ 주의점과 부작용 : 메플로퀸은 간질이나 정신질환이 있는 환자에게는 사용하지 말아야 한다. 임산부의 경우 다른 치료제를 구할 수 없을 때만 메플로퀸을 복용해야 한다. 심장질환을 가진 환자는 이 약을 복용하기 전에 숙련된 의사의 자문을 구해야 한다. 메플로퀸은 때때로 이상한 행동, 혼동, 현기증, 위장장애, 두통, 시력장애, 그리고 가끔 경련이나 무의식 상태를 일으킬 수 있다. 식사를 많이 한 후 복용하도록 한다. 치료를 위해 많은 양을 사용할수록 부작용이 보다 자주 심각하게 발생한다.

◇ 말라리아 급성 발병의 치료목적을 위한 용량 : 1회 사용한다.
  - 성인 : 5알(1,250mg)
  - 12~15세 어린이 : 4알(1,000mg)
  - 8~11세 어린이 : 3알(760mg)

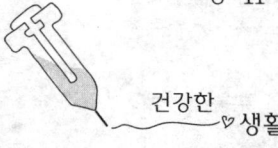

- 5~7세 어린이 : 2알(500mg)
- 1~4세 어린이 : 1알(250mg)
- 1세 미만 아이 : 1/2알(125mg)

◇ 말라리아 예방목적 : 말라리아 지역을 떠난 후 4주까지 계속해서 매주 1회씩 사용한다.
- 성인 : 1알(250mg)
- 45kg 이상 어린이 : 1알(250mg)
- 31~45kg 어린이 : 3/4알(188mg)
- 20~30kg 어린이 : 1/2알(125mg)
- 15~19kg 어린이 : 1/4알(63mg)
- 15kg 미만 어린이 : 추천하지 않는다.

4. 설파독신을 함유한 피리메타민(판시달)

◇ 이름 : _____ 가격 : _____ 단위 : _____
◇ 보통 시판되는 형태 : 피리메타민 25mg과 설파독신 500mg의 혼합정제

판시달은 내성을 가진 말라리아의 치료에 사용된다.

경고!
설파제에 부작용이 있었던 사람에게는 판시달을 사용하지 말아야 한다. 만일 발진이나 가려움증이 생기면 물을 많이 마시고, 다시 복용하지 말아야 한다.

◇ 말라리아 급성 발병의 치료목적을 위한 용량 : 1회 사용한다.
- 성인 : 3알
- 9~14세 어린이 : 2알
- 4~8세 어린이 : 1알
- 1~3세 어린이 : 1/2알
- 1세 미만 아이 : 1/4알

5. 프로구아닐(팔루드린)

◇ 이름 : _____ 가격 : _____ 단위 : _____
◇ 보통 구할 수 있는 형태 : 100mg 정제

클로로퀸에 내성을 가진 말라리아를 예방하기 위해 프로구아닐을 클로로퀸과 함께 복용한다. 프로구아닐은 말라리아의 급성 발병을 치료하기 위해 사용되지는 않는다.

◇ 예방 목적의 용량 : 말라리아 지역으로 들어간 날부터 시작해서 그 지역을 떠난 후 28일까지 매일 사용한다.
- 성인 : 2알(200mg)
- 9~14세 어린이 : 1.5알(150mg)
- 3~6세 어린이 : 1알(100mg)
- 1~2세 어린이 : 1/2알(50mg)
- 1세 미만 아이 : 1/4알(25mg)

6. 프리마퀸

◇ 이름 : _____ 가격 : _____ 단위 : _____
◇ 보통 시판되는 형태 : 프리마퀸 15mg을 함유한 프리마퀸 포스페이트 26.3mg 정제

프리마퀸은 일반적으로 일부 유형의 말라리아가 재발되는 것을 막기 위해 클로로퀸이나 다른 말라리아 치료제와 함께 치료 후에 사용된다. 프리마퀸은 급성 발병의 치료에 단독으로 작용하지는 않는다.

◇ 부작용 : 임산부는 프리마퀸을 복용하지 말아야 한다. 어떤 사람들, 특히 흑인 중에서 이 약이 빈혈을 야기할 수 있다. 지역적 자문을 구한다.
◇ 용량 : 14일 동안 하루에 1회 사용한다.
◇ 1회 분량
- 성인 : 1알(15mg 주약)
- 8~12세 어린이 : 1/2알(7mg 주약)
- 3~7세 어린이 : 1/4알(4mg 주약)

7. 테트라사이클린

테트라사이클린은 클로로퀸에 내성을 가진 말라리아가 많은 동남아시아와 일부 다른 지역에서 말라리아의 급성 발병을 치료하기 위해 사용될 수 있다. 그러나 이 약은 천천히 작용하기 때문에, 다른 치료제(대개 퀴닌)와 함께 사용해야 한다. 이들 지역을 방문하는 사람은 때때로 예방 목적으로 독시사이클린을 매일 복용하기도 한다. 테트라사이클린과 독시사이클린의 용량, 위험, 주의점에 관해서는 7장을 참고한다.

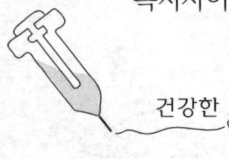

아메바와 지알디아 치료제

아메바에 의한 설사와 이질에 걸리면, 대개 대변에 많은 점액과 때로 피가 섞여 나온다. 흔히 장의 경련이 있지만 열은 경미하거나 거의 없다. 아메바성 이질은 메트로니다졸을 딜록사나이드 프로에이트나 테트라사이클린과 함께 사용해야 가장 잘 치료된다. 메트로니다졸을 구할 수 없거나 또는 아메바성 농양의 경우에는 때때로 클로로퀸이 사용된다. 아이오도퀴놀은 아메바성 이질의 치료에 사용되는 또다른 치료제이지만 위험한 부작용이 생길 수 있다.

장 내의 아메바균을 전멸하려면 오랜 시간(2-3주간) 동안의 고가의 치료가 필요하다. 환자가 더 이상 증상을 보이지 않으면 약을 중단하고 몸이 스스로 남아 있는 아메바에 대항하도록 하게 하는 것이 좋다. 이것은 새로운 감염에 걸릴 가능성이 높은 지역에서 특별히 더 그렇다. 지알디아 때문에 설사를 하게 되면 흔히 대변이 노랗고 거품이 나지만, 피나 점액은 섞여 있지 않다. 메트로니다졸이 흔히 사용되나 퀴나크린이 좀더 싸다.

1. 메트로니다졸(잘 알려진 상품명 : 플라질)

◇ 이름 : _____
◇ 보통 시판되는 형태
 • 200, 250, 500mg 정제   가격 : _____ 단위 : _____
 • 질 삽입용, 500mg   가격 : _____ 단위 : _____

메트로니다졸은 아메바와 지알디아로 인한 장 내 감염에 유용하고, 때때로 광범위 항생제(암피실린과 같은)를 복용해서 생긴 설사에도 좋다. 또한 트리코모나스나 또는 다른 세균에 의한 질 내 감염에도 사용된다. 이것은 또한 기니 벌레의 증상을 치료하는 데도 도움이 된다.

주의!
메트로니다졸을 복용할 때는 술을 마시지 말아야 한다. 메스꺼움이 심하게 생길 수 있다.

경고!
메트로니다졸은 선천적 결손을 야기할 수 있다. 임신한 여성은 가능하면 이 약의 사용을 피해야 하며, 특히 임신 초기 3개월 동안은 사용하지 말아야 한다. 수유 중인 여성이 메트로니다졸을 많은 용량 복용하고 있다면 약을 복용한 후 24시간 동안은 아이에게 모유를 먹이지 말아야 한다. 또한 간 질환을 가지고 있는 사람은 메트로니다졸을 사용하지 말아야 한다.

◇ 지알디아 감염용 용량 : 5일 동안 하루에 3번 사용한다.
◇ 1회 분량
  • 성인 : 250mg(1알)
  • 8~12세 어린이 : 250mg(1알)
  • 3~7세 어린이 : 175mg(1/2알)
  • 3세 미만 어린이 : 62mg(1/4알)
◇ 기니벌레용 용량 : 지알디아 감염 시와 동일한 용량으로 10일 동안 하루에 3번 사용한다.
◇ 질 내 트리코모나스 감염용 용량 : 여성은 정제 8알(2g)을 한 번에 복용해야 한다. 또는 감염이 그다지 심각하지 않다면, 10일 동안 하루에 2번 질 내 삽입을 할 수 있다. 여성과 남성 모두 동시에 트리코모나스를 치료해야 한다. 남성은 증상이 없더라도 치료를 받아야 하는데, 그렇지 않으면 남성이 여성에게 다시 옮길 수 있다.
◇ 질 내 세균 감염용 용량 : 여성은 5일 동안 하루에 2번 2알(500mg)을 복용해야 한다. 만일 감염이 재발하면 여성과 남성이 동시에 같은 치료를 받아야 한다.
◇ 아메바성 이질용 용량 : (25-50mg/kg/day), 250mg 정제 사용 / 5~10일 동안 하루에 3번 사용한다.
◇ 1회 분량
  • 성인 : 750mg(3알)
  • 8~12세 어린이 : 500mg(2알)
  • 4~7세 어린이 : 375mg(1.5알)
  • 2~3세 어린이 : 250mg(1알)
  • 2세 미만 어린이 : 80~125mg(1/3-1/2알)

아메바성 이질에 대해서는 메트로니다졸을 딜록사나이드 프로에이트나 테트라사이클린과 함께 복용해야 한다.

2. 딜록사나이드 프로에이트(프라마이드)

◇ 이름 : _____ 가격 : _____ 단위 : _____
◇ 보통 시판되는 형태 : 500mg 정제 또는 5㎖ 내 125mg이 포함된 시럽
◇ 부작용 : 가끔 배 속에 가스가 차서 위통과 오심을 유발시킨다.
◇ 용량 : (20mg/kg/day), 500mg 정제 / 식사와 함께 하루에 3번 사용한다. 완전한

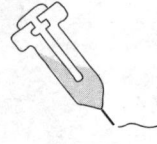

치료를 위해 10일 동안 복용한다.
◇ 1회 분량
- 성인 : 1알(500mg)
- 8~12세 어린이 : 1/2알(250mg)
- 3~7세 어린이 : 1/4알(125mg)
- 3세 미만 어린이 : 1/8알(62mg) 또는 체중에 따라 더 적게 사용

3. **테트라사이클린(7장 참고)**

4. **클로로퀸(때때로 메트로니다졸을 구할 수 없을 때 또는 아메바가 농양을 형성했을 때 사용됨)**

5. **퀴나크린(메파크린, 잘 알려진 상품명 : 아타브린)**

◇ 이름 : _____ 가격 : _____ 단위 : _____
◇ 보통 시판되는 형태 : 100mg 정제

퀴나크린은 지알디아, 말라리아, 촌충의 치료에 사용될 수 있지만, 어느 것에 대해서도 가장 좋은 치료제는 아니다. 이것은 값이 싸기 때문에 사용되고 있다. 퀴나크린은 흔히 두통, 현기증, 구토를 야기한다.

◇ 지알디아 치료 용량 : 1주일 동안 하루에 3번 사용한다.
◇ 1회 분량
- 성인 : 100mg(1알)
- 10세 미만 어린이 : 50mg(1/2알)

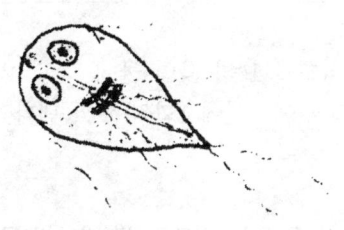

◇ 용량 : 촌충 치료용 : (퀴나크린을 복용하기 30분 전에 구토 방지를 위해 프로메타진과 같은 항히스타민제를 사용한다.) 많은 용량으로 1회만 사용한다.
◇ 1회 분량
- 성인 : 1g(10알)
- 8~12세 어린이 : 600mg(6알)
- 3~7세 어린이 : 400mg(4알)

> 위험! 사용금지!

6. 하이드로퀴놀린스(클리오퀴놀, 아이오도퀴놀, 디-아이오도하이드록시퀴놀린, 할퀴놀, 브록시퀴놀린 / 잘 알려진 상품명 : 다이오도퀸, 아미클린, 플로라퀸, 엔테로퀴놀, 클로람빈, 니벰빈, 쿠오질, 엔테로-바이오폼 등)

이러한 약들은 설사를 치료하기 위해 과거에 흔하게 사용되었다. 이것들은 때때로 영구적인 마비, 실명, 심지어 사망까지 일으킬 수 있다고 최근에 알려졌다. 이런 약들을 절대로 사용해서는 안 된다(51쪽 참고).

질 내 감염 치료제

질분비물, 가려움증, 불편감은 다양한 감염에 의해 생길 수 있으며, 트리코모나스, 이스트(칸디다, 모닐리아증), 세균 등이 가장 흔하다. 깨끗이 하고 식초와 물을 사용하여 질 내를 씻어 내는 것이 도움이 된다. 특별한 치료제들도 아래에 나열하였다.

1. 질 내 세척을 위한 무색 식초

◇ 가격 : _____   단위 : _____

2~3찻숟가락의 무색 식초를 1ℓ의 끓인 물에 섞고, 241쪽에 있는 것처럼 1주일 동안 매일 1~3회 씻어 내고 그 후에 2일에 1회씩 씻어 낸다. 이것은 특히 질 내 세균 감염에 효과가 좋다.

2. 메트로니다졸 : 복용할 수 있는 정제와 질 내 삽입물(522쪽 참고)

질 내 트리코모나스와 세균 감염에 사용된다. (세균 감염 시 식초와 물로 닦아 내는 것이

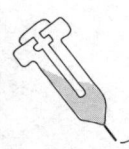

효과가 없을 때만 메트로니다졸을 사용한다.)

3. 니스타틴 또는 미코나졸 : 정제, 크림, 질 내 삽입물(523쪽 참고)

질 내 이스트 감염의 치료에 사용된다.

4. 젠티안 바이올렛(크리스탈 바이올렛) 1% 용액(523쪽 참고)

◇ 가격 : _____   단위 : _____

질과 외음부의 이스트 감염(칸디다, 모닐리아증)과 다른 감염의 치료에 사용된다. 3주 동안 하루에 1번 발라 준다.

5. 포비돈 아이오다인(베타딘)

◇ 가격 : _____   단위 : _____

질의 세균 감염 치료에 사용된다. 2찻숟가락의 포피돈 아이오다인을 끓인 따뜻한 물 1ℓ에 섞는다. 322쪽에 있는 것처럼 10~14일 동안 하루에 한 번씩 닦아 낸다.

피부 질환 치료제

자주 비누와 물로 손을 씻고 목욕을 하면 피부와 장의 많은 감염을 막을 수 있다. 상처는 봉하거나 붕대로 감기 전에 비누와 끓인 물로 주의 깊게 씻어야 한다.

비누와 물로 자주 깨끗이 씻는 것은 흔히 작은 백선, 윤선, 피부나 머리의 다른 곰팡이 감염뿐 아니라 비듬, 유아지방관(피지루), 여드름, 경증의 농가진에 필요한 유일한 치료법이다. 이러한 목적을 위해, 포비돈 아이오다인(베타딘)처럼 아이오다인 같은 소독제가 들어 있는 비누를 사용하면 더욱 좋다. 그러나 베타딘은 조직을 자극할 수 있기 때문에 상처가 아물지 않은 피부에는 사용하지 말아야 한다.

1. 설 파

◇ 가격 : _____   단위 : _____

보통 황색 분말로 나오며, 피부 로션이나 연고로 나오기도 한다. 설파는 여러 가지 피부 질환에 유용하다.

1. 진드기, 벼룩, 날벌레를 막는 데 좋다. 이런 벌레가 흔한 들이나 숲에 들어가기 전에 피부, 특히 다리, 발목, 손목, 허리, 목에 설파를 뿌린다.
2. 피부의 옴, 벼룩, 진드기, 날벌레 치료에 좋다. 설파에 페트롤라툼(바셀린)이나 라드를 1:10으로 섞어 연고를 만들어 피부에 바른다(275쪽 참고).
3. 백선, 윤선과 다른 곰팡이 감염에 하루에 3~4번씩 같은 연고를 사용하거나 또는 설파와 식초로 만든 로션을 사용한다(280쪽 참고).
4. 유아지방관(피지루)과 심한 비듬에 같은 연고를 사용하거나 두피의 경우 설파를 뿌릴 수 있다.

2. 젠티안 바이올렛(크리스탈 바이올렛)

◇ 가격 : _____ 단위 : _____

보통 검푸른 결정체로 나온다. 젠티안 바이올렛은 농가진과 고름이 나오는 궤양 같은 피부 감염 치료에 좋다. 이것은 입 안(아구창)이나 외음부 또는 피부가 접힌 곳의 이스트 감염(칸디다, 모닐리아증)을 치료하는 데도 사용될 수 있다. 젠티안 바이올렛 1찻숟가락을 물 1/2ℓ에 용해시킨다. 이것을 2% 용액으로 만들어 피부, 입안, 또는 외음부에 바른다.

3. 항생제 연고

◇ 이름 : _____ 가격 : _____ 단위 : _____

항생제 연고는 비싸고 흔히 젠티안 바이올렛만큼 효과가 좋지 않지만, 피부나 옷을 물들이지 않고 농가진과 같은 가벼운 피부 감염을 치료하는 데 유용하다. 네오마이신/폴리믹신 복합체(예를 들어 네오스포린 또는 폴리스포린)가 들어 있는 연고가 좋다. 테트라사이클린 연고도 사용될 수 있다.

4. 코티코-스테로이드 연고 또는 로션

◇ 이름 : _____ 가격 : _____ 단위 : _____

곤충에 물렸거나 어떤 유독한 식물이나 다른 어떤 것에 닿아서 생긴 피부진물이나 매

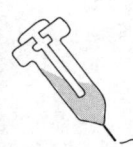

우 가려운 피부 자극에 유용하다. 이것은 또한 심각한 습진(291쪽 참고)과 건선(291쪽)의 치료에도 좋다. 하루에 3~4번 사용한다. 장기간 사용하거나 또는 넓은 부위에 사용하는 것은 피한다.

5. 페트롤레움 젤리(페트롤라툼, 바셀린)

◇ 가격 : _____ 단위 : _____

연고를 만들거나 치료 시 드레싱할 때 유용하다.
- 옴(274, 527쪽 참고)
- 백선(525쪽 참고)
- 요충으로 인한 가려움증(209쪽 참고)
- 화상(162-163쪽 참고)
- 가슴의 상처(157쪽 참고)

백선과 기타 곰팡이 감염 치료제

많은 곰팡이 감염은 없애기가 매우 어렵다. 완전히 퇴치하려면 증상이 없어진 후에도 며칠 또는 몇 주 동안 치료를 계속해야 한다. 목욕을 하고 깨끗이 하는 것도 중요하다.

1. 언더사일레닉 에시드, 벤조산 또는 살리실산이 포함된 연고

◇ 이름 : _____ 가격 : _____ 단위 : _____

이들 산이 포함된 연고는 백선, 머리의 윤선, 그리고 피부에 생긴 다른 곰팡이 감염의 치료에 사용될 수 있다. 흔히 이들은 설파와 혼합되어 있다. 살리실산과 설파가 함유된 연고는 유아지방관(피지루)에도 좋다. 횟필드 연고는 살리실산과 벤조산의 혼합체로 어루러기를 포함한 여러 곰팡이 감염에 유용하다. 2~4주 동안 하루에 2번 발라 준다.

연고나 로션을 직접 만들면 훨씬 가격이 싼데, 연고는 3의 살리실산과 6의 벤조산(포함하거나 하지 않거나), 100의 바셀린, 페트롤라툼, 광유, 라드, 또는 40%의 알코올(혹은 럼술)을 섞어서 만들고 이것을 하루에 3~4번 피부에 문질러 준다.

2. 설파와 식초

설파와 식초를 1 : 20의 비율로 섞은 로션은 피부의 곰팡이 감염 치료에 도움이 된다.

바른 후에 마를 때까지 놔둔다. 설파와 라드를 1 : 10의 비율로 사용해서 연고를 만들어 써도 된다.

3. 소디움 티오설페이트(하이포)

보통 하얀 결정체로 나오고, 사진 재료 상점에서 하이포라는 이름으로 나온다.

◇ 가격 : _____ 단위 : _____

피부의 어루러기 감염(281쪽 참고)에 사용된다. 물 반 컵에 하이포 1숟가락을 넣어 녹이고 솜이나 헝겊에 찍어 피부에 바른다. 그리고 나서 식초에 담가 놓았던 솜으로 피부를 문지른다. 반점이 사라질 때까지 매일 2번씩 이렇게 하고, 그 후에는 다시 재발되지 않도록 2주에 한 번씩 시행한다.

4. 셀레니움 설파이드(셀슨, 엑셀)

◇ 이름 : _____ 가격 : _____ 단위 : _____

보통 1% 또는 2.5%의 셀레니움 설파이드를 함유한 로션으로 나온다. 셀레니움 설파이드를 포함한 로션은 어루러기 치료에 유용하다. 감염된 부위에 바르고 30분 후에 씻어낸다. 1주일 동안 매일 사용한다.

5. 톨나프테이트(티낙틴)

◇ 이름 : _____ 가격 : _____ 단위 : _____
◇ 보통 시판되는 형태 : 1% 톨나프테이트 크림, 분말, 용액

윤선에 의해 발, 사타구니, 두피, 손, 몸통에 생긴 곰팡이 감염에 사용된다. 증상이 사라진 후 2주까지 매일 2번 발라 준다.

6. 그리세오풀빈

◇ 이름 : _____ 가격 : _____ 단위 : _____
◇ 보통 시판되는 형태 : 250mg나 500mg 정제, 또는 캡슐

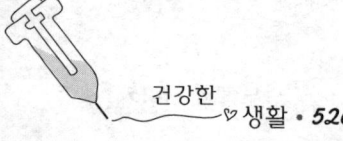

아주 고운 가루로 된 제품이 제일 좋다. 그리세오풀빈은 매우 비싸기 때문에 피부의 심한 곰팡이 감염과 두피의 깊은 윤선 감염에만 사용되어진다. 이 약은 또한 손톱의 곰팡이 감염에도 사용되지만, 치료에 수개월이 걸릴 수 있고 또 항상 효과가 있는 것은 아니다. 임산부는 이 약을 복용해서는 안 된다.

◇ 용량 : (15mg/kg/day), 고운 가루형태, 250mg 캡슐 / 최소한 1달 동안 하루에 1번씩 사용한다.
- 성인 : 500~1,000mg(2-4캡슐)
- 8~12세 어린이 : 250~500mg(1-2캡슐)
- 3~7세 어린이 : 125~250mg(1/2-1캡슐)
- 3세 미만 어린이 : 125mg(1/2캡슐)

7. 젠티안 바이올렛-이스트 감염 목적

8. 니스타틴 또는 미코나졸

◇ 이름 : _____ 가격 : _____ 단위 : _____
◇ 보통 시판되는 형태 : 용액, 분말, 질정제, 연고, 크림

입 안(아구창), 질, 또는 피부가 접히는 곳에 생긴 이스트 감염(칸디다, 모닐리아증)에 사용된다. 니스타틴은 단지 이스트에 의한 감염에만 효과적이지만, 미코나졸은 다른 곰팡이 감염에도 작용한다.

◇ 용량-어린이와 성인의 용량이 같다.
◇ 입 안의 아구창 : 입 안에 1㎖ 용액을 넣고, 최소 1분 동안 담고 있다가 삼킨다. 하루에 3~4회 시행한다.
◇ 피부의 이스트 감염 : 가능하면 건조하게 만들어 놓고 하루에 3~4번 니스타틴이나 미코나졸 분말이나 연고를 사용한다.
◇ 외음부 또는 질의 이스트 감염 : 하루에 2번씩 질 안쪽에 크림을 넣거나 또는 10~14일 동안 매일 밤마다 질 안쪽에 질정제를 넣어 준다.

옴과 이 치료제 : 살충제

1. 감마 벤젠 헥사클로라이드(린데인, 잘 알려진 상품명 : 크웰, 감메제인)

◇ 이름 : _____   가격 : _____   단위 : _____

사람에게 사용하는 제품은 비싸고, 동물에게 사용하는 제품은 싸지만 사람에게도 마찬가지로 작용한다. 양이나 가축에게 쓰는 린데인은 아주 값이 싸지만, 흔히 15% 농도의 용액으로 시판되며 1%로 희석해서 사용해야 한다. 15% 린데인 용액과 물이나 바셀린을 1 : 15의 비율로 섞고 나서 274쪽에 있는 지시에 따라 옴을 치료하기 위해 피부에 사용한다. 이에 관해서는 275쪽을 참고한다.

주의!
린데인은 유독물이며 특별히 아이들에게 발작을 포함한 위험한 부작용을 야기할 수 있다. 약을 과도하게 사용하지 않는다. 오직 한 번만 사용하고, 만일 필요하면 1주일 후에 한 번 다시 사용한다.

2. 벤질 벤조에이트 크림 또는 로션

◇ 이름 : _____   가격 : _____   단위 : _____

감마 벤젠 헥사클로라이드(린데인) 크림이나 로션과 같은 방법으로 사용한다.

3. 설파 페트롤리움 젤리(바셀린) 또는 라드

위의 치료제를 구할 수 없으면 옴 치료를 위해 이것을 사용한다. 설파와 바셀린, 광유, 또는 라드를 1 : 20의 비율로 섞어 5% 설파 연고를 만든다.

4. 피페로닐을 함유한 피레스린스(RID)

◇ 이름 : _____   가격 : _____   단위 : _____

보통 피레스린과 피페로닐 부톡사이드를 함유한 용액으로 시판된다. 이것은 모든 종류의 이 치료에 효과적이고 감마 벤젠 헥사클로라이드(린데인)보다 안전하다. 물을 첨가하지 않고 마른 머리카락(눈썹이나 속눈썹에는 사용하지 않음)이 완전히 젖을 때까지 약을 바른 후 10분 동안만 기다린다. 따뜻한 물과 비누, 또는 샴푸로 머리카락을 씻어 내고 이렇게 1주일마다 반복한다. 또 치료 후에는 옷과 잠자리를 바꿔 준다. 서캐(이의 알)를 없애기 위해서는 275쪽을 참고한다.

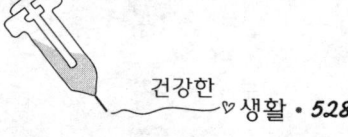

5. 크로타미톤(유렉스)

◇ 이름 : _____ 가격 : _____ 단위 : _____

보통 10% 크로타미톤을 함유한 크림 또는 로션으로 시판된다. 크로타미톤은 옴의 치료에만 사용되고 이 치료에는 사용되지 않는다. 목욕 후 턱부터 발끝까지 온몸에 바르고 피부의 접히는 부위나 주름에도 빠지지 않게 바른다. 다음날 두 번째로 다시 바르고 마지막 바른 후 2일 후에 크림이나 로션을 씻어 내기 위해 목욕이나 샤워를 한다. 이때 옷과 잠자리도 바꿔 주어야 한다.

성기 사마귀 치료제

1. 포도필린

◇ 이름 : _____ 가격 : _____ 단위 : _____

보통 10~25%의 포도필린이 벤조인과 혼합한 용액으로 시판되며, 성기 사마귀를 작게 하는 데 사용된다. 포도필린은 건강한 피부를 매우 자극할 수 있기 때문에, 조심해서 사용해야 한다. 바르기 전에 페트롤리움 젤리(바셀린)나 다른 미끄러운 연고를 발라 사마귀 주위를 보호하는 것이 도움이 된다. 사마귀에 용액을 바르고 완전히 마르도록 놔둔다(이것은 특히 음경의 포피처럼 정상적인 피부가 사마귀에 닿을 수 있는 부위에서 중요하다). 4~6시간 후에 철저히 씻어 낸다. 치료는 1주일마다 반복될 수 있으며, 대개 몇 주 동안의 치료가 필요하다.

주의!
만일 심한 피부 자극이 일어나면 다시는 사용하지 않는다. 포도필린은 출혈이 있는 사마귀에는 사용하지 말아야 하며, 임산부나 수유 중인 여성도 포도필린을 사용하지 말아야 한다.

2. 바이클로로아세틱 에시드

◇ 이름 : _____ 가격 : _____ 단위 : _____

보통 맑은 용액으로 시판된다. 만약 포도필린을 구할 수 없으면, 바이클로로아세틱 에시드를 사마귀를 작게 하기 위해 사용할 수 있다. 그러나 이것은 건강한 피부를 분해하기 때문에 매우 조심해서 사용해야 한다. 먼저 바셀린이나 다른 미끄러운 연고를 사마귀 주위에 발라 피부를 보호하고, 크거나 두꺼운 사마귀의 죽을 조직을 조심해서 떼어 낸다. 이쑤시개를 사용해서 사마귀에 적은 양을 바르면 되는데 이쑤시개의 끝으로 사마귀 내에 부드럽게 산을 바른다. 대개 몇 번의 치료가 필요하며 매주 반복할 수 있다.

경고!
이 산은 심한 화상을 입힐 수 있으므로, 손과 다른 건강한 피부를 보호하고 접촉했을 때는 즉시 닦아 낸다.

장 내 기생충 치료제

약 단독으로는 장기간 장 내 기생충 감염을 완전히 없애는 데 충분하지 않다. 따라서 개인위생과 공중위생 지침을 반드시 따라야 한다. 가족 중 한 사람이 기생충을 갖고 있으면 가족 전체가 치료받는 것이 좋다.

1. 메벤다졸(버목스)-다양한 기생충 감염 치료용

◇ 이름 : _____ 가격 : _____ 단위 : _____
◇ 보통 시판되는 형태 : 100mg 정제

이 약은 십이지장충, 편충, 회충, 요충, 그리고 분선충이라 불리는 다른 기생충에 작용한다. 혼합감염에도 효과가 좋다. 이것은 선모충증에도 일부 효과가 있다. 심한 기생충 감염 치료 시 복통과 설사가 있을 수 있지만 부작용은 흔하지 않다.

경고!
임산부나 2세 미만의 어린이에게 사용하지 않는다.

◇ 용량 : 100mg 정제 사용 / 성인과 어린이에게 동일한 용량을 사용하고, 요충의 경우 3주 동안 1주일에 1회 1알씩 사용한다. 회충, 편충, 십이지장충, 분선충에 3일 동안 하루에 아침, 저녁으로 1알씩 두 번을 준다(모두 6알).

2. 알벤다졸(젠텔)-다양한 기생충 감염 치료용

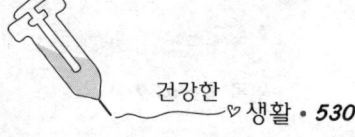

◇ 이름 : _____ 가격 : _____ 단위 : _____
◇ 보통 시판되는 형태 : 200mg과 400mg 정제

이 약은 메벤다졸과 유사하지만 대부분 값이 더 비싸다. 이것은 십이지장충, 편충, 회충, 요충, 분선충에 작용하고, 부작용은 거의 없다.

경고!
임산부와 2세 미만의 어린이에게 사용하지 말아야 한다.

◇ 용량 : 200mg 정제 사용
  • 어린이와 성인에게 동일한 용량을 사용한다.
  • 요충, 회충, 편충, 십이지장충 : 400mg(2알)을 1회 사용한다.
  • 분선충 : 400mg(2알)을 3일 동안 하루에 2번 사용하고, 1주일 후에 다시 반복한다.

3. 피페라진-회충과 요충 치료용

◇ 이름 : _____

시중에는 피페라진 구연산염, 주석산염, 수화물, 인산염으로 나온다.
  • 500mg 정제   가격 : _____ 단위 : _____
  • 5㎖에 500mg 혼합제   가격 : _____ 단위 : _____

◇ 보통 시판되는 형태
  • 500mg 정제   가격 : _____ 단위 : _____
  • 5㎖ 내 500mg 혼합제   가격 : _____ 단위 : _____

회충을 치료하기 위해서는 2일 동안 많은 용량을 투여하고, 요충에는 적은 용량을 1주일 동안 매일 사용한다. 이 약은 부작용이 거의 없다.

◇ 회충 치료 시 용량 : (75mg/kg/day), 500mg 정제 또는 5㎖ 내 500mg이 들어 있는 혼합제 / 2일 동안 하루에 1회 복용한다.
  • 성인 : 3,500mg(7알 또는 7찻숟가락)
  • 8~12세 어린이 : 2,500mg(5알 또는 5찻숟가락)
  • 3~7세 어린이 : 1,500mg(3알 또는 3찻숟가락)

- 1~3세 어린이 : 1,000mg(2알 또는 2찻숟가락)
- 1세 미만 어린이 : 500mg(1알 또는 1찻숟가락)

◇ 요충 치료 시 용량 : (40mg/kg/day) / 1주 동안 매일 2분량을 복용한다.
- 성인 : 1,000mg(2알 또는 2찻숟가락)
- 8~12세 어린이 : 750mg(1.5알 또는 1.5찻숟가락)
- 3~7세 어린이 : 500mg(1알 또는 1찻숟가락)
- 3세 미만 어린이 : 250mg(1/2알 또는 1/2찻숟가락)

4. 티아벤다졸-다양한 기생충 감염 치료용

◇ 이름 : _____ 가격 : _____ 단위 : _____
◇ 보통 시판되는 형태 : 500mg 정제 또는 5㎖ 내 1g이 들어 있는 혼합제

티아벤다졸은 메벤다졸이나 알벤다졸보다 부작용을 많이 야기하기 때문에 이들 약을 구할 수 없거나 장 내에 있지 않은 기생충 감염에만 사용해야 한다. 십이지장충, 편충, 분선충이라 불리는 기생충의 치료에 사용될 수 있다. 이것은 회충과 요충에도 작용하지만, 피페라진이 부작용을 덜 일으킨다. 또한 기니 벌레 치료에도 도움이 되며 선모충증에도 어느 정도 효과가 있다.

주의!
티아벤다졸은 회충이 목으로 밀려 올라오게 할 수 있어 호흡장애를 일으킬 수 있다. 그러므로 어떤 사람이 다른 기생충과 함께 회충도 가지고 있는 것으로 의심되면, 티아벤다졸을 주기 전에 우선 피페라진으로 치료하는 것이 현명하다.

◇ 부작용 : 티아벤다졸은 흔히 피로, 아픈 느낌, 그리고 가끔 구토를 일으킨다.
◇ 용량 : (25mg/kg/day), 500mg 정제 또는 5㎖ 내 1g이 들어 있는 혼합제 / 3일 동안 하루에 2번씩 복용하는데, 정제는 씹어서 먹는다.
◇ 1회 분량
- 성인 : 1,500mg(3알 또는 1.5찻숟가락)
- 8~12세 어린이 : 1,000mg(2알 또는 1찻숟가락)
- 3~7세 어린이 : 500mg(1알 또는 1/2찻숟가락)
- 3세 미만 어린이 : 250mg(1/2알 또는 1/4찻숟가락)

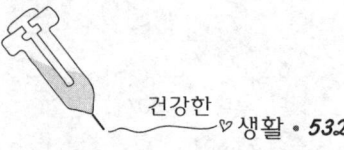

5. 피란텔(안티민스, 코브란트릴, 햄맥스)

◇ 이름 : _____

파모에이트 또는 엠보에이트로 시판된다.

◇ 보통 시판되는 형태 :
- 250mg 정제   가격 : _____ 단위 : _____
- 5㎖ 내 250mg 혼합제   가격 : _____ 단위 : _____

이 약은 요충, 십이지장충, 회충에 작용하지만 값이 비싸다. 피란텔은 가끔 구토, 현기증, 두통을 일으킨다.

◇ 용량 : (10mg/kg), 250mg 정제 사용 / 십이지장충과 회충에는 1회 투여하고, 요충에는 2주 후에 반복 투여한다.
◇ 1회 분량
- 성인 : 750mg(3알)
- 10~14세 어린이 : 500mg(2알)
- 6~9세 어린이 : 250mg(1알)
- 2~5세 어린이 : 125mg(1/2알)
- 2세 미만 어린이 : 62mg(1/4알)

촌충 치료제

여러 가지 형태의 촌충이 있는데 니클로사마이드가 대개의 경우 가장 좋은 효과를 나타내고 프라지퀸텔이 다음으로 치료 효과가 좋다.

1. 니클로사마이드(요메산)-촌충 치료용

◇ 이름 : _____ 가격 : _____ 단위 : _____
◇ 보통 시판되는 형태 : 씹을 수 있는 500mg 정제 / 니클로사마이드는 촌충에 가장 좋은 약이다. 이것은 장 내 대부분의 촌충에는 효과가 좋지만, 장 밖의 낭포에는 별 효과가 없다.
◇ 용량 : 500mg 정제 / 1회 분량만 잘 씹어 삼키면 된다. 약을 복용하는 2시간 전후

로 아무것도 먹지 않는다. 하제를 쓰는 것도 촌충을 없애는 데 도움이 될 수 있다.
- 성인과 8세 이상 어린이 : 2g(4알)
- 2~8세 어린이 : 1g(2알)
- 2세 미만 어린이 : 500mg(1알)

2. 프라지퀀텔(빌트리사이드, 드론시트)

◇ 이름 : _____ 가격 : _____ 단위 : _____
◇ 보통 시판되는 형태 : 150mg과 600mg 정제 / 프라지퀀텔은 대부분의 촌충에 효과적이지만, 니클로사마이드보다 좀더 비싸다.

경고!
임산부와 4세 미만의 어린이는 프라지퀀텔을 복용하지 말아야 한다. 수유 중인 여성은 이 약을 복용할 때와 복용한 후 72시간 동안에는 아이에게 모유 먹이는 것을 중단해야 한다(모유를 짜서 버린다).

◇ 부작용 : 프라지퀀텔은 피로, 현기증, 두통, 식욕감퇴를 야기할 수 있지만 이들 부작용은 촌충을 치료하는 데 사용되는 낮은 용량에서는 극히 드물다.
◇ 용량 : 소와 돼지의 촌충을 포함한 대부분의 촌충 치료 시(10-20mg/kg) : 600mg 정제 사용 / 1회만 복용한다.
- 성인 : 600mg(1알)
- 8~12세 어린이 : 300mg(1/2알)
- 4~7세 어린이 : 150mg(1/4알)

난장이 촌충(H. nana)의 치료를 위해서는 더 많은 용량이 필요하며, 이 경우에도 1회만 복용한다.
- 성인 : 1,500mg(2.5알)
- 8~12세 어린이 : 600~1,200mg(1-2알)
- 4~7세 어린이 : 300~600mg(1/2-1알)

3. 퀴나크린(메파크린, 아타브린) : 촌충 치료용(534쪽)을 참고

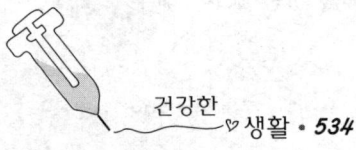

주혈흡충증 치료제

세계의 여러 지역에 각기 다른 치료가 필요한 여러 유형의 주혈흡충증이 있다. 프라지퀀텔이 모든 유형의 주혈흡충증에 작용하는 치료제이다. 메트리포네이트와 옥삼니퀸은 일부 유형의 주혈흡충증에 효과적이다. 이 약들은 숙련된 건강 섬기미의 지도 하에 사용되어야 한다.

1. 프라지퀀텔(빌트리사이드, 드론시트)

◇ 이름 : _____   가격 : _____   단위 : _____
◇ 보통 시판되는 형태 : 150mg과 600mg 정제

경고!
임산부는 프라지퀀텔을 복용하지 말아야 하며, 수유 중인 여성은 이 약을 복용할 때와 복용한 후 72시간 동안 아이에게 모유 먹이는 것을 중단해야 한다(모유를 짜서 버린다). 4세 미만의 어린이에게도 프라지퀀텔을 사용하지 말아야 한다.

◇ 부작용 : 프라지퀀텔은 피로, 두통, 현기증, 식욕감퇴를 자주 야기하지만, 이들 부작용이 일어나더라도 치료를 중단할 필요는 없다. 부작용을 줄이기 위해 프라지퀀텔을 많은 양의 음식물과 함께 복용하는 것이 가장 좋다.
◇ 용량(40mg/kg), 600mg 정제 사용 / 소변에 피가 섞여 나오는 주혈흡충증의 치료 시에는 1회 분량만 투여한다.
  • 성인 : 2,400~3,000mg(4-5알)
  • 8~12세 어린이 : 1,200~1,800mg(2-3알)
  • 4~7세 어린이 : 600mg(1알)

위의 용량들은 동아프리카, 중앙아프리카, 남아메리카에서 발견되는 변에 피가 섞여 나오는 한 종류의 주혈흡충증(S. mansoni)의 치료에도 사용할 수 있다. 그러나 동아시아에서 변에 피가 섞여 나오는 주혈흡충증(S. japonicum)의 치료에는 더 많은 용량(60mg/kg)이 필요하다. 또한 이것은 하루에 복용한다(부작용을 줄이기 위해 이 용량을 3번의 작은 분량으로 나누어 하루에 복용한다).

  • 성인 : 3,600~4,200mg(6-7알)
  • 8~12세 어린이 : 1,800~2,400mg(3-4알)
  • 4~7세 어린이 : 900mg(1.5알)

2. 메트리포네이트(빌탈실)

메트리포네이트는 소변에 피가 섞여 나오는 주혈흡충증(S. hematobium)을 치료하는 데 사용할 수 있는 훨씬 싼 치료제이다. 임산부는 이 약을 복용해서는 안 된다.

◇ 이름 : _____ 가격 : _____ 단위 : _____
◇ 보통 시판되는 형태 : 100mg 정제
◇ 용량(7.5-10mg/kg/dose), 100mg 정제 사용 / 2주 간격으로 3회 투여한다.
◇ 1회 분량
  • 성인 : 400~600mg(4-6알)
  • 6~12세 어린이 : 300mg(3알)
  • 3~5세 어린이 : 100mg(1알)

3. 옥삼니퀸(반질, 만질)

◇ 이름 : _____
◇ 보통 시판되는 형태 :
  • 250mg 캡슐   가격 : _____ 단위 : _____
  • 5㎖ 내 250mg이 포함된 시럽   가격 : _____ 단위 : _____

옥삼니퀸은 남아메리카와 중앙아메리카에서 변에서 피가 섞여 나오는 주혈흡충증(S. mansoni)을 치료하는 데 사용된다. 아프리카에서 발견되는 S. mansoni를 치료하기 위해서는 여기에 주어진 것보다 더 많은 용량이 필요하므로 지역적 자문을 구해야 한다. 이 약은 식사 후에 복용하는 것이 좋다.

경고!
임산부는 옥삼니퀸을 복용하지 말아야 한다. 이 약은 현기증, 졸음, 그리고 드물게 발작을 일으킬 수 있다. 간질을 앓고 있는 사람은 간질 치료제를 복용했을 때만 이 약을 사용해야 한다.

◇ 용량(성인 : 15mg/kg/day, 어린이 : 10mg/kg/하루에 2회) : 250mg 캡슐 사용 / 하루 동안만 사용하는데 성인은 750~1,000mg(3-4캡슐)을 한 번에 사용하고, 어린이는 다음의 분량을 하루에 2번 사용한다.
  • 8~12세 어린이 : 250mg(1캡슐)
  • 4~7세 어린이 : 125mg(1/2캡슐)

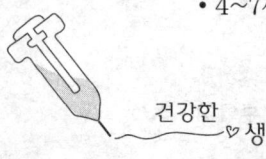

• 1~3세 어린이 : 63mg(1/4캡슐)

강변실명(회선사상충증)

강변실명을 치료하는 가장 좋은 치료제는 이버멕틴이다. 이 새로운 치료제는 유충을 천천히 죽이므로 다른 치료에서 나타나는 위험한 부작용을 일으키지 않는다. 만일 이버멕틴을 구할 수 없다면 숙련된 건강 섬기미가 디에칠카바마진을 먼저 주고 다음에 수라민을 사용할 수 있다.

1. 이버멕틴(멕티잔)

◇ 이름 : _____   가격 : _____   단위 : _____
◇ 보통 시판되는 형태 : 6mg 정제

정확한 용량을 결정하기 위해 가능하면 먼저 환자의 체중을 재고, 1회 분량을 투여한다. 때때로 6개월이나 1년 후에 한 번 더 필요하다.

주의!
체중이 15kg 미만인 어린이(5세 미만 어린이)나 임산부 또는 수유 중인 여성, 뇌막염이나 다른 심각한 질병을 가진 사람에게는 사용하지 말아야 한다.

◇ 용량 : 1회 사용한다.
• 무거운 성인(64kg 이상) : 2알(12mg)
• 평균 성인(45-63kg) : 1.5알(9mg)
• 마른 성인과 청년(26-44kg) : 1알(6mg)
• 어린이(15-25kg) : 1/2알(3mg)

2. 디에칠카바마진(헤트라젠, 바노사이드)

◇ 이름 : _____   가격 : _____   단위 : _____
◇ 보통 시판되는 형태 : 50mg 정제

디에칠카바마진은 유충은 죽이지만 성충은 죽이지 못한다. 이 약은 숙련된 건강 섬기미의 지도 하에서만 사용되어야 한다. 눈의 심한 손상을 피하기 위해 낮은 용량으로 시작하는 것이 중요하다. 이 약을 다음과 같이 복용한다.

- 첫째 날 : 1/2mg/kg, 1회
- 둘째 날 : 1/2mg/kg, 2회
- 셋째 날 : 1mg/kg, 3회

하루에 1mg/kg, 3회 복용하는 것을 13일 동안 더 계속한다. 예를 들어 체중이 60kg 인 사람은 첫째 날 한 번에 30mg을 복용하고, 둘째 날 30mg씩 2회 복용하고, 14일 동안 60mg씩 하루에 3회 복용한다. 이 약은 식사 후에 복용한다.
　디에칠카바마진은 심각한 알레르기 반응을 일으킬 수 있는데, 이것은 항히스타민제 또는 건강 섬기미에 의해 처방된 코티코-스테로이드로 얼마간 조절할 수 있다.

　◇ 부작용 : 디에칠카바마진은 때때로 두통, 피로, 허약해짐, 식욕감퇴, 위장장애, 기침, 흉통, 근육통이나 관절통, 고열, 발진 등을 야기한다.

3. 수라민(나프라이드, 베이어 205, 안트리폴, 겔마닌)

　◇ 이름 : _____　　가격 : _____　　단위 : _____

　수라민은 성충을 죽이는 데 있어 디에칠카바마진보다 더 효과적이지만 디에칠카바마진으로 치료해서 증상이 거의 중단된 후에 사용해야 한다. 수라민은 때때로 신장에 해가 된다. 만약 발이 붓거나 요독증의 다른 증상이 보이면 약의 사용을 중단해야 한다. 또한 신장 질환을 가지고 있는 사람은 이 약을 사용해서는 안 된다.
　수라민은 정맥주사로 투여되어야 하며 숙련된 건강 섬기미의 도움을 받아 사용되어야 한다. 성인에게는 1g의 수라민을 10㎖의 증류수에 타서 5~7주 동안 1주에 1회 주사한다. 200mg의 적은 시험용량으로 시작한다. 알레르기 반응이 일어나면 항히스타민제로 치료한다.

눈병 치료제

1. 항생제 안연고-분홍색 눈(결막염) 치료용 / 유용한 예 : 옥시테트라사이클린 또는 클로르테트라사이클린 안연고

　◇ 이름 : _____　　가격 : _____　　단위 : _____

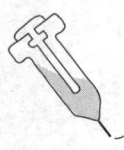

이들 안연고는 세균에 의한 분홍색 눈이나 트라코마의 치료에 사용될 수 있다. 트라코마를 완전히 치료하려면 테트라사이클린을 함께 복용해야 한다(495쪽 참고). 안연고는 눈꺼풀 안쪽으로 넣어야 효과가 있으며, 하루에 3~4회 사용한다.

질산은 점안약을 구할 수 없을 때는 임질과 클라미디아에서 신생아의 눈을 보호하기 위해 1%의 테트라사이클린 안연고 또는 0.5%의 에리스로마이신 안연고를 사용할 수 있다. 출생 시 양쪽 눈의 안쪽 구석에 약간의 연고를 넣고 닦아 내거나 씻어 내지 않는다. 신생아를 치료하는 법은 221쪽을 참고한다.

2. 1% 질산은 점안약-신생아의 눈 보호용

◇ 이름 : _____ 가격 : _____ 단위 : _____

출생 시 1%의 질산은을 양쪽 눈에 한 방울씩 넣어 준다. 이렇게 하면 신생아의 눈을 임질로부터 보호할 수 있다(클라미디아는 아니다).

경고!
증발해서 너무 고농도로 된 질산은 점안약은 사용해서는 안 되는데, 이는 아이의 눈에 화상을 입힐 수 있기 때문이다.

통증 치료제 : 진통제

다양한 진통제가 많이 있지만, 이들 중 많은 것이 위험하다. 특별히 디피론(dipyrone)을 함유하고 있는 약은 더욱 그렇다. 따라서 아스피린, 아세트아미노펜(파라세타몰), 이부프로펜(541쪽)과 같이 비교적 안전하다고 확인된 것들만 사용한다. 강력한 진통제에 관해서는 코데인(542쪽)을 참고한다.

1. 아스피린(아세틸살리실산)

◇ 보통 시판되는 형태
 • 300mg(5그레인) 정제   가격 : _____ 단위 : _____
 • 어린이용 75mg(1.25그레인) 정제(어린이 아스피린)
                         가격 : _____ 단위 : _____

아스피린은 매우 유용한 싼 진통제다. 이것은 통증을 가라앉히고, 열을 떨어뜨리며,

염증을 감소시키는 데 도움이 된다. 또한 기침과 가려움증을 감소시키는 데도 얼마간 도움이 된다. 통증, 관절염, 감기 치료제로 팔리는 많은 약에 아스피린이 포함되어 있으나 이들은 값이 더 비싸고, 흔히 아스피린을 단독으로 사용했을 때보다 더 큰 효과를 내지도 않는다.

◇ 위험성과 주의점
1. 위의 통증과 소화불량에 아스피린을 사용하지 않는다. 아스피린은 산성이므로 문제를 더 악화시킬 수 있다. 같은 이유로 위궤양을 앓고 있는 사람은 절대로 아스피린을 사용해서는 안 된다.
2. 아스피린은 일부 사람에게 위의 통증이나 속쓰림을 일으킬 수 있다. 이를 막기 위해 아스피린을 우유나 약간의 중조 또는 많은 물과 함께(또는 식사와 함께) 복용한다.
3. 탈수된 사람에게는 소변을 잘 볼 수 있을 때까지 아스피린을 1회 분량 이상 사용하지 않는다.
4. 12살 미만의 어린이에게, 특히 아이들에게(아세트아미노펜이 더 안전함) 또는 천식을 앓고 있는 환자에게(천식발작을 일으킬 수 있음)는 아스피린을 주지 않는 게 좋다.
5. 아스피린을 어린이의 손이 닿지 않는 곳에 보관한다. 많은 양을 복용하면 유해할 수 있다.
6. 임산부에게 사용하지 말아야 한다.

◇ 통증과 고열 치료용 용량 : 300mg(5그레인) 정제 / 4~6시간마다(또는 하루에 4-6번) 1회 복용하지만 어린이에게는 하루에 4번 이상 주지 않는다.
- 성인 : 1~2알(300-600mg)
- 8~12세 어린이 : 1알(300mg)
- 3~7세 어린이 : 1/2알(150mg)
- 1~2세 어린이 : 1/4알(75mg)

심한 생리통, 관절염이나 류머티스 열에는 용량을 두 배로 줄 수 있다. 또는 100mg/kg/day로 준다. 하지만 귀가 울리기 시작하면 양을 줄여야 한다.

어린이 아스피린 75mg 정제 : 어린이에게 하루에 4번 사용한다.
- 8~12세 어린이 : 4알(300mg)
- 3~7세 어린이 : 2~3알(150-225mg)
- 1~2세 어린이 : 1알(75mg)
- 1세 미만의 아이에게는 아스피린을 주지 않는다.

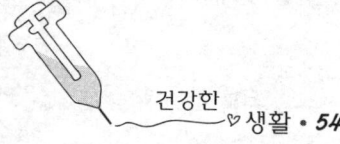

2. 아세트아미노펜(파라세타몰)-통증과 열 치료용

◇ 이름 : _____   가격 : _____   단위 : _____
◇ 보통 시판되는 형태 : 500mg 정제, 시럽으로도 나온다.

아세트아미노펜(파라세타몰)은 아스피린보다 어린이에게 안전하다. 이것은 위에 자극을 주지 않으므로 위장장애가 있는 사람에게 아스피린 대신에 사용할 수 있다. 또한 임산부에게도 사용할 수 있다.

◇ 통증과 열 치료용 용량 : 500mg 정제 / 아세트아미노펜을 하루 4회 복용한다.
◇ 1회 분량
  • 성인 : 500mg~1g(1-2알)
  • 8~12세 어린이 : 500mg(1알)
  • 3~7세 어린이 : 250mg(1/2알)
  • 1~2세 어린이 : 125mg(1/4알)
  • 1살 미만 아이 : 62mg(1/8알)

3. 이부프로펜

◇ 이름 : _____   가격 : _____   단위 : _____
◇ 보통 시판되는 형태 : 200mg 정제

이부프로펜은 근육의 부종과 통증, 관절염으로 인한 관절통, 생리통, 두통, 그리고 열을 내리는 데 작용한다. 이 약은 아스피린보다 더 비싸다.

경고!
이부프로펜은 아스피린에 알레르기 반응을 보이는 사람에게는 사용하지 말아야 하며, 임산부도 사용하지 말아야 한다.

◇ 용량-통증과 열 치료용 : 200mg 정제 / 이부프로펜을 4~6시간마다 복용한다.
◇ 1회 분량
  • 성인과 12세 이상 어린이 : 200mg(1알)
  • 12세 미만의 어린이 : 사용하지 않는다.

만약 1알로 통증이나 열이 없어지지 않으면 2알을 사용할 수 있다. 단 24시간 내에 6

알 이상은 복용하지 말아야 한다.

4. 카페인이 함유된 엘고타민(케이퍼고트)-편두통 치료용

◇ 이름 : _____ 가격 : _____ 단위 : _____
◇ 보통 시판되는 형태 : 엘고타민 1mg 정제
◇ 편두통 치료 용량 : 성인의 경우 편두통의 증상이 처음 나타날 때 2알을 복용하고 그 이후에 통증이 사라질 때까지 30분마다 1알을 복용한다. 그러나 합해서 6알 이상 복용하지는 말아야 한다.

경고!
이 약을 너무 자주 복용하지 말고, 특히 임신했을 때는 복용하지 말아야 한다.

5. 코데인-심한 통증 치료용

상처를 봉합할 때 통증을 막는 약 : 마취제

1. 리도카인(자일로케인)

2%(에피네프린이 포함된 것과 포함되지 않은 것이 있다.)

◇ 이름 : _____ 가격 : _____ 단위 : _____
◇ 보통 시판되는 형태 : 주사용 앰플이나 병

리도카인은 봉합하기 전에 상처 주위에 주사해서 그 부위가 마취되거나 마비되어 아프지 않게 할 수 있다. 약 1cm 간격으로 피하에 주사하는데, 주입하기 전에 피스톤을 잡아당겨 보고 천천히 주입한다. 피부 2cm마다 약 1㎖의 마취제를 사용한다(합해서 20㎖ 이상을 사용하지는 않는다). 만일 상처가 깨끗하면 상처 가장자리에 직접 주사할 수 있지만, 상처가 더러우면 상처 주위 피부(깨끗이 한 후에)를 통해 주사하고 봉합하기 전에 상처를 매우 조심해서 씻어 내야 한다. 대부분의 상처를 봉합하기 위해 에피네프린이 함유된 리도카인을 사용한다. 에피네프린은 마비를 오래 지속시키고 출혈을 억제하는 데도 도움이 된다.
손가락, 발가락, 음경, 귀, 코의 상처에는 에피네프린이 없는 리도카인을 사용한다. 이것은 에피네프린이 이 부위에 피가 흐르는 것을 막아 큰 손상을 야기할 수 있기 때문에

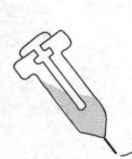

중요하다.

◇ 에피네프린이 함유된 리도카인의 또다른 용도 : 심한 코피가 날 때 솜에 이것을 약간 적셔서 코 안에 밀어 넣으면 에피네프린이 정맥혈관을 수축시켜 출혈이 멎도록 도와준다.

장 경련 치료제 : 항경련제

1. 벨라도나(페노발비탈을 함유한 것과 아닌 것이 있음)

◇ 이름 : _____ 가격 : _____ 단위 : _____
◇ 보통 시판되는 형태 : 벨라도나 8mg을 함유한 정제

시중에 다양한 항경련제가 있다. 대부분이 벨라도나 또는 이와 유사한 것(아트로핀, 하이오시아민)을 포함하고 있으며, 흔히 페노발비탈(페노바비톤)이 함유되어 있다. 이들 약들은 정기적으로 사용하면 안 되지만 위나 장의 통증이나 경련을 치료하기 위해 가끔 사용할 수 있다. 이들은 방광염이나 담낭염의 통증을 가라앉히는 데도 효과가 있다. 때때로 궤양의 치료에도 유용하다.

◇ 장 경련 치료 용량 : 벨라도나 8mg을 함유한 정제
  • 성인 : 1알, 하루에 3~6번
  • 8~12세 어린이 : 1알, 하루에 2~3번
  • 5~7세 어린이 : 1/2알, 하루에 2~3번
  • 5세 미만 어린이에게는 주지 않는다.

경고!
이들 약은 너무 많이 복용하면 유해하므로 어린이의 손이 닿지 않는 곳에 보관한다. 또한 녹내장이 있는 사람은 벨라도나나 아트로핀이 함유된 약을 복용하지 말아야 한다.

위산과다, 속쓰림, 위궤양 치료제

1. 수산화알루미늄 또는 수산화마그네슘(산화마그네슘 우유)

◇ 이름 : _____ 가격 : _____ 단위 : _____

보통 500~700mg 정제 또는 5㎖ 내 300~500mg이 들어 있는 혼합제로 나온다. 때때로 이들은 함께 섞여 있거나 또는 삼규산마그네슘이 포함되어 있다. 시메티콘이 추가되면 가스를 억제하는 데 도움이 된다. 이들 제산제는 위산과다나 속쓰림에 가끔 사용하거나 또는 위궤양의 치료를 위해 정기적으로 사용할 수 있다. 제산제를 복용하는 가장 중요한 시간은 식사 후 1시간 후와 잠자기 전인데, 2~3알을 씹어서 먹는다. 심한 위궤양에는 매시간 3~6알을 복용해야 할 수도 있다.

주의!
만일 테트라사이클린을 복용하고 있다면 이들 약을 사용하지 않는다. 때때로 마그네슘을 함유한 제산제는 설사를, 알루미늄을 함유한 제산제는 변비를 유발할 수 있다.

2. 탄산수소나트륨(중조)

◇ 이름 : _____   가격 : _____   단위 : _____

하양 분말로 나오는데, 제산제로서 이것은 속쓰림과 위산과다로 인해 가끔씩 위장장애를 보이는 사람에게 매우 제한된 방식으로 사용되어야 한다. 이것은 만성 소화불량이나 위궤양의 치료에 사용해서는 안 된다. 비록 처음에는 도움이 되는 것처럼 보이지만, 이것은 위산을 더 많이 생기게 해서 곧 상태를 악화시킨다. 소다도 전날 밤에 술을 많이 마신 사람의 숙취에 효과가 있다. 이런 목적으로(위산과다 때문이 아니라) 아세트아미노펜이나 아스피린과 함께 복용할 수 있다. 알카-셀처는 탄산수소나트륨과 아스피린의 복합체이다. 가끔 쓰는 제산제로는 탄산수소나트륨 1/2찻숟가락과 물을 섞어 마시면 되는데, 자주 사용하지는 말아야 한다. 치아의 청결을 위해서 중조 또는 소다와 소금을 섞은 것을 치약 대신 사용할 수 있다(308쪽 참고).

경고!
심장질환(심부전)이 있거나 발이나 얼굴이 부은 사람은 탄산수소나트륨이나 나트륨이 많이 들어 있는 다른 제품(소금과 같은)을 복용하지 말아야 한다.

3. 탄산칼슘

◇ 이름 : _____   가격 : _____   단위 : _____
◇ 보통 시판되는 형태 : 350~850mg 정제

탄산칼슘은 탄산수소나트륨보다 천천히 작용하다. 이것은 이따금씩의 위산과다 또는

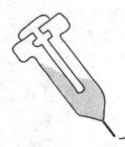

속쓰림에 매우 효과적이지만, 장기간 사용하거나 위궤양의 치료 목적으로 사용해서는 안 된다. 증상이 있을 때 850mg 정제 1알이나 350mg 정제 2알을 씹어 먹는다. 필요하면 2시간 후에 추가로 복용한다.

4. 시메티딘(타가메트)

◇ 이름 : _____ 가격 : _____ 단위 : _____
◇ 보통 시판되는 형태 : 200mg 정제와 2㎖ 내 200mg이 포함된 주사

시메티딘은 위와 장의 궤양을 위한 비싸지만 매우 효과적인 치료제이다. 이것은 통증을 가라앉히고 병이 낫도록 도와준다. 장기간 사용하면 대부분의 흔한 궤양(장의 궤양)이 재발하는 것을 막는 데 도움이 된다. 그러나 모든 종류의 궤양이 재발하는 것을 막기 위해서는 식이조절과 196~197쪽에 있는 궤양의 치료를 위한 다른 조언을 따르는 것도 중요하다.

주의!
임신 중이거나 수유 중인 여성 또는 어린이는 시메티딘을 사용하지 말아야 한다.

◇ 부작용 : 가끔 경미한 설사, 현기증, 발진, 졸음이 일어난다.
◇ 활동성 장의 궤양 치료 시 용량
  • 400mg(200mg 2알)을 하루에 2번 또는
  • 800mg(200mg 4알)을 잠자기 전에 6~8개월 동안 사용

◇ 활동성 위궤양 치료 시 용량 : 300mg(200mg 1.5알)을 하루에 4번씩 6~8주 동안 사용
◇ 장의 궤양이 재발하는 것을 예방하기 위한 용량 : 400mg(200mg 2알)을 잠자기 전에 1년 동안 사용

5. 라니티딘(잔탁)

◇ 이름 : _____ 가격 : _____ 단위 : _____
◇ 보통 시판되는 형태 : 150mg 또는 300mg 정제

라니티딘은 시메티딘과 유사하지만 값이 더 비싸며, 통증을 가라앉히고, 궤양이 치유되는 것을 돕는다. 그러나 궤양을 치료하고 예방하기 위해서는 196~197쪽에 있는 조언

도 따라야 한다.

◇ 궤양 치료 시 용량 : 150mg을 하루에 2번 또는 300mg을 저녁시간에 6~8주 동안 사용
◇ 용량 : 장의 궤양이 재발하는 것을 예방하기 위해 : 150mg(150mg 1알)을 잠자기 전에 6~8주 동안 사용

탈수 치료제 : 활수와 ORS

곡물과 보통 설탕으로 활수를 만드는 방법이 223쪽에 소개되어 있는데, 일부 나라에서는 활수를 만들기 위한 간단한 설탕(포도당)과 소금 꾸러미를 상점에서 살 수 있거나 보건소에서 구할 수 있다. 이들 꾸러미는 때때로 편리하지만, 223쪽에 기술되었듯이 곡물을 이용해서 집에서 만든 것도 설사에 아주 좋다. 또한 설탕과 소량의 소금을 섞어 집에서 만든 활수도 효과가 좋다.

활수를 집에서 만들어 돈을 아끼고 이것으로 좋은 음식을 충분히 사는 것이 더 좋다. 아이가 설사를 하더라도 반드시 모유를 계속 먹여야 한다. 그리고 아픈 아이가 먹을 수 있게 되자마자 음식 주는 것을 시작한다. 활수와 함께 음식을 주면 탈수가 더 효과적으로 치료되고 아이가 허약해지는 것을 막을 수 있다.

경고!
몇몇 나라에서는 ORS(경구용 수분보충 소금, Oral Rehydration Salt) 꾸러미가 다양한 제품으로 팔리고 있는데, 이것들은 정확한 조제를 위해 다양한 물의 양이 요구된다. 여러분이 만일 ORS 꾸러미를 사용한다면, 물을 얼마나 많이 그것과 섞어야 하는지 확인해야 한다. 물이 너무 적으면 위험할 수 있다.

주의!
만일 여러분이 설사하는 아이를 보건소나 병원에 데리고 가려고 한다면 계속 많은 물을 주고, 가능하면 집에서 출발하기 전에 활수를 마시게 한다. 또한 할 수 있으면 마실 것(아무것도 없으면 그냥 물이라도)을 가지고 가다가 보건소에 가는 길이나 가서 기다리는 동안에 아이에게 마시게 한다. 아이가 먹을 수 있는 만큼 자주 물을 주고, 아이가 토하면 매 분마다 조금씩 준다. 마신 것의 일부는 몸에 남아서 구토를 감소시키는 데 도움이 될 것이다.

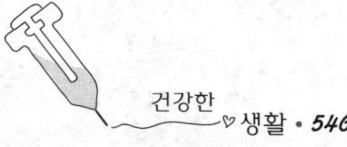

굳은 대변(변비) 치료제 : 완하제

다양한 완하제와 하제의 사용과 오용에 관해서는 67쪽에 기술되어 있다. 완하제는 너무나 많이 사용되고 있다. 이것들은 딱딱하고 고통스런 변을 묽게 하기 위해 가끔씩만 사용해야 된다. 또한 설사를 하거나 복통이 있거나 탈수증상이 있는 환자에게는 절대로 완하제를 주면 안 된다. 2세 미만의 소아에게도 사용하지 말아야 한다.

일반적으로 제일 좋은 하제는 겨나 카사바와 같은 섬유질이 많이 들어 있는 음식이다. 수분을 많이 마시고(적어도 하루에 8잔 이상) 과일을 많이 먹는 것도 도움이 된다.

1. 산화마그네슘 우유(수산화마그네슘)-완하제와 제산제

◇ 이름 : _____ 가격 : _____ 단위 : _____

보통 우유 같은 용액으로 나오는데 사용하기 전에 잘 흔들어 주어야 하고, 먹을 때마다 약간의 물을 마셔야 한다.

◇ 제산제로의 용량
- 성인과 12세 이상 어린이 : 1~3찻숟가락으로 하루에 3~4번
- 1~12세 어린이 : 1/2~1찻숟가락을 하루 3~4번

◇ 가벼운 완하제로는 잠자기 전에 1회 분량만 사용한다.
- 성인과 12세 이상 어린이 : 2~4찻숟가락
- 6~11세 어린이 : 1~2찻숟가락
- 2~5세 어린이 : 1.3~1찻숟가락
- 2세 미만의 어린이에게는 사용하지 않는다.

2. 엡솜염(황산마그네슘)-완하제나 가려움증 치료용

◇ 이름 : _____ 가격 : _____ 단위 : _____

보통 하얀 분말이나 결정체로 나온다.

◇ 가벼운 완하제로의 용량 : 다음 용량의 엡솜염을 물 한 잔에 섞은 후 마신다(공복에 복용하는 게 좋다).
- 성인 : 2찻숟가락

- 6~12세 어린이 : 1/2~1찻숟가락
- 2~6세 어린이 : 1/4~1/2찻숟가락
- 2세 미만의 어린이에게는 사용하지 않는다.

◇ 가려움증 치료를 위해 : 엡솜염 8찻숟가락을 1ℓ의 물에 섞어서 냉습포로 가려운 피부에 놓는다.

3. 광유-하제로 사용

◇ 이름 : _____ 가격 : _____ 단위 : _____

때때로 이것은 딱딱하고 고통스러운 변으로 치질에 걸린 사람에게 사용할 수 있다. 그러나 이것이 실제로 변을 묽게 하는 것은 아니며, 단지 변이 잘 나오도록 윤활유 역할을 하는 것이다. 겨나 카사바와 같은 섬유질이 풍부한 음식이 훨씬 더 좋다.

◇ 완하제용 용량 : 성인과 12세 이상 어린이 : 저녁식사를 한 후 적어도 1시간 후에 1~3찻숟가락을 복용한다. 식사와 함께 복용하지 말아야 하는데, 이는 오일이 음식에 있는 비타민을 다소 빼앗기 때문이다.

주의!
12세 미만의 어린이, 임신 중이거나 수유 중인 여성, 침대에서 일어날 수 없는 사람, 삼키는 데 어려움이 있는 사람에게는 사용하지 않는다.

4. 글리세린 좌약(둘코락스)

◇ 이름 : _____ 가격 : _____ 단위 : _____

이것은 총알모양의 알약으로 항문 속으로 밀어 넣어야 하는데, 이렇게 함으로 장을 자극해 변을 밖으로 밀어내게 한다.

◇ 용량 : 성인과 12세 이상의 어린이-좌약 1개를 항문에 잘 밀어 넣고 15~30분 동안 머물러 있게 한다. 더 오래 놔둘수록 효과가 더 좋다.

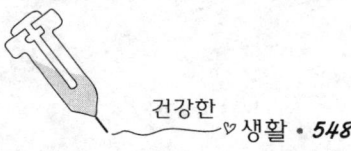

가벼운 설사 치료제 : 지사제

1. 펙틴이 함유된 카올린(캐오펙테이트)

◇ 이름 : _____ 가격 : _____ 단위 : _____

보통 우유 같은 혼합제로 나오는데, 이 약은 설사를 다소 굳게 하여 불편함을 줄이는 데 사용될 수 있다. 하지만 이것은 설사의 원인을 치료하거나 탈수를 예방 또는 치료하는 데는 도움이 되지는 못한다. 또한 설사 치료에 꼭 필요한 것은 아니며, 자주 사용하는 것은 오히려 돈을 낭비하게 한다. 따라서 아픈 사람이나 소아에게는 사용하지 말아야 한다. 본 서에서는 이 약의 사용을 경고하기 위한 목적으로 여기에 포함시켰다.

◇ 용량 : 경미한 설사 치료용으로만 캐오펙테이트와 같은 표준 혼합제를 사용 / 변을 본 후 1회 분량을 사용하거나 또는 하루에 4~5회 사용한다.
◇ 1회 분량
 • 성인 : 2~8숟가락
 • 6~12세 어린이 : 1~2숟가락
 • 6세 미만 어린이 : 사용하지 않는다.

코막힘 치료제

막힌 코를 뚫기 위해서는 보통은 235쪽에 기술된 것처럼 소금물을 코로 들이마시는 것만으로도 충분하지만, 가끔 아래와 같은 충혈완화제를 사용할 수 있다.

1. 에페드린 또는 페닐에프린이 함유된 점비제(네오-시네프린)

◇ 이름 : _____ 가격 : _____ 단위 : _____

이 약은 코막힌 데, 콧물이 날 때, 특히 귀 안쪽에 감염이 있는 경우에 사용한다.

◇ 충혈완화 점비제용 용량 : 235쪽에 나와 있는 것처럼 1~2방울을 각 콧구멍에 떨어뜨리는데 이것을 하루에 4번 한다. 그러나 이것을 3일 이상 사용하지 말고 습관적으로 사용하지 말아야 한다. 에페드린 정제로 만든 점비제에 관해서는 551쪽을 참고한다.

기침 치료제

　기침은 우리 몸이 허파에 연결된 기관지를 깨끗하게 하고, 기관지에 있는 균이나 점액(가래)이 허파로 들어가는 것을 방지하는 하나의 방법이다. 기침은 몸의 방어수단이기 때문에 기침을 멎게 하는 치료제가 때로는 오히려 해가 된다. 따라서 기침 진정제(또는 기침 억제제)는 밤에 잠을 잘 수 없을 정도의 심한 마른기침에만 사용해야 한다. 기침 보조제(또는 거담제)라 불리는 다른 치료제는 점액이 기침으로 쉽게 나올 수 있게 한다. 실제로 두 종류의 기침 시럽(기침 정제와 기침 조제)은 필요 이상으로 남용되고 있다. 대부분의 기침 시럽은 거의 효과가 없고 돈만 낭비하게 한다.
　가장 좋은 그리고 중요한 기침 치료제는 물이다. 많은 물을 마시고 뜨거운 김을 들이마시면 점액이 묽어지고 기침을 진정시키는 데 대부분의 기침 시럽보다 훨씬 도움이 된다. 지시사항에 관해서는 239쪽을 참고한다. 또한 집에서 만든 기침 시럽에 관한 지시사항도 240쪽에 나와 있다.

1. 기침 진정제(기침 억제제) : 코데인

　◇ 이름 : _____　가격 : _____　단위 : _____
　◇ 보통 시판되는 형태 : 기침 시럽이나 물약, 아스피린이나 아세트아미노펜을 함유하거나 그렇지 않은 30mg 또는 60mg 정제로도 나온다.

　코데인은 강력한 진통제이며 또한 가장 효과 있는 기침 진정제이지만 습관성(마약) 약물이기 때문에 구하기가 어렵다. 흔히 기침 시럽 혼합제나 정제 형태로 시판된다. 용량에 관해서는 제품에 있는 지시사항을 따라야 한다. 통증을 억제할 때보다는 기침을 진정시킬 때 더 적은 용량이 필요하다. 성인의 기침을 진정시키기 위해서는 대개 코데인 7~15mg으로 충분하다. 어린이는 나이와 체중에 따라(126쪽 참고) 적은 양을 주어야 한다. 심한 통증을 위해서는 성인의 경우 4시간마다 코데인 30~60mg을 복용할 수 있다.

　경고!
　코데인은 습관성(마약) 약물이므로 며칠 동안만 사용한다.

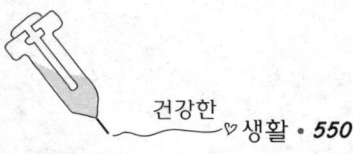

천식 치료제

천식을 정확하게 예방하고 조절하기 위해서는 238쪽을 참고한다. 천식으로 고생하는 사람은 집에 천식 치료제를 가지고 있어야 한다. 시큰거리거나 가슴이 답답해지는 증상이 나타나면 약을 사용하기 시작한다.

1. 에페드린

◇ 이름 : _____ 가격 : _____ 단위 : _____
◇ 보통 시판되는 형태 : 15mg 정제(또는 25mg 정제)

에페드린은 가벼운 천식발작을 억제하며, 심한 천식발작 사이에 이를 예방하는 데 유용하다. 이것은 허파로 가는 기관지를 열어서 공기가 더 쉽게 유통하도록 도와줌으로 작용한다. 또한 폐렴이나 기관지염 때문에 숨 쉬기가 곤란한 경우에도 사용될 수 있다.

에페드린은 흔히 테오필린이나 아미노필린 또는 가끔 페노발비탈과 함께 복합제로 나온다. 단일 천식 치료제를 구할 수 없는 때를 제외하고는 이러한 복합제를 사용하지 않는다.

◇ 용량 : (1mg/kg/증상이 발생했을 때 하루에 3번), 15mg 정제 사용 시 / 하루에 3회 복용한다.
◇ 1회 분량
 • 성인 : 15~60mg(1~4알)
 • 5~10세 어린이 : 15~30mg(1-2알)
 • 1~4세 어린이 : 15mg(1알)
 • 1세 미만 아이 : 사용하지 않는다.

코가 막힌 경우 에페드린이 함유된 점비제를 사용할 수 있다. 이것은 에페드린 1알을 물 1찻숟가락에 녹여 만들 수 있다.

2. 테오필린 또는 아미노필린

◇ 이름 : _____ 가격 : _____ 단위 : _____
◇ 보통 시판되는 형태 : 여러 농도의 정제와 시럽

천식을 억제하고 천식발작을 예방하기 위해 사용된다.

◇ 용량 : (3-5mg/kg/6시간마다), 100mg 정제 사용 시 / 6시간마다 사용한다.
- 성인 : 2알
- 7~12세 어린이 : 1알
- 7세 미만 어린이 : 1/2알
- 아기 : 사용하지 않는다.

증상이 심한 경우나 또는 천식이 위의 용량으로 조절되지 않으면 위의 용량의 2배를 줄 수 있지만, 그 이상은 금한다. 만일 환자가 말을 할 수 없으면 빨리 의사의 도움을 구해야 한다.

3. 살부타몰(알부테롤)

◇ 이름 : _____ 가격 : _____ 단위 : _____
◇ 보통 시판되는 형태 : 4mg 정제와 5㎖ 내 2mg이 들어 있는 시럽

천식을 조절하고 천식발작을 예방하기 위해 사용된다. 살부타몰은 단독으로 사용하거나 테오필린과 함께 사용할 수 있다.

◇ 용량 : (0.1mg/kg/6-8시간마다), 4mg 정제 또는 1찻숟가락에 2mg이 들어 있는 시럽 사용 시 6~8시간마다 사용한다.
- 성인 : 1알 또는 2찻숟가락
- 6~12세 어린이 : 1/2알 또는 1찻숟가락
- 2~5세 어린이 : 1/4~1/2알 또는 1/2~1찻숟가락
- 아기 : 사용하지 않는다.

심한 천식이나 또는 천식이 조절되지 않을 때는 두 배가 될 때까지 위의 용량을 점차적으로 늘릴 수 있다.

4. 에피네프린(아드레날린)

◇ 이름 : _____ 가격 : _____ 단위 : _____
◇ 보통 시판되는 형태 : 1㎖ 내에 1mg이 들어 있는 앰플

에피네프린은 다음을 같은 경우에 사용해야 한다.

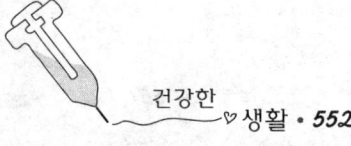

1. 호흡이 곤란한 심한 천식발작
2. 페니실린 주사, 파상풍 항독소 또는 말혈청으로 만든 다른 항독소로 인한 심한 알레르기 반응이나 알레르기 쇼크(135쪽 참조)

◇ 천식 치료용 용량 : 1㎖ 용액 내에 1mg이 들어 있는 앰플 사용 시 / 먼저 맥박을 재보고 피하에 주사한다(238쪽 참고).
- 성인 : 1/3㎖
- 7~12세 어린이 : 1/5㎖
- 1~6세 어린이 : 1/10㎖
- 1세 미만 아이 : 사용하지 않는다.

◇ 알레르기 쇼크 치료용 용량 : 1㎖ 용액 내에 1mg이 들어 있는 앰플 사용 시 / 근육에 주사한다.
- 성인 : 1/2㎖
- 7~12세 어린이 : 1/3㎖
- 1~6세 어린이 : 1/4㎖
- 1세 미만 아기 : 사용하지 않는다.

만약 필요하면 30분 후에 추가로 사용할 수 있고, 다시 30분 후에 세 번째로 사용할 수 있다. 그러나 3회 분량 이상은 사용하지 말아야 하고, 처음 주사 후에 맥박이 1분에 30번 이상 더 빨라지면 더 이상 추가로 사용하지 말아야 한다. 에피네프린을 사용할 때는 절대로 위의 용량보다 더 많이 사용하지 않도록 주의해야 한다.

알레르기 반응과 구토 치료제 : 항히스타민제

항히스타민제는 여러 방식으로 몸에 영향을 미치는 치료제이다.

1. 이것은 피부의 가려운 발진이나 부스럼, 두드러기, 건조열과 같은 알레르기 반응과 알레르기 쇼크를 진정시키고 예방하는 데 도움이 된다.
2. 멀미나 구토의 예방과 조절에 도움이 된다.
3. 이 약을 복용하면 흔히 졸리므로(진정 작용), 항히스타민제를 복용할 때는 위험한 일을 하거나 기계를 조작하거나 또는 술을 마시지 말아야 한다.

프로메타진(페넬간)과 디펜하이드라민(베나드릴)은 매우 졸리게 하는 강한 항히스타민제이다. 디멘하이드리네이트(드라마민)는 디펜하이드라민과 유사하며 대개 멀미를 위해 사용된다. 그러나 다른 이유로 인한 구토에는 흔히 프로메타진이 훨씬 더 효과가 좋다.

클로르페니라민은 가격이 비교적 싼 항히스타민제로 덜 졸리게 한다. 따라서 낮에는 가려움증을 진정시키기 위해서는 클로르페니라민을 사용하는 게 가장 좋다. 프로메타진은 가려움증을 진정시키는 동시에 졸리게 하므로 밤에 유용하다. 항히스타민제가 감기에 유익한가에 관한 증거는 없다. 이들은 필요 이상으로 흔히 사용되고 있지만 너무 많이 사용해서는 안 된다. 천식 치료에 항히스타민제를 사용해서는 안 되는데, 이는 항히스타민제가 점액을 더 진하게 해서 호흡을 더 어렵게 만들기 때문이다.

대개 구급약품함에는 항히스타민제 하나만 구비하면 충분한데, 프로메타진을 구비하는 것이 좋다. 하지만 항상 구할 수 있는 것이 아니므로 다른 항히스타민제를 사용할 수도 있다.

일반적으로 항히스타민제는 복용하는 것이 가장 좋다. 주사제는 심한 구토를 억제하거나 알레르기 쇼크의 위험이 있는 항독소를 주기 전(파상풍, 뱀에 물림 등)에만 사용해야 한다. 어린이에게는 흔히 직장 내로 좌약을 투입하는 것이 가장 좋다.

1. 프로메타진(페넬간)

◇ 이름 : _____
◇ 보통 시판되는 형태
  • 12.5mg 정제   가격 : _____ 단위 : _____
  • 주사제-1㎖에 25mg인 앰플   가격 : _____ 단위 : _____
  • 12.5mg, 25mg, 50mg 좌약   가격 : _____ 단위 : _____

주의!
임산부는 꼭 필요한 경우에만 사용해야 한다.

◇ 용량 : (1mg/kg/day), 12.5mg 정제 사용 시 / 하루에 2번 복용한다.
◇ 1회 분량
  • 성인 : 25~50mg(2-4알)
  • 7~12세 어린이 : 12.5~25mg(1-2알)
  • 2~6세 어린이 : 6~12mg(1/2-1알)
  • 1세 아이 : 4mg(1/3알)
  • 1세 미만 아이 : 3mg(1/4알)

◇ 1㎖에 25mg인 근육주사제 사용 시 : 1번 주사한 뒤 필요하면 2~4시간 후에 다시 주사한다.

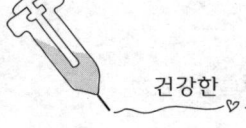

◇ 1회 분량
- 성인 : 25~50mg(1-2ml)
- 7~12세 어린이 : 12.5~25mg(1/2-1ml)
- 7세 미만 어린이 : 6~12mg(1/4-1/2ml)
- 1세 미만 아이 : 2.5mg(0.1ml)

◇ 25mg 좌약 사용 시 : 1회 항문에 삽입하고 필요하면 4~6시간 후에 반복한다.
◇ 1회 분량
- 성인과 12세 이상 어린이 : 25mg(1개)
- 7~12세 어린이 : 12.5~25mg(1/2개)
- 2~6세 어린이 : 6mg(1/4개)

2. 디펜하이드라민(베나드릴)

◇ 이름 : _____
◇ 보통 시판되는 형태 :
- 25mg과 50mg 캡슐   가격 : _____ 단위 : _____
- 주사제 : 1ml당 10mg 또는 50mg인 앰플
  가격 : _____ 단위 : _____

주의!
이 약은 신생아나 수유 중인 여성에게 사용하지 말아야 한다. 또 꼭 필요하지 않다면 임신한 여성에게도 사용하지 않는 게 좋다.

◇ 용량 : (5mg/kg/day), 25mg 캡슐 사용 시 / 하루에 3~4회 사용한다.
- 성인 : 25~50mg(1-2캡슐)
- 8~12세 어린이 : 25mg(1캡슐)
- 2~7세 어린이 : 12.5mg(1/2캡슐)
- 아기 : 6mg(1/4캡슐)

◇ 1ml당 50mg인 근육주사제 사용 시 : 디펜하이드라민은 알레르기 쇼크의 경우에만 주사해야 한다. 1회 주사하고, 필요하면 2~4시간 후에 다시 주사한다.
- 성인 : 25~50mg(1/2-1ml)
- 어린이 : 10~25mg, 몸의 크기에 따라(1/5-1/2ml)
- 아기 : 5mg(1/10ml)

3. 클로르페니라민

◇ 이름 : _____   가격 : _____   단위 : _____
◇ 보통 시판되는 형태 : 4mg 정제(다른 용량의 정제나 시럽으로도 나온다.)
◇ 용량 : 1회 분량을 하루에 3~4번 사용한다.
◇ 1회 분량
- 성인 : 4mg(1알)
- 12세 미만 어린이 : 2mg(1/2알)
- 아기 : 1mg(1/4알)

4. 디멘하이드리네이트(드라마민)

◇ 이름 : _____   가격 : _____   단위 : _____
◇ 보통 시판되는 형태 : 50mg 정제, 1찻숟가락에 12.5mg인 시럽, 항문에 넣는 좌약

이것은 주로 멀미를 위해 쓰이지만, 알레르기 반응을 진정시키고 잠을 자게 하는 다른 항히스타민제처럼 사용될 수도 있다.

◇ 용량 : 하루에 4번 사용한다.
◇ 1회 분량
- 성인 : 50~100mg(1 또는 2알)
- 7~12세 어린이 : 25~50mg(1/2-1알)
- 2~6세 어린이 : 12~25mg(1/4-1/2알)
- 2세 미만 어린이 : (1/8-1/4알)

항독소

경고!
　많은 항독소는 일부 파상풍 항독소와 독사와 전갈에 물린 데 쓰는 항사독소와 같이 말의 혈청으로 만들어졌다. 이것들에는 심각한 알레르기 반응(알레르기 쇼크, 136쪽 참고)의 위험성이 있다. 말 혈청 항독소를 주사하기 전에 항상 응급상황을 대비해서 에피네프린을 준비해야 한다. 알레르기 체질이거나 전에 말 혈청으로 만든 항독소를 맞은 적이 있는 사람에게는 항독소를 주기 15분 전에 프로메타진(페넬간), 디펜하이드라민(베나드릴) 같은 항히스타민제를 주사하는 것이 좋다.

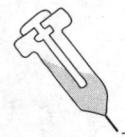

1. 전갈 항독소 또는 항사독소

◇ 이름 : _____   가격 : _____   단위 : _____

보통 주사용으로 동결건조되어 (분말형태로) 나오는데, 세계 여러 지역에는 전갈에 물린 상처를 위해 만들어진 다양한 항사독소가 있다. 멕시코에서는 바이클론(BIOCLON) 연구소에서 알라크라민을 만들어 낸다.

전갈에 물린 상처를 위한 항사독소는 위험하거나 치명적인 종류의 전갈이 있는 지역에서만 사용해야 한다. 항사독소는 대개 소아가 전갈에 물렸을 때, 특히 중요한 몸의 윗부분이나 머리에 물렸을 때만 사용된다. 효과를 크게 하기 위해서 어린이가 전갈에 물린 후에 가능한 빨리 항사독소를 주사해야 한다. 항사독소는 대개 충분한 설명과 지시사항이 동봉되어 있으니, 이를 주의해서 따라야 한다. 흔히 소아는 큰 어린이보다 더 많은 항사독소가 필요하다(2-3병).

대부분의 전갈은 성인에게는 위험하지 않다. 따라서 항사독소 자체에 어느 정도 위험성이 있기 때문에 일반적으로 성인에게는 사용하지 않는 것이 좋다.

2. 뱀에 물린 상처에 대한 항사독소 또는 항독소

◇ 이름 : _____   가격 : _____   단위 : _____
◇ 보통 시판되는 형태 : 주사용 병 또는 통

세계 여러 지역에서 독사에 물린 상처를 위해 항사독소나 또는 독으로부터 몸을 보호하는 약이 개발되어 왔다. 만일 여러분이 때때로 사람들이 독사에 물리거나 또는 물려서 사망하는 그런 곳에서 살고 있다면, 구할 수 있는 항사독소가 무엇인지 알아보고, 미리 구해서 언제나 쓸 수 있도록 준비해 둔다. 일부 항사독소―건조되거나 동결건조된 형태―는 냉동하지 않고 보관할 수 있다. 다른 것은 차게 해서 보관해야 한다. 다음은 세계 여러 지역에서 팔리는 몇 가지 제품들이다.

- 북아메리카 : 폴리발렌트 크로탈리드 항사독소-제조회사는 와이에쓰 연구소이며 방울뱀과 다른 종류의 독사에 물렸을 때 사용된다.
- 멕시코, 중앙아메리카, 남아메리카 : Antivip-DL-수에로 안티크로탈리코 폴리발렌트 리오필리자도(Nauyaca, Tercipelo, Mapana, Toboba, Jacaranda, Cuatro-narices, Cola de Hueso, Baraba Amarilla, Palanca뿐 아니라 방울뱀과 다른 독사를 포함한 여러 뱀에 물린 상처에 사용)-멕시코의 바이오클론 연구소(전화 : (5) 6-65-41-11)에서 구할 수 있다. 항사독소는 코스타리카 산 조세(San Jose)의 클로도미로 피가도

회사와 브라질(전화 : (11) 813-72-22)의 부탄탄 연구소를 통해서도 구할 수 있다.
- 태국 : 다양한 뱀에 대한 특별한 항사독소가 있는데, 방콕의 적십자 파스퇴르 연구소에서 구할 수 있다.
- 인도 : 다가 항사독소(다양한 뱀에 대하여)를 봄베이의 호프킨스 연구소에서 구할 수 있다.
- 에티오피아 : 다가 항사독소를 베릴베르케 제조사에서 구할 수 있다.
- 이집트 : 다가 항사독소를 정부를 통해서만 구할 수 있다.
- 서아프리카 : 카펫 살모사, 가분 살모사, 코브라에 물렸을 때 사용하는 다가 항사독소는 대개 정부를 통해 제공된다. 카펫 살모사 하나에 대한 일부 지역에서 자문을 구할 수 있다.

뱀에 물렸을 때 사용하는 항사독소를 사용하는 방법은 대개 약에 동봉되어 있으므로 사용하기 전에 이를 검토해 보아야 한다. 뱀이 클수록 또는 물린 사람이 작을수록 더 많은 양의 항사독소가 필요하다. 보통 2병 이상이 필요하며, 효과를 좋게 하기 위해 물린 후 가능한 빨리 항사독소를 주사해야 한다. 또 알레르기 쇼크를 막기 위해 필요한 예방조치를 취한다(135쪽 참고).

3. 파상풍 항독소

◇ 이름 : _____ 가격 : _____ 단위 : _____

파상풍 면역 글로불린(사람)은 보통 250단위 병으로 나온다. 파상풍 항독소(말)는 보통 1,500, 20,000, 40,000, 50,000단위 병으로 나온다. 파상풍에 대한 백신접종을 하지 않은 사람들이 있는 지역에서는 구급함에 파상풍 항독소를 구비해 두어야 한다. 2가지 형태가 있는데 인간 혈청으로 만든 것(파상풍 면역 글로불린, 하이퍼-테트)과 말의 혈청으로 만든 것(파상풍 항독소)이 있다. 구할 수 있으면 심각한 알레르기 반응을 덜 일으키는 파상풍 면역 글로불린을 사용한다.

그러나 만일 말 혈청으로 만든 파상풍 항독소를 사용한다면 알레르기 반응에 대한 예방조치를 해야 한다—만일 천식이나 다른 알레르기가 있거나 또는 말 혈청으로 만든 항독소를 맞은 적이 있었던 사람은 항독소를 주사하기 15분 전에 프로메타진과 같은 항히스타민제를 주사해야 한다.

만일 파상풍에 대하여 완전히 예방접종이 되지 않은 사람이 파상풍을 야기할 만한 심한 상처를 가지고 있다면(156쪽 참고), 파상풍의 증상이 일어나기 전에 파상풍 면역 글로불린 250단위(1병)를 주사한다. 만일 파상풍 항독소를 사용한다면, 1,500-3,000단위를 주사한다. 아이에게는 파상풍 항독소를 750단위 주사한다.

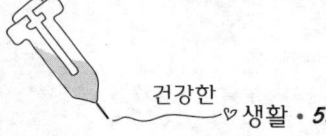

어떤 사람이 파상풍의 증상을 보이면 파상풍 면역 글로불린 5,000단위나 또는 파상풍 항독소 50,000단위를 주사하는데, 몸에서 근육이 많은 곳(엉덩이나 허벅지)에 근육주사를 놓는다. 할 수 있는 사람이 있으면, 용량의 반을 정맥주사로 투여할 수 있다.

항독소로 치료했는데도 불구하고 파상풍의 증상은 대개 더 악화된다. 256과 257쪽에 기술된 다른 치료법이 똑같이 중요하거나 더 중요하다. 즉시 치료를 시작하고 빨리 의사의 도움을 구하도록 한다.

음독 치료제

1. 이페카 시럽-토해 내게 하기 위해 사용

◇ 이름 : _____   가격 : _____   단위 : _____
◇ 보통 시판되는 형태 : 시럽(엘리시르는 사용하지 말아야 한다.)

어떤 사람이 독약을 삼켰을 때 토해 내게 하기 위해 사용한다. 만약에 그 사람이 강한 산이나, 양잿물, 휘발유, 등유를 삼켰을 때는 이것을 사용해서는 안 된다.

◇ 용량 : 나이에 관계 없이 1숟가락을 사용한다. 토하지 않으면 30분 후에 한 번 더 사용한다.

2. 분말탄(또는 활성탄)

◇ 가격 : _____ 단위 : _____

약용탄은 삼킨 독을 빨아 들여서 몸에 덜 해롭게 만든다.

◇ 분말탄 용량 : 물이나 과일 주스에 1찻숟가락을 섞어 사용한다.
◇ 활성탄 용량 : 물 또는 과일 주스에 동량의 활성탄을 섞어 1잔 분량으로 사용한다.

경련(발작) 치료제

페노바비탈과 페니토인은 간질로 인한 발작과 경련을 예방하기 위해 사용되는 일반적인 치료제이다. 그 밖에 때때로 보다 비싼 약을 구할 수 있는데, 의사들은 흔히 두 가지 이상의 약을 처방한다. 그러나 대개는 한 가지 치료제로도 부작용이 거의 없이 효과적으로 작용한다. 발작을 예방하기 위한 치료제는 잠자기 전에 복용하는 것이 가장 좋은데, 이는 이런 약들이 흔히 졸립게 하기 때문이다. 다이아제팜은 장기간의 지속적인 간질 발작을 멈추기 위해 사용되지만, 대개 발작을 예방하기 위해 매일 복용하지는 않는다.

1. 페노바비탈(페노바비톤, 루미날)

◇ 이름 : _____
◇ 보통 시판되는 형태 :
 • 15mg, 30mg, 50mg, 100mg 정제   가격 : _____ 단위 : _____
 • 1㎖에 65mg, 130mg, 200mg인 앰플   가격 : _____ 단위 : _____
 • 1㎖에 15mg인 시럽   가격 : _____ 단위 : _____

페노발비탈은 발작이나 경련(간질), 그리고 파상풍 경련을 예방하기 위해 복용할 수 있다. 간질의 경우 흔히 이 약을 평생 사용할 필요가 있는데, 발작을 예방하는 최소한의 용량을 사용해야 한다. 백일해의 기침을 감소시키고 심한 구토를 억제하기 위해서도 페노바비탈을 소량 사용할 수 있다.

경고!
너무 많은 양의 페노바비탈은 호흡을 느리게 하거나 멈추게 할 수도 있다. 이 약의 작용은 천천히 시작해서 오랜 시간 지속된다(24시간까지). 만약 소변을 보지 않을 경우는 더 오래간다. 따라서 절대로 많은 양을 주지 않도록 주의한다.

◇ 용량 : (3-6mg/kg/day), 100mg 정제 사용 시 / 1회 복용한다(간질의 경우 잠자기 전에).
◇ 1회 분량
 • 성인과 12세 이상 어린이 : 100~300mg(1-3알)
 • 7~12세 어린이 : 50~100mg(1/2-1알)
 • 7세 미만 어린이 : 20~50mg(1/4-1/2알)

간질 발작이나 진행된 파상풍의 경련을 멈추기 위해 페노바비탈 주사를 사용할 수

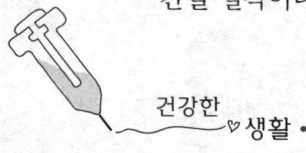

있다.

- ◇ 주사제 용량 : 1㎖에 200mg인 앰플 사용 시 / 1회 근육주사한다.
  - 성인 : 200mg(1㎖)
  - 7~12세 어린이 : 150mg(3/4㎖)
  - 2~6세 어린이 : 100mg(1/2㎖)
  - 2세 미만 어린이 : 50mg(1/4㎖)

만약에 경련이 멈추지 않으면, 15분 후에 1번 더 주사할 수 있지만 그 이상은 사용하지 않는다. 파상풍에는 하루에 3번 반복해서 주사하고 경련이 억제되면 조금씩 용량을 줄이기 시작한다.

2. 페니토인(디페닐하이단토인, 딜란틴)

- ◇ 이름 : _____
- ◇ 보통 시판되는 형태
  - 25mg, 30mg, 100mg 캡슐   가격 : _____ 단위 : _____
  - 5㎖(1찻숟가락)에 125mg인 시럽   가격 : _____ 단위 : _____

이 약은 간질 발작을 예방하는 데 도움이 되며, 대부분 평생 동안 복용해야 한다. 또한 발작을 예방하는 최소한의 용량을 사용해야 한다.

- ◇ 부작용 : 페니토인을 장기간 사용하면 흔히 잇몸이 붓고 비정상적으로 자라나기도 한다. 만일 이것이 심하면 대신에 다른 치료제를 사용해야 한다. 잇몸 문제는 식사 후에 입 안을 헹구고 치아와 잇몸을 잘 닦으면 어느 정도 예방할 수 있다.
- ◇ 용량 : (5mg/kg/day), 100mg 캡슐 사용 시 / 하루에 1회 잠자기 전에 다음의 용량으로 시작한다.
- ◇ 1회 분량
  - 성인과 12세 이상 어린이 : 100~300mg(1-3캡슐)
  - 7~12세 어린이 : 100mg(1캡슐)
  - 7세 미만 어린이 : 50mg(1/2캡슐)

만일 위의 용량으로 발작이 완전히 멈추지 않으면 용량을 2배로 늘릴 수 있지만 그 이상 사용해서는 안 되며, 만일 발작이 멈춰지면 발작을 예방하는 최소한의 용량까지 한 번에 조금씩 용량을 줄이도록 한다.

3. 다이아제팜(바리움)

◇ 이름 : _____   가격 : _____   단위 : _____
◇ 보통 시판되는 형태 : 1㎖에 5㎎ 그리고 2㎖에 10㎎인 주사제, 5㎎과 10㎎ 정제로도 나온다.

다이아제팜의 용도는 페노발비탈과 유사하나 좀더 비싸며, 장기간 지속된 간질 발작을 멈추기 위해서 성인은 5~10㎎를 사용한다. 필요하면 2시간 후에 반복 사용한다.
또는 다이아제팜이나 페노발비탈 좌약을 항문으로 삽입할 수 있다. 만약 먹는 물약만 있다면 주사바늘을 없앤 플라스틱 주사기를 이용하여 항문에 넣어 줄 수 있다. 또 다이아제팜이나 페노발비탈 알약을 갈아서 물과 함께 섞어 항문에 넣어 줄 수도 있다.
파상풍에는 대부분의 경련을 억제할 수 있는 만큼의 충분한 양을 사용한다. 5㎎(어린이에게는 더 적은 양을 사용)으로 시작하고, 필요하면 더 사용할 수 있지만 한 번에 10㎎ 이상 또는 하루에 50㎎ 이상 사용해서는 안 된다. 필요하면 다이아제팜을 페노발비탈과 같이 줄 수 있지만, 너무 많이 주지 않도록 주의해야 한다.
근육을 이완시키고 통증을 진정시키기 위해, 부러진 뼈를 맞추기 15분 전에 10㎎(성인 기준)까지 주사하거나 또는 30분 전에 10㎎을 복용한다. 바리움은 심한 공포(히스테리)나 불안에도 유용하지만 이런 용도로 사용하는 것은 극히 제한되어야 한다.

◇ 용량 : 주사제 : 2㎖에 10㎎ 앰플 사용 시
  • 성인과 12세 이상 어린이 : 5~10㎎(1-2㎖)
  • 7~12세 어린이 : 3~5㎎(2/3-1㎖)
  • 1~6세 어린이 : 1~5㎎(1/5-1㎖)
  • 1세 미만 어린이 : 사용하지 않는다.

필요하면 3~4시간 후에 위의 용량을 반복 사용한다.

경고!
1. 다이아제팜은 정맥주사(IV)보다 근육주사(IM)로 주입하는 것이 더 안전하지만, 정맥주사로 주는 것만큼 효과가 있거나 빠르게 작용하는 것은 아니다. 만일 정맥 내로 주입한다면 큰 정맥을 선택해서 매우 천천히 주사한다.
2. 너무 많은 양의 다이아제팜은 호흡을 느리게 하거나 멈추게 할 수도 있으므로 너무 많은 양을 주지 않도록 주의한다.
3. 다이아제팜은 습관성(중독성) 약물이다. 따라서 장기간 일반적으로 사용하는 것은 피하고, 약품은 자물쇠를 채워 보관한다.

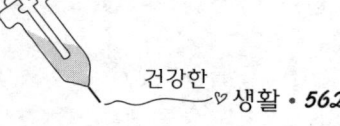

심각한 산후 출혈(분만 후 출혈) 치료제

여성이 출산한 후에 출혈을 억제하기 위해 사용하는 약의 옳고 그른 용도에 관해서는 348쪽을 참고한다. 일반적으로 자궁수축제(엘고노빈, 옥시토신 등)는 아이가 태어난 후에 출혈을 억제하기 위해서 사용해야 한다. 분만을 빨리 진행시키거나 산모에게 힘을 주기 위한 용도로 이 약을 사용하는 것은 산모와 아이 모두에게 매우 위험할 수 있다.

이들 약은 아이가 태어나기 전까지 사용하지 않는 것이 좋으며, 태반과 후산이 밖으로 나올 때까지 쓰지 않는 것이 더욱 좋다. 만일 후산이 밖으로 나오기 전에(아이는 태어난 후) 출혈이 심하면 옥시토신 1/2㎖(5단위)를 근육주사할 수 있다. 엘고노빈이 후산이 나오는 것을 막을 수 있기 때문에 후산이 밖으로 나오기 전에 엘고노빈을 사용해서는 안 된다.

피튜이트린은 옥시토신과 유사하나 훨씬 위험하므로 옥시토신과 엘고노빈을 구할 수 없는 경우의 위급한 출혈인 경우를 제외하고는 사용하지 않는다. 또한 신생아가 출혈을 하는 경우에는 비타민 K를 사용한다(567쪽 참고). 단, 비타민 K는 출산, 유산, 낙태로 인한 여성의 출혈에는 효과가 없다.

1. 엘고노빈 또는 엘고메트린 말레이트(엘고트레이트, 메텔긴)

◇ 이름 : _____
◇ 보통 시판되는 형태
  • 1㎖ 앰플에 0.2mg인 주사제   가격 : _____ 단위 : _____
  • 0.2mg 정제   가격 : _____ 단위 : _____

태반이 밖으로 나온 후 심한 출혈을 예방하거나 억제하는 데 사용된다.

◇ 주사제 용량 : 후산(태반)이 나온 후의 심한 출혈(2컵 이상)에는 엘고노빈 1~2앰플 (0.2-0.4mg)을 근육주사한다(위급상황에서는 1앰플을 정맥주사한다). 필요하면 30분이나 1시간 후에 반복 주사한다. 출혈이 억제되는 즉시 엘고노빈 정제로 바꿔 준다.
◇ 경구용 용량 : 0.2mg 정제 사용 시

심한 산후 출혈을 예방하거나 또는 혈액소실 양을 줄이기 위해(특히 산모가 빈혈이 있는 경우) 후산이 나온 후에 시작해서 매일 3~4회 1알을 복용한다. 만일 출혈이 심하면 매번 2알씩 사용할 수 있다.

2. 옥시토신(피토신)

◇ 이름 : _____ 가격 : _____ 단위 : _____
◇ 보통 시판되는 형태 : 1㎖ 10단위인 앰플

아이가 나온 후 후산이 밖으로 나오기 전 산모의 심한 출혈을 멈추기 위해 사용한다. 이것은 후산이 밖으로 나오게 하는 데 도움이 되지만, 출혈이 너무 심하거나 후산이 너무 늦게 나오는 경우가 아니면 사용하지 않는다.

◇ 용량 : 1/2㎖(5단위)를 주사한다. 심한 출혈이 계속되면 15분 내에 1/2㎖를 추가로 주사한다.

치질(치핵) 치료제

1. 치질 치료용 좌약

◇ 이름 : _____ 가격 : _____ 단위 : _____

이것은 항문에 넣을 수 있는 총알모양의 특별한 정제이다. 이것은 치핵을 작게 하며 통증을 감소시킨다. 다양한 제품이 있는데, 코티손이나 코티코-스테로이드를 함유한 좌약은 흔히 가장 효과적이지만 값이 더 비싸다. 특별한 연고도 구할 수 있다. 변을 묽게 하는 식이조절이 중요하다(194쪽 참고).

◇ 용량 : 매일 대변을 본 후 좌약 1개를 항문으로 넣고 자기 전에 하나를 더 넣는다.

영양실조와 빈혈 치료제

1. 분유

◇ 이름 : _____ 가격 : _____ 단위 : _____

아이에게는 모유가 가장 좋다. 모유에는 몸을 구성하는 비타민과 무기물이 많이 들어 있다. 모유를 먹일 수 없을 때는 다른 유제품―분유를 포함해서―을 사용할 수 있다. 아

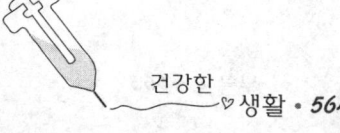

이가 우유의 영양가를 충분히 섭취하도록 하기 위해 끓인 물 1컵에 분유 12찻숟가락, 설탕 2찻숟가락, 식용유 3찻숟가락을 섞는다(186쪽 참고).

2. 종합 비타민

◇ 이름 : _____ 가격 : _____ 단위 : _____

종합 비타민은 다양한 형태로 나오지만, 대개 정제가 가장 싸고 효과도 좋다. 비타민 주사는 거의 필요하지 않고 돈만 낭비하게 하며, 불필요한 통증을 야기하거나, 가끔 종기가 생기게도 한다. 강장제나 엘리시르는 흔히 대부분의 중요한 비타민을 가지고 있지 않으면서 유용성에 비해 값이 너무 비싸다. 영양가 있는 식품이 비타민의 가장 좋은 원천이다. 만일 부가적인 비타민이 필요하다면, 비타민 정제를 사용한다.

일부 영양결핍에는 부가적인 비타민이 도움이 될 수 있다. 사용하고 있는 정제가 필요한 중요한 비타민들을 포함하고 있는지 확인한다(184쪽 참고). 종합 비타민의 표준 정제를 복용할 때 대개 하루에 1알이면 충분하다.

3. 비타민 A(레티놀)-야맹증과 안구건조증 치료제

◇ 이름 : _____ 가격 : _____ 단위 : _____
◇ 보통 시판되는 형태 : 200,000단위 캡슐, 레티놀 60mg(더 작은 용량으로도 나온다.), 100,000단위 주사제

경고!
너무 많은 비타민 A는 발작을 일으킬 수 있다. 너무 많이 주지 말고, 어린이의 손이 닿지 않는 곳에 보관한다.

◇ 예방용 : 어린이들에게 야맹증과 안구건조증이 흔한 지역에서는 달걀과 간 같은 동물성 식품뿐 아니라 황색 과일과 채소, 진녹색 잎이 많은 식품을 많이 먹어야 한다. 생선의 간유에는 비타민 A가 많이 들어 있다. 비타민 A 캡슐을 먹어도 된다. 4~6개월마다 1캡슐을 복용하며 예방용으로는 그 이상 사용하지 않는다.
아이가 태어났을 때 또는 생후 1달 내에 비타민 A 캡슐(200,000units) 1개를 복용시킴으로 아이들에게 이러한 눈의 질병이 생기는 것을 예방할 수 있다. 홍역에 걸린 어린이는 특별히 안구건조증의 위험이 아주 높고, 병이 시작되면 비타민 A를 복용해야 한다. 어린이들이 비타민 A를 충분히 섭취할 수 없는 지역에서는 비타민 A를 함유한 부가적인 식품이나 캡슐이 흔히 어린이가 홍역이나 다른 심한 질병에

서 살아남는 데 도움이 된다.
- ◇ 치료용 : 비타민 A 1캡슐(200,000단위)을 복용하거나, 100,000단위를 주사한다. 다음날 비타민 A 1캡슐(200,000단위)을 복용하고 1~2주 후에 캡슐 하나를 추가로 복용한다. 만일 아이가 1살 미만이면 모든 용량을 반으로 감소시킨다.

4. 황화철-빈혈 치료제

- ◇ 이름 : _____ 가격 : _____ 단위 : _____
- ◇ 보통 시판되는 형태 : 200mg, 300mg, 500mg 정제(어린이용 물약, 혼합제, 엘리시르로도 나온다.)

황화철은 대부분의 빈혈을 치료하고 예방하는 데 유용하다. 황화철을 복용해서 치료하는 데는 대개 최소 3달이 걸린다. 만일 증상이 호전되지 않으면 아마도 철분결핍보다는 다른 이유로 생긴 빈혈일 것이다. 이럴 경우에는 의사의 도움을 구하고, 이것이 어려우면 엽산으로 치료해 본다.

황화철은 빈혈이 있거나 영양실조인 임산부에게 특히 중요하다. 철은 약간의 비타민 C(과일이나 채소 또는 비타민 C 정제)와 함께 복용하면 가장 효과가 좋다. 때때로 황화철은 위를 상하게 하기 때문에 식사와 함께 복용하는 것이 가장 좋다. 또한 변비를 야기시키거나 대변이 검게 보일 수도 있다. 3세 미만의 어린이에게는 정제 1알을 매우 곱게 갈아서 음식에 섞어서 먹인다.

경고!
용량이 정확한가 반드시 확인한다. 너무 많은 황화철은 유해하다. 또한 어린이들의 손이 닿지 않는 곳에 보관하고, 심한 영양실조에 걸린 사람에게는 사용하지 않는다.

- ◇ 용량 : 200mg 정제 사용 시 / 식사와 함께 하루에 3회 사용한다.
- ◇ 1회 분량
  - 성인 : 200~400mg(1-2알)
  - 6세 이상 어린이 : 200mg(1알)
  - 3~6세 어린이 : 100mg(1/2알)
  - 3세 미만 어린이 : 25~50mg(1/8-1/4알)을 곱게 갈아 음식에 섞어서 먹인다.

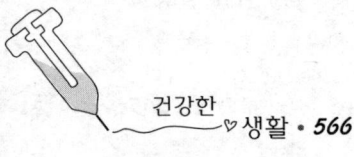

5. 엽산-빈혈 치료제

◇ 이름 : _____   가격 : _____   단위 : _____
◇ 보통 시판되는 형태 : 5mg 정제

엽산은 말라리아와 같이 혈액세포가 정맥 내에서 파괴되는 유형의 빈혈 치료에 중요하다. 비장이 커져 있거나 얼굴이 노랗게 보이는 빈혈 환자에게, 특히 황화철로 좋아지지 않는 빈혈에 엽산이 필요하다. 염소 젖을 먹는 아이와 빈혈이나 영양실조에 걸린 임산부에게는 흔히 철과 함께 엽산이 필요하다.

진녹색 이파리 식품, 고기, 간을 먹음으로써 또는 엽산 정제를 복용함으로써 엽산을 섭취할 수 있다. 겸상적혈구성빈혈이나 탈라세미아라 불리는 빈혈에는 수년 동안의 치료가 필요하지만, 대개 어린이에게는 2주 동안 치료하면 충분하다. 빈혈이나 영양실조에 걸린 임산부는 임신기간 내내 매일 엽산과 철분 정제를 복용하는 것이 도움이 된다.

◇ 용량 : 5mg 정제 사용 시 / 하루에 1회 복용한다.
  • 성인과 3세 이상 어린이 : 1알(5mg)
  • 3세 미만 어린이 : 1/2알(2.5mg)

6. 비타민 B_{12}(시아노코발라민)-악성빈혈에만 사용

본 서에서는 단지 이것의 사용을 억제하기 위해 언급하였다. 비타민 B_{12}는 조상이 북유럽으로부터 온 35세 이상의 몇몇 사람에게서만 발견되는 드문 유형의 빈혈에만 유용하다. 많은 의사들이 환자들에게 단지 무엇인가를 주기 위해 필요하지도 않으면서 이 약을 처방한다. 비타민B_{12}에 여러분 돈을 낭비하지 말고, 혈액검사를 해서 악성빈혈로 나오지 않는 한 의사나 건강 섬기미가 여러분에게 이 약을 처방하지 않게 한다.

7. 비타민 K(피토메나디온, 피토나디온)

◇ 이름 : _____   가격 : _____   단위 : _____
◇ 보통 시판되는 형태 : 2.5㎖ 우유 같은 용액에 1mg인 앰플

만일 신생아의 몸 어느 부분(입, 탯줄, 항문)에서 출혈이 시작되면, 이것은 몸속에 비타민 K가 부족해서 생길 수 있다. 비타민 K 1mg(1앰플) 아이의 허벅지 바깥쪽에 주사한다. 출혈이 계속될지라도 더 이상 주사하지는 말아야 한다. 저체중아(2kg 미만)에게는 비타민 K 주사가 출혈의 위험성을 감소시키기 위해 사용될 수 있다. 비타민 K는 출산 후 산모의

출혈을 억제하는 데는 아무 소용이 없다.

8. 비타민 B₆(피리독신)

◇ 보통 시판되는 형태 : 25mg 정제   가격 : _____ 단위 : _____

아이소니아지드로 치료받고 있는 결핵환자에게는 가끔 비타민 B₆의 결핍이 생긴다. 이 것을 방지하기 위해서 비타민 B₆ 50mg을 이소니아지드를 복용하는 동안 매일 사용할 수 있다. 그 밖에 비타민 B₆ 결핍으로 질환이 생긴 사람에게 사용한다. 비타민 B₆가 결핍 되면 손과 발이 아프거나 따끔거리며 근육에 쥐가 나고, 신경이 예민해지며 잠을 이룰 수 가 없다.

◇ 용량 : 아이소니아지드를 복용하는 동안 / 매일 25mg 정제를 2알 복용한다.

가족계획 방법 : 산아제한

1. 먹는 피임약(산아제한 정제)

경구용 피임약에 관한 사용법, 위험성, 주의점은 368~372쪽에서 찾아볼 수 있다. 아래에 여성들이 올바른 정제를 선택하는 방법을 나열하였다.

대부분의 피임약은 2개의 화학약품을 함유하고 있거나, 월경 주기를 조절하기 위해서 여성의 몸에서 만들어지는 것과 유사한 호르몬을 포함하고 있다. 이들은 에스트로겐과 프로게스테론이라 불리는 호르몬이다. 다양한 농도로 또 두 호르몬의 복합제로서 여러 상품명으로 시판되고 있다. 일반적으로 비교적 적은 양의 호르몬을 포함하고 있는 제품 이 대부분의 여성들에게 가장 안전하고 잘 작용한다. 대개의 여성들은 그룹 1 또는 2로 시작해야 한다.

◇ 그룹 1 : 상당히 적은 양의 에스트로겐과 프로게스테론
- 브레비콘 1+35
- 네오콘
- 노리닐 1+35, 1+50
- 노리민
- 올소-노붐(Ortho-Novum) 1/35, 1/50
- 페를레

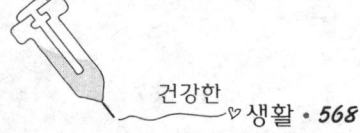

- 노리데이 1+50
- 오비스멘 1/35
- 노지논
- 시노페이스
- 트리놀디올
- 트리노븀
- 트리퀼라
- 트리페이실

이들 제품에서 호르몬의 양은 한 달 중에 변하므로 지시에 따라 복용하는 것이 중요하다.

◇ 이름 : _____   가격 : _____

효과를 확실히 하고 점적 출혈을 최소화하기 위해서는 호르몬의 양이 적은 피임약으로 매일 같은 시간에 복용하는 것이 중요하다.

월경 기간 후 2주 동안 점적 출혈로 불편을 겪는 여성들은 점적 출혈이 생기는 날 동안 하루에 2알씩 먹는 것이 문제를 줄여 줄 수 있다. 혼란을 피하기 위해 같은 색인지 확인하고, 별도의 포장용기에서 여분의 알약을 꺼내 복용한다. 만약 3~4달 후에도 점적 출혈이 계속되면 그룹 2에 있는 제품 중 하나로 바꿀 수 있다. 만약 3달 후에도 월경 기간 사이에 출혈이 계속되면, 그룹 3에 있는 제품을 사용한다.

일반적으로 피임약을 복용하는 여성은 월경 기간 중에 출혈량이 감소한다. 이것은 특별히 빈혈이 있는 여성에게 이로울 수 있다. 그러나 만일 몇 달 동안 월경을 하지 않거나 월경 기간 동안 출혈량이 적어 불안한 여성은 그룹 3에 있는 에스트로겐이 더 많이 들어 있는 제품으로 바꿀 수 있다.

월경 기간 중 출혈량이 너무 많거나, 월경 초기에 가슴에 통증이 생기는 여성에게는 에스트로겐은 적고 프로게스테론은 많은 들어 있는 아래와 같은 제품이 좋다.

◇ 그룹 2 : 프로게스테론은 높고 에스트로겐은 낮다.
- 로-페메날
- 로-오브랄
- 마이크로지논 30
- 마이크로블라
- 놀데트

◇ 이름 : _____   가격 : _____

여드름이 있거나 입술 주위나 팔에 털이 많은 여성에게는 그룹 2의 제품이 추천되지 않는데, 이는 높은 양의 프로게스테론이 이런 상태를 더 악화시키거나, 야기시킬 수 있기 때문이다. 월경 시기를 놓치거나 그룹 2의 제품을 사용한 후에도 점적 출혈이 있는 여성, 또는 이전에 다른 종류의 피임약을 사용했을 때 임신이 된 여성은 아래와 같은 약간 더 많은 양의 에스트로겐이 포함된 피임약으로 바꿀 수 있다.

◇ 그룹 3 : 에스트로겐이 약간 많다. 이들 중 대부분은 프로게스테론도 많이 들어 있다.
- 미노블라
- 놀레스트린
- 오브콘 50
- 피메날
- 유지논
- 놀디올
- 오브랄
- 프리모블라
- 네오지논

◇ 이름 : _____   가격 : _____

오뷸렌과 데뮬렌은 종종 그룹 3의 약을 복용할 때조차 계속되는 점적 출혈을 억제한다. 그러나 이들은 에스트로겐이 너무 강해서 거의 추천되지 않는다. 때때로 여드름이 심한 여성에게 유용하다. 이 약을 복용하고 2~3개월 후에 아침에 구역질이 나거나 다른 부작용으로 걱정하는 여성과 피가 응고하는 위험이 높은 여성은(370쪽 참고) 아래와 같은 에스트로겐과 프로게스테론 함량이 모두 매우 낮은 피임약 제품을 사용할 수 있다.

◇ 그룹 4 : 에스트로겐과 프로게스테론 함량이 모두 매우 낮다.
- 브레비콘
- 브레비놀
- 모디콘
- 오브콘
- 오비스맨
- 페를레 엘디

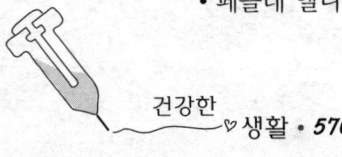

• 로에스트린 1/20

◇ 이름 : _____   가격 : _____

그룹 4 제품의 단점은 종종 월경 기간 중간에 점적 출혈을 야기해 약을 1알만 잊더라도 임신할 가능성이 높다는 것이다. 수유 중인 여성이나 두통과 경미한 고혈압 때문에 또는 40세가 넘었기 때문에 정기적으로 약을 사용할 수 없는 여성은 단지 프로게스테론만 포함된 약을 사용하기 원할 것이다. 아래와 같은 이러한 약은 '미니-필'이라 불리기도 한다.

◇ 그룹 5 : 프로게스테론만 있는 미니-필
• 페뮬렌
• 마이크로놀
• 마이크로루트
• 마이크로노붐
• 놀-큐디
• 오브레트

◇ 이름 : _____   가격 : _____

이 약들은 심지어 월경 기간조차도 매일 같은 시간에 먹어야 한다. 월경 시 출혈이 종종 불규칙하다. 약을 1알이라도 잊으면 임신할 가능성이 높아진다.

2. 콘돔

◇ 이름 : _____   가격 : _____   단위 : _____

보통 3개의 콘돔이 들어 있는 포장으로 나오며, 다양한 콘돔 제품이 있다. 어떤 것은 윤활성이 있고, 다양한 색깔로도 나오며, 살정제를 갖고 있는 것도 있다. 임신을 막는 것에 더하여, 콘돔(특히 살정제를 가진 것)은 AIDS를 포함해서 성관계로 전파되는 질병의 전염을 막는 데도 도움이 된다. 많은 사람들이 다른 피임법과 함께 콘돔을 사용한다. 콘돔 사용법과 주의점은 372쪽을 참고한다.

3. 피임용 격막

◇ 이름 : _____   가격 : _____

효과를 좋게 하기 위해서, 피임용 격막에 살정제 크림이나 젤리를 발라 사용한다. 또는 피임용 격막 내에 이것을 넣거나 질 내에 삽입하기 전에 소량 뿌리기도 한다(372쪽 참고).

◇ 젤리 또는 크림의 이름 : _____   가격 : _____

4. 피임용 거품(잘 알려진 상품 : 엠코, 렘프코, 델펜)

◇ 이름 : _____   가격 : _____

피임용 거품의 사용법에 관해서는 372쪽을 참고한다.

5. 피임용 좌약(흔한 상품 : 네오 삼푼)

◇ 이름 : _____   가격 : _____

이것은 살정제를 포함한 정제로 여성이 자신의 자궁경부 가까이로 질 깊숙이 삽입하여 사용한다. 이 좌약은 성관계를 가지기 15분 전에 삽입해야 한다(포장에 있는 지시사항을 따른다). 이것은 피임에 상당히 효과적이며, 특히 콘돔과 함께 사용할 때 매우 효과적이다.

6. 자궁 내 피임장치(IUD)

◇ 이름 : _____   가격 : _____
  삽입하는 데 지불하는 가격 : _____

IUD에 관해서는 372쪽을 참고한다. 이것은 다양한 종류가 있다(카퍼 티, 카퍼 7, S형 피임링, 안전 고리). 프로게스타설트라 불리는 것은 다른 것보다 더 자주 교환해 주어야 한다. IUD의 한 종류인 달콘쉴드는 다른 것보다 문제를 많이 야기하기 때문에 사용하지 않는 게 좋다. 자궁 내 피임장치는 감염과 다른 문제들을 야기할 수 있기 때문에 보건소에 가까이 사는 여성들에 한해서 사용해야 한다. IUD는 출산 경험이 없는 여성에게 사용될 수 있지만, 만약 감염이 생기면 이후에 임신하는 것이 더 어려워질 수 있다. IUD를 삽입하는 가장 적당한 시기는 월경 중이나 월경이 끝난 직후이다.

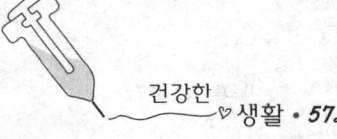

7. 주사용 피임약(흔한 상품 : 데포-프로베라, 펠루탈, 네트엔)

◇ 이름 : _____ 가격 : _____

주사용 피임약은 프로게스테론이라 불리는 화학 호르몬을 포함한다. 이것은 경구용 피임약에 사용되는 것과 같은 것이다. 주사용 피임약은 많은 나라에서 사용되고 있지만, 안전성에 관해서는 논란의 여지가 있다. 현재 의학적 이유로 경구용 피임약을 사용할 수 없는 여성을 제외하고는 많은 사람들이 이것이 안전하다고 믿고 있다(370쪽 참고).

가장 흔한 문제는 주사용 피임약이 질로부터 불규칙한 출혈을 야기할 수 있다는 것이다. 어떤 여성은 한 달 내내 심하게 출혈을 하고, 또 어떤 여성은 전혀 출혈이 없을 수도 있다. 나이 든 여성이 주사용 피임약을 사용한 후에 월경이 중단되면 이를 폐경기로 오인하고 더 이상 주사하는 것을 중단해서 임신이 되는 경우가 있다.

때때로 피임용 주사는 불임을 유발할 수 있다. 주사를 중단한 후 일 년이나 그 이상 임신이 불가능한 경우가 흔하다. 또한 임신 중인 여성이 피임용 주사를 맞은 경우에는 아이가 선천적 결손을 갖고 태어날 가능성이 매우 높다.

주사용 피임약이 자궁암과 유방암의 위험을 증가시킨다는 것을 확증할 만큼 피임약으로 쓰이는 화학 호르몬에 관해 충분히 알려져 있지 않다(370쪽 참고).

8. 피임용 임플란트(흔한 상품 : 노플란트)

◇ 이름 : _____ 가격 : _____
  삽입하는 데 지불하는 가격 : _____

모든 피임 방법처럼 이 방법을 사용하는 데도 장점과 단점이 있다. 임플란트는 피임을 위한 매우 편리하고 효과적인 방법이다. 특별히 훈련된 건강 섬기미가 화학 호르몬 프로게스테론이 들어 있는 6개의 작은 관을 여성의 위팔 피부 밑에 삽입한다. 이 관은 5년 동안 임신을 막고, 여성은 피임약을 복용하거나 3달마다 피임용 주사를 맞기 위해 진료소를 방문할 필요가 없다. 부작용은 질로부터의 불규칙한 출혈, 두통, 머리카락 빠짐, 체중 증가, 여드름, 감정의 변화, 우울증, 현기증, 경련, 임플란트 부분의 통증이나 감염 등이다.

임플란트의 가장 큰 단점은 한 번 삽입되면 다시 제거될 때까지 조절이 어렵다는 것이다. 임플란트를 제거할 때는 훈련된 사람의 도움이 필요하다. 제거 시 통증은 삽입 시보다 심하다. 흔히 임플란트를 공급하는 사람들은 임플란트의 비용효과를 위해 5년 동안 사용해야 한다고 말한다.

여성들은 모든 피임방법과 함께 각각의 장단점과 부작용, 주의점들을 알아서, 그것을 사용해야 할지 말아야 할지 신중하게 결정할 수 있도록 해야 한다.

환자 기록부

의료인의 도움을 받으러 사람을 보낼 때 사용한다.

환자의 이름 : _____ 나이 : _____
남자 _____ 여자 _____ 주소 _____
지금 가장 아프고 문제가 되는 것 _____
_____
_____
_____
언제 시작되었나? _____
어떻게 시작되었나? _____
이런 적이 전에도 있었나? _____ 있다면 언제였나? _____
열이 있는가? _____ 얼마인가? _____ 언제부터 얼마나 오랫동안? _____
통증은? _____ 어디가? _____ 어떻게? _____
정상일 때와 어떻게 다른가?
피부 : _____ 귀 : _____
눈 : _____ 입, 목 : _____
생식기 : _____
소변 : 많은가 적은가? _____ 색깔은? _____ 소변볼 때 불편한가? _____
어떻게? _____ 하루에 몇 번 보았나? _____ 밤에는? _____
대변 : 색깔은? _____ 피나 점액이 섞였나? _____ 설사는? _____
하루 몇 번 보았나? _____ 배가 아픈가? _____ 탈수가 있나? _____
약간인가 심한가? _____ 기생충이 있나? _____ 어떤 종류인가? _____
호흡 : 일 분에 몇 번? _____ 깊은, 얕은, 정상 호흡? _____
숨 쉬기가 어려운가?(어떻게) _____ 기침(어떻게) _____
찍익직 소리가 나나? _____ 점액은? _____ 피도 나오나? _____
100쪽에 있는 위험 증세가 있는가? 어떤?(자세히) _____
_____
기타 증세 : _____
환자가 약을 먹고 있나? _____ 무슨 약인가? _____
약을 먹을 때 두드러기나 가려움 등 알레르기 반응이 있었나?
_____ 있었다면 무엇인가? _____
환자의 상태는 위독하지 않다 : _____ 위독하다 : _____
매우 위독하다 : _____

환자 기록부

의료인의 도움을 받으러 사람을 보낼 때 사용한다.

환자의 이름 : _____ 나이 : _____
남자_____ 여자_____ 주소 _____
지금 가장 아프고 문제가 되는 것 _____
_____
_____
_____

언제 시작되었나? _____
어떻게 시작되었나? _____
이런 적이 전에도 있었나? _____ 있다면 언제였나? _____
열이 있는가? _____ 얼마인가? _____ 언제부터 얼마나 오랫동안? _____
통증은? _____ 어디가? _____ 어떻게? _____
정상일 때와 어떻게 다른가?
피부 : _____ 귀 : _____
눈 : _____ 입, 목 : _____
생식기 : _____
소변 : 많은가 적은가? _____ 색깔은? _____ 소변볼 때 불편한가? _____
어떻게? _____ 하루에 몇 번 보았나? _____ 밤에는? _____
대변 : 색깔은? _____ 피나 점액이 섞였나? _____ 설사는? _____
하루 몇 번 보았나? _____ 배가 아픈가? _____ 탈수가 있나? _____
약간인가 심한가? _____ 기생충이 있나? _____ 어떤 종류인가? _____
호흡 : 일 분에 몇 번? _____ 깊은, 얕은, 정상 호흡? _____
숨 쉬기가 어려운가?(어떻게) _____ 기침(어떻게) _____
찌익직 소리가 나나? _____ 점액은? _____ 피도 나오나? _____
100쪽에 있는 위험 증세가 있는가? 어떤?(자세히) _____
_____

기타 증세 : _____
환자가 약을 먹고 있나? _____ 무슨 약인가? _____
약을 먹을 때 두드러기나 가려움 등 알레르기 반응이 있었나?
_____ 있었다면 무엇인가? _____
환자의 상태는 위독하지 않다 : _____ 위독하다 : _____
매우 위독하다 : _____

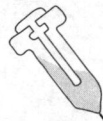

환자 기록부

의료인의 도움을 받으러 사람을 보낼 때 사용한다.

환자의 이름 : _____ 나이 : _____
남자_____ 여자_____ 주소 _____
지금 가장 아프고 문제가 되는 것 _____
_____
_____

언제 시작되었나? _____
어떻게 시작되었나? _____
이런 적이 전에도 있었나? _____ 있다면 언제였나? _____
열이 있는가? _____ 얼마인가? _____ 언제부터 얼마나 오랫동안? _____
통증은? _____ 어디가? _____ 어떻게? _____
정상일 때와 어떻게 다른가?
피부 : _____ 귀 : _____
눈 : _____ 입, 목 : _____
생식기 : _____
소변 : 많은가 적은가? _____ 색깔은? _____ 소변볼 때 불편한가? _____
어떻게? _____ 하루에 몇 번 보았나? _____ 밤에는? _____
대변 : 색깔은? _____ 피나 점액이 섞였나? _____ 설사는? _____
하루 몇 번 보았나? _____ 배가 아픈가? _____ 탈수가 있나? _____
약간인가 심한가? _____ 기생충이 있나? _____ 어떤 종류인가? _____
호흡 : 일 분에 몇 번? _____ 깊은, 얕은, 정상 호흡? _____
숨 쉬기가 어려운가?(어떻게) _____ 기침(어떻게) _____
찌익직 소리가 나나? _____ 점액은? _____ 피도 나오나? _____
100쪽에 있는 위험 증세가 있는가? 어떤?(자세히) _____
_____
기타 증세 : _____
환자가 약을 먹고 있나? _____ 무슨 약인가? _____
약을 먹을 때 두드러기나 가려움 등 알레르기 반응이 있었나?
_____ 있었다면 무엇인가? _____
환자의 상태는 위독하지 않다 : _____ 위독하다 : _____
매우 위독하다 : _____

577

환자 기록부

의료인의 도움을 받으러 사람을 보낼 때 사용한다.

환자의 이름 : _____ 나이 : _____
남자_____ 여자_____ 주소 _____
지금 가장 아프고 문제가 되는 것 _____
_____
_____
언제 시작되었나? _____
어떻게 시작되었나? _____
이런 적이 전에도 있었나? _____ 있다면 언제였나? _____
열이 있는가? _____ 얼마인가? _____ 언제부터 얼마나 오랫동안? _____
통증은? _____ 어디가? _____ 어떻게? _____
정상일 때와 어떻게 다른가?
피부 : _____ 귀 : _____
눈 : _____ 입, 목 : _____
생식기 : _____
소변 : 많은가 적은가? _____ 색깔은? _____ 소변볼 때 불편한가?
어떻게? _____ 하루에 몇 번 보았나? _____ 밤에는?
대변 : 색깔은? _____ 피나 점액이 섞였나? _____ 설사는? _____
하루 몇 번 보았나? _____ 배가 아픈가? _____ 탈수가 있나? _____
약간인가 심한가? _____ 기생충이 있나? _____ 어떤 종류인가? _____
호흡 : 일 분에 몇 번? _____ 깊은, 얕은, 정상 호흡? _____
숨 쉬기가 어려운가?(어떻게) _____ 기침(어떻게) _____
찌익직 소리가 나나? _____ 점액은? _____ 피도 나오나? _____
100쪽에 있는 위험 증세가 있는가? 어떤?(자세히) _____
_____
기타 증세 : _____
환자가 약을 먹고 있나? _____ 무슨 약인가? _____
약을 먹을 때 두드러기나 가려움 등 알레르기 반응이 있었나?
_____ 있었다면 무엇인가? _____
환자의 상태는 위독하지 않다 : _____ 위독하다 : _____
매우 위독하다 : _____

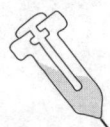

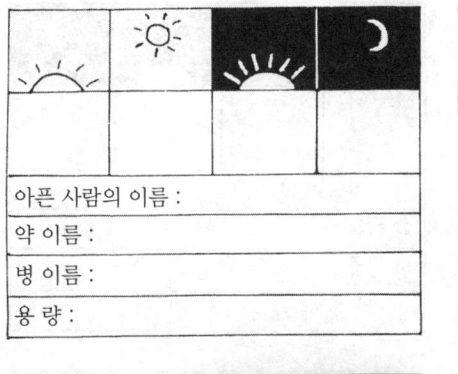

아픈 사람의 이름 :
약 이름 :
병 이름 :
용 량 :

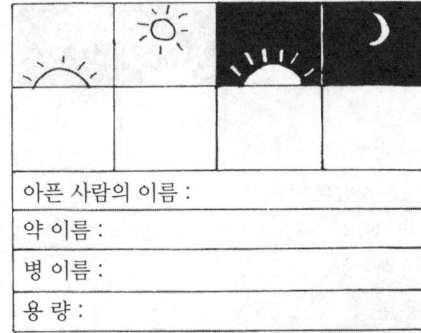

아픈 사람의 이름 :
약 이름 :
병 이름 :
용 량 :

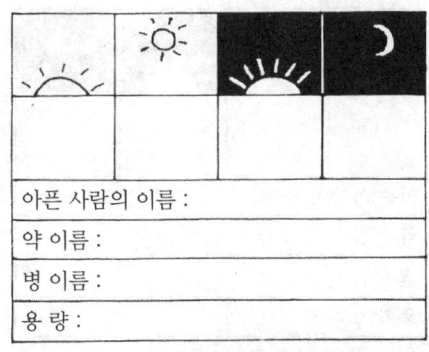

아픈 사람의 이름 :
약 이름 :
병 이름 :
용 량 :

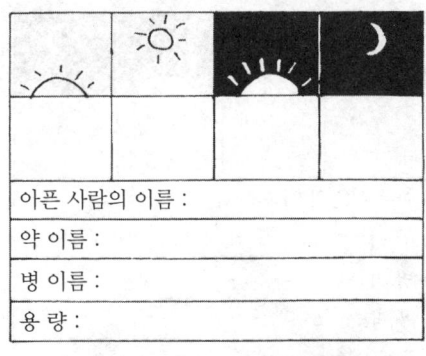

아픈 사람의 이름 :
약 이름 :
병 이름 :
용 량 :

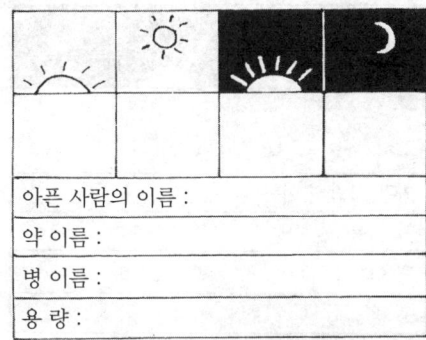

아픈 사람의 이름 :
약 이름 :
병 이름 :
용 량 :

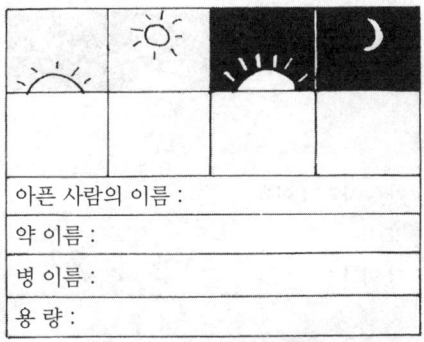

아픈 사람의 이름 :
약 이름 :
병 이름 :
용 량 :

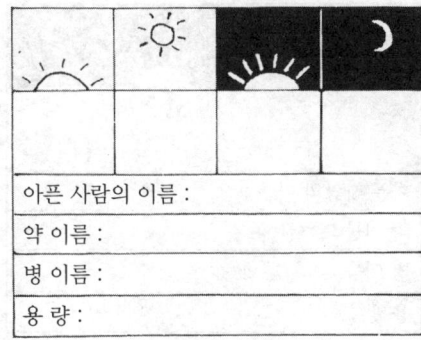

아픈 사람의 이름 :
약 이름 :
병 이름 :
용 량 :

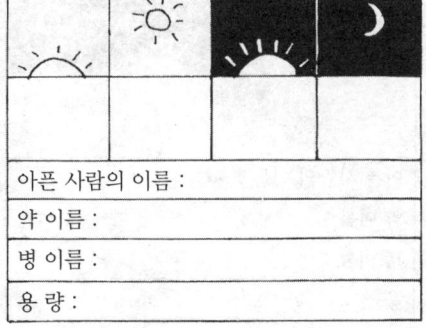

아픈 사람의 이름 :
약 이름 :
병 이름 :
용 량 :

아픈 사람의 이름 :
약 이름 :
병 이름 :
용 량 :

아픈 사람의 이름 :
약 이름 :
병 이름 :
용 량 :

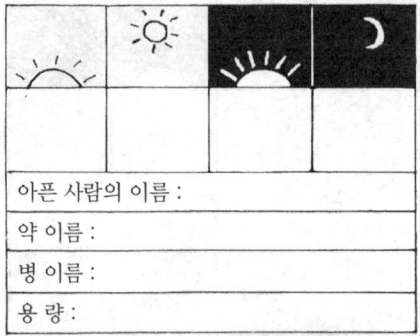

아픈 사람의 이름 :
약 이름 :
병 이름 :
용 량 :

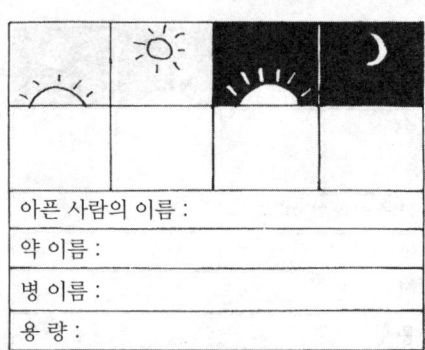

아픈 사람의 이름 :
약 이름 :
병 이름 :
용 량 :

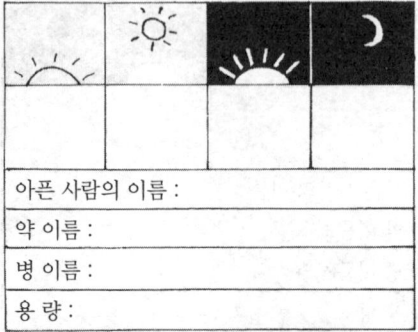

아픈 사람의 이름 :
약 이름 :
병 이름 :
용 량 :

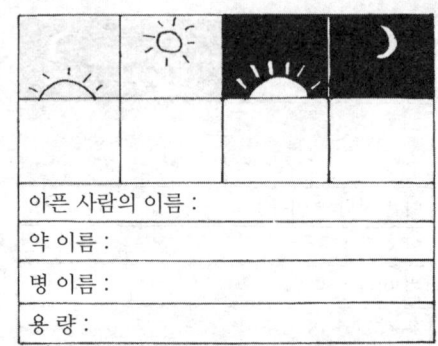

아픈 사람의 이름 :
약 이름 :
병 이름 :
용 량 :

아픈 사람의 이름 :
약 이름 :
병 이름 :
용 량 :

아픈 사람의 이름 :
약 이름 :
병 이름 :
용 량 :

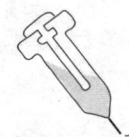

생명표시에 대한 지식

1. 온 도

온도계에는 섭씨(C)와 화씨(F)를 재는 두 종류가 있으며, 두 종류 다 체온을 잴 수 있다. 다음의 참고해서 체온을 재도록 한다.

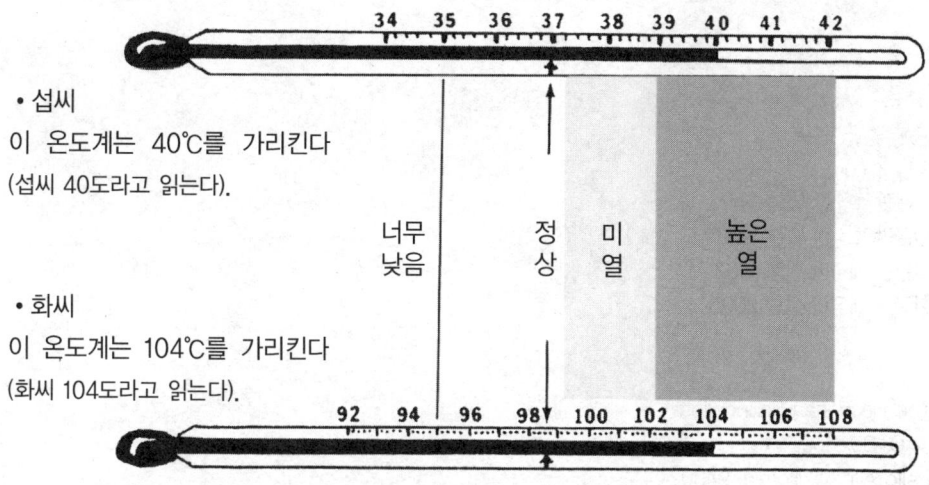

- 섭씨
이 온도계는 40℃를 가리킨다
(섭씨 40도라고 읽는다).

- 화씨
이 온도계는 104℃를 가리킨다
(화씨 104도라고 읽는다).

2. 맥박 혹은 심장박동
- 쉴 때의 사람은 어른은 분당 60~80번, 어린이는 분당 80~100번, 갓난이는 분당 100~140번이 정상이다.
- 열이 섭씨 1℃ 오름에 따라, 1분에 맥박은 보통 20번 오른다.

3. 호 흡
- 쉬고 있을 경우 정상적으로 어른과 큰 아이는 분당 12~20번, 아이는 분당 30까지, 갓난이는 분당 40번까지 호흡을 한다.
- 분당 40번 이상의 얕은 호흡은 보통 폐렴을 의미한다.

4. 혈 압
- 사람이 쉬고 있을 때는 혈압은 120/80이 정상이다. 그러나 이것은 꽤 다양하다.
- 맥박이 들리지 않을 때 혈압기가 100 이상을 가리키고 있으면 고혈압의 위험한 표시이다.

영문판 초 판 발행 1977
한글판 초 판 발행 1986
영문판 개정판 발행 1992
한글판 개정판 발행 2005

The Hesperian Foundation
P. O. Box 1692
Palto Alto, California, 94302
U. S. A.
www.hesperian.org

이 책은 헤스페리안 재단(Hesperian Foundation)에서 출간하여
기본건강학실천회(Basic Health Commission)에서 개정판을 한글로 번역하였습니다.

헤스페리안 재단과 기본건강학실천회는 이 책을
영리 목적으로 쓰지 않는 한 그림 및 전체 내용의 복사와 배포를 장려합니다.
영리 목적으로 복사나 출간을 할 경우, 헤스페리안 재단의 허락을 얻어야 합니다.

이 책과 관련하여 좋은 의견이 있으면 보내 주시고
번역을 원하시면 중복되지 않도록 사전에 헤스페리안 재단에 연락을 주시기 바랍니다.
이 책의 일부나 전체를 영업 목적으로 현재 사용하고 있으면
복사본을 헤스페리안 재단으로 보내 주시면 대단히 고맙겠습니다.

> 이 개정판은 여러분들의 도움으로 발전할 수 있습니다.
> 이를 위해 창의적인 생각이나 제안이 있으시면 다음의 주소로 연락을 주십시오.
> 도움에 감사드립니다.

> 건강한 생활은 전 세계 50개 이상의 언어로 번역이 되어 있으므로
> 아래의 주소로 번역본을 구입할 수 있습니다.

스페인어, 영어
The Hesperian Foundation
P. O. Box 1692
Palo Alto, CA 04302
U. S. A

스페인어
Editorial Pas-Mexico
Ave. Cuauhtemoc 1434
Mexico, D. F. 03310
MEXICO

프랑스어
ENDA
Publication Dept.
B. P. 3370
Dakar, SENEGAL

포르트칼어
Paulus Editora
Rua Francisco Cruz. 229
04117-091 Sao Paulo, S. P
BRAZIL

아라비아어
Arab Resource Collective
P. O. Box 7380
Nicosia, CYPRUS

스와힐리어
Rotary Club of Dar es Salaam
P. O. Box 1520
Dar es Salaam, TANZANIA

힌두어
VHAI
40, Institutional Area
(Near Qutab Hotel. S. of I. TT)
New Delhi, 110016
INDIA

베트남어
CIDWD-Vietnam
G. P. O. Box 2914
General Post Office
Bangkok, Thailand

인도네시아어
Yayasan Essentia Medica
P. O. Box 1058
Yogyakarta, INDONESIA 55010

이탈리아어
Aldo Benvelli
Universita Della Pacre "Giorgio La Pira"
C. so IV Novembre, 28
12100 Cuneo, ITALY

아이마라어, 벵갈어, 중국어, 크레올어, 다리어, 독일어, 칸나다어, 한국어, 라오어, 마라티어, 네팔어, 푸쉬투어, 퀘샤어, 슈아르어, 신디어, 신할라어, 타밀어, 태국어, 티그레어, 티그리나어, 촤나어, 우르드어 정보를 원하시면 헤스페리안 재단에 연락을 주십시오.

저희들은 소외된 마을이나 빈민국의 불우한 이웃들에게 이 책을 전달할 방법을 찾고 있습니다. 이분들을 돕기 위해서 연락을 주시면 이 책을 더 싼값으로 공급하겠습니다.

질병의 예방과 치료를 위한
건강한 생활

초 판 발 행	1989년 9월 20일
개정판발행	2005년 9월 20일
지 은 이	데이비드 워너
옮 긴 이	기본건강학실천회
펴 낸 이	박 노 원
펴 낸 곳	한국장로교출판사
주 소	110-470 / 서울특별시 종로구 연지동 135 한국교회100주년기념관(별관)
전 화	(02) 741-4381~2 / 팩스 741-7886
영 업 국	(031) 944-4340	팩스 944-2623
등 록	No.1-84(1951. 8. 3.)
I S B N	89-398-0642-5	Printed in Korea
값	20,000원

편집과장 | 이현주   교정·교열 | 정현선   편집·표지디자인 | 김지수

※ 이 출판물은 저작권법에 의해 보호를 받는 저작물이므로 무단전재와 무단복제를 할 수 없습니다.